糖尿病并发症中医诊疗学

仝小林 主编

科学出版社
北京

内 容 简 介

  本书系统归纳了糖尿病并发症的临床证治，将糖尿病分为两大主要类型（脾瘅、消瘅），厘清糖尿病并发症的两条主线，即伤阳、损脉（络）是脾瘅的一条主线；伤阴、损络（脉）是消瘅的一条主线。临床治疗上首分肥胖型（脾瘅）和消瘦型（消瘅），归纳了脾瘅（脉络病）和消瘅（络脉病）的因、机、证、治，结合中西医病机图示，以图文并茂的形式阐述糖尿病各并发症的发展及演变过程，总结出较为完整的糖尿病络病理论指导临床治疗。整本书分三部分，第一部分主要介绍糖尿病及糖尿病并发症的理论体系，第二部分主要介绍糖尿病各并发症的临床诊疗经验，第三部分为临床及机理研究。

  本书有较强的临床实用性，适于初涉临床及长期从事临床一线的中医工作者，对于致力中医糖尿病研究领域的临床医生及研究人员有启示意义。

图书在版编目（CIP）数据

糖尿病并发症中医诊疗学 / 仝小林主编. —北京：科学出版社，2018.3
ISBN 978-7-03-054042-3

Ⅰ.①糖… Ⅱ.①仝… Ⅲ.①糖尿病-并发症-中医-诊断学 Ⅳ.①R259.871

中国版本图书馆 CIP 数据核字（2017）第 180919 号

责任编辑：王 鑫 郭海燕/ 责任校对：张凤琴
责任印制：赵 博 / 封面设计：陈 敬

科学出版社出版
北京东黄城根北街 16 号
邮政编码：100717
http://www.sciencep.com
北京市金木堂数码科技有限公司印刷
科学出版社发行 各地新华书店经销

*

2018 年 3 月第 一 版 开本：787×1092 1/16
2025 年 4 月第七次印刷 印张：22 1/2
字数：501 000

定价：118.00 元
（如有印刷质量问题，我社负责调换）

糖尿病分两大主要类型：脾瘅、消瘅。伤阳、损脉（络）是脾瘅的一条主线；伤阴、损络（脉）是消瘅的一条主线。

——仝小林

编委会名单

主　编　仝小林

副主编　连凤梅　倪　青　宋　军　金　德

编　委　（以姓氏笔画为序）

丁　旭　于晓彤　王　青　王翼天　田佳星　仝小林

刘文科　杨　军　杨映映　李　敏　李云楚　李青伟

连凤梅　吴　烈　吴文婷　何昕徽　宋　军　宋珏娴

宋竖旗　金　德　郑玉娇　孟　祥　赵林华　赵学敏

耿树军　倪　青　徐海荣　高泽正　郭　赫　黄雯静

康　玮　董　柳　魏　燕

序　言
——从糖络病谈起

我一直崇拜张仲景，他为中医做了两件开天辟地的事：一是《伤寒论》，对当时一种反复流行的传染病"伤寒"，进行了分期（六经）和分证，找到了辨治某一种疾病的规律性，为专病的研究模式提供了示范。二是《金匮要略》，辨症求证论治，就像抓住"主症"这颗土豆秧，拎出来一堆土豆（证候）。如水肿（主症）下面分肺水、心水、肾水、肝水、脾水等，再施以相应的处方。这种思辨过程，很类似于西医的症状鉴别诊断。但是，由于古代中医诊疗，受地域、诊断和观察条件的限制，一个医生很难对某种慢病进行全过程、人量病例的观察，也就很难对某一种慢性病积累大量诊疗的数据和经验。所以，只能是"弱于病"而"强于证"，更多的是注重当下的"症"，所以称"刻下症"，只是一个时间点的判断，缺乏一个时间轴的观念。所以我说，中医的个体化诊疗，既是中医的优势和特色，也是中医的短板。为什么这样说呢？因为中医看病，首先是抓主症，解决当下所苦；其次是求证候，用整体观的思维，看到了疾病整合的态（状态、生态、动态、态势），而每一个病人的"态"是具有个性化的。这是中医区别于现代医学的优势和特色。通过调"态"，使体内之"大药"，有效地发挥作用，这一点，对于解决 21 世纪所面临的许多复杂性疾病实在是太重要了。但是，缺少对疾病全过程的完整认识，没有把握疾病的共性规律，无论如何都不可能是最完美的。从这一点上来说，又是中医的短板和可以发展、拓展之处。

中医在近两百年，遭遇了现代医学和科学的挑战。特别是超过一个甲子的中西医结合的尝试，为中医的发展做了许多有益的探索，我们认清了中医诊疗体系必须重新构建。以糖尿病为例：糖尿病，是一个典型的慢病，由于古代诊断条件所限，只有到了消渴阶段，才能够被发现，此时往往胰岛 B 细胞功能已经很差，加之医生的目光盯在消（瘦）和渴（三多：多饮、多食、多尿）的症状上，血糖往往控制很差，有许多病人，还没有发展到严重并发症，就已经死掉了。所以，古代中医眼里的糖尿病，主要集中在消渴这一类型或这一阶段上。由于科学手段的进步，使我们看到了糖尿病前期，这类比糖尿病更早阶段的疾病面貌。又由于胰岛素等降糖药物的出现，使血糖得以有效控制，使我们看到了更多因糖尿病而致死致残的晚期病人。这就勾画出了一个从前期到糖尿病期再到并发症期的全景图。这对我们中医意味着什么呢？意味着对糖尿病的研究，不可能再局限于消渴，而是要在现代医学糖尿病诊断的基础上，按照中医思维，重新对这一疾病进行认识。首先是病名。从糖尿病的治疗来看，有两个关键：一个是糖，一个是络。控糖是前提，防治络病是目标。所以我在 21 世纪初，2003 年中医糖尿病大会上，正式提出了糖尿病的中医病名——糖络病。它有两层含义：一是诊糖和控糖，二是防络和治络。首先，必须依据血糖诊断，控糖包括了调控血糖及其相关的代谢异常。其次，糖尿病致死致残的是络病（包括大血管的脉络和小血管、微血管的络脉），所以，从发现糖尿病那一个时间点开始，就要早期治络，全程治络。试想一下，如果我们听到消渴病，首先想到的是什么呢？滋阴润燥，消除消和渴的症状。如果我们听到糖尿病，首先想到的是什么呢？用什么药去控糖。而我们听到糖络病，首先想到的是什么呢？那就会是控糖和治络。所以，中医的病名，是对疾病性质的高度概括，对认识疾病和指导治疗，具有重要的价值。我再举个例子。2003 年抗击严重急性呼吸综合征（SARS，俗称"非典"）时，我给 SARS 起了个中医病名，称"肺毒疫"（《SARS 的中医诊疗与研究》）。这么命名，病位在肺，病性为毒（热毒、血毒、水毒），是具有极强的传染性的"疫"。如果我们听到 SARS，除了会想到 SARS 病毒而外，不会有更多感觉。而听到肺毒疫，那治法就呼之欲出了。所以，在现代医学诊断疾病时，仍然需要用中医思维总结归纳出一个中医的病名，这样对中医治疗，有非常重要的指导意义。其次是分类分期分证。还以糖尿病为例，我们依据《黄帝内经》的描述，将糖尿病分为脾瘅和消瘅两大类型（分类）。再根据其发展过程，将糖尿病分为四期：郁-热-虚-损（分期）。再依据流行病学调查数据，确定每一期中的常见证候（分证）。根据证候的核心病机，确定相对应的经方（经方新用）。在找到疾病的共性、规律性的基础上，按照循证医学的方法，对代表性的经方进行验证，确证其有效性和安全性。这些研究成果，不断地丰富了指南，甚至我们对糖尿病有了全新的认识（包括病名、分类、分期、分证、选方用药等），2017 年将被写进西医的中国 2 型糖尿病指南，亦将要被写进世界中医药联合会的国际指南。

最后我们谈一下"态靶因果"的处方策略。态，相当于候。候比证更加宏观。如气候、物候、水候等，是对疾病阶段的划分。每一个阶段里，可能会有若干个常见的证。这个证，是具体的，我们辨的就是这个证。态是让我们明确疾病到了哪个阶段。态与态之间是动态连续的。本态之前就是因，本态之后就是果。那么，靶是什么呢？靶就是突出的客观的指标，包括症靶和标靶。症靶之药，就是对症之药，可以充分借鉴古今文献和已有的经验，但标靶则不同，古代文献可参考者少，主要是利用现代中药药理研究的成果，把能有效改善指标的中药，按中药属性归类，按传统中医辨证回归，使之变成标靶之药。所以，态靶因果的处方策略，就是在明确某一疾病分类分期基础上，兼顾本态及前态后态，辨症求证寻靶。举个例子：一个糖尿病患者，表现为大便黏臭（抓主症，症靶），属肠道湿热证（求证，本态处在郁-热-虚-损的热态阶段），血糖高（标靶），就可以给靶方——葛根芩连汤。再看热态的因——郁态是否持续存在，有就兼顾开郁；又看热态后面的果——虚态是否需要预防，需要就兼顾补虚。总之，态靶因果处方策略，治的是当下（刻下一个时空点），关照的是全方位（疾病全时间轴），这种处方策略是一种逻辑清晰、临床实用的思路，能真正做到截断先机，把治疗的主动权始终牢牢把握在医生的手里。

　　《糖尿病并发症中医诊疗学》是一本集几十年中医药研究糖尿病的成果，由几十位专家和研究生们共同完成。我希望这本书，能够做一个在现代医学背景下的中医诊疗体系重新构建的示范，能够唤起更多学科临床医生对分类分期分证、态靶因果处方策略的关注，让我们携起手来，为了一个共同的目标，从不同的学科、不同的专业探讨，共建一座中医诊疗的"大厦"。我相信，中医在现代科学、现代医学的助力下，一定会像鹰的重生一样，完成中医维新这一伟大的壮举。在此，我要感谢吴烈、康玮、杨军、耿树军、宋竖旗、丁旭、徐海荣、吴文婷等专家的悉心指导，感谢连凤梅主任、倪青主任对此次书稿的悉心编审，感谢我的学生团队帮助整理资料的默默付出，以及向科学出版社致以衷心的感谢！感谢他们的辛勤劳动！

仝小林

2017 年 7 月 1 日写于知行斋

目　　录

序言——从糖络病谈起

第一部分　理论体系介绍

第一章　现代糖尿病新特点及郁热虚损理论体系 ……………………………………… 3
　　一、现代糖尿病新特点 ……………………………………………………………… 3
　　二、现代糖尿病的两大类型——肥胖型糖尿病和消瘦型糖尿病 …………………… 5
第二章　络、脉及络病、脉病的基本概念 ………………………………………………… 13
　　一、历代医家对络病、脉病的认识 ………………………………………………… 14
　　二、仝小林教授对糖尿病络病、脉病的认识 ……………………………………… 17
　　三、小结 ……………………………………………………………………………… 25
第三章　临床用药 ……………………………………………………………………………… 27

第二部分　临床诊疗经验

第一章　糖尿病胃肠病病变 ………………………………………………………………… 33
　　一、概述 ……………………………………………………………………………… 33
　　二、病因病机 ………………………………………………………………………… 37
　　三、辨证要点 ………………………………………………………………………… 38
　　四、治则治法 ………………………………………………………………………… 39
　　五、辨证论治 ………………………………………………………………………… 43
　　六、其他疗法 ………………………………………………………………………… 49
　　七、验案赏析 ………………………………………………………………………… 51
第二章　糖尿病肾脏疾病 …………………………………………………………………… 58
　　一、DKD 病因病机 ………………………………………………………………… 59
　　二、辨证要点 ………………………………………………………………………… 61
　　三、辨证论治 ………………………………………………………………………… 63
　　四、验案赏析 ………………………………………………………………………… 67
　　五、仝小林教授治疗 DKD 的回顾性分析 ………………………………………… 76
第三章　糖尿病性视网膜病变 ……………………………………………………………… 78
　　一、概述 ……………………………………………………………………………… 78

二、病因病机 ……………………………………………… 79

三、治则治法 ……………………………………………… 81

四、辨证论治 ……………………………………………… 84

五、其他治疗方法 ………………………………………… 87

六、当代名老中医治疗糖尿病性视网膜病变的经验与病案总结 …… 88

第四章　糖尿病足 …………………………………………… 96

一、概述 …………………………………………………… 96

二、糖尿病足的病因病机 ………………………………… 97

三、糖尿病足的辨证要点 ………………………………… 100

四、糖尿病足的诊断步骤 ………………………………… 106

五、糖尿病足的治疗 ……………………………………… 109

六、临证心得 ……………………………………………… 120

七、验案赏析 ……………………………………………… 126

八、糖尿病足的现阶段治疗难点及展望 ………………… 133

第五章　糖尿病心脏病 ……………………………………… 134

一、概述 …………………………………………………… 134

二、糖尿病心脏病病因病机 ……………………………… 135

三、糖尿病心脏病辨证要点 ……………………………… 137

四、辨证分型 ……………………………………………… 139

五、临床心得 ……………………………………………… 145

六、验案赏析 ……………………………………………… 149

第六章　糖尿病性脑血管病 ………………………………… 158

一、概述 …………………………………………………… 158

二、糖尿病的中医理论范畴归属 ………………………… 158

三、糖尿病患者的病因病机及证候特点 ………………… 159

四、病因病机 ……………………………………………… 164

五、辨证分型 ……………………………………………… 167

六、现代医学治疗 ………………………………………… 174

附　脑出血的治疗 ………………………………………… 177

七、常用方药及对药 ……………………………………… 180

八、验案赏析 ……………………………………………… 183

第七章　针灸治疗糖尿病并发症 …………………………… 187

一、刺灸法概述 …………………………………………… 187

二、糖尿病神经源性膀胱 ………………………………… 190

三、糖尿病周围神经病变 ………………………………… 193

四、糖尿病胃轻瘫 ………………………………………… 200

五、糖尿病便秘 …………………………………………… 203

六、糖尿病腹泻 …………………………………………… 205

七、糖尿病性视网膜病变 ·· 208

八、糖尿病眼肌麻痹 ·· 209

九、糖尿病肾病 ·· 212

十、糖尿病阳痿 ·· 214

十一、糖尿病足 ·· 215

第八章　糖尿病皮肤病变 ·· 218

一、概述 ·· 218

二、病因病机 ·· 219

三、治则治法 ·· 221

四、辨证要点 ·· 222

五、辨证论治 ·· 223

六、常用方药 ·· 226

七、验案赏析 ·· 227

第九章　糖尿病阳痿 ·· 234

一、概述 ·· 234

二、糖尿病阳痿的病因病机 ·· 235

三、糖尿病阳痿的治疗 ·· 238

四、辨证论治 ·· 239

五、其他 ·· 243

六、验案赏析 ·· 244

第十章　糖尿病神经源性膀胱 ·· 251

一、概述 ·· 251

二、病因病机认识 ·· 252

三、鉴别诊断 ·· 254

四、治则治法 ·· 255

五、辨证 ·· 257

六、常用方药 ·· 258

七、验案分析 ·· 261

八、名老中医治疗糖尿病神经源性膀胱的经验 ·································· 263

九、名老中医案例 ·· 264

第三部分　临床及机理研究

第一章　效方探索阶段 ·· 271

研究一、糖胃安方对 STZ 诱导的 1 型糖尿病大鼠小肠生物力学重构的影响机制 ··· 271

研究二、中药治疗糖尿病肾脏疾病 7 年的病例报告 ······························ 279

研究三、含乌头中药治疗糖尿病周围神经性疼痛的临床效果 ····················· 283

第二章 循证研究阶段 ……………………………………………………… 288

研究一、肾浊方治疗糖尿病肾脏疾病的回顾性分析 …………………………… 288

研究二、糖尿病胃轻瘫的回顾性研究 ……………………………………… 296

研究三、复方丹参滴丸治疗糖尿病性视网膜病变的随机、双盲、剂量平行对照、
多中心临床试验 ……………………………………………………… 301

研究四、糖肾方治疗 2 型糖尿病肾病的有效性和安全性：一项多中心随机双盲
安慰剂对照试验 …………………………………………………… 309

研究五、芪明颗粒对糖尿病性视网膜病变中视网膜血液循环的影响：多中心临
床试验 ……………………………………………………………… 319

参考文献 ……………………………………………………………………… 324

DI YI BU FEN

第一部分
理论体系介绍

第一章　现代糖尿病新特点及郁热虚损理论体系

一、现代糖尿病新特点

（一）现代 2 型糖尿病不等同于消渴

近年来，中医药在 2 型糖尿病领域的研究，已是硕果累累。但在疾病的辨治上，多数临床医生仍按照传统消渴病理论辨治糖尿病，简单地将糖尿病与古代消渴划等号。相关药物的研发，大多以传统消渴理论为指导，开发了近百种治疗消渴的中成药，其中大多数并没有明确的降糖疗效，以致各医家也普遍认为中医不能独立降糖。事实上，随着人们生活水平的提高，现代临床中所见到的糖尿病较过去人们所认识的消渴已经发生了很大的变化。现代临床中，以多食、多饮、多尿、消瘦为典型症状的糖尿病患者已较少见到。相反，以肥胖为特征的糖尿病患者成为 2 型糖尿病的主要人群，这与古代消渴有很大不同，两者在临床特征、诊断方法、病程发展、病机治法等方面均存在较大差异，故不能够简单地将两者划等号。

（二）2 型糖尿病与消渴临床面貌不同

古代由于缺乏理化检测手段，症状辨别成为唯一的诊断方法。古人观察到消渴患者会出现多食、多饮、多尿、消瘦症状，因此命名为消渴。而现代医学诊断糖尿病则是依据血糖检测结果，症状诊断并不是主要依据，当血糖达到诊断标准时即可判断为糖尿病。事实上，达到诊断标准时的血糖水平往往不会引起典型的"三多"症状。杨文英教授曾明确指出"血糖高到一定程度才有三多……典型的三多症状是在中等程度以上的糖尿病病人中出现"。SHIELD 研究亦指出，糖尿病特征性症状（依据美国糖尿病联盟制订的标准：多尿、口渴、饥饿、消瘦）主要见于血糖控制差的患者，血糖控制良好及糖尿病初期患者基本不会出现 ADA 定义的特征性症状。可以说，现代医学诊疗手段的进步使糖尿病的发现较古代消渴大大提前了。古人观察到的消渴仅是血糖升高到一定程度引起相应临床症状的病程阶段，而现代临床所见糖尿病不仅发现早，并且由于多种降糖西药的干预，使升高的血糖被迅速有效地抑制，阻断了病情的进一步发展，因此，不仅少见或不见"三多一少"症状，甚至多数表现为肥胖，我们曾对 5465 例社区人群进行流行病学调查，共筛查出 1060 例糖尿病患者，其中仅 12.7%具有典型的"三多一少"症状，无典型症状者多达 925 例，占87.3%。因此，2 型糖尿病在临床面貌上与古代消渴差别迥异。

（三）肥胖型 2 型糖尿病患者是现代 2 型糖尿病的主体人群

肥胖是 2 型糖尿病的独立高危因素，肥胖人群中 2 型糖尿病的发病率比正常人群高

3～7 倍。近年来，随着人民生活水平的不断提高，肥胖人群显著增多，1987～1989 年，中国男性超重人群增长了 3 倍，女性增长了 2 倍，《中国居民营养与健康状况（2004 年）》调查显示，我国成人超重率为 22.8%，肥胖率为 7.1%，极大地增加了糖尿病的高危人群。这部分患者诊断为糖尿病后，由于早期干预，较长一段时间内不出现"三多一少"症状，而仍然保持肥胖或超重状态。我们在 5465 例社区人群中筛查出 1060 例 2 型糖尿病，其中肥胖（含超重）患者 771 例，占 72.7%，而非肥胖者仅占 27.3%；筛查出 610 例糖尿病前期患者，其中肥胖（含超重）者占 72.8%，非肥胖者占 27.2%。国外研究调查了 2721 例 2 型糖尿病患者，结果显示肥胖或超重者占 86%。可见，现代诊疗手段的进步延长了在"三多一少"典型症状出现之前的肥胖阶段，扩大了这个阶段的患病人群。目前，肥胖型 2 型糖尿病患者已成为 2 型糖尿病的主体人群。

（四）古代消渴只是 2 型糖尿病的一个自然病理阶段

糖尿病是一个完整的疾病，在病程上分为早期、中期及并发症期，其病理演变过程是从早期胰岛素抵抗为主逐渐发展为胰岛素抵抗与胰岛细胞损伤并存，最终至胰岛细胞衰竭。因此，早期以实证为主，逐渐发展为虚实相兼，至晚期则演变为以虚证为主。而古之消渴多从虚论，如阴虚、气虚、阳虚，不符合一个完整疾病的自然发展过程。尽管古人已认识到消渴起于过食肥甘，如《景岳全书》云："消渴者，其为病之肇端，皆膏粱肥甘之气，酒食劳伤之过，皆肥贵人之病也，而贫贱者少有也"，但对过食肥甘导致消渴发病的完整过程却未能详尽描述。显然，从肥胖发为消渴不是骤然发生的，因古代无血糖检测方法，故而古人无从认知，其所能观察到的消渴仅是血糖升高到一定程度引起的临床症状；而在糖尿病晚期并发症阶段，由于并发症症状表现与其他疾病相似，又往往将并发症归于其他疾病范畴。因此，古代消渴只是 2 型糖尿病发展到一定程度的一个自然病理阶段，不能概括 2 型糖尿病的全部过程。

（五）肥胖型 2 型糖尿病与消渴核心病机不同

肥胖型 2 型糖尿病是消渴之前的阶段，其发展演变经历了由肥胖到肥胖型糖尿病最终到消渴的过程，如《素问·奇病论》曰："脾瘅……此肥美之所发也，此人必数食甘美而多肥也。肥者令人内热，甘者令人中满，故其气上溢，转为消渴"，描述了脾瘅的发展演变，即以过食肥甘为始动病因，以肥胖为特征和基石，最终转变为消渴。脾瘅是消渴之前的阶段，肥胖型 2 型糖尿病归属脾瘅范畴。此阶段以中满内热为核心病机，我们曾对 1028 例社区糖尿病人群及 2518 例肥胖型 2 型糖尿病患者进行中医证型分布调查研究，证实中满内热是肥胖型 2 型糖尿病的核心病机，其出现的肝胃郁热证、胃肠实热证、痰热互结证是主要表现形式，不同于消渴阶段的阴虚燥热证及气阴两虚证。

（六）肥胖型 2 型糖尿病与消渴主要治法不同

肥胖型 2 型糖尿病与消渴的主要证候表现及核心病机不同决定了两者主要治法上的差异。古代消渴以阴虚燥热为核心病机，滋阴清热是其主要治法；而对于肥胖型 2 型糖尿病，以中满内热为核心病机，开郁清热法是其主要治法。针对中满内热的两个主要证候表现——肝胃郁热证和胃肠实热证开展了两项单纯中药与安慰剂及一线降糖西药为对照的多中心、随机对照临床试验，证实单纯中药降糖疗效优于安慰剂，其效果与二甲双胍相当，肯定了开郁清热法治疗肥胖型 2 型糖尿病的临床疗效。开郁清热法更适合现代肥胖型 2 型糖尿病的治疗，通过以上比较，可以明确，2 型糖尿病与消渴是不完全等同的。糖尿病是一个有完整动态发展过程的疾病，而消渴仅是这个发病过程中一个相对静止的阶段，如果在没有治疗措施干预的情况下，2 型糖尿病的发展可能会经历消渴阶段。就消渴而言，古人已积累了丰富的诊治经验，消渴理论体系用于指导糖尿病消渴阶段的临床治疗依然行之有效，但对于消渴之前的脾瘅阶段，也就是肥胖型 2 型糖尿病，古人对其论治相对较少。由于对消渴与 2 型糖尿病的认知存在偏差与混淆，绝大多数临床医师始终以消渴理论指导 2 型糖尿病的全程治疗，而这种治疗上的错位与偏差必然难收佳效。因此，对于 2 型糖尿病的中医治疗，应当尊重临床客观事实，不断探索与实践，唯有在正确的理论体系指导下，才可能实现临床疗效的重大突破。

二、现代糖尿病的两大类型——肥胖型糖尿病和消瘦型糖尿病

糖尿病患者应首先区分胖与瘦。肥胖型和消瘦型，是现代糖尿病的两大类型。两者在发病原因、病理特征、进程和预后方面都有很大差别。

肥胖型糖尿病是以肥胖为主要特征的一类糖尿病，血糖升高的同时常伴有血脂异常、血压升高、血尿酸升高等多代谢紊乱，多因患者长期过食肥甘厚味、醇酒炙煿，加之久坐少动，致饮食水谷堆积壅滞，日久化热而成，是临床糖尿病的主体人群。根据《素问·奇病论》"帝曰：有病口甘者，病名为何？何以得之？岐伯曰：此五气之溢也，名曰脾瘅。夫五味入口，藏于胃，脾为之行其精气，津液在脾，故令人口甘也。此肥美之所发也，此人必数食甘美而多肥也。肥者令人内热，甘者令人中满，故其气上溢，转为消渴"的论述及肥胖型糖尿病的特点，可将以过食肥甘为始动因素，以肥胖为根源的肥胖型糖尿病归属"脾瘅"范畴。脾瘅阶段若不能得到有效控制，可发展为古代所论之"消渴"。若消渴日久，变证百出，则进入后期并发症阶段。可以说，肥胖（或超重）—脾瘅—消渴—消渴并发症是肥胖型糖尿病的自然发展进程。

消瘦型糖尿病是以消瘦为主要特征的一类糖尿病，患者往往体弱偏虚，并且病程始末均不出现肥胖，其发病多与遗传、体质、情志等因素相关，包括按现代医学标准分类的 1 型糖尿病、1.5 型糖尿病和部分 2 型糖尿病。笔者认为起病即瘦的消瘦型糖尿病应归属"消瘅"范畴。《灵枢·五变》曰："人之善病消瘅者，何以候之？少俞答曰：五脏皆柔弱者，善病消瘅……此人薄皮肤而目坚固以深者，长冲直扬，其心刚，刚则多怒，怒则气上逆，胸中蓄积，血气逆留，䏜皮充肌，血脉不行，转而为热，热则消肌肤，故为消瘅。"王冰注曰："瘅，谓热也。"杨上善《太素·卷第十五》注曰："瘅，热也，内热消瘦，故曰消瘅。"张志聪《灵枢集注》注曰："盖五脏主藏精者也，五脏皆柔弱，则津液竭而善病消瘅矣。"结合《内经》论述及各家注释知，先天禀赋薄弱是消瘅发病的先决条件，情志郁怒是促使其发病的重要因素，化"热"是其主要病机，消瘦是其基本

特征，消瘦型糖尿病的临床特征与消瘅类似，故可将消瘦型糖尿病归属"消瘅"范畴。若消瘅日久，内热持续耗灼阴液，则可发展为消渴。如《灵枢·本藏》曰："肝脆脾脆，则善病消渴易伤"，提示先天不足者发为消渴的情况。消渴日久，亦将归于后期并发症阶段，故消瘅—消渴—消渴并发症是消瘦型糖尿病的自然发展进程。

肥胖型糖尿病和消瘦型糖尿病是临床两大主要类型，由于病因不同，两者起病时归属不同，但随着病程发展，当两者均进入消渴阶段后，核心病机及其后的发展过程则又趋于一致，可谓殊途同归。古人因检测手段局限，仅以临床症状为依据，故所见多限于消渴阶段，缺少对消渴之前即脾瘅或消瘅的论治，而消渴之后的并发症阶段，因症状表现类同水肿、关格、雀盲、痈疽、胸痹、中风等其他疾病，亦不再按消渴辨治，因此古代所论"消渴"是对糖尿病特定时间和特定空间内症状、体征、病机、病理特点等的综合描述，并不能完全涵盖糖尿病发展、变化之全过程。对于消渴之前的脾瘅、消瘅阶段古今所述尚少，因而有必要系统研究消瘅、脾瘅，以期为糖尿病的中医临床施治提供指导意义。

（一）消瘦型糖尿病（消瘅）

1. 消瘅释名

消瘅病名，《内经》中共出现 14 次，散见于 5 篇之中。溯古至今，医家对消瘅的认识不尽相同，有的将"消渴"与"消瘅"混同视之，有学者认为消瘅就是糖尿病并发症阶段，亦有人认为消瘅可能是甲状腺功能亢进。但考经文，这些认识都颇值商榷。

"消"的含义有以下几种：①指多食善饥，王冰注曰："善消水谷"，马莳注曰："胃中热盛……水谷即消"；②指形体消瘦，如《灵枢·五变》曰："消肌肤"，杨上善注曰："内热消瘦"；③指消耗，《景岳全书·消渴》谓："消，消烁也，亦消耗也，凡阴阳气血日见消败者，皆谓之消"；④指火，《儒门事亲·三消当从火断》谓："消者，烧也，如火烹烧，物之理也"。以上①、②是指症状上多食善饥或形体消瘦，③、④是对病机上多为火热耗伤气血的特性而言，分别从不同角度解析本病的病理特点。

"瘅"字的含义也很广，与疾病有关的含义有四：第一，指病，《后汉书·李通传》注云：瘅，病也。《后汉书·李固传》"下民率瘅"中"瘅"也是"病"的意思。第二，瘅通疸字，指黄疸病，《山海经·西山经》曰：服之已瘅。注：黄病也。《素问·玉机真藏论》曰："肝传之于脾，病名肝风，发瘅，腹中热，烦心出黄。"发瘅出黄，即为身、目、小便黄的黄疸病。第三，"瘅"在《内经》中有"热""热病"之意义。如《素问·疟论》曰："瘅疟者，肺素有热气盛于身，厥逆上冲……令人消烁脱肉，故命曰瘅疟。"王冰注曰："瘅，热也，极热为之也。"丹波元简注："瘅，即温热之病。"第四，劳苦意。朱峻声《说文》曰：瘅，劳病也。但此意不见于《内经》，经中"惮"似有"劳病"之意，如《灵枢·本神》曰："喜乐者，神惮散而不藏。"《内经词典》曰："惮，劳苦不闲，动荡不已。"可见，在《内经》中"瘅"的"劳病"之意已经非常模糊了。

2. 消瘅的内涵

（1）基础病机：主要是脏腑柔弱：诸脏虚弱，调适能力较差，若饮食起居不慎，或七情变化，易伤脏腑而生诸病。脾失养不能为胃行其津液；肝失养而疏泄失常，或致相火妄动，烁津液；肾失养而精血亏少，封藏失职，一不能蒸腾津液上承，二不能蒸腾卫气上运温肺固表，而使饮入于胃后不经布散而直趋于下，流失于外。或因郁怒致肝气上逆，气血上壅而积于胸中，气血郁滞，郁久化热，耗烁津液，津伤血液不畅而瘀。如此种种，均可导致水谷津液不归正化，吸收散布异常，引起消瘅发生。

（2）临床症状：可见性情急躁（其心刚，刚则多怒），内热（血脉不行，转而为热），肌肉消瘦痿弱；胸中不舒，皮肤色红充血；目坚硬（坚）活动不灵活（固）而深陷（深），横眉直视（长冲直扬）。

消瘅除了肌肤消瘦外，先天禀赋不足也是消瘅的主要特点，这与现代 1 型及 1.5 型糖尿病十分相似。1 型及 1.5 型糖尿病常常形体消瘦，为自身免疫性疾病，遗传易感性是其发病的先决条件，很多患者在确诊前已经存在胰岛细胞抗体阳性或谷氨酸脱羧酶抗体阳性等免疫学异常，并且常常在病毒感染、饮食不当等环境因素诱发下发病，出现胰岛自身免疫破坏，即类似消瘅先天禀赋异常，复因后天调摄不慎而起病。因此说，1 型及 1.5 型糖尿病可归属"消瘅"范畴。另外，临床也可见一些 2 型糖尿病患者其形体较为消瘦，体质偏弱，并且无明显的嗜食肥甘史，而胰岛抗体阴性。这部分 2 型糖尿病的发生可能与其基础体质及遗传环境相关，有研究证实了遗传因素对胰岛功能的影响，遗传缺陷影响脂肪组织的发育和功能可导致糖尿病的发生。这部分 2 型糖尿病患者，其发病也存在禀赋异常的基础，因此，我们亦将其归于"消瘅"范畴。

3. 消瘅与其他名词的区别

（1）消瘅与消渴："消渴"之名，最早见于《素问·奇病论》，是论消渴逐渐形成的病理过程。《诸病源候论》将消渴的临床表现归纳为八候，明确指出"夫消渴者，渴不止，小便多是也"。唐代王焘《外台秘要》引隋代甄立言《古今录验》云："消渴病有三：一渴而饮水多，小便数，无脂似麸片甜者，此皆消渴病也；而吃食多，不甚渴，小便有油者，此消中病也；三渴而饮水不能多，阴痿弱，但腿肿，脚先瘦小，数小便者，此肾消病也。"故"消渴"一词，既指口渴欲饮水，水自内而消的症状，又指症状为口干、口渴欲饮水、小便频数的病证名称。消渴之"消"当为消耗之义，是说明其阴虚火旺、消灼津液的病机；"渴"指烦渴，因消耗而渴。

而消瘅中的"消"指消瘦，"瘅"指病，消瘅是以消瘦为主要表现的一类疾病。临床表现上消渴重在渴，消瘅重在消瘦。"消瘅"以肌肤消瘦，热蕴于内为特征；而消渴则是由于热盛进一步伤阴，津液亏少造成的，表现为消灼、消耗的症状特点。由此可见，消渴与消瘅之间并不能划等号。

（2）消瘅与糖尿病并发症：有人认为消瘅属于糖尿病并发症期。《素问·通评虚实论》云："凡治消瘅、仆击、偏枯、痿厥、气满发逆，甘肥贵人，则膏粱之疾也；隔塞闭绝，上下不通，则暴忧之病也；暴厥而聋，偏塞闭不通，内气暴薄也；不从内、外中风之病，故瘦留著也。"由于古籍的文字之间并无句逗隔开，从而造成人们对文义理解的差异，这种认识是将消瘅和仆击、偏枯之间看作并列关系，认为消瘅是消渴病的进一步发展，即为糖尿病并发症期阶段。然而考究原文可以看出，仆击、偏枯、痿厥均由气血亏虚、虚风内动引起，显然与消瘅不属一类，消瘅与仆击、偏枯之间应为递进关系，后者是消瘅的进一步发展。

4. 消瘅的治疗

《灵枢·师传》曰："便病人奈何？岐伯曰：夫中热消瘅则便寒，寒中之属则便热。胃中热则消谷，令人悬心善饥，脐以上皮热；肠中热则出黄如糜，脐以下皮寒。胃中寒，则腹胀；肠中寒，则肠鸣飧泄。胃中寒、肠中热，则胀而且泄；胃中热、肠中寒则疾饥，小腹痛胀。"

杨上善云："中，肠胃中也，肠胃中热，多消饮食，即消瘅病也。热中宜以寒调，寒中宜以热调，解其便也。自此以下，广言热中、寒中之状。"张介宾曰："此下皆言治病之所便也，中热者，中有热也，消瘅者，内热为瘅，善饥渴而日消瘦也，凡热在中，则治便于寒，寒在中则治便于热，是皆所以顺病情也。"此两段文字提示，消瘅多由内热所致，故治疗时当以清热为主。

同时，因先天禀赋不足是消瘅发病的先决条件，尤其以脾肾两脏为主，故治疗时应顾及脏腑柔弱的一面，清热的同时兼顾补益脾肾，临床常以干姜黄连黄芩人参汤加减，既以黄连、黄芩清内热，又以参类补益脾肾，内热甚者，多用西洋参，气虚较重者，多用党参，另加干姜辛热护中；而素体阴虚者更易发为消渴，尤当注重滋阴，常用知母、生地黄一类。

（二）肥胖型糖尿病（脾瘅）

1. 脾瘅源流考

"脾瘅"最早见于《素问·奇病论》"帝曰：有病口甘者，病名为何？何以得之？岐伯曰：此五气之溢也，名曰脾瘅。夫五味入口，藏于胃，脾为之行其精气，津液在脾，故令人口甘也；此肥美之所发也。此人必数食甘美而多肥也，肥者令人内热，甘者令人中满，故其气上溢，转为消渴"。根据此段对脾瘅过食甘美的病因及中满内热的病机论述，此处脾瘅之"瘅"应取"热"之意，即脾热。脾瘅属瘅病的一种，在脏为脾，病机为热。

（1）汉代前：现存文献中"脾瘅"一词最早出现于《素问·奇病论》，且仅此一处记载了脾瘅，其余对"瘅"的论述包括"消瘅""瘅疟""瘅热""瘅病"等。

在汉代及以前的其他文献中，如《难经》《伤寒杂病论》《中藏经》等，并没有出现"脾瘅"的概念，《中藏经》《伤寒论》《金匮要略》却有对消渴的论述。

（2）晋唐时期：此时期的文献多是对《素问·奇病论》的注释或引用。如杨上善《黄帝内经太素》注曰："五气，五谷之气。液在脾者，五谷液也。肥羹令人热中，故脾行涎液，出廉泉，入口中，名曰脾瘅。内热气溢，转为消渴，以兰为汤饮之，可以除陈气也。"其他文献，包括病因病机学专著、方书等，对"脾瘅"的论述亦多为引用《内经》原文。首部病因病机学专著《诸病源候论·消渴病诸候》在阐述脾瘅时引用《内经》原文"有病口甘者，名为何，何以得之。此五气之溢也，名曰脾瘅。夫五味入于口，藏于胃，脾为之行其精气。溢在脾，令人口甘，此肥美之所发。此人必数食甘美而多肥，肥者令人内热，甘者令人中满，故其气上溢，转为消渴"。王焘在《外台秘要·消渴方一十七首》中也援引了这段文字。

（3）宋金元时期：《圣济总录》发展了脾瘅的概念，设专篇论述脾瘅，扩展了脾瘅的临床表现和治疗方法。其处方不限于"治之以兰"，而是根据不同的临床表现总结出11首方剂对症治疗，如"治脾瘅口甘中满，兰草汤方""治脾瘅面黄口甘，烦渴不止，葛根汤方""治脾瘅烦懊口甘，咽干烦渴，竹叶汤方""治脾瘅发黄，口干烦渴，麦门冬汤方""治脾瘅身热口甘，咽干烦渴，知母汤方""治脾瘅内热烦渴，麦门冬煎方"等。在病机认识上，除援引《内经》原文，也有自己的论述，如"中焦热结"篇言："仲景曰热在中焦，则为坚，故其气实，则闭塞不通，上下隔绝，热则身重目黄口甘脾瘅之证生焉。""消渴统论"篇言："消瘅者膏粱之疾也，肥美之过积为脾瘅，瘅病既成，乃为消中。"近代日本医学家丹波元简在《素问识》中论述脾瘅便引用了《圣济总录》的文字。

宋代的病因病机学专著《三因极一病证方论》中没有对脾瘅的直接论述，但也认为"消中属脾，瘅热成，则为消中"；并对消中进行了分类"消中复有三：有因寒中，阴胜阳郁，久必为热中"。

金元四大家中，刘完素在《三消论》中注释《素问·奇病论》时言："先因脾热，故曰脾瘅。"同样把热作为脾瘅的主要病机；其在《宣明论方》中虽没有对脾瘅进行论述，但多次把热、瘅和消渴联系起来。张从正《儒门事亲》论述脾瘅时也借鉴了《内经》原文"此五气之所溢也，病名脾瘅。瘅为热也，脾热则四脏不禀，故五气上溢也。先因脾热，故曰脾瘅"；另用人参白术散治疗"胃膈瘅热，烦满不欲食；或瘅成为消中，善食而瘦"。朱丹溪在《脉因证治·口》中有"脾热则甘"的论述，类似于脾瘅。

（4）明清时期：总结前人经验是该时期文献的主要特点之一，除注释外，各医家对脾瘅的论述多来自《内经》原文，常把脾瘅内容归入论述"消渴"或"口"的章节。注释《内经》的文献包括《类经》"瘅，热病也。五气，五味之所化也"；《黄帝内经素问集注》"五气者，土气也。土位中央，在数为五，在味为甘，在臭为香，在脏为脾，在窍为口。多食甘美，则臭味留于脾中，脾气溢而证见于外窍也。瘅、热也……如此人数食甘美，而致口甘消渴者，乃不内外因之病也"；《冯氏锦囊秘录·内经纂要·奇病论篇》释："瘅，热也。脾热则四脏同禀，故五脏上溢也，甘因脾热，故曰脾瘅"。部分文献把《内经》"脾瘅"原文归入不同章节，如《医学纲目》将其归入"脾胃部·消瘅门"；《景岳全书》同时归入了"杂证谟·三焦干渴"篇和"杂证谟·口舌"篇；《张氏医通·诸风门》亦把《内经》原文归入"杂门·消瘅"篇和"七窍门·口"篇，并在引用后提出治法："平人口甘欲渴，或小便亦甜而浊，俱属土中湿热，脾津上乘，久之必发痈疽，须断浓味气恼，服三黄汤加兰叶、白芍、生地""瘅成为消中，瘅者热也，热积胃中，善食而易饥，火之害也，宜白虎加人参"。

此时期温病类文献对脾瘅理论有所发展，描述了脾瘅的舌象，并把湿作为脾瘅的另一个病机。叶天士《温热论》有"有舌上白苔黏腻，吐出浊浓涎沫者，其口必甜，此为脾瘅，乃湿热气聚，与谷气相抟，土有余也，盈满则上泛，当用佩兰叶芳香辛散以逐之"。

王孟英《温热经纬》也记载了脾瘅的临床表现和治法："舌上白苔黏腻，吐出浊浓涎沫，口必甜味也，为脾瘅病，湿热气聚，与谷气相搏，土有余也，盈满则上泛，当用省头草，芳香辛散以逐之则退""浊泛口甜者，更当视其舌本，如红赤者为热，当辛通苦降以泄浊；如色淡不红，由脾虚不能摄涎而上泛，当健脾以降浊也"。

（5）近现代：该时期主要的内科学著作和教科书并未设独立的篇章对脾瘅进行论述，多在消渴病篇论述消渴病源流时引用《素问·奇病论》原文。对"脾瘅"含义的理解，一般认为其与消渴的关系最为密切，可视为消渴的前期。在证候方面，认为脾瘅有虚实之分，实者多为邪热蕴积脾胃、湿热中阻；虚者多为脾气虚弱、阴液受损；亦可见虚实夹杂之证。治疗时除化湿醒脾外，还应根据脾瘅的临床表现，采用不同的治法。

综上所述，脾瘅来源于瘅病，"瘅"最准确的解释为"热"。"脾瘅"一词最早出现在《素问·奇病论》，该篇概括了脾瘅的病因病机、临床表现、转归和治疗。脾瘅源流演变过程有三个特点：①"脾瘅"概念基本统一。历代对脾瘅的认识与《内经》理论基本一致，均认为脾瘅是过食肥甘，积于中焦，影响脾胃运化功能，从而化生内热的病理过程，口甘为其临床表现之一，进一步可发展为消渴。②"脾瘅"理论有所发展。《内经》以后，脾瘅理论在病机、证候、临床表现、治疗等各方面都有所发展：湿被认为是脾瘅的另一个病机，热有内热和外感之别；证候有虚实之分；临床表现得到补充；治疗不再局限于"治之以兰"，而是根据不同临床表现采用不同的治法方药。③重"消渴"轻"脾瘅"。值得注意的是，脾瘅的沿革虽与消渴密不可分，然历代文献论述消渴的内容远比脾瘅丰富，多在"消渴"或"口"篇章中论述脾瘅。究其原因，脾瘅作为肥胖向其相关疾病转化的过渡阶段，缺乏典型的临床表现，并且古代的诊断方法局限于望、闻、问、切四诊，很难诊断出诸如现代的糖耐量减低（IGT）、空腹血糖调节受损（IFG）等可以归属于脾瘅的疾病，故古代医家对脾瘅缺乏足够的认识，对其重视程度也远不及消渴等疾病。

就《内经》理论而言，脾瘅是消渴的前一阶段，"甘肥贵人"由肥胖转变为消渴之前将经历脾瘅阶段，在这个阶段血糖已发生异常，并且随着病程发展，血糖逐渐升高。脾瘅不仅包括肥胖型 2 型糖尿病，也包括肥胖型 2 型糖尿病前期糖耐量减低及空腹血糖调节受损。研究脾瘅的重要意义在于为肥胖型 2 型糖尿病的临床治疗提供思路，若能在脾瘅阶段就发现疾病且控制病情，可及早预防肥胖型 2 型糖尿病向心脑血管并发症发展，甚至可预防糖尿病前期向糖尿病转化，达到"治未病"的目的。

2. 脾瘅的治疗

（1）脾瘅本病——以清为主：脾瘅的形成，乃因中满而生内热，中满是病理基础，内热是病理转变枢机，故治疗当以大剂消导，以消中满，同时重用苦寒，以清内热，以清为主。"清"包括清泄、清化、清利、清降等。如针对肝胃郁热者，以黄连、黄芩清泄胃热，枳实、清半夏清消中满；针对胃肠实热者，以大黄清肠热，泻实满，黄连清胃热；针对痰瘀互结者，以清半夏、瓜蒌清化痰热，丹参清消瘀结；针对肠道湿热者，以葛根清利湿热，黄连、黄芩清燥湿热。若湿热熏蒸肝胆，则更以龙胆草、夏枯草等清降湿热；若湿热下注经络，则以秦皮、威灵仙、防己等清湿热，利湿浊；若发生膏聚脏腑，浊入血脉，则以红曲、五谷虫、红花等清消膏脂，清降浊邪。总之，脾瘅的治疗，非"清"不能消中满、清内热，攻其本、治其标，即使脾瘅阶段出现虚的演变，仍可清补并用，虚实同治。

另外需要指出，受疾病的进展、药物治疗等因素影响，肥胖型糖尿病可发生由肥胖到非肥胖，而消瘦型糖尿病也可因胰岛素的应用导致患者体重增加，故体重正常的非肥胖型糖尿病在临床中亦常见到。有学者曾调查 219 例非肥胖型糖尿病患者，结果显示，引起体重减轻的因素有因病而瘦、因药而瘦（服用二甲双胍）、因节食而瘦、因运动而瘦等。无论何种因素，皆因膏脂消耗、充溢减少所致，故由肥胖型糖尿病发展而来的非肥胖者，仍属"脾瘅"范畴，但核心病机与肥胖者略有不同，病机以内热为主；而由消瘦型糖尿病发展来的非肥胖型糖尿病，仍属"消瘅"范畴，病机本质与消瘅基本一致。

以上是对现代糖尿病的分类、病因、病机及治疗等的个人认识。以胖瘦作主要标准区分现代糖尿病，尽管无法全面涵盖现代糖尿病的所有类型，但对于其临床主体有一定指导意义。肥胖型和消瘦型糖尿病病程发展及病机演变过程大致图示见图 1-1-1。

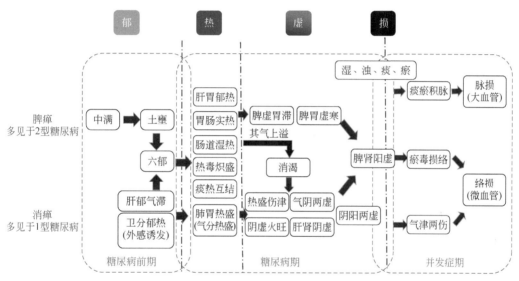

图 1-1-1　糖尿病发展的两条主线

（2）糖尿病发展的四大阶段——郁热虚损理论体系的构建：糖尿病的发展演变是一个动态过程，大致分为郁、热、虚、损四个阶段。因此，明确糖尿病的发展阶段，把握其论治全貌，规律性地分阶段辨证论治，对提高临床疗效意义重大。

1）郁证阶段：该阶段代表疾病早期。糖尿病前期多属于此阶段。多数肥胖型糖尿病患者因过食和少动形成以食郁为先继而导致六郁（气、血、痰、火、湿、食）浸淫。饮食过度，谷气壅滞中焦，胃纳太过，脾运不及，导致土壅木郁，肝气郁滞，疏泄不能，脾胃升降受阻，使机体长期处于一种郁滞状态，临床多表现为腹型肥胖、多食、脘腹胀满、不耐疲劳。消瘦型糖尿病患者因脏腑柔弱，机体调节能力差，遇事常容易抑郁，内则饮食易积，外则邪气易干，全身气机涩滞不畅，临床表现为消瘦、情绪波动明显、易抑郁。

2）热证阶段：该阶段代表疾病的发展期。肥胖型糖尿病患者在中满的基础上化生内热，常涉及多脏腑，表现为一派火热之象，如肝热、胃热、肠热、肺热、血热、痰热等，临床以肝胃郁热最为常见。亦有因脾虚运化无力，土郁日久化热，形成脾虚胃热，肝脉挟胃，波及肝木，形成肝热，连及血分以致血热，火伏气分，还可灼烧肺金，临床可见情绪急躁易怒、心烦甚、口渴多饮、饥饿多食、舌红面赤等。糖尿病早、中期多处于热的阶段，肥胖者病性以实为主，消瘦型糖尿病患者在实热的基础上兼有本虚。治疗以清热泻火为根本，表现为食郁、气郁、火郁等，治疗以清郁开郁为主。

3）虚证阶段：此阶段代表疾病的发展期。前一阶段火热未除，脏腑功能持续亢进，耗散脏腑元气，则脏腑经络等组织器官功能活动无力，气血津液生成及代谢障碍，加之火热灼津，燥热伤阴，故气阴两伤为始，进而阴损及阳，阴阳两虚，同时痰浊瘀血等病理产物积聚内生。如《证治要诀·三消》曰："三消得之气之实，血之虚，久久不殆，气尽虚。"此阶段以虚为主，兼有标实，既有气虚、阴虚、甚或阳虚，又常有火热未清，还可夹瘀、夹湿、夹痰等。肺胃肝肾阴虚多与肺燥胃热俱现；由脾运不健渐致脾气亏虚，水饮失运，聚而生湿，水谷精微不归正化，注于脉中成痰成浊，痰热湿瘀既是病理产物，也是促使疾病进一步发展的重要原因，古代所论消渴即属虚的阶段，消渴病机"阴虚燥热"亦与此阶段病机本质一致。

4）损证阶段：此阶段代表疾病的终末期。糖尿病后期，诸虚渐重，或因虚极而脏腑受损，或因久病入络，络瘀脉损而成，此期根本在于络损（微血管）和脉损（大血管），以此为基础导致脏腑器官的损伤。《证治要诀·三消》云："三消久之，精血既亏，或目无视，或手足偏废无风疾，非风也。"《圣济总录》曰："消渴病久，肾气受伤，肾主水，肾气虚衰，开阖不利，能为水肿。"此期火热之势已渐消退，虚损之象进一步加重，多以气血精津亏损，脏腑功能衰败立论。此期多见阴阳两虚，各种并发症相继而生。

郁、热、虚、损概括了糖尿病在时间和空间上的动态演变过程，代表了疾病发展的早、中、后及末期，无论肥胖型糖尿病或消瘦型糖尿病，其自然发展过程均将经历郁、热、虚、损的演变。把握糖尿病的整体发展脉络，对于认识、理解疾病，判断预后，并根据病情发展演变予以正确治疗有重要的临床指导意义。

5）郁热虚损与糖尿病不同类型各发展阶段的关系："脾瘅""消瘅"是对现代糖尿病两大主要类型的病因病机、临床表现及自然发展过程等的概括，是较为直观的描述，郁、热、虚、损则从病理特点方面总结了糖尿病的时间和空间变化过程，是相对抽象的描述，而糖尿病两大类型的自然发展过程又均可从郁热虚损角度划分，即"脾瘅""消瘅"、消渴及并发症后期各阶段又可归为郁、热、虚、损中某一个或两个阶段。"脾瘅""消瘅"阶段因存在食郁化热，中满内热，或情志久郁，肝热血热，以及伴随食郁、气郁、痰郁等，故可归属于郁、热阶段。消渴阶段，因热久耗气伤阴，各种虚象渐著，同时伴有痰、湿等病理产物，故属于虚的阶段。而以脉络损伤为核心病机的消渴并发症阶段，因脏腑衰败，机体损伤，功能障碍，故可归于损的阶段。

第二章　络、脉及络病、脉病的基本概念

络有广义、狭义之分。广义的络，包含"经络"之络与"脉络"之络。经络之络是对经脉支横旁出的分支部分的统称，如《灵枢·脉度》云："经脉为里，支而横者为络，络之别者为孙。"《医学入门》曰："经者，径也；经之支脉旁出者为络。"脉络之络系指血脉的分支部分。脉络在《灵枢》亦称为血络，如《灵枢·百病始生》曰："阳络伤则血外溢，阴络伤则血内溢。"狭义的络，仅指经络的络脉部分，即由十五别络分出而网络全身的分支。《素问·调经论》云："风雨之伤人也，先客于皮肤，传入于孙脉，孙脉满则传入于络脉，络脉满则传入于经脉。""络"在《内经》中还有联络之意，如《灵枢·经脉》曰："肺手太阴脉，起于中焦，下络大肠。"而络病理论所指之络为广义之络。络脉取义广义之络，包括十五别络、孙络、浮络和血络等广泛内容。络病是指各种因素导致络中营卫气血津液运行、输布及渗化失常，最终出现络脉瘀滞，痹阻不通的一类病证。《内经》论及络病者，不下数十百条，如《素问·调经论》云："络之与孙脉俱输于经，血与气并，则为实焉。"

脉作为医学概念，在《内经》中有一个十分清楚而且重要的含义是血脉，即脉管、血管，为气血运行的通道，故又称"血府"，属五体之一。如《素问·脉要精微论》曰："夫脉者，血之府也。"《灵枢·决气》曰："壅遏营气，令无所避，是谓脉。"脉与心密切相连，为心气所推动。"脉"又被视为一个与其他五个脏器皆一样的独立的实体脏器，即奇恒之府，属"脑、髓、骨、脉、胆、女子胞"之一。《素问·五藏别论》中记载："脑、髓、骨、脉、胆、女子胞，此六者，地气之所生也，皆藏于阴而象于地，故藏而不泻，名曰奇恒之府。"脉的形态似腑，为中空的管腔性器官，而功能似脏，主藏阴精。"藏而不泻"是脉作为奇恒之府的功能特点。血脉简称脉，是运行血液的通道，即血管。《素问·脉要精微论》曰："夫脉者，血之府也。"《灵枢·九针论》曰："人之所以成生者，血脉也。"《活人书》卷三曰："血脉者，营养百骸，滋润五脏者也"，指出脉是容纳血液并将血液中的营养物质及携带的清气充盈灌注到脏腑、四肢百骸，发挥濡润营养作用的器官，与现代解剖学血管的概念已基本相同。

"脉病"的内涵由"脉"与"病"的内涵共同构成和体现。《内经》载有"脉痹""脉痿""脉风""脉胀""脉偏痛""脉癫疾"等"脉病"。究其原因，"脉痹"多因血虚，以寒湿邪留滞血脉所致；"脉痿"因血气上逆，下部血脉空虚或悲哀太甚等情志因素所致；"脉风"则因风邪侵犯血脉；"脉胀"因邪实及气血之虚而致；"脉偏痛"因外邪入而致；"脉癫疾"指癫病深入于脉所致。除此之外，亦有"恶脉"由春冬之恶风入脉；"心痹"则因"思虑烦多""复感于邪"等。故致脉病的病因，可概括为外感六淫，阻滞脉道，导致血脉运行不畅；内伤七情，伤及脏腑，导致气机逆乱，气血失调；饮食不节，损伤脾胃，导致运化失司，湿聚痰生；劳逸过度，损伤机体，导致生痰生湿，气虚血瘀。"脉

病"病位首先定位于"脉",为脉道受损所致。外邪侵袭于脉道之时,亦有在表在里、入浅入深、传上传下、伤气伤血之别,此皆为"脉病"的功能性改变阶段,如脉痹、脉痿、脉风、脉胀、脉偏痛、脉癫疾、脉极、恶脉等。当功能性病变向器质性病变发展后,根据发病部位的不同即可出现血脉病之心脉病、脑脉病、肢脉病等,胸痹、中风、脱疽等疾病均属此类。

"脉病"病症根据病变部位及特点的不同会出现不同的临床表现。如"脉痹"临床表现为有不规则的发热,肌肤有灼热感、疼痛、皮肤或见红斑;"脉痿"症见四肢关节如折,不能举动,足胫软弱,不能着地站立;"脉风"有鼻柱坏而色败,皮肤溃疡之表现;"脉偏痛"表现为半身偏痛;"脉癫疾"则暴仆,四肢之脉皆胀而纵;"脉极"者常伴见面无血色,头发脱落,易怒,言语不快,惊跳不定等症;"恶脉"症见局部疼痛、发红、有硬索状物,甚者可见赤脉隆起,如蚯蚓状;"脉溢"即毛窍出血;"中血脉"主症为口眼㖞斜,或见半身不遂、皮肤不仁等。当血脉自身病变直接影响相关脏腑功能后,根据伤及脏腑的不同,临床表现更是有所不同,其中,病位在心,表现为心悸、怔忡、胸痹、心痛等,如"心痹",在《症因脉治·心痹》中有言曰:"心痹之症,即脉痹也。脉痹不通,心下鼓暴,嗌干善噫,厥气上则恐,心下痛,夜卧不安";又如"胸痹",在《素问·藏气法时论》有言曰:"心病者,胸中痛,胁支满,胁下痛,膺背肩胛间痛,两肩内痛"。病位在脑,表现为头晕、头痛、健忘、失眠、多寐、肢体麻木等,如"中风",是以卒然昏仆、不省人事、半身不遂、口眼㖞斜、语言不利为主症的病证;又如"中血脉"是以口眼㖞斜,或见半身不遂、皮肤不仁为主症的病证。病位在肢,表现为肢体麻木、疼痛、间歇性跛行,皮色苍白或紫绀。由此可见,"脉病"的病变范围十分广泛。

一、历代医家对络病、脉病的认识

络脉是经络系统的重要组成部分之一,具有独特的生理功能与病理变化。络脉病变也是多种内伤杂病和外感重证发生、发展、变化的重要因素之一。《灵枢·脉度》提出络脉的概念:"经脉为里,支而横者为络,络之别者为孙。"《灵枢·经脉》亦曰:"经脉十二者,伏行于分肉之间,深而不见,诸脉之浮而常见者,皆络脉也。"《内经》各篇对络脉的概念、循行分布、生理特点、病理特征、诊断与治疗,皆作了较为详细的论述,初步形成了较系统的络脉理论体系。

汉代医家张仲景开辟了《内经》以后药物治疗络病的新途径,为中医治疗络病构建辨证论治体系,开辟了治疗络病理法方药的新思路。虽未提及"络病"一词,但《金匮要略》中却论述了血痹、虚劳、积聚、疟母、阴狐疝病、腹痛、月经不利、百合病、中风、水肿等多种疾病均存在着络脉瘀阻、络脉空虚等病理变化,并根据各种疾病的发病机制创立了多种治疗络病的法则和方剂,如大黄䗪虫丸、鳖甲煎丸、蜘蛛散、下瘀血汤、抵当汤等诸多活血通络方。其创立的络病证治、法、方、药体系,至今仍广泛运用于临床,对络病理论的发展起到了承前启后的重要作用。隋唐时期,巢元方《诸病源候论》在分析疾病各种证候成因时引入络脉理论,论述了多种与络脉相关的证候,极大地丰富了络脉学说,对临床有较重要的指导意义。其主要内容如下:认识到舌的疾患如嗓黄候、重舌候、舌肿候等证候的发生与脾之络脉有关。《诸病源候论·嗓黄候》因"心候于舌，而主于血脾之络脉，又出舌下"，若"心脾二脏有瘀热"，则出现"身面发黄，舌下大脉起青黑色，舌嚽强，不能语"的嗓黄候；若心脾有热即血气俱盛，出现重舌"附舌下，近舌根，生形如舌而短"（《诸病源候论·重舌候》）；若"心脾俱热，气发于口"则出现舌肿（《诸病源候论·舌肿候》）；对于"心痛候"病因证候的认识，《诸病源候论·心痛候》认为伤于心之正经者，即发为"真心痛，朝发夕死，夕发朝死"而"心有支别之络脉，其为风冷所乘，不伤于正经者，亦令心痛，则乍间乍甚，故成疹不死"；描述"恶脉候"的症状及成因：《诸病源候论·恶脉候》"恶脉者，身里忽赤络，聚如死蚯蚓状；看乍中似有水在脉中，长短皆逐其络脉所生是也。由春冬受恶风入络脉中，其血瘀结所生。久不瘥，缘脉结而成痰"；认识到"发痈瘦后六七岁不能语候"的原因是"其痈发虽止，风冷之气犹滞心之络脉，使心气不和，其声不发，故不能言也"。到了金元时期，络脉理论发展虽无重大建树，但各大医家在临床实践中，却仍然以活血化瘀通络法、化痰活血通络法及补益活血通络等法，治疗各种奇难杂证，如中风、积聚、痹证及血证等。如朱丹溪于《丹溪心法·中风》云："治风之法，初得之即当顺气，及日久即当活血，此万古不易之至理，惟可以四物汤吞活络丹。愈者正是此义。"

　　明代李时珍《濒湖脉学》所论皆属于脉诊内容，主要是寸口脉诊内容。清代是络脉理论得到空前发展的时期，由于叶天士等一批医家的倡导，使络脉学说逐渐深入人心。叶天士提出"络病"概念和"久病入络"理论，对络病的病理认识更加深入，由此揭示出多种疾病发展的共同规律，使络脉学说有了较大的发展。其成就主要表现在提出"络病"概念和"久病入络""久痛入络"的理论，认为邪气袭人后，"初为气结在经，久则血伤入络"，其传变途径是"由经脉继及络脉""经年宿病，病必在络"，从而揭示出多种内伤杂病随着病程的发展，病邪由经入络，由气及血，由功能性病变发展为器质性病变的慢性病理过程。阐明了络脉病证的病因病机，系由风、寒、湿、热之邪蕴结络脉，或情志、劳倦、跌仆等损伤脉络，或久病入络，导致络中气滞、血瘀、津凝、痰阻或络脉损伤所致。如《临证指南医案》中记载的"内风袭络"之偏瘫证、"经络为痰阻"之中风证、"湿热入络"之痹证、"久病入络"之痛证等，均有络中气滞血瘀或痰阻之病机，创立了"辛味通络之大法"治疗络病。叶氏认为"络以辛为泄"，故其通络每以辛味为主，利用辛味药的宣通行散作用疏通痹阻不通的络脉，配合甘、温、润之品，在用药中体现辛温通络、辛润通络、辛香通络等法则。辛味通络法与辨证论治相结合，使其络病治疗屡见奇效。叶氏擅用虫类药通络。吴鞠通继承叶氏所学，他提出了许多行之有效的络脉治法，如"宣络法""透络法""通络法""清络法""和络法""开阴络法""通补络法"等，具有很高的学术价值与临床指导意义。

　　清代其他医家如喻嘉言、王肯堂、王清任、林珮琴、唐容川等也热衷于倡导和实践络脉学说，使络脉学说的理论发展和临床应用达到了空前鼎盛的时期。喻嘉言在《医门法律·络脉论》中感叹"十二经脉，前贤论之详矣，而络脉则未之及，亦缺典也"，呼吁"医者不知治络之法，则愈究愈穷矣"。喻氏在《内经》的基础上，进一步将络脉细分："十二经生十二络，十二络生一百八十系络，系络分枝为一百八十缠络，缠络分枝连系三万四千孙络，孙络之间有缠绊"，其细分法更广泛、更细微地体现了络脉在人体的分布规律及其生理功能的重要性。在临床应用方面，喻嘉言主张对邪客络脉之病，应"取于砭射，以决出其络中之邪"，指出引经透络法的重要性："用药之际，不加引经透络，功效羁迟，安得称为良工耶"。

清代随着西学东渐，遂有王清任、宝辉等医家对西医的血液循环、血管与中医的气血循环、血脉进行比较研究。如王清任结合尸体解剖和临床经验著《医林改错》一书，书中首次提出"血管"概念，王氏以气虚血瘀立论，认为"元气既虚，必不能达于血管，血管无气，必停留而瘀"，故创补气活血法，立补阳还五汤，用于半身不遂、口眼㖞斜及偏瘫等病证，临床效果显著。宝辉的《医医小草》堪称中医络脉学说与西医血管理论的中西汇通的先驱。他认为西医血液循环之"回血管者，络脉也""微丝血管者，孙络也"；中医的营卫生成之理与西医的血液形成理论相通；人体的微循环，与络脉渗濡灌注、营卫交换的功能相一致，他分析血液清浊及颜色与气血交换过程有关，"盖脉管之血色红，既出三焦气街，入孙络色即兼紫，挟阳明悍气之毒故也。入络脉其紫色较重，必待入心出肺，呼出此毒气，吸入生气，其血复变为赤，落心左房，而入脉管，是脉管中运行之血气，为营，清而无毒也。孙络络脉中之气血为卫，浊而有毒也""血入回血管，则其色渐变为紫，中含毒气故也"；分析"经脉行速""络脉行迟"的原因是"入孙络之气血，缠布周身，如日绕天之外，故其行迟。经脉阴阳逆顺偕行络脉中之气血，如月行地之中，故其行速"。《医医小草》的论述反映了清代部分医家对络脉的认识几乎等同于小血管和微血管。

20世纪80年代起，络脉及络病日渐成为研究的热点，络病学说已经成为中医学的重大研究方向。络脉、络病的现代研究，主要分为三个研究方向，一是以邱幸凡为代表的一批学者，侧重于对古代络脉文献进行整理研究；二是以吴以岭为首的学术群体，侧重于络病与心脑血管疾病相关性治疗的研究，并成功开发出以通心络为代表的新药，同时在络病理论方面提出了"三维立体网络系统"假说和"络脉-血管疾病系统"假说；三是以王永炎院士为首的学术群体，侧重于对络脉、络病理论作现代科学阐释，如在基础理论上提出气络、病络之新说，在临床基础研究上有毒损脑络、疫毒浸淫肺络的研讨，在临床专病方面有络病与脑、心、肾、肝、肺等疾病的相关性研究。这些研究，呈现出从宏观到微观逐步深入的趋势，对揭示络脉的实质、丰富络脉学说的理论起到了重要的作用。

综上所述，可见络脉学说的发展主要经历了以下几个时期：①先秦时代，《内经》形成了络脉理论体系的主体；②汉代，张仲景确立络病脉因证治体系，创立了络病治疗方药；③隋代，在分析疾病各种证候成因时引入络脉因素，为病因学说的发展做出了贡献；④金元时期，朱丹溪等运用络脉理论指导临床；⑤清代，叶天士提出"久病入络""久痛入络"，使络病成为内伤疑难杂病病机，并将络病理论用于温热病辨证施治，从而发展了络病学说，络脉学说的理论发展和临床应用达到了空前鼎盛的时期；⑥当代，学者在对传统理论的整理发掘的基础上，广泛开展了络脉和络病学说的现代研究，在络脉络病理论的现代科学阐释、临床专病和实验研究方面提出了新的构想，丰富了传统络脉和络病学说的内涵。

二、仝小林教授对糖尿病络病、脉病的认识

仝小林教授依据《内经》络病理论结合历代医家论述提出了糖尿病脉络病理论，用以指导糖尿病血管并发症的治疗。

（一）对糖尿病络病的认识

仝小林教授认为糖尿病络病的病理特点有气血、寒热、层次之别。

1. 络病辨气血

络脉为有形之体，内含津血，同时又发挥渗灌、气化等功能，是形态与功能的载体，因此络中分气血，气属阳，主功能；血属阴，主形质。络气贯通营卫，循行气血；络血为营卫气化运行之有形场所。疾病的发展，首先是功能的紊乱，继而转入形质的病变。络脉初病，气的渗灌、气化、循行功能紊乱、障碍，多为络之气病，病情尚轻浅，主要表现为微血管功能障碍；病久不愈，血行涩滞，停而为瘀，痰瘀互结，渐成痼结，甚见血管闭塞，或见新生血管，此时病属血络，则病由气及血。因此可见，络病气分先病，继而气血同病，最终以血病为主。从临床表现来看，气病阶段可见血液流动学改变，如血黏度增加，或血糖升高，血脂异常，或肾络受肾小球高滤过状态，或眼络受累引发视网膜黄斑水肿等。血病阶段多表现为微血管管壁增厚、毛细血管结构破坏甚至出现新生血管。此时血糖、血脂等持续升高，肾络损伤出现大量蛋白尿，眼络损伤眼底血管出现血管瘤、新生血管或出血。在血管超声的检查中，气病及血病早期一般不会见到异常器质性改变，血病阶段可见血管硬化或斑块形成等异常改变。

2. 络病辨寒热

《临证指南医案·诸痛》云："络中气血，虚实寒热，稍有留邪，皆能致痛。"《素问·阴阳应象大论》曰："寒伤形，热伤气，气伤痛，形伤肿，故先痛而后肿者，气伤形也，先肿而后痛者，形伤气也"，提示络病有寒热之别。络寒与络热的形成主要由于病邪性质、病程长短及患者体质不同导致。糖尿病早中期，火热炽盛，耗灼气津，气津亏耗，则气络渗灌、循行功能紊乱、障碍，津血循行不畅，流行迟缓，《金匮要略》言："极热伤络"，故首伤气络，临床多表现为面红、掌红、舌红，舌下络脉色红或绛红，甚或粗张，恶热、口干多饮，小便黄赤，大便干等脏腑络脉一派热象；疾病发展至中后期，热象渐退，气损及阳，燥热阴亏逐渐转为阴阳两虚为主，络脉失于温养，又因气络更亏，津血凝滞渐成瘀血痼结，损伤血络，阳气运行失其载体，以致寒邪内生，形成络寒，临床多见畏寒、舌暗、舌下络脉色青或色黑，脉络塌陷，脉形细而短，或见有细分支，或成条索或团块，常见瘀点或瘀斑。一般来说，初病多络热，久病多络寒。此外，临床中亦可见到脏腑热经络寒的情况，即口干口渴、小便赤黄、大便干等脏腑内热，而四肢（下肢多见）不温、怕冷、疼痛麻木等经络虚寒并见，该情况或是寒客经络所致，或是患者经络亏虚所致，治疗当清脏腑热与温经络寒并行，脏腑药与经络药亦各行其道，各司其职。

3. 络病分层次

络脉是一个庞大的、立体的复杂网络，由体肤、肌肉及脏腑的多层次络脉组成。如《灵枢·百病始生》中所云："是故虚邪之中人也，始于皮肤……留而不去，则传舍于络脉，在络之时，痛于肌肉，其痛之时息，大经乃代，留而不去，传舍于经……稽留而不去，息而成积，或著孙络，或著络脉"，说明络病有深浅不同的病理层次性，主要包括两方面，即初病及络和久病入络。

（1）初病及络：病之初起，外感六淫之邪，从毛发皮表入传而舍于络脉，与络中气血相并，或内生火热、痰湿等病邪损伤络气，阻塞络脉通行，初病犯及人体浅表的络脉，病位浅，病程较短，病情较轻，属疾病的初始阶段，为"初病入络"。糖尿病早中期阶段，火热耗灼络气，或水谷精微过剩蓄积，化生膏脂痰浊，黏稠留滞，阻塞络脉，以致络脉气血运行不畅，是初病及络。现代研究表明，糖尿病早期或糖尿病前期即存在血流动力学异常，自由基、大量炎症因子的释放，导致微循环障碍、微血管基膜增厚、动脉内膜平滑肌细胞增殖等病理生理改变，微观方面表明糖尿病络病早期即已发生、存在。

（2）久病入络：久病不愈，病邪可传于经脉，如《医门法律》言："外邪从卫而入，不遽入于营，亦以络脉缠绊之也。至络中邪盛，则入于营矣，故曰络盛则入于经。"而经脉邪不去，进一步再传络脉，即叶桂所云"邪传由经入络""初病气结在经，久病入络为血"。从络脉层次性而言，这是络病深层次的病理改变，病位较深，病程长，病情较重，缠绵难愈。无论"新病入络"或是"久病入络"，虽为络脉在不同层次的病理改变，有气血之差异，但其络脉瘀滞是其共同病理基础。

4. 糖尿病络病分期

按照病情发展程度将糖尿病络病分期分为络滞、络瘀、络闭络损三个阶段。络滞阶段：舌下络脉色红、主干微粗或迂曲，或有分支。临床上可仅有血流动力学异常表现而无并发症出现，或出现轻微并发症。络瘀阶段：舌下络脉色紫暗，脉形粗张迂曲，可见络脉细小分支，色绛红。此阶段多种并发症出现，并发症或处于早期，或进展至中后期，症状表现不一。络闭络损阶段：患者乏力瘦弱，肌肤甲错，舌下络脉色深紫绛，可见络脉粗短闭阻，呈条索或团块，周围可见瘀点瘀斑；或见舌下络脉塌陷或依稀可见，色黑，网格状满布舌下。此阶段为糖尿病络病终末期，如糖尿病肾病终末期、糖尿病视网膜病变增殖期属于络闭络损阶段。以上所论络病的几种状态，往往交互存在。一般而言，络热多为病在气络，气络之病又多处于络滞阶段；络寒多见于血络，血络之病多处于络瘀、络闭络损阶段。但临床上因患者体质、饮食偏嗜等不同，亦能见到病属血络、属络热、属络瘀阶段患者。

5. 治疗原则

糖尿病络病治疗应以通络，保持络脉流通为核心。糖尿病络病初病及络，治疗早期选择治络之品，截断病势和延缓络病的发生、发展。由络滞到络瘀，再到络闭络损的病变过程，病情从轻到重，但络脉瘀滞始终存在，故治疗上应早期治络，全程通络。糖尿病络病涵盖大血管系统、微血管系统及神经血管网络等体系，疾病的发展均经历了由气病及血病，由络滞、络瘀到络闭络损的病理变化，在治疗上随疾病层次及病情阶段的不同用药亦有侧重。此外，肥胖型糖尿病患者，因体内多痰、浊、膏、脂等病理产物堆积，易随血行而沉积于脉，更易发生大血管病变，故治疗时，还应注重消膏降浊、化痰解脂等，以消除膏、脂等引起脉病的病理因素。对于久病痰瘀膏浊凝于脉络，结成斑块癥瘕者，单以虫药剔邪搜络恐药难胜病，唯有着重化斑消癥或可事半功倍，需要长期应用莪术、海藻、三七之类以消癥除瘕化斑块。

（二）脾瘅脉络病的临床特点

1. 中满内热是脾瘅核心病机，其病理中心在胃肠

《素问·奇病论》云："此五气之溢也，名曰脾瘅……此肥美之所发也，此人必数食甘美而多肥也。肥者令人内热，甘者令人中满，故其气上溢，转为消渴。"此段经文不仅揭示了肥胖型糖尿病由肥胖经脾瘅发为消渴的自然发展过程，也提示了中满内热是脾瘅阶段的核心病机。盖肥者腻，甘者滞，长期过食肥甘，胃纳太过，脾运不及，谷食壅滞中焦，形成中满；土壅则木郁，影响肝之疏泄，木不疏土，加剧中满，致积久化火，形成内热，波及脏腑则表现为肝热、胃热、肺热、肠热，或肝胃俱热、胃肠俱热等，从而发为脾瘅。中满内热既有"中满"的表现——脘（胸）腹胀满，形体肥胖（腹型肥胖为主）；又表现为肝、胆、胃、肠等脏腑内热之象。我们课题组曾调查 2518 例肥胖型 2 型糖尿病患者中医证型分布，结果显示，肝胃郁热证（表现为脘腹胀满、心烦易怒、脉弦数等）1332 例，占 52.9%；胃肠实热证（表现为脘腹胀满、大便干结、口干渴等）368 例，占 14.6%；气滞痰阻证（表现为脘腹胀满、苔腻等）171 例，占 6.8%；其他证型 647 例，占 25.7%，提示病机属"中满内热"者占 74.3%，非中满内热者占 25.7%，证实中满内热是肥胖型糖尿病脾瘅阶段的核心病机，肝胃郁热是其主要表现形式。而中满内热形成的根源是过食膏粱厚味，《素问·痹论》云："饮食自倍，肠胃乃伤。"过食肥甘，滞脾伤胃损肠，脾胃肠腑纳运传导失职，水谷堆聚，因而导致中焦壅满，化生内热等一系列变化，胃肠是病理形成的关键脏腑。多项研究已表明，高脂饮食能明显增加 2 型糖尿病发生的风险。

有学者通过对 2 型糖尿病患者实行胃肠手术，极大地缓解糖尿病，由此提出糖尿病很可能是一种小肠疾病的假说；亦有学者研究证实，2 型糖尿病患者的肠道菌群结构较正常人群发生明显改变，肠道菌群失调可导致 2 型糖尿病发病，因此提出肠道菌群可作为 2 型糖尿病治疗的新靶点。此外，近年来多项研究证实，由肠道细胞分泌的肠促胰岛素——胰高血糖素样肽-1（GLP-1）具有葡萄糖依赖性促胰岛素分泌、刺激胰岛细胞增殖、抑制胃排空等综合调控作用，因此胃肠激素及其类似物成为糖尿病临床治疗研究的新方向。这些现代研究均在一定程度上提示了胃肠病理改变在 2 型糖尿病发病中的重要作用。因此我们说，肥胖型糖尿病即"脾瘅"，其病理中心在胃肠，脾胃肠腑的功能紊乱导致了一系列病理变化。

由于体质、环境及生活习惯等差异，中满内热的主要表现形式有胃肠实热及肝胃郁热之不同，偏于中满者主要表现为胃肠实热，因土壅木郁而偏于内热者主要表现为肝胃郁热，两者病理演变过程略有差异：偏于中满者，以食郁为中心，中土壅滞（厚朴三物汤）-胃肠实热（大黄黄连泻心汤）-脾虚胃实（半夏泻心汤、干姜黄连黄芩人参汤）-脾阳虚损（理中丸）-脾肾阳虚（金匮肾气丸、附子理中丸）；偏于内热者，土壅而木郁（四逆散）-肝胃郁热（大柴胡汤）-上热下寒（乌梅丸）-脾肾阳虚（金匮肾气丸、附子理中丸）。

另外，临床中一部分脾瘅患者在尚未转化为消渴的较长时间内，已出现明显虚象，部分甚至不经历消渴而直接进入并发症阶段。对于这部分患者，过食伤脾所致的脾虚是病机由实转虚的关键病理环节。饮食无节，嗜食醇甘厚味，致胃纳太过，脾之运化亦相对亢盛，初期尚能维持饮食水谷之正常纳运，不致堆积壅滞。长期过食，脾之负荷过重，运化不及，食滞于中，反伤脾气，致脾气渐亏，脾土虚弱。脾虚无力升清，精微不得布散，可见乏力、头昏、倦怠等；无力运化水液，水津不归正化，反聚湿生痰，痰、湿与膏、浊、瘀等蓄积日久，可损伤脏腑经脉，致变证百出；或因脾阳虚极，累及肾阳，终致脾肾阳虚，病至终末。故脾瘅阶段即出现虚象者，脾虚是其虚实机转的关键。

2. 脾瘅脉络病的主要病机演变

中满内热是脾瘅的核心病机，中焦壅满，膏、脂、痰、浊蓄积体内，可积聚脏腑，亦可随血脉循行；内热蒸灼，膏、浊、痰、湿等可与热结，循经上行，或流注于下。若膏聚脏腑，可并发为脂肪肝；浊入血脉，可并发血脂异常；湿热下注，可并发高尿酸血症；湿热熏蒸肝胆，可并发高血压等，究其原因，肥胖为共同之根基。研究表明，肥胖是糖尿病、高血脂、高血压、心血管疾病的独立危险因素。在 Look AHEAD 临床研究所随机招募的 5145 例肥胖及超重（体重指数≥25）2 型糖尿病人群中，94%的患者同时合并代谢综合征（根据美国心脏协会 2005 年诊断标准）。因此，以过食肥甘为始因，以肥胖为根基之脾瘅可并发多种证候演变。

3. 脾瘅脉络病的并发症

脾瘅进一步发展，膏脂痰湿瘀等蓄积日久，蕴化而成毒，损伤脏腑经络，导致功能障碍，出现复杂的并发症，其中以大血管病变和微血管病变为主。

（1）痰瘀积脉——脉络并发症：膏、脂、痰、浊壅积体内，易沉积脉络，阻碍血行，致瘀血内生；瘀血与痰浊滞留于脉络，日久痰浊与瘀血搏结，沉积于脉络，致使脉络循行不畅，形成"痰瘀积脉"。"积脉"既表述了糖尿病合并大血管病变的形态改变，又阐述了其病机的内涵。如《景岳全书·积聚》曰："由此言之，是坚硬不易者，本有形也，故有形者曰积……诸有形者，或以饮食之滞，或以脓血之留，凡汁沫凝聚，旋成癥块者，皆积之类，其病多在血分，血有形而静也。"可见，糖尿病合并大血管病变"汁沫凝聚，旋成癥块"有形可见。"积脉"为病，有积久成形、有形可征的特点。瘀血与痰浊相互影响，互为因果，恶性循环，以致痰瘀癥结，损伤脉络，致使糖尿病合并大血管病变呈进行性加重。

（2）瘀毒损络——络脉并发症：络脉细小，易留着病邪，如《素问·缪刺论》曰：

"今邪客于皮毛，入舍于孙络，留而不去，闭塞不通，不得入于经，流溢大络而生奇病。"病邪积久，可损伤络脉，败坏形体。脾瘅病久，湿浊痰瘀等病理产物蓄积成毒，易损伤络脉，加之热伤血络，以致络脉形损，功能障碍，瘀毒浸损络脉，上淫眼络、下侵肾络，周及皮络，致使变证百出。

4. 脾瘅脉络病的主要临床表现及辨治要点

《素问·五常政大论》称太过之火，即壮火为赫曦，"赫曦之纪，是谓蕃茂……其化长，其气高，其政动，其令鸣显，其动炎灼妄扰，其德暄暑郁蒸，其变炎烈沸腾"。火热燔灼，肆虐体内，机体各项功能活动亢进，因而代谢亢盛。

（1）主要临床表现

1）多食：《灵枢·师传》曰："胃中热则消谷，令人心悬善饥。"热烁己土，灼脾阴则多食不饱，明代《慎斋遗书·渴》曰："善多食不饱，饮多不解渴，脾阴不足也。"然此时"脾不足"，是相对胃火中烧而言，乃阳热过分亢盛所致化源不及而相对不足。

2）多饮：《素问·经脉别论》曰："饮入于胃，游溢精气，上输于脾，脾气散精，上归于肺，通调水道，下输膀胱，水精四布，五经并行。"脾阴相对不足，则散精归肺之能不及；加之肝木通过经脉与肺金相连，火热鸱张，气火上炎，木火刑金，上灼肺金则渴饮不止。

3）多尿：《金匮要略·消渴小便不利淋病脉证并治》有"趺阳脉浮而数，浮即为气，数即消谷而大坚，气盛则溲数，溲数则坚，坚数相搏，即为消渴"。趺阳脉以候胃，脉浮而数，为胃气热盛，气有余便是火，水为火逼，故小便频数；脾相对不足，行津散精之力相对较弱，运化水液不及，水津直趋膀胱，以致多尿；或因肺火灼烧，消烁津液，不能行其通调水道之职，水液径走膀胱而致多尿。张锡纯有言："脾气不能散精达肺则津液少，不能通调水道则小便无节，是以渴而多饮多溲也。"《侣山堂类辨》亦曰："有脾不能为胃行其津液，肺不能通调水道而为消渴者。"

4）大便坚：火燔中宫，肆虐在肠，肠中津液相对亏少，则大便坚干，即如《金匮要略》云："趺阳脉浮而数，浮即为气，数即消谷而大坚。"或因肺津受灼，相对匮乏，不能下润大肠，肠道失于濡润而致大便坚干。

5）肥胖：由于过食膏粱厚味，肥甘油腻，胃纳太过，脾气相对虚弱，运化不及，饮食水谷壅滞中焦，不化精微反生膏生浊，不归正化反聚湿生痰，"膏者，神之油也……脂即膏也"（丹波元简）。《医学正传》曰："津液稠黏，血为之浊。"膏、浊、痰、湿、脂堆聚于中，充溢肌肤而生肥胖，且多为中心型肥胖即腹型肥胖。

（2）痰瘀积脉：膏、脂、痰、浊壅积体内，易沉积脉络，阻碍血行，致瘀血内生；同时瘀血又可与膏、浊、痰等裹夹胶着，进一步沉积脉络，阻塞血运；如此循环反复，以致痰瘀痼结，损伤脉络。若痰瘀等阻塞心脉，致胸阳痹阻，气机不畅，心脉挛急或闭塞不通，则发为胸痹、心痛、心悸、怔忡等，轻者胸闷如窒、呼吸不畅；重者突发胸痛、疼痛剧烈、面色苍白、大汗淋漓、四肢不温（类似于冠心病、心肌梗死）。若痰瘀等阻塞脑部脉络，蒙蔽清窍，则发为中风，可见突然昏仆、不省人事、半身不遂、口舌喁斜、言语不利等（类似脑梗死）。若阻塞下肢血脉，经脉不通及失荣，可致下肢疼痛、麻木，行走不利或跛行，甚或下肢溃烂、坏疽。因此，痰瘀积脉是导致诸多脉络（大血管）并发症的关键环节。

（3）瘀毒损络：脾瘅病久，湿浊痰瘀等病理产物蓄积成毒，易损伤络脉。瘀毒产生，加之热伤血络，常致络脉形损，功能障碍。若眼络损伤，可致视瞻昏渺、目盲、出血等（糖尿病视网膜病变）；若肾络损伤，可致精微泄漏（蛋白尿）、多尿、尿频等（糖尿病肾脏病变）；若皮络损伤，可致皮肤甲错等（糖尿病皮肤病变）。故瘀毒所致络脉损伤是导致络脉并发症的关键（图 1-2-1、图 1-2-2）。

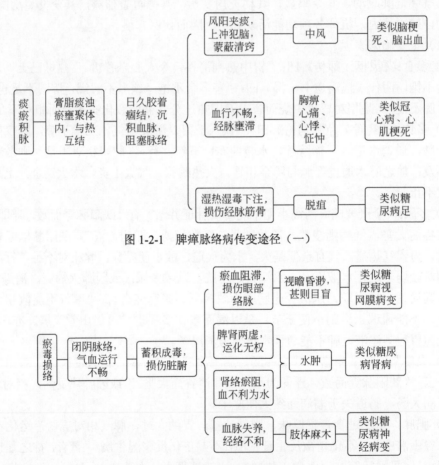

图 1-2-1　脾瘅脉络病传变途径（一）

图 1-2-2　脾瘅脉络病传变途径（二）

5. 消瘅络脉病的临床特点

（1）脾虚胃热是消瘅核心病机，其病理中心在脾肾。消瘅的发生与先天禀赋相关，《灵枢·五变》曰："五脏皆柔弱者，善病消瘅。"而五脏之中，肾为先天之本，脾为后天之本，故脏腑虚弱最关乎脾肾，如《灵枢·邪气藏府病形》云："肾脉微小为消瘅。"肾虚则脏腑先天不足，功能低下，脾虚则运化无力，若饮食不慎则更伤脾胃，令谷食难运，日久化热，可致阳土（胃土）有热，阴土（脾土）愈虚。《脾胃论》云："脾胃气虚，则下流于肾，阴火得以乘其土位"，因而脾肾更虚，邪火伏胃。肝脉挟胃，若胃中伏火波及肝木，可成肝热；"既脾胃气衰，元气不足，而心火独盛"（《脾胃论》），故心火易生。化热是消瘅形成的关键，内热既成，消瘅易发，正如《灵枢·五变》所述："其心刚，刚则多怒，怒则气上逆，胸中蓄积，血气逆流，髋皮充肌，血脉不行，转而为热，热则消肌肤，故为消瘅。"然消瘅之热非由实热而来，乃缘于脾肾之虚，如《脾胃论》云："脾胃虚则火邪乘之，而生大热"，其火邪为脾胃气虚下流于肾形成的阴火，虽见"大热"，实为虚火，脾肾两虚是其根本。因此说，胃热脾虚是消瘅形成的核心病机，脾肾两脏是消瘅的病理中心。

（2）消瘅络脉病的主要病机演变：消瘅阶段，体内大热，易消灼阴津，脾虚胃热逐渐加重，耗气伤阴，以致气津两伤。一方面，热伤气阴，肝肾阴亏，脾肾愈虚，发为消渴，若继续发展则变为消渴并病，其病机演变规律大致为：脾虚胃热—气津两伤—肝肾阴虚—阴阳两虚—脾肾阳虚；另一方面，热伤血络，导致络脉损伤。如《金匮要略》首篇言："极热伤络。"大热内蕴，则热伤血络，络损血溢，留而为瘀，或火热灼津，津亏血瘀，或因久病入络，血瘀络损，终致瘀血阻滞，络脉损伤。眼络损伤，可见出血、昏盲、雀目等；肾络损伤，则可见水肿、多尿、精微泄漏等。由于热是消瘅形成的核心病机，其引起的络脉病变多是因热而伤，因瘀而损，少见痰、浊、脂、膏等病理产物胶结蓄积、壅聚血脉，故临床常见以络脉病变为主的微血管并发症（图1-2-3）。

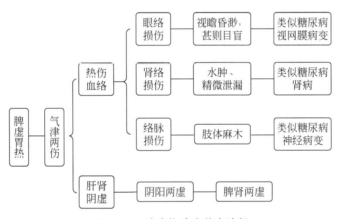

图 1-2-3　消瘅络脉病传变途径

（3）消瘅络脉病的主要临床表现及辨治要点

1）热伤气阴——消渴：临床表现为①消瘦：素体五脏柔弱，先天不足，致供养不足，复因内热耗灼阴分，血热灼伤津液，致阴津更亏，脏腑失养，机体失充，故愈见消瘦。诚如张介宾注曰："消瘅者……谓内热消中而肌肤消瘦也。"②心烦易怒：肝脉挟胃，胃中伏火易循经波及于肝，肝为刚脏，喜调达恶抑郁，在志为怒，肝郁化热化火，肝火偏旺，则性情急躁易怒。"既脾胃气衰，元气不足，而心火独盛"。心主神志，主血脉，心火偏盛，故见心烦不安甚或不寐。③多饮：胃伏火邪于气分，加之肝脉连肺，火热上灼肺津，中消胃液，加之血中有热，煎灼血中津液，以致津液亏损而见口渴多饮。④多食：胃中伏火，中土灼热，经曰："热能消谷"，故见多食。

辨治要点：消瘅多由内热所致，故治疗时当以清热为主。如《灵枢·师传》曰："便病人奈何？岐伯曰：夫中热消瘅则便寒，寒中之属则便热。胃中热则消谷，令人悬心善饥，脐以上皮热；肠中热则出黄如糜，脐以下皮寒。胃中寒，则腹胀；肠中寒，则肠鸣飧泄。胃中寒、肠中热，则胀而且泄；胃中热、肠中寒则疾饮，小腹痛胀。"杨上善云："中，肠胃中也，肠胃中热，多消饮食，即消瘅病也。热中宜以寒调，寒中宜以热调，解其便也。自此以下，广言热中、寒中之状。"张介宾曰："此下皆言治病之所便也，中热者，中有热也，消瘅者，内热为瘅，善饥渴而日消瘦也，脾肾凡热在中，则治便于寒，寒在中则治便于热，是皆所以顺病情也。"

此外，先天禀赋不足，脾肾元气亏虚是消瘅发病的先决条件，故治疗时应顾及脏腑之柔弱，清热的同时兼顾培补脾肾，临床常以干姜黄连黄芩人参汤加减，以黄连、黄芩清内热，以参类、杞果、淫羊藿等补益脾肾，内热甚者，多用西洋参，气虚较重者，多用党参，另加干姜护中防苦寒败胃；而素体阴虚者易发为消渴，尤当注重养阴，常用知母、生地黄一类。

2）热伤血络——络脉并发症

A. 热伤眼络：临床表现为视力障碍、视物变形、眼部黑影飘动及视野缺损等，常伴有不同程度的微动脉瘤、视网膜内出血、黄斑硬性渗出、视网膜水肿等眼部病变。

辨治要点：糖尿病视网膜病变的早期阶段，彩色多普勒对眼动脉、视网膜中央动脉测定，显示血流动力学呈低流速、高阻力型改变，眼底荧光造影见视网膜内局部微血管扩张迂曲，管径不规则。视力尚可，时感目睛干涩，往往存在目络虚滞之态。治宜益气养血活血。常选药物：生黄芪、西洋参、当归、丹参、鸡血藤、首乌藤等；而视网膜病变为非增殖期（Ⅰ～Ⅲ期），眼底多见视网膜微细血管瘤，黄白色硬性渗出，棉絮状斑点，视力始降，视物模糊，或视物变形，常用三七、蒲黄、茜草等凉血散血之属，佐以温通疏络之品，如黄芪、桂枝、丹参，以谷精草为引经之品；症见：自觉眼前黑花如蛛丝飘移，或飞蚊在眼外飞扬缭乱。眼底：新旧点片状和火焰状出血，或伴有渗出物。治宜凉血止血。常选药物：生蒲黄、白茅根、仙鹤草、槐花炭、荆芥炭、旱莲草、栀子等，眼底：黄斑水肿可介于单纯型和增殖型之间，见黄斑区局部视网膜增厚，水肿区有微动脉瘤，周围有硬性渗出，黄斑区大面积毛细血管异常可导致弥漫性黄斑水肿。治宜利水渗湿通络。常选药物：泽兰、泽泻、车前子、牛膝、茯苓、薏苡仁、鬼箭羽等。

B. 热伤肾络：临床表现为糖尿病肾病初期临床症状多不明显，可见倦怠乏力、腰膝酸软，随着病情进展，可见尿浊、夜尿频多，进而下肢、颜面甚至全身水肿，最终出现少尿或无尿、恶心呕吐、心悸气短、胸闷喘憋不能平卧。

辨治要点：糖尿病肾病表现为本虚标实，虚、瘀、浊为核心病机。本虚有气血阴阳之不同，又以气虚为核心，在此基础上并见气阴、气血、阳气的不足，故治疗补虚以补气为首要任务，以黄芪建中汤为主方，黄芪为主药。又根据气阴两虚证、肝肾阴虚证、气血两虚证、脾肾阳虚证的不同，分别选用参芪地黄汤、杞菊地黄丸、当归补血汤、真武汤等。标实表现为络脉瘀滞和浊毒内蕴。络脉瘀滞贯穿于糖尿病肾病的全过程，故活血通络是糖尿病肾病的基本治则，又根据络脉瘀滞的程度而有络滞、络瘀、络闭，络滞为气机郁滞，当行气活血，以川芎、延胡索、枳壳为主，以失笑散加减；络瘀为气机郁滞的基础上出现血行不畅、血液黏稠、络脉损伤等，治疗当活血通络，以大黄、水蛭、地龙为主药，以抵当汤加减；到后期络脉闭塞，血行不通，以及络脉损伤较重，出现离经之血，瘀血堆积，当破血逐瘀，以土鳖虫、三棱、莪术为主药，以大黄䗪虫丸加减等。到糖尿病肾病后期，出现浊毒内蕴，根据湿、浊、毒的不同，分而治之。水湿内盛以水肿为主要表现，以茯苓、猪苓、桂枝等为主药，健脾利水消肿，选用五苓散；水浊内盛以舌苔厚腐、小便短少等为主要表现，以泽泻、牛膝、制附子、大黄为主药，温阳利水，选用大黄附子汤、真武汤等；后期浊毒内蕴，出现浊毒犯肤则皮肤瘙痒，犯胃则饮食不下或呕吐，犯脑则神昏，犯肺则见痰饮咳嗽，凌心则心慌、心悸等，浊毒犯肤则选用苦参洗方合当归散止痒润肤，浊毒犯胃选用旋覆代赭汤合小半夏汤降逆止呕，浊毒犯脑选用菖蒲郁金汤送服安宫牛黄丸醒神开窍，浊毒犯肺选用葶苈大枣泻肺汤，浊毒凌心则选用参附汤合苓桂术甘汤加减。

C．热伤络脉

a．络热：临床表现为手脚发烫，关节痛不能忍，夜不能寐，夜重昼减。

辨治要点：结合李东垣"阴火"理论，通过多年临床实践，提出糖尿病患者阴火伏于血中，盛于皮络，形成络热，"火郁发之"，采用升阳散火汤、升阳益胃汤、补中益气汤治疗脾胃气虚之郁火灼热型糖尿病周围神经病变疗效明显。

b．络寒：临床表现为主要临床特征为四肢远端感觉、运动障碍，表现为肢体麻木、挛急疼痛、肌肉无力和萎缩、腱反射减弱或消失等。早期呈相对可逆性，后期发展为顽固性难治性神经损伤。

辨治要点：病位主要在络与脉。若病变以脉病为主，一般是多重因素导致的血管病变，治疗难度大，周期长；若以络脉病为主，则主要涉及微血管和神经末梢的病变，治疗相对较易。以络病为主的糖尿病周围神经病变多见于糖尿病中、后期，其病机多虚实相兼，以脾虚为本，脾虚、胃热兼见。脾虚阳气不足则不能通达四末，温养四末，导致络寒、络瘀。同时脾虚不能运化水谷，易土壅而胃肠积热，土壅又会导致木郁，木郁反过来加重土壅。故治疗要以补虚清热为基础，兼以温通络脉，通补兼施，寒热并用，临床常用黄芪桂枝五物汤为主进行加减。

三、小 结

基于络病理论及治络思想的重要性，建议将消渴病改称为"糖络病"，其定义为由血糖增高等因素引起的络脉损伤。这样既能概括疾病的病位、病性和特点，又能指导临床治疗。同时希望广大中医医务工作者在糖尿病防治上持一种积极的态度，即从发现糖尿病那一天起就关注络脉的问题，积极进行络病的干预和治疗，以延缓和减少并发症的发生。对于糖尿病大血管并发症如心脑血管病变，属于"脉"的病变，尽管脉为人身血脉之主干，直行分布主运行气血，其分布特点和生理功能不同于络，但其病理基础同样为血行瘀阻，"瘀"的病变是大血管并发症的显著特点，其病变过程也将经历由早期瘀血阻脉发展至最终血瘀脉损，因此活血化瘀通脉是大血管并发症的基本治则，络病的某些辨治要点及治则治法、临床用药，同样也适用于"脉"，即大血管病变，临证可以络病理论指导施治。需要注意，肥胖型糖尿病，即脾瘅患者，因体内多痰、浊、膏、脂等病理产物堆积，易随血行而沉积于脉中，即如《医门法律》言："若营气自内所生诸病，为血为气，为痰饮，为积聚，种种有形，势不能出于络外，故经盛入络，络盛返经，留连不已。"因此，"脾瘅"较"消瘅"更易发生大血管病变，治疗除参照以上治则外，还应注重消膏降浊、化痰解脂等，以消除膏、脂等引起脉病的病理因素。对于久病痰瘀膏浊凝于脉络，结成斑块瘤痕者，单以虫药剔邪搜络恐药难胜病，唯有着重化斑消癥或可事半功倍，此时往往长期应用大剂量莪术、海藻之类以消除斑块。

对于消瘅、脾瘅络脉病变可总结为：

消瘅病络四阶段，防治络病在全程。

辛香疏络散络郁，络热清络在气营。

补益通络治络虚，虫类破瘀修络损。

脾瘅病络亦病脉，郁热虚损各不同。

两者并发症关系如图 1-2-4：

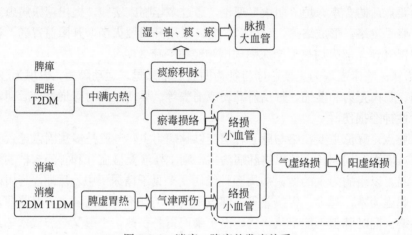

图 1-2-4　消瘅、脾瘅并发症关系

第三章　临 床 用 药

1. 辛味药疏通络中瘀滞

《灵枢·九针十二原》曰："宛陈则除之。"络病的病机是络脉中的气血或津液痹阻不通。故络病总以疏通瘀滞为主要治疗原则。辛甘发散，易宣透络道。历代医家于临床实践中，针对具体病情，灵活运用辛温通络法、辛润通络法、补益通络法、搜邪通络法等。汉代张仲景充分发挥《内经》"辛甘发散为阳"的理论精华，将其广泛应用于临床中，如用于治疗癥瘕证的桂枝茯苓丸中有桂枝、牡丹皮之辛；治疗肝著证的旋覆花汤中有旋覆花、葱之辛；治疗疟母证的鳖甲煎丸中有柴胡、干姜、桂枝、半夏、牡丹皮之辛。《丹溪心法·下血》指出"下血，其法不可纯用寒凉药，必于寒凉药中加辛味为佐"。《本草经疏》载："血瘀宜通之，祛宜辛温、辛热、辛平、辛寒、甘温，以入血通行。"后世医家叶天士在此基础上提出"络以辛为泄"的观点，并强调"久病在络，气血皆窒，当辛香缓通""酸苦甘腻不能入络"，临证善用桂枝、当归、川芎、郁金、旋覆花、葱管等辛味之品，疏通络脉之瘀阻不通。吴鞠通进一步指出本病最忌壅补，壅补则"使邪无出路，络道比经道最细，诸疮痛痒，皆属于心，既不得外出，其势必返而归之于心"。陈士铎《本草新编》言麝香"借其香窜之气，以引入经络，开其所闭之关也"。张山雷《本草正义》云："细辛味辛性温……而芳香最烈，其气直升，故善开结气，宣泄郁滞，而能上达巅顶，通利耳目，又根亥盈百，极细且长，则旁达百骸，无微不至，内之宣经络而疏通百节，外之行孔窍而直透肌肤。"可见辛香之品不但本身可以直走通络，还兼备引经作用，可引诸药达于病所。

2. 活血祛痰以畅络道

血瘀或痰凝阻滞络道，是络病发生发展的重要机制。叶天士针对络病，提出了理气、化痰、活血通络等法。于《临证指南医案·胁痛》云："肝络凝瘀胁痛，须防动怒失血，旋覆花汤加归鬚（须）、桃仁、柏仁。"关幼波教授在黄疸、胁痛、胸痹、积聚、哮喘、血证、头痛、中风、癫痫等病证中，亦广泛应用化痰、活血等通络法。《关幼波临床经验选》中指出痰瘀阻滞血络，形成痞块（肝脾肿大）进而凝缩坚硬，推之不移而成癥积。在治疗过程中，由于痰血互结，痰阻血难行，血凝痰难化，所以治痰必治血，血活则痰化，活血必治痰，痰化血易行。

3. 虫类药物搜剔络邪

对于络脉重证及顽固难愈之证，由于宿痰沉饮，混处于络，普通之法难以奏效，又非草本类药物攻逐可获效；而虫类走窜，擅长搜剔络中瘀浊，使病证易愈。药如全蝎、蜈蚣、地龙、穿山甲、水蛭、虻虫、蝉蜕、僵蚕等。《金匮要略》创造性地发展了虫类搜剔，佐以补剂、峻药，以丸用之法，祛邪而不伤正。《金匮要略·疟病脉证并治》于治疗癥瘕、疟母等络痹顽证时，便用䗪虫、蜣螂、水蛭、虻虫等虫类药，以入络搜剔络中结邪。吴鞠通云："以食血之虫，飞者走络中气分，走者走络中血分，可谓无微不入，无坚不破。"《临证指南医案·头痛》云："头为诸阳之会，与厥阴肝脉会于巅。诸阴寒邪不能上逆。为阳气窒塞，浊邪得以上据，厥阴风火乃能逆上作痛。故头痛一证，皆由清阳不升，风火乘虚上入所致。如阳虚浊邪阻塞，气血瘀痹而为头痛者，用虫蚁搜逐血络，宣通阳气为主。"《临证指南医案·积聚》述："三年来，右胸胁形高微突，初病胀痛无形，久则形坚似梗是初为气结在经，久则血伤入络。气钝血滞，日渐瘀痹，而延癥瘕。"治以蜣螂虫、䗪虫、当归须、桃仁、川郁金、川芎、生香附、煨木香、生牡蛎、夏枯草等药。温阳活血，搜剔通络方药的临床应用在叶氏的启示下大为拓展，近 20 多年来更为医界广泛关注。已故名医章次公先生善用蕲蛇、露蜂房等治风痹走注，䗪虫、蝼蛄、蜣螂、蟋蟀等治积聚、肿胀，蜈蚣、全蝎等治头风、头痛等病，取得良效。朱良春教授所创之六虫蠲痹汤，药用炙全蝎、炙蜈蚣、炙蜣螂、炙蕲蛇、炙土鳖虫、甘草、鹿衔草、寻骨风、钻地风，治风湿顽证，疗效显著。

4. 藤类入络畅通络瘀

《本草便读》云："凡藤类之属，皆可通经入络。"盖藤类缠绕蔓延，犹如网络，纵横交错，无所不至，其形如络脉。因此，根据取类比象原则，对于久病不愈，邪气入络，络脉阻者，可加用藤类药物以理气活血，散结通络，常用的有鸡血藤、大血藤、络石藤、海风藤、忍冬藤等。《药性切用》言忍冬藤为"清经活络良药，痹证兼热者宜之"。《本草汇言》言络石藤"凡服此，能使血脉流畅，经络调达，筋骨强利"，张山雷《本草正义》也指出其"功能通经络……善走经脉，通达肢节"。《本草正义》言鸡血藤能"统治百病，能生血，和血，补血，破血，又能通七孔，走五脏，宣筋络"，《广西本草汇编》称其"活血补血，通经活络"。《草本便方》云："大血藤温人血分，疗跌。"清代张秉成《本草便读》云："凡藤类之属，皆可通经入络。"

5. 血肉有情之品修复络损

络病日久，营卫失常，气血不充，络道失养。大凡络虚，通补最宜，血肉有情之物皆通灵含秀，擅于培植人身之生气，如鹿茸、龟甲、紫河车、猪脊髓、阿胶、海狗肾、羊肾之属。以阳气生发之物壮阳气，至阴聚秀之物补阴精。故叶天士说："余以柔济阳药，通奇经不滞，且血肉有情，栽培身内之精血，但王道无近功，多用自有益。"久病入络，正气虚弱，治疗之时予以血肉有情之品，有事半功倍之效。如《临证指南医案·淋浊》述："脉缓涩，溺后有血，或间成块。晨倾溺器，必有胶浊黏腻之物。四肢寒凛，纳食如昔，病伤奇脉。"治以生鹿茸、当归、枸杞子、柏子仁、沙苑子等。

6. 小结

现代医学把糖尿病分成肥胖型和非肥胖型。我们认为中医也非常有必要区分肥胖和消瘦（非肥胖），因为现代糖尿病和古代"消渴"存在一个很关键的区别，即现代糖尿病患者即使患病多年，由于降糖西药的应用，可能仍然肥胖；古代糖尿病则不然，不管发病时的体形是多么肥胖，经过"三多"之后终归要走向"一少"的消瘦。而现在糖尿病有很多是"胖型"，它的治疗和"瘦型"有明显不同。肥胖型糖尿病的发病机制从《素问·奇病论》中可见一斑："有病口甘者，病名为何？何以得之？岐伯曰：此五气之溢也，名曰脾瘅。夫五味入口，藏于胃，脾为之行其精气，津液在脾，故令人口甘也。此肥美之所发也。此人必数食甘美而多肥也，肥者，令人内热；甘者，令人中满，故其气上溢，转为消渴"，提示消渴的一种类型为肥胖，肥胖既是其体质特征又是引起肥胖型 2 型糖尿病的根本原因。所以，肥胖型糖尿病患者的治疗应重在减肥，生活上节制饮食，增加运动，药物上宜用消导、化痰、泻下之品。

肥胖像一棵粗壮的树干，有许多分支，大的分支有两个，一支是与胰岛素抵抗相关的疾病，另一支是非胰岛素抵抗的疾病。胰岛素抵抗支可再分为糖尿病、高血压、血脂紊乱等代谢障碍病。非胰岛素抵抗分支包括睡眠呼吸暂停综合征、骨关节病、胆囊炎、高尿酸血症等。两支之间可能会有交叉，但其预后迥异。《灵枢·五变》曰："五脏皆柔弱者，善病消瘅"，提示非肥胖型糖尿病的发病可能和体质有关。"夫柔弱者，必有刚强，刚强多怒，柔者易伤也……怒则气上逆，胸中蓄积，血气逆留，皮充肌，血脉不行，转而为热，热则消肌肤，故为消瘅。此言其人暴刚而肌肉弱者也"，提示非肥胖型糖尿病的发病与性格类型相关。易怒和消瘦是非肥胖型糖尿病的两个典型症状，其成因可能是由于情志伤肝，气郁血滞，郁而化热，消烁肌肤。消瘦是其体质特征。此类非肥胖型糖尿病患者的治疗应重在舒肝解郁、清肝泻肝，同时宜加用活血化瘀的药物。中医治疗糖尿病不但要分清肥胖和非肥胖，还要分虚实。

从临床流行病学调查资料来看，肥胖分虚胖和实胖。古代人把肥胖人分成膏人和肉人。肉人属于现在所说的均一性肥胖（实胖），而膏人比较偏重于中心性肥胖（虚胖）。实胖的治疗重点是清胃消导，化痰通腑；而虚胖则要加强运化，益气健脾，化痰利湿。消瘦从类型上看，有实瘦和虚瘦之分。实瘦患者的特点就是我们在临床上常说的"瘦人多火"，需用清火的方法。有很多儿童 1 型糖尿病和成人晚发 1 型糖尿病患者属于实瘦型。虚瘦患者的特点是体力比较弱，往往是由肥胖型 2 型糖尿病转变而来，经过长期的节食慢慢消耗而变瘦的，在糖尿病中、后期经常可以见到。这种情况就需要健脾、加强运化，增强体力，甚至需要增肥。

对于糖尿病并发症多涉及脉络范畴。糖尿病脉络病涵盖大血管系统、微血管系统及神经血管网络等体系，疾病的发展均经历了由气病及血病，由络滞、络瘀到络闭络损的病理变化，在治疗上随疾病层次及病情阶段的不同用药有侧重。肥胖型糖尿病患者，因体内多痰、浊、膏、脂等病理产物堆积，易随血行而沉积于脉中，更易发生大血管病变，而治疗时除参照以上治则外，还应注重消膏降浊、化痰解脂等，以消除膏、脂等引起脉病的病理因素。对于久病痰瘀膏浊凝于脉络，结成斑块癥瘕者，单以虫药剔邪搜络恐药难胜病，唯有着重化斑消癥或可事半功倍，需要长期应用大剂量莪术、海藻、三七之类以消除癥瘕斑块。络病虽分络热与络寒，但络热者多为早期，长期的病理改变致络寒者更多见，因此在通络的同时需以桂枝、淫羊藿等温通之品助之，通络与温阳并治。

第二部分
临床诊疗经验

第一章　糖尿病胃肠病病变

一、概　述

糖尿病胃肠病是糖尿病常见的慢性消化系统并发症，是糖尿病引起的内脏自主神经功能紊乱导致的，可发生在从食管至直肠的消化道的各个部分，包括食管综合征、糖尿病胃轻瘫、糖尿病合并腹泻或大便失禁、糖尿病性便秘等。目前研究多集中在糖尿病胃病和糖尿病肠病，糖尿病胃病可出现早饱、厌食、腹胀、恶心、呕吐等胃排空延缓、胃动力不足的症状；糖尿病肠病常出现顽固性便秘、腹泻或便秘与腹泻交替出现，甚至大便失禁等症状。部分患者伴有周围神经病变和其他自主神经病变的症状，如肌力减弱、感觉麻木、腱反射减弱或消失、直立性低血压、出汗异常、瞳孔反应异常、膀胱功能障碍等。有专门统计，约 1/3 的糖尿病患者伴有胃轻瘫症状，胃轻瘫患者中 5%~12% 是由糖尿病引起的。

（一）西医病机

了解糖尿病胃肠病的潜在机制是指导临床的重要方法。近年来，随着糖尿病胃肠病的病理生理学数据不断扩大，除了自主神经病变导致胃肠道紊乱外，ENS（肠神经系统）包括肠神经元、Cajal 间质细胞和神经传递的作用越来越明显。同时，氧化应激、生长因子等引起胃肠道平滑肌的变化亦可能是潜在机制（图 2-1-1）。

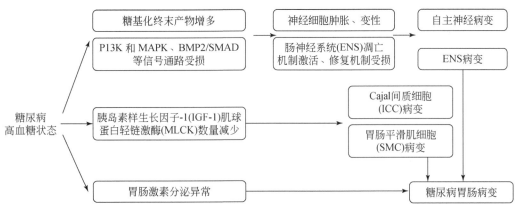

图 2-1-1　糖尿病胃肠病变的西医病机

1. 糖尿病胃肠病变与自主神经病变

糖尿病胃肠病变与自主神经系统病变有密切关系，胃肠道接受交感副交感神经支配的同时又将刺激通过副交感神经传递给中枢神经。糖尿病会引起自主神经异常,主要表现为神经元数量减少、神经节树突肿胀、神经轴突脱髓鞘样改变、轴索萎缩、神经传导速度下降等一系列改变,其调节的近端胃(胃底和近端胃体)容受性舒张和适应性舒张功能障碍,胃内压力升高,出现恶心、呕吐、腹胀等症状。故自主神经系统的一系列改变会导致胃肠功能紊乱。

2. 糖尿病胃肠病变与 ENS 病变

ENS 是一个独立的神经元和神经胶质细胞网络,负责调控胃肠道(GI)运动、分泌和免疫功能。ENS 与中枢神经系统相连,经传入神经发送疼痛、伸展、痞满、恶心等内脏感觉,以及调节交感和副交感神经运动性传出通路,控制运动、分泌和循环等。

糖尿病高血糖激活机体多条通路引起肠神经元凋亡和功能障碍,如高血糖增加 ATP 敏感性 K^+ 通道的激活,致血钙过高,会激活肠神经元凋亡通路,同时高血糖会抑制 PI3K 和 MAPK 通路,使 GDNF(神经胶质细胞源性神经营养因子)活性降低,神经生长因子减少,从而引起肠神经元凋亡。此外,高血糖胰岛素样生长因子-1(IGF-1)和神经营养蛋白-3(NT-3)减少引起肠神经元凋亡。而 BMP2/SMAD 信号通路在肠神经元修复过程中扮演重要角色。

3. 糖尿病胃肠病变与 ICC 病变

Cajal 间质细胞(ICC)的主要功能有:①作为胃肠平滑肌的起搏细胞产生慢波控制胃肠道平滑肌的收缩和蠕动;②促进电活动扩布至附近平滑肌细胞;③介导胃肠道神经递质的传递。研究证实,Cajal 间质细胞(ICC)的结构与功能异常在糖尿病胃肠动力障碍中有重要作用;又发现糖尿病动物胃肠干细胞因子(stem cell factor,SCF)与 ICC 病变密切有关,推测胰岛素样生长因子-1(IGF-1)可能通过胃肠平滑肌细胞(SMC)调控 SCF 的合成,间接影响 ICC 的存活。表达特异性 c-Kit 受体的 ICC 作为胃肠起搏细胞,在胃肠神经细胞与平滑肌细胞间起重要中介作用。

4. 糖尿病胃肠病变与胃肠道平滑肌细胞病变

高血糖使胃肠平滑肌细胞 Na^+、K^+-ATP 酶活性升高,细胞内钙水平升高,钙结合蛋白,如钙调蛋白和蛋白激酶 C 数量减少,胃肠平滑肌细胞收缩能力下降。

肠道平滑肌收缩另一个重要的调节机制是肌球蛋白轻链磷酸化作用,它主要受肌球蛋白轻链激酶(MLCK)和脱磷酸作用肌球蛋白轻链磷酸酶(MLCP)两种酶调节,其中高血糖导致胃肠道 MLCK 数量减少,肌球蛋白轻链磷酸化作用下降,肠道平滑肌收缩减少。

5. 糖尿病胃肠病变与胃肠激素分泌异常

Ghrelin 是近年来发现的一种由 28 个氨基酸残基组成的脑肠肽,主要由胃底部黏膜泌酸腺 X/A 细胞合成并分泌入血,其受体(生长激素促分泌素受体)主要表达于下丘脑和垂体、迷走神经传入纤维、胃肠肌间神经丛。Ghrelin 与其受体结合后通过中枢和(或)

外周途径调节胃肠运动，表现出与胃动素类似的加速胃排空的作用。

SCF 作为 ICC 的上游调控因子，对 ICC 的发育、分化及表型维持至关重要。研究表明，糖尿病大鼠 SCF 在结肠组织中的表达水平明显降低，由于 SCF 表达水平下调，将导致 SCF/Kit 信号转导功能减弱，影响 ICC 发育、增殖、分化及表型维持，出现胃电活动的起搏细胞功能障碍，进而发生胃肠功能紊乱。

血管活性肠肽（VIP）是一种存在于胃肠道神经元中的非肾上腺素非胆碱能神经介质，对胃肠黏膜具有保护作用，对胃肠动力起抑制性调节作用，特别是抑制肠的紧张性，是参与肠蠕动调控的重要成分之一。程晓斐等研究发现，糖尿病组患者血浆 VIP 含量明显低于正常对照组，可能由于糖尿病的高糖状态，机体发生代谢紊乱，引发肠动力紊乱，VIP 在血浆中释放减少，因此血浆 VIP 水平的下降在糖尿病胃肠功能紊乱发病中起一定作用。

最近的一项研究表明，肠周毛细血管内皮细胞功能障碍导致毛细血管通透性改变及其黏附分子的表达，使肠神经元的血供不良而功能减低引发胃肠紊乱。

最近越来越多的研究证明，Micro-RNAs 在调节胃肠神经元活动性方面扮演很重要的角色。高脂饮食诱导通过影响 mir-35772 使得肠神经元破坏、缺损，但是糖尿病状态下，Micro-RNAs 与 ENS 和胃肠道平滑肌的关系仍没有明确的实验验证，未来有必要在此方面加强研究。

6. 研究前沿

内皮功能障碍：最近的一项研究表明，肠周毛细血管内皮细胞功能障碍导致毛细血管的通透性的改变及其黏附分子的表达，使肠神经元的血供不良而功能减低引发胃肠紊乱。

Micro-RNAs：最近越来越多的研究证明 Micro-RNAs 在调节胃肠神经元活动性方面扮演很重要的角色。高脂饮食诱导通过影响 mir-35772 使得肠神经元破坏缺损，但是糖尿病状态下，Micro-RNAs 与 ENS 和胃肠道平滑肌的关系仍没有明确的实验验证，未来有必要在此方面加强研究。

（二）临床表现

1. 糖尿病性胃轻瘫

症状：有或无典型"三多一少"的症状，伴有恶心、呕吐、嗳气、早饱、上腹部不适或疼痛、食欲不振等消化道症状。

体征：多无典型的体征，有时表现为上腹部轻压痛、体重下降。

2. 糖尿病性泄泻

症状：大便次数增多，每日 3 次以上，便质稀溏或呈水样，大便量增加。症状持续 1 天以上。

体征：多无典型的体征，有时表现为腹部轻压痛。

3. 糖尿病性便秘

症状：大便粪质干结，排出艰难，或欲大便而艰涩不畅。排便间隔时间超过自己的习惯 1 天以上，或两次排便时间间隔 3 天以上。常伴有腹胀、腹痛、口臭、纳差及神疲乏力、头眩心悸等症。

体征：多无典型的体征，有时表现为腹部轻压痛。

（三）诊断

本病的诊断参照中华医学会糖尿病学分会《中国糖尿病防治指南》（2004 年版）和《糖尿病中医防治指南》中糖尿病胃肠病变的诊断标准进行，根据糖尿病病史，症见恶心呕吐、胃脘部痞闷不舒、早饱、嗳气泛酸、纳差、腹泻、便秘等，辅助检查提示胃肠道动力紊乱，且排除基础胃肠道疾病等后予以诊断。

1. 糖尿病性胃轻瘫

（1）病程较长的糖尿病病史。

（2）症状和体征符合糖尿病胃轻瘫的表现。

（3）理化检查

1）胃运动功能障碍。

2）胃排空试验：目前核素扫描是金标准，提示胃排空延迟。

3）胃-幽门-十二指肠测压：近端胃底、胃窦压力降低，幽门长且高幅的收缩压力增加，消化间期移行性复合运动Ⅲ相减少或消失。

4）胃电活动记录：胃电节律失常，主要是胃电过速，其次是节律紊乱及胃电过缓。

5）须排除胃、十二指肠器质性病变及肠道、肝、胆、胰腺病变，以及代谢紊乱（尿毒症、高钙和低血钾）、甲状腺功能减低症、多发性硬化、脊髓损伤及自主神经损伤等，以及某些影响胃排空的药物。

2. 糖尿病性泄泻

（1）病程较长的糖尿病病史。积极控制血糖及对症处理有效。

（2）症状和体征符合糖尿病性泄泻的表现。

（3）理化检查

1）大便常规检查：正常，大便致病菌培养阴性。

2）消化道钡餐检查：可有小肠吸收不良征象，纤维结肠镜检查可有结肠黏膜充血、水肿。

3. 糖尿病性便秘

（1）病程较长的糖尿病病史。常有饮食不节、情志内伤、劳倦过度等病史。

（2）症状和体征符合糖尿病性便秘的表现。

（3）理化检查：消化道钡餐检查可有小肠吸收不良征象，肠动力检查蠕动减弱。

二、病因病机

（一）发病因素

糖尿病胃肠病变多与饮食失节、情志刺激、脾胃虚弱有关，病位在胃与肠，与肝脾肾密切相关。患者多为脾虚胃强或肝郁脾虚，糖尿病迁延日久，耗气伤阴，五脏受损，夹痰、热、郁、瘀等致病。另外，由于糖尿病失治、误治或过用苦寒或温补滋腻之剂亦伤脾胃、大肠功能，导致本病迁延难治。故其内因是糖尿病导致脾胃肝肾功能失常，外因主要是不良饮食习惯。

（二）病机及演变规律

本病的病机是"本虚标实，虚实夹杂"。本虚是脾胃虚弱（寒）、脾肾阳虚、肝胃阴虚，标实为气郁、痰阻、湿热、食滞。所及脏腑以脾胃为主，累及肝肾、大肠。发病之初肝脾（胃）不和，寒热交错，痰湿中阻，升降失司，日久渐至脾胃两虚；病情迁延，阴损及阳，伤及于肾；病变晚期，脾肾阴阳衰败，气血亏损，五脏俱虚。糖尿病胃肠病早期临床症状多不明显，可见餐后饱胀、食欲减退、嗳气、恶心呕吐、烧心、上腹部闷胀感、顽固性便秘、或腹泻与便秘交替、或无痛性腹泻、腹泻稀水样便，甚至大便不禁等症状，至晚期，胃肠功能衰竭时，出现更严重的消化道症状。其病机演变和症状特征分为以下三个方面。

1. 糖尿病性胃轻瘫

糖尿病迁延日久，气阴耗伤，脾胃失养，纳运无权，升降失和；又因七情不畅，肝疏泄不利，横逆犯胃，受纳运化失常所致。以脾胃虚弱、运化无力为本，湿阻气滞、胃失和降为标，为虚实夹杂之证。许多患者表现为脾虚胃失和降之候。

2. 糖尿病性便秘

糖尿病日久，肠胃受累，或因燥热内结，津液耗伤，导致肠道失润，大便干结难以排出；或因病久气阴耗伤，气虚则大肠传送无力，阴伤津亏则不能滋润大肠而致肠道干涩，大便排出困难。

3. 糖尿病性泄泻

糖尿病日久，耗伤脾胃之阴，阴损及阳，脾阳亦虚，脾失运化，导致腹泻；脾阳损及肾阳，脾肾阳虚，命门火衰，不能助脾胃腐熟水谷，运化精微，腹泻加重；或饮食失调，湿热内蕴，升降失常，亦可导致泄泻。

总之，糖尿病日久或迁延失治，脾胃受损，健运失职，气机不利，郁而不行，饮食水谷滞留于胃；加之土虚木旺，肝气横逆犯脾，肝脾不和，气机郁滞，肠道分清泌浊功能失调，或发为便秘，或发为泄泻，抑或交替发作，终致虚实夹杂之证，发为本病。如图 2-1-2 所示。

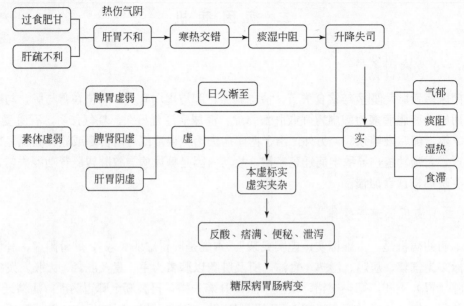

图 2-1-2　糖尿病胃肠病变的病因病机

三、辨 证 要 点

1. 辨病位

胃中酸水上泛于食管，引起口酸烧心、食管疼痛、吞咽困难等症状之病证为反酸，其病位在于食管；胃失和降，气逆于上，迫使胃中之物从口中吐出之病证为呕吐；自觉心下痞塞，胸膈胀满，触之无形，按之柔软，压之无痛为主要症状之病证为痞满，恶心呕吐、痞满腹胀病位在胃部。排便次数增多，粪质稀溏或完谷不化，甚至泻出如水样之病证为泄泻；粪便在肠内滞留过久，秘结不通，排便周期延长，或周期不长，但粪质干结，排出困难，或粪质不硬，虽有便意，但便而不畅之病证为便秘，便秘、泄泻病位在肠道。

2. 辨虚实

疾病当辨虚实，初病多实，久病多虚或虚实夹杂。

实者，反酸时作，嗳腐气秽。实呕者，多由感受实邪、饮食停滞所致，发病较急，病程较短，呕吐量多；实痞者，痞满能食，食后尤甚，饥时可缓，伴便秘，脉实有力；实泻者，多为急性暴泻，泻下腹痛，腹痛急迫拒按，泻后痛减；实秘者，大便干结，腹胀腹痛，肠鸣矢气，纳食减少。

虚者，反酸偶作，喜唾涎沫。虚呕者，多属内伤，发病缓，病程长，呕吐量少；虚痞者，饥饱均满，食少纳呆，大便清利，脉虚无力；虚泻者，多为慢性久泻，腹痛不甚，喜温喜按；虚秘者，大便干或不干，虽有便意，但排出困难，便后乏力。

3. 辨寒热

病分阴阳，证亦有寒热之别，故辨证当辨寒热。

热呕者，呕吐秽浊腐臭，食入即吐；热痞者，痞满势急，口渴喜冷，舌红，苔黄，脉数；热泻者，大便色黄褐而臭，泻下急迫，肛门灼热；热秘者，大便干结，数日不行，味臭质硬，腹胀腹痛，口干口臭。

寒呕者，呕吐清水痰涎，胃寒喜温；寒痞者，痞满绵绵，得热则减，口淡不可或渴不欲饮，舌淡，苔白，脉沉迟；寒泻者，大便无臭秽，次数多，质清稀；冷秘者，大便艰涩，腹痛拘急，胀满拒按。

四、治 则 治 法

（一）西医治疗

1. 糖尿病性胃轻瘫

（1）促胃肠动力药：是胃轻瘫最主要的治疗药物，其通过增加胃窦的收缩性和加速胃排空改善胃灼热、恶心、呕吐等症状，同时还具有近端胃放松、抑制内脏感觉、改善心律失常的功能。

1）甲氧氯普胺（胃复安）：为多巴胺2（D2）受体拮抗剂，同时还具有 5-羟色胺 4（5-HT4）受体激动效应，对 5-HT3 受体有轻度抑制作用，具有强大的中枢性镇吐和胃肠道兴奋作用。

本药可抑制胃平滑肌松弛，使胃肠平滑肌对胆碱能的反应增加，胃排空加快，增加胃窦部时相活性，同时促使上段小肠松弛，因而促使胃窦、胃体与上段小肠间的功能协调。食管反流减少则由于本药使下食管括约肌静止压升高，食管蠕动收缩幅度增加，因而使食管内容物廓清能力增强所致。

2）多潘立酮：为外周多巴胺受体阻滞剂，直接作用于胃肠壁，可增加食管下部括约肌张力，防止胃-食管反流，增强胃蠕动，促进胃排空，协调胃与十二指肠运动，抑制恶心、呕吐，并能有效防止胆汁反流，不影响胃液分泌。

3）米坦西那（mitemcinal）、GSK962040：两者皆为胃动素（motilin）受体激动剂。胃动素由 Mφ细胞分泌，分布于小肠。近年来的研究指出，移动性复合运动（MMC）的发生和移行主要受肠道神经系统和胃肠激素的调节。一氧化氮可能是 MMC Ⅰ 相（静息期）的控制者，胃动素通过作用于肠道神经系统中的胃动素神经元，触发 MMC Ⅱ 相的发生。故两药通过提高胃动素受体兴奋性，加强胃肠蠕动。

4）TZP-101、TZP-102：两者皆为 ghrelin 受体激动剂。其中 TZP-101 为静脉注射剂，TZP-102 为口服剂，具有加速胃排空和肠蠕动的作用。

（2）止呕药：能够有效减缓糖尿病胃肠病变的恶心、呕吐症状。除上述甲氧氯普胺、多潘立酮两药具有止呕作用外，止呕药还包括吩噻嗪类药和苯海拉明。

1）吩噻嗪类药：能够抑制中枢神经系统多巴胺受体，减少邻苯二酚氨的生成，抑制脑干血管运动和呕吐反射，主要包括氯丙嗪、异丙嗪、普鲁氯嗪等。

2）苯海拉明：为抗组胺 H1 受体药物，对中枢神经有较强的抑制作用，减缓呕吐反射。

（3）胃电刺激（GES）：通过外源性胃电刺激，改善糖尿病胃肠动力障碍（图 2-1-3）。

2. 糖尿病性便秘

糖尿病性便秘可采用增加膳食纤维的摄入、生物反馈技术、胃肠动力药、泻药等措施，若仍未能缓解者，需使用甘油栓、开塞露或灌肠。

3. 糖尿病性泄泻

糖尿病合并腹泻或大便失禁应给予病因治疗：小肠细菌过度繁殖，口服广谱抗生素；胰酶缺乏，长期补充胰酶；大便失禁，用生物反馈技术重新训练直肠的感觉；胆酸吸收不良，用考来烯胺或洛哌丁胺。

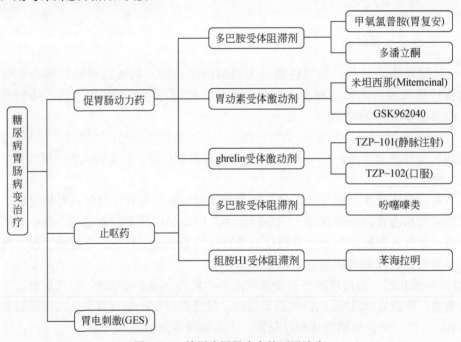

图 2-1-3　糖尿病胃肠病变的西医治疗

（二）中医治则

1. 糖尿病性胃轻瘫

（1）和胃降逆求其本：胃腑以通为用，以和降为顺。各种原因导致胃腑壅滞、胃气失降上逆，均可见脘腹痞胀、嗳气、呃逆、恶心呕吐等气机不畅的症状。临证时一定要注意审证求因，方能疏其壅滞，尽快恢复其通降功能，正如《医学传真》中云："但通之法，各有不同，调气以活血，调血以和气，通也；下逆者使之上行，中结者使之旁通，亦通也；虚则助之使通，寒者温之使通。"胃之通降失常因痰浊阻滞者，常以小半夏加茯苓汤加减化痰祛湿、和胃降逆。肝气犯胃之呕吐，嗳气频繁，纳呆，嘈杂泛酸；或呕吐，口干口苦，肢冷便溏，舌淡，苔白或微黄，脉弦或缓，此乃肝气不疏，横逆犯胃，胃失和降所致，治以半夏厚朴汤疏肝理气、和胃降逆。《素问·至真要大论》中有云："热客于胃，烦心心痛，目赤欲呕，呕酸善饥。"故尚有胃热气逆之"胃反"，呕吐秽浊腐臭，食入即吐，脘腹痞闷，心烦喜冷，二便不畅，舌红，苔黄腻，脉滑数，病机为胃热气逆，失降而吐，故用清热降逆、祛湿止呕之苏叶黄连饮主之。

总之，要注意审证求因，因证遣方，才能使胃之通降正常、收纳强健，从而达到治愈之目的。

（2）脾胃虚寒温中阳：《景岳全书·痞满》中指出"凡有邪有滞而痞者，实痞也；无物无滞而痞者，虚痞也。有胀有痛而满者，实满也；无胀无痛而满者，虚满也。实痞实满者，可散可消；虚痞虚满者，非大加温补不可，此而错用，多致误人"。可见痞满当分虚实，而糖尿病胃肠功能紊乱的患者，多为久病或年老体虚之人，故其中所见痞满较甚、缠绵难愈者，以虚寒见证者甚多，一般表现为脘腹痞闷，遇冷加重，得温则减，恶心欲吐，纳呆，身倦乏力，大便稀溏，舌淡苔白，脉沉细，由中焦虚寒，温煦无能，致使胃失温养而痞塞不通，故可予附子理中汤加减治之，以温中祛寒、补气健脾、和胃助运，故而痞满可消，且附子常用 15～30g，以求补火助阳、温中祛寒之功著。

（3）辛开苦降畅气机：糖尿病胃肠功能紊乱，病在于中。脾胃同居中焦，为气机升降之枢纽，脾升胃降，枢纽运转，清阳上升，浊阴下降，共同维持人体气机之运行，若各自患病，最易相互影响。《素问·太阴阳明论》提出的"阳道实，阴道虚"，指出脾病多虚、胃病多实之变；脾病多因阳气不足，阴气有余，寒证多见，胃病多见阴液不足，阳气有余，热证居多。且脾胃常同病，而因脾胃生理特点各异，由各自特性而产生的寒证和热证自然会同时存在，表现为寒性症状与热性症状交互错杂、同时出现的复杂局面，即寒热错杂证，病机既有寒热错杂，又有虚实相兼，以致中焦不和，升降失常。仲景之泻心汤类方因其针对中焦寒热虚实错杂而设，恰好适应脾胃生理病理之特性，为辛开苦降法的代表方剂，即选择辛味药能开能通，苦味药可降可泄，辛苦相合，以疏气下行，通调胃气，同时温能散寒以助脾阳，寒能清泻胃中之郁火，配合甘养温润诸品，重在健中补脾、升益清气，如此升运、通降并举，自令中宫生化有权，升降得复，以达畅气机、消痞满、止吐泻之目的。

（4）胃虚饮停尤当辨：临床所见的很多顽固性痞满腹胀患者，多年为疾病所苦，四处求医且自服多种行气消胀药物而病不解，为糖尿病迁延日久，脾胃虚弱，升降失常，饮停气滞，故常出现脘胀痞满之候，此乃因虚致实之证，即《医方考》所云："痞，虚中之实也。"治法上，若升其阳，则为无米之炊升提乏源，若降其浊、破其气，则中气更虚，气滞必更甚，唯补脾益胃佐以行气消痞一法，可使中州得振，升降得复，气行饮消，而胀自除，此证万不可妄用攻伐破气之品，虽有一时消胀之快，但因气伤益甚，旋即脘腹胀满更加严重，如李克绍的经验之谈："消食宽胀药，只有在胃肠消化功能还不算太虚的情况下，才能发挥消化饮食的作用……在胃肠功能极为衰弱的情况下，这些药非但不能消食，而且还能消耗胃气。"尚见腹胀，不问虚实便投以焦三仙、槟榔等品，对虚证腹胀，非徒无效，相反还能加重症状，"医者不察于此，唯执下之胀已，急于获效，病者苦于胀满，喜行利药以求痛快，不知暂快一时，则真气愈伤，腹胀愈甚，去死不远矣"（《景岳全书》）。故用枳术丸化裁，该方取白术为君，重在健脾益气，以助脾之运化；枳实为臣，行气化滞，消痞除满。白术用量重于枳实一倍，意在以补为主，寓消于补之中。对年老体弱，久病体虚者，治疗中还需要注意用药不能峻补，以防气壅滞中，宜缓治图效，做到补而毋滞，才能达到不治胀而胀自除之效。

2. 糖尿病性泄泻

糖尿病性泄泻的中医治法为祛湿升阳愈泄泻。通过大量的临床实践发现，糖尿病患者之久泻多为湿热中阻、脾肾阳虚和脾胃亏虚。《素问·至真要大论》曰："暴注下迫，皆属于热。"故湿热泄泻者，泻下急迫，或泻而不爽，色黄褐或带黏液，气味臭秽，肛门灼热，烦躁口渴，小便短赤，舌苔黄腻，脉滑数或濡数。《医宗必读·泄泻》有言："三曰清凉。此为湿热为病，暴迫下注，苦寒之剂，清热燥湿，即所谓热者清之。"法以清热利湿，方用葛根芩连汤加减。《素问·阴阳应象大论》有云："清气在下，则生飧泄。"脾虚气馁，易致清气下陷，大便时溏时泻，饮食稍有不慎即发或加重，食后腹胀，痞闷不舒，纳呆食少，完谷不化，身倦乏力，四肢不温，少气懒言，舌淡苔白，脉细弱。《医宗必读·泄泻》曰："二曰升提。气属阳，性本上升，胃气注迫则下陷，升、柴、羌、葛之类，鼓舞胃气上腾，则注下自止……七曰燥脾。此为治泻最常用之法，即所谓运脾、健脾、燥脾是也。"治以健脾和胃、祛湿理气之法，补中有升，清气得升，脾运来复，则浊阴自降，方以参苓白术散加减，常加入升麻等，引清阳之气上行阳道，以间接达到止泻之目的。脾肾阳虚者，黎明之前脐腹作痛，或无痛性腹泻，肠鸣即泻，泻下完谷，可有大便失禁，伴乏力倦怠，身体消瘦，形寒肢冷，腰膝酸软，舌淡苔白，脉沉细无力。《医宗必读·泄泻》有载："八曰温肾。肾主二便，封藏之本，况又属水，真阳寓焉，所谓寒者温之。"治以温肾补脾、涩肠止泻，方以四神丸加减。

3. 糖尿病性便秘

糖尿病性便秘的中医治法为正本究源以通塞。《诸病源候论·大便难候》云："大便难者，由五脏不调，阴阳偏有虚实，谓三焦不和则冷热并结故也。"故便秘虽属大肠传导功能失常，但与五脏、气血关系甚密，临证时应遵从《素问·至真要大论》中说的"谨守病机，各司其属"，根据不同的病因病机及临床症状，探究本源，采用不同的治疗方法，以正本清源，尤其是病情错综复杂的老人、虚人出现之便秘，更应仔细审视病证，以究其源，才能准确权衡治法、巧妙施药。糖尿病患者中早期体内之热邪较为亢盛，热邪最易伤津，津亏肠燥，易使大便秘结，治以泻热导滞、润肠通便，方以麻子仁丸加减。老年患者虚秘亦不少见，按其病机不同可分为气虚秘，阴虚秘和阳虚秘，气虚者，用黄芪汤加减以益气通便；阴虚者，以增液承气汤为主，其中麦冬润肺益胃，尤以麦冬性平而无滋腻，津亏甚者，可用至90g；阳虚者，用济川煎为主方，方中肉苁蓉温肾益精、润燥滑肠，为肾虚便秘之要药。

五、辨 证 论 治

（一）呕吐反酸

1. 痰湿内阻证

证候：呕吐清水痰涎，脘腹痞闷，闷塞不舒，胸膈满闷，头晕目眩，身重肢倦，不思饮食，口淡不渴，小便不利，舌体大，边有齿痕，苔白厚腻，脉濡弱或滑。

常用方剂：小半夏加茯苓汤。

用药：生姜、清半夏、茯苓。

方解：本方出自《金匮要略》，化痰祛湿，和胃降逆，可谓止呕之祖方。方中清半夏化痰饮和胃止呕，生姜温胃散寒而止呕，均为止呕圣药；茯苓健脾化湿。

加减：舌苔厚腻者，加苍术、厚朴以行气除满；脘闷不食者，加白蔻仁、砂仁化浊开胃；胸膈烦闷、口苦、失眠、恶心呕吐严重者，加黄连、陈皮化痰泻热、和胃止呕。

2. 肝气犯胃证

证候：嗳气频繁，纳呆，嘈杂泛酸，或呕吐，口干口苦，肢冷便溏，舌淡，苔白或微黄，脉弦或缓。

常用方剂：半夏厚朴汤。

用药：清半夏、厚朴、茯苓、生姜、紫苏叶。

方解：本方疏肝理气，和胃降逆。方中清半夏化痰饮和胃止呕；厚朴下气除满止呕；生姜温胃散寒而止呕；茯苓健脾化湿；紫苏叶行气宽中。

加减：胸胁胀满疼痛较甚者，加川楝子、郁金、香附、柴胡疏肝解郁；呕吐酸水，心烦口渴者，加左金丸、山栀子、黄芩等。

3. 胃热气逆证

证候：呕吐秽浊腐臭，食入即吐，脘腹痞闷，心烦喜冷，二便不畅，舌红，苔黄腻，脉滑数。

常用方剂：苏叶黄连饮。

用药：紫苏叶、黄连。

方解：本方清热降逆，祛湿止呕。方中紫苏叶宣肺祛湿；黄连泻心胃之火以止呕，兼具降糖之功，一药多用。两药合之，辛开苦降，如提壶揭盖，肺胃通畅而呕吐自止。

加减：舌苔厚腻者，加苍术、厚朴以行气除湿。

（二）痞满腹胀

1. 脾胃虚寒证

证候：脘腹痞闷，喜温喜按，恶心欲吐，纳呆，身倦乏力，大便稀溏，舌淡，苔白，脉沉细。

常用方剂：附子理中汤。

用药：人参、白术、干姜、炙甘草、附子。

方解：本方温中祛寒，补气健脾。方中干姜大辛大热，温中祛寒；人参甘而微温，补气健脾；白术健脾燥湿；炙甘草益气补中；附子常用 15～30g，以求补火助阳、温中祛寒之功著。

加减：胀闷甚者，加木香、枳壳、厚朴；胃虚气逆，心下痞硬者，加旋覆花、代赭石；病久及肾，肾阳不足，腰膝酸软者，加肉桂、吴茱萸。

2. 寒热错杂证

证候：胃脘痞满，遇冷加重，嗳气，纳呆，嘈杂泛酸，或呕吐，口干口苦，肢冷便溏，舌淡，苔白或微黄，脉弦或缓。

常用方剂：半夏泻心汤。

用药：炙甘草、黄芩、干姜、清半夏、黄连、人参、大枣。

方解：本方寒热并治，消痞散结。方中清半夏散结消痞，和胃降逆；干姜温中散寒，助清半夏温胃消痞以和阴；黄连、黄芩苦寒清降，清泻里热以和阳，又有降糖之功用；人参、大枣、炙甘草健脾益气，补虚和中，兼生津液，既可防黄芩、黄连之苦寒伤阳，又防清半夏、干姜之辛热伤阴。

加减：干嗳食臭、胁下有水气者，加生姜；痞利甚、干呕心烦者，重用炙甘草。热多寒少者，以黄芩、黄连为主，或加蒲公英、栀子以清热泻火；寒多热少者，重用干姜；中气不虚，舌苔白腻者，去人参、大枣，加苍术、厚朴以行气燥湿；气机结滞较甚，痞满不除者，加枳实以开结散滞。

3. 饮停气滞证

证候：胃脘痞硬，胀满如囊裹水或如按杯盘，有形可见，身重纳减，口淡不渴，舌体大，边有齿痕，苔白厚腻，脉濡弱或滑。

常用方剂：枳术汤。

用药：枳实、白术。

方解：本方出自《内外伤辨惑论》，行气化饮，消痞散结。方中枳实用 15～30g 以行气消痞；白术用 30～45g 以健脾祛湿。两药相配，促进胃蠕动和排空。

加减：舌苔厚腻者，加苍术、厚朴以行气除湿；胸胁胀满疼痛较甚者，加川楝子、郁金、香附、柴胡疏肝解郁。

4. 中虚痰阻气逆证

证候：心下痞硬，嗳气不除，或反胃呕逆，吐涎沫，舌淡，苔白滑，脉弦而虚。

常用方剂：旋覆代赭汤。

用药：旋覆花、代赭石、人参、生姜、半夏、甘草、大枣。

方解：本方降逆化痰，益气和胃。方中旋覆花下气化痰，降逆止嗳；代赭石重坠降逆，镇肝胃之逆气；半夏化痰散结，降逆和胃；生姜温胃散寒而止呕；人参、大枣、甘草健脾益气，补虚和中。

加减：痰多苔腻者，加陈皮、茯苓以化痰和胃；腹胀较甚者，加枳实、厚朴以行气除满；脾寒见腹痛喜温者，加干姜、吴茱萸以温中祛寒；内有蕴热见舌红、苔黄者，加黄连、竹茹以清泻胃热。

（三）泄泻

1. 水热互结证

证候：泄泻腹痛，伴有腹中雷鸣，泻下急迫，干噫食臭，小便不利或伴有上腹痞满，舌质红，苔黄腻，脉滑数或濡数。

常用方剂：生姜泻心汤。

用药：生姜、炙甘草、黄芩、干姜、清半夏、黄连、人参、大枣。

方解：本方散水清热，和胃止泻。方中生姜与清半夏相配，降逆化饮和胃；黄芩、黄连苦寒，清泻降糖，生姜、清半夏与黄芩、黄连为伍，辛开苦降，开泄寒热结滞，除上腹胀满；佐人参、炙甘草、大枣健脾益胃，以复中焦升降。水气化，升降复，故泄泻、肠鸣等症悉除而病愈。

加减：偏于湿重，有机体沉重、困倦嗜卧、不思饮食、腹胀较重者，加厚朴、陈皮、苍术以燥湿运脾，行气和胃；食滞者，加焦三仙、莱菔子以消食导滞。

2. 肠道湿热证

证候：大便黏腻不爽或泻痢不止，舌质红，苔黄腻，脉滑数。

常用方剂：葛根芩连汤。

用药：葛根、黄芩、黄连、甘草。

方解：本方出自《伤寒论》，清热燥湿，厚肠止利。方中葛根内清阳明之热，升发脾胃清阳而生津止泻；黄芩、黄连苦寒清热，燥湿止利，同时，此三药均能降糖，标本兼治，一举两得。

加减：口干烦热者，加知母、天花粉清热生津，兼具降糖之力；腹痛者，加炒白芍以缓急止痛；里急后重者，加木香、槟榔以行气而除后重；兼呕吐者，加半夏、竹茹以降逆止呕；夹食滞者，加焦三仙以消食。

3. 脾肾阳虚证

证候：消渴病病程较长，黎明之前脐腹作痛，或无痛性腹泻，肠鸣即泻，泻下完谷，可有大便失禁，伴乏力倦怠，身体消瘦，形寒肢冷，腰膝酸软，舌淡，苔白，脉沉细无力。

常用方剂：四神丸。

用药：补骨脂、吴茱萸、肉豆蔻、五味子、生姜、大枣。

方解：本方温肾补脾，涩肠止泻。方中重用补骨脂，善补命门之火以温暖脾土，为治肾虚泄泻之要药；肉豆蔻温中涩肠；吴茱萸温中散寒；五味子收敛固涩而止泻。

加减：久泻中气下陷而见脱肛者，加黄芪、升麻、党参、白术以升阳举陷；脾肾阳虚甚而见洞泄无度、畏寒肢冷者，酌加肉桂、附子。

4. 脾胃虚弱证

证候：大便时溏时泻，饮食稍有不慎即发或加重，食后腹胀，痞闷不舒，纳呆食少，身倦乏力，四肢不温，少气懒言，舌淡，苔白，脉细弱。

常用方剂：参苓白术散。

用药：党参、茯苓、白术、桔梗、山药、甘草、扁豆、莲子、砂仁、薏苡仁。

方解：本方健脾和胃，祛湿理气。方中党参、白术、茯苓益气健脾燥湿；山药益气补脾；莲子补脾涩肠；扁豆、薏苡仁健脾化湿；砂仁化湿醒脾，行气和胃；桔梗宣开肺气，通利水道。

加减：兼中焦虚寒而腹痛喜得温按者，加干姜、肉桂以温中祛寒止痛；纳差食少者，加焦三仙以消食和胃；咳痰色白量多者，加半夏、陈皮燥湿化痰。

（四）便秘

1. 胃肠积热证

证候：大便干结，腹胀腹痛，面红身热，口干口臭，心烦不安，小便短赤，舌红，苔黄，脉滑数。

常用方剂：麻子仁丸。

用药：火麻仁、芍药、枳实、大黄、厚朴、杏仁。

方解：本方泻热导滞，润肠通便。方中火麻仁质润多脂，入脾、胃、大肠，益脾胃之阴，尤能润肠通便；杏仁上肃肺气，下润大肠；芍药养血敛阴；大黄苦寒泻热，枳实破结，厚朴除满，此三味轻下热结以除胃肠燥热。

加减：若津液已伤，见口干渴，舌红少苔者，可加生地黄、玄参、麦冬；若肺热气逆，咳喘便秘者，加瓜蒌仁、苏子、黄芩；若兼郁怒伤肝，易怒目赤者，加服芦荟、龙胆草。

2. 气虚便秘证

证候：大便干结，或便质不硬但临厕努挣乏力，便难解出，汗出气短，面白神疲，倦怠乏力，舌淡苔白，脉虚弱。

常用方剂：黄芪汤。

用药：黄芪、火麻仁、陈皮、白蜜。

方解：本方益气通便。方中黄芪补脾肺之气，增大肠传导之力；火麻仁、白蜜润肠通便；陈皮理气消滞。

加减：腹中冷痛，小便清长者加肉苁蓉、锁阳。

3. 阴虚肠燥证

证候：大便干结如羊屎，形体消瘦，头晕耳鸣，盗汗颧红，腰膝酸软，失眠多梦，舌红少苔，脉细数。

常用方剂：增液承气汤。

用药：玄参、生地黄、麦冬、芒硝、大黄。

方解：本方滋阴清热，润肠通便。方中玄参滋阴生津，壮水制火，起肾水以滋肠燥，麦冬润肺益胃，生地黄滋阴壮水、清热润燥，此三味用量宜大，尤以麦冬性平而无滋腻，津亏甚者，可用至 90g；大黄、芒硝苦寒润燥，泻热通便，诸药配伍，补泻兼施以通便。

加减：面色少华，口唇色淡者，加当归、何首乌；胃阴不足，口干唇燥，舌质光绛者，加沙参、玉竹、石斛。

4. 阳虚便秘证

证候：大便干或不干，排出困难，小便清长，面色㿠白，四肢不温，腹中冷痛，得热则减，腰膝冷痛，舌淡，苔白，脉沉迟。

常用方剂：济川煎。

用药：当归、牛膝、肉苁蓉、泽泻、升麻、枳壳。

方解：本方温肾益精，润肠通便。方中肉苁蓉温肾益精，润燥滑肠，为肾虚便秘之要药；当归养血润肠；牛膝补肝肾以强腰膝；枳壳下气宽肠；升麻轻宣升阳，有欲降先升，升清降浊之妙。

加减：若寒凝气滞，腹痛较甚者，加肉桂、木香；胃气不和，恶心呕吐者，加半夏、砂仁等；若老年人虚冷便秘，可用锁阳；若脾阳不足，阴寒积冷者，可用干姜、附子、白术。

（五）常用中药/药对

1. 临床常用中药/药对

（1）半夏、茯苓：化痰祛湿。半夏辛燥化痰；茯苓健脾利湿。

（2）半夏、紫苏：化湿止呕。紫苏宣肺祛湿；半夏化痰和胃止呕。

（3）半夏、生姜：温胃止呕。半夏化痰饮，和胃止呕；生姜温胃散寒而止呕。

（4）黄连、吴茱萸：清泻肝火，降逆止呕。黄连清肝泻胃；吴茱萸开郁降逆。两药合用，肝火得清，胃火得降，多用于胃脘反酸者，可根据病机寒热之不同调整黄连、吴茱萸之用量，若肝热犯胃，则黄连:吴茱萸=6:1；若肝胃虚寒，浊阴上逆，则黄连:吴茱萸=1:6。

（5）金铃子、延胡索：疏肝清热，活血止痛。金铃子疏肝行气，清泻肝火；延胡索活血止痛。

（6）枳实、白术：行气化饮，消痞散结。枳实行气消痞，白术健脾祛湿。

2. 仝小林教授促胃肠动力之用药经验

（1）枳壳、厚朴：促进食管蠕动之动力药。枳壳行气开胸，宽中除胀；厚朴下气除满。

（2）枳实、陈皮、青皮、厚朴：促进胃消化排空之动力药。枳实破气消积，化痰除痞；青皮、陈皮化痰健脾，行气除胀；厚朴下气除满。

（3）槟榔、二丑、厚朴：促进小肠消化吸收之动力药。槟榔消积行气，缓泻通便；二丑利水通便，祛痰逐饮；厚朴下气除满。

（4）大黄、芒硝、厚朴：促进大肠蠕动排空之动力药。大黄、芒硝苦寒润燥，泻热通便；厚朴下气除满。

糖尿病胃肠病的中医辨证论治见图 2-1-4。

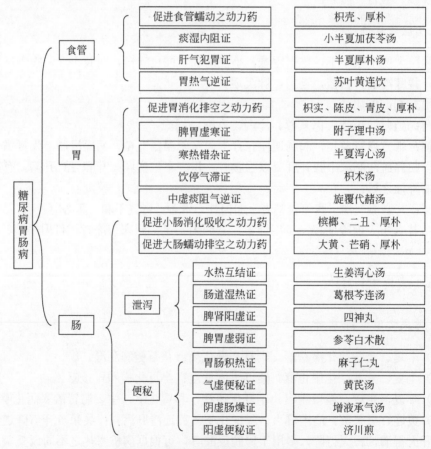

图 2-1-4　糖尿病胃肠病的中医辨证论治

六、其他疗法

（一）中成药

1. 糖尿病性胃轻瘫

（1）脾胃虚寒证

1）香砂六君丸：主要组成是木香、砂仁、党参、白术（炒）、茯苓、炙甘草、陈皮、半夏（制）、生姜、大枣，具有益气健脾和胃之功效。用于脾虚气滞，消化不良，嗳气食少，脘腹胀满。

2）香砂养胃丸：主要组成是木香、砂仁、白术、陈皮、茯苓、半夏（制）、醋香附、枳实（炒）、豆蔻（去壳）、姜厚朴、广藿香、甘草，具有温中和胃之功效。用于胃阳不足、湿阻气滞所致的胃痛、痞满，症见胃痛隐隐、脘闷不舒、呕吐酸水、嘈杂不适、不思饮食、四肢倦怠。

3）健胃消食口服液：主要组成是太子参、陈皮、山药、麦芽（炒）、山楂，具有健胃消食之功效。用于脾胃虚弱，消化不良。

（2）肝胃不和证

1）气滞胃痛颗粒：主要组成是柴胡、延胡索（炙）、枳壳、香附（炙）、白芍、炙甘草，具有疏肝理气、和胃止痛之功效。用于肝郁气滞，胸痞胀满，胃脘疼痛。

2）四磨汤：主要组成是木香、枳壳、乌药、槟榔，具有顺气降逆、消积止痛之功效。用于食积证，症见腹胀、腹痛、啼哭不安、厌食纳差、腹泻或便秘；中老年气滞、食积证，症见脘腹胀满、腹痛、便秘；以及腹部手术后促进肠胃功能的恢复。

（3）食积停滞证

1）六味安消胶囊：主要组成是土木香、大黄、山奈、寒水石（煅）、诃子、碱花，具有和胃健脾、导滞消积、活血止痛之功效。用于胃痛胀满，消化不良，便秘。

2）枳实导滞丸：主要组成是枳实（炒）、大黄、黄连（姜汁炙）、黄芩、六神曲（炒）、白术（炒）、茯苓、泽泻，具有消积导滞、清利湿热之功效。用于饮食积滞，湿热内阻所致的脘腹胀痛，不思饮食，大便秘结，痢疾里急后重。

2. 糖尿病性泄泻

（1）肝胃不和证：痛泻宁颗粒。药物主要组成是白芍、青皮、薤白、白术，具有柔肝缓急、疏肝行气、理脾运湿之功效。

（2）脾胃虚弱证：参苓白术散。药物主要组成是人参、茯苓、白术（麸炒）、山药、白扁豆、莲子、薏苡仁、砂仁（炒）、桔梗、甘草，具有健脾益气之功效。用于体倦乏力，食少便溏。

（3）脾肾阳虚证：附子理中丸。药物主要组成是附子、党参、白术、干姜、甘草，辅料为蜂蜜，具有温中健脾之功效。用于脾胃虚寒，脘腹冷痛，呕吐泄泻，手足不温。

3．糖尿病性便秘

（1）胃肠积热证：麻仁软胶囊。药物主要组成是火麻仁、苦杏仁、大黄、枳实（炒）、厚朴（姜制）、白芍（炒），具有润肠通便之功效。用于肠燥便秘。

（2）阴虚肠燥证：芪蓉润肠口服液。药物主要组成是黄芪（炙）、肉苁蓉、白术、太子参、地黄、玄参、麦冬、当归、黄精（制）、桑椹、黑芝麻、火麻仁、郁李仁、枳壳（麸炒）、蜂蜜，具有益气养阴、健脾滋肾、润肠通便之功效。用于气阴两虚，脾肾不足，大肠失于濡润而致的虚证便秘。

（二）针灸

1．体针

（1）糖尿病性胃轻瘫：取穴中脘、足三里、内关、公孙、脾俞、胃俞。配穴：肝胃不和者配曲池、阳陵泉、太冲；脾胃虚弱者配气海、关元、三阴交。用平补平泻法。脾胃虚弱者留针期间行艾条灸气海、关元、中脘、足三里。

（2）糖尿病性便秘：取穴大肠俞、天枢、支沟、上巨虚。配穴：热结者加合谷、曲池；气滞者加中脘、行间；气血虚弱者加脾俞、胃俞；寒秘者加神阙、气海。实秘用泻法，虚秘用补法。

（3）糖尿病性泄泻：取穴天枢、大肠俞、足三里，配以脾俞、胃俞、肝俞、胆俞、小肠俞、肾俞。配穴：脾胃气虚者加百会、气海；脾肾阳虚者加关元、命门；肝郁脾虚者加内关、太冲、公孙；湿热内蕴者加阴陵泉、三阴交。虚证用补法，实证用泻法。

2．耳针

选穴为脾、胃、大肠下段、三焦。用王不留行籽外压，以胶布固定，每隔3日更换1次，可改善糖尿病性便秘。

（三）推拿

患者平卧，左手掌顺时针方向摩脐，右手助力，可治疗糖尿病性便秘。
患者平卧，左手掌逆时针方向摩脐，右手助力，可治疗糖尿病性泄泻。

（四）拔罐

阳虚便秘，取大肠俞、小肠俞、左下腹，分别用闪罐法拔罐15分钟，每日1次。
糖尿病性泄泻，取肚脐窝处（相当于以神阙穴为中心，包括两侧天枢穴的部位）用口径6cm的中型火罐拔罐，隔日1次。
脾胃虚寒性泄泻，取穴天枢、关元、足三里、上巨虚或大肠俞、小肠俞、足三里、下巨虚。按腧穴部位选择不同口径的火罐，两组腧穴交替使用，隔日1次。

七、验 案 赏 析

案一：高某，女，37岁，2008年5月19日初诊。主诉：血糖升高20年，呕吐反复发作8年。现病史：患者于1988年因酮症酸中毒入院，确诊为"1型糖尿病"，一直注射胰岛素治疗。8年前开始出现呕吐，反复发作不愈。初诊刻下症见：恶心，呕吐，胃中有振水音，呕吐胃内容物为清水，每次发作，直至吐空胃内容物为止。精神差，头昏乏力，无法正常工作，消瘦（近5个月来体重下降6.5kg），现体重43.5kg。无食欲，眠差，小便调，大便秘结。月经情况：近半年月经周期45日，经期2日，量少，色暗。查体：面色白，消瘦，舌质淡，苔薄白，舌底瘀，脉沉弱。辅助检查：空腹血糖（FBG）8.0mmol/L。餐后2小时血糖（PG2h）11.0mmol/L。糖化血红蛋白8.0%。眼底检查：双侧糖尿病性视网膜病变增殖期。现用药物：预混胰岛素30R，早18U，晚6U；糖微康、西沙必利。

西医诊断：1型糖尿病，重度胃瘫。

中医诊断：消渴并病，呕吐。

中医辨证：脾胃虚寒，胃失和降。

治法：温建中州，辛开苦降。

处方：附子理中汤合苏连饮加减。附子30g，干姜15g，红参6g，炒白术30g，黄连15g，苏叶6g，苏梗6g，3剂，水煎服。

2008年5月22日二诊。患者服3剂后，呕吐减轻，近3日仅呕吐1次，且稍呕即止，睡眠改善，食欲佳，仍腹胀，胃凉时有凉气上冲咽部。大便仍不畅，2日未行。月经延后半月余。查FBG 6.0 mmol/L。舌脉同上。上方加肉苁蓉60g，锁阳30g，水蛭粉（包煎）15g，川桂枝30g。10剂，水煎服。停糖微康、西沙必利。嘱经期停水蛭粉。

2008年6月2日三诊。服上方3剂后，呕止，神可，月经来潮，经期3日，量少。纳可，体力好转，已经恢复工作。胃凉，手脚不温，仍有腹胀，大便正常。半月体重增加1kg。查FBG7.1mmol/L。由二诊方去黄连、苏叶、苏梗，改附子为15g，肉苁蓉为30g，加黄芪60g，当归30g，枳实9g。28剂，水煎服。

后改为丸剂继服。随访半年，体重由44.5kg增加至55kg，无不适主诉，血糖平稳，精神佳，工作得意，生活安定。

分析：患者阳气不足，中阳虚极，脾胃升降失司，气机逆乱，发为呕吐。呕吐久，损阳耗液，中焦虚寒，纳运无能，后天之本已疲将殆，机体虚极而瘦。辨证为中焦虚寒，气机逆乱。患者胃脘胀，胃中有振水音，腹胀肠鸣，怕冷纳少，且舌淡，苔白，脉细弦滑，均显示出脏腑虚寒，胃阳不足之象。仝小林教授指出，临证"以证为基，以病为参，以症为靶"。此患者目前以脾胃虚寒证为基础，消渴病为参考，呕吐主症为靶向，故以止呕为首要任务，以温健中州为原则，以降糖通络为长远计划。初诊时方用附子理中汤健旺中阳，恢复脾胃斡旋布达之机。重用附子30g为君，正如郑钦安《医理真传》所述"非附子不能挽救欲绝之真阳，非姜术不能培中宫之土气"。方中附子温中散寒，干姜温阳和胃止呕，附子无姜不热，两药相伍相得益彰；又重用苦甘温燥之白术，健运中州，投脾之所喜，达补虚之功，兼利小便而通阳；改人参为其熟品——红参，取温润之性；

针对患者呕吐之主症，予辛开苦降之法，选用黄连苏叶汤，行气宽中降逆，黄连"苦酸制甜"，能降血糖，且一味苦寒药伍入众辛温药中，反佐以防拒药，且合辛开苦降调气机以降血糖之用。患者虽有络瘀，但以呕吐为急症，故予稍后再图通络缓治之法。

二诊时患者服上药 3 剂后，呕止大半，药证相符，守主方不变。中阳不足，阳虚便秘，故予大剂肉苁蓉、锁阳温阳通便；咽部凉，予以桂枝温通而平冲；患者糖尿病 20 年，久病入络，络脉瘀滞，故用水蛭粉治瘀防闭。水蛭味咸专入血分，张锡纯称赞水蛭为"破瘀血而不伤新血，纯系水之精华生成，于气分丝毫无损，而瘀血默消于无形，真良药也"。且水蛭与众温通药合用，血得温则行。仝小林教授认为，糖尿病早期即存在络滞，具有络滞—络瘀—络闭（损）的病机演变发展规律。故在治疗过程中，应"糖络并治"，早期运用通络治法，预防和治疗并发症。

三诊时患者呕止后去黄连、苏叶、苏梗。月经量少为气血亏虚之象，加当归补血汤（黄芪、当归），黄芪益气健脾，使生化有源，并重用当归以补血养血，且加强润肠之效。寒象已减，故减附子量。加枳实，与白术配伍，乃《金匮要略》枳术汤之治"心下坚，大如盘，边如旋盘，水饮所作，枳术汤主之"之意，为辛开醒脾健胃之妙用。患者脾胃得健，气机得复，体重增加，健康在望。

案二：黄某，女，44 岁，2008 年 12 月 6 日初诊。主诉：发现血糖升高 10 年，间歇呕吐 3 个月。现病史：患者 1998 年于当地医院诊断为"糖尿病"，予注射胰岛素治疗，低精蛋白重组人胰岛素早晚各 6U，预混胰岛素 N 晚 6U 晚，血糖控制不佳，FBG 13mmol/L 左右。3 个月前开始出现呕吐，反复发作不愈。初诊刻下症见：恶心呕吐，胃痛，身热乏力，头晕，手足凉，纳少，眠可，小便可，大便干，1～3 日一行，舌淡，苔白，脉沉细略滑。

西医诊断：糖尿病性胃轻瘫。

中医诊断：消渴并病，呕吐。

中医辨证：痰湿内阻，胃气上逆。

治法：化痰祛湿，和胃止呕。

处方：旋覆代赭汤合小半夏加茯苓汤加减。清半夏 30g，生姜 50g，旋覆花 30g，代赭石 15g，酒大黄 9g，红参 30g，茯苓 60g，槟榔 30g。

2008 年 12 月 23 日二诊。患者诉，服药前饮食皆吐，服药 4～5 剂后呕吐、腹痛明显减轻，但仍反酸烧心，身热头晕乏力较前减轻，纳眠可，小便调，大便稀，日一行。上方去旋覆花、代赭石，清半夏减为 15g，生姜减为 30g，红参改为 15g，槟榔改为 20g，酒大黄改为 6g。

2009 年 1 月 27 日三诊。患者诉，服上药 28 剂后呕吐消失，但晨起恶心，反酸烧心，胃中有振水音，身冷，纳眠可，小便调，大便干，3～4 日一行。予新方附子泻心汤加减：附子 30g，红参 15g，黄连 4.5g，生姜 30g，酒大黄 12g，槟榔 30g。

后患者复诊。自诉上方加减服用 2 个月后，反酸呕吐消失，胃中振水音消失，饮食生活复常。

分析：该患者病情较重，消渴日久，脾胃运化功能损伤殆尽，脾不升清，胃不降浊，以致 3 个月来反复呕吐，痰湿内阻，而清窍不利，故时感头晕。旋覆代赭汤、小半夏加茯苓汤两方合用，共奏化痰祛湿、和胃止呕之功。旋覆代赭汤出自汉代张仲景所著《伤寒杂病论》："伤寒发汗、若吐、若下，解后，心下痞硬，噫气不除者，旋覆代赭汤主之"。
小半夏汤出自《金匮要略》"呕家本渴，渴者为欲解，今反不渴，心下有支饮故也，小
半夏汤主之"。方中旋覆花、代赭石两药合用，重镇降逆止呕；清半夏、生姜、茯苓三
药合用，化痰祛湿止呕；酒大黄、槟榔下气泄热通腑，以促肠蠕动而通利大便。三诊时，
患者呕吐消失，偶有反酸，胃中有振水音，予附子泻心汤加减。附子泻心汤出自《伤寒
论》"心下痞，而复恶寒汗出者，附子泻心汤主之"。诸药配伍，以温阳消水散痞，服药
2 个月后，呕吐消失。

　　案三：赖某，男，52 岁，2008 年 6 月 23 日初诊。主诉：发现血糖升高 7 年，间歇
呕吐 10 月余。现病史：患者于 2001 年因不欲饮食，消瘦于当地医院就诊，诊断为"2
型糖尿病"，予口服消渴丸、降糖宁、六味地黄丸、阿卡波糖、格列齐特等药物，血糖
控制不佳，FBG 7~12mmol/L，餐后最高达 17~18mmol/L。10 个月前开始出现呕吐，
反复发作不愈。初诊刻下症见：反酸烧心，恶心呕吐，伴咽部灼热疼痛，胃胀满冷痛，
面部时有麻木，伴手足指趾及手掌、足背、小腿麻木，时怕冷，手足发热，前胸腹部多
汗出，背部无汗，纳差，口淡无味，至今 3~4 日未进食，眠可，小便可，大便干，3~
4 日未解，舌淡，苔白，脉沉细略滑。

　　西医诊断：糖尿病性胃轻瘫。
　　中医诊断：消渴并病，呕吐。
　　中医辨证：痰湿内阻，胃气上逆。
　　治法：化痰祛湿，和胃止呕。
　　处方：苏连饮汤合小半夏汤加减。清半夏 30g，干姜 30g，黄连 15g，苏叶 15g，煅
瓦楞子 30g，代赭石 30g，红参 6g，酒大黄 3g。

　　2008 年 6 月 30 日二诊。患者诉，服药后腹痛消失，胃脘有灼热感，无恶心呕吐，
平卧时口涎增多，偶反酸烧心，仍头晕伴四肢酸痛，纳可，晨起易饥，体重增加 3kg，
眠可，小便调，大便可。上方去煅瓦楞子、代赭石，清半夏改为 15g，干姜改为 15g，
苏叶改为 9g，加茯苓 30g，片姜黄 15g，羌活 15g，桂枝 15g。

　　2008 年 7 月 7 日三诊。患者诉，反酸、恶心呕吐消失，胃脘灼热感消失，偶有头晕，
四肢乏力酸痛较前减轻，四肢末端微有凉麻感，纳眠可，二便调，夜尿 1~2 次，晨起
偶有腹部不适。予新方黄芪桂枝五物汤加减：葛根 45g，川桂枝 15g，白芍 30g，鸡血藤
30g，片姜黄 30g，羌活 30g，独活 45g，炙甘草 15g。

　　后患者复诊，恶心呕吐无复发，饮食复常，体重增加。

　　分析：本例患者属中医"消渴并病，呕吐"范畴，消渴日久，脾胃运化功能受损，
脾不升清，胃不降浊，以致呕吐，舌淡苔白，脉沉细略滑，提示脾虚湿盛，综合四诊，
辨证为痰湿内阻，胃气上逆证，方以苏连饮汤合小半夏汤加减。苏连饮出自薛氏《湿热
病篇》"肺胃不和，最易致呕。盖胃热移肺，肺不受邪，还归于胃。必用川连以清湿热，
苏叶以通肺胃"。方中黄连味苦，清降上冲之胃火，苏叶味甘辛而气芳香，通降顺气，
和胃降逆，两药相合辛开苦降，使中焦大气恢复运转，升降有序而止呕；佐以煅瓦楞子
抑酸止酸，代赭石重坠降逆，镇肝胃之逆气，以增强止呕之力。二诊时，患者诉呕吐消
失而口涎增多，加茯苓乃小半夏茯苓汤之意，增其健脾利湿止呕之功，加片姜黄、羌活、

独活以求祛湿活血通络。三诊时，患者呕吐胃脘不适等症状已经消失，予黄芪桂枝五物汤加减，以养血活血通络。

案四：王某，女，54 岁，2008 年 4 月 6 日初诊。主诉：发现血糖升高 9 年，严重恶心呕吐伴消瘦 2 年。现病史：患者 1999 年因消瘦乏力，查 FBG19 mmol/L，被诊为"2 型糖尿病"。病初服药，后因血糖控制不佳开始注射胰岛素。近 2 年频繁出现严重恶心呕吐，发作时不能进食任何食物，亦不能饮水，仅靠静脉输注高营养维持。体重由 63 kg 下降至 41kg，伴大便秘结，最长时数周一行，非泻药不下。曾求诊于多家医院，用多种胃肠动力药，均未获效。初诊刻下症见：大骨枯槁，大肉陷下，弯腰弓背，面色黯淡无光，颧高颊削，频繁恶心呕吐，呕吐咖啡色胃液。平素便秘，数日不解，甚则非开塞露不能，畏寒肢冷。胃脘中痞满不适，有振水声。由家人背入诊室，患者表情痛苦，无力言语，只能由家人代诉。

西医诊断：糖尿病合并重度胃瘫。

中医诊断：消渴并病，呕吐。

中医辨证：脾肾阳衰，升降失司。

治法：温补脾肾，升清降浊。

处方：小半夏汤合附子泻心汤、旋覆代赭汤加减。淡附子（先煎）30g，干姜 15g，茯苓 120g，炒白术 30g，红参（单煎）15g，代赭石 15g，旋覆花（包煎）15g，黄连 30g，清半夏 30g，炙甘草 15g，生大黄 15g，肉苁蓉 30g。

7 剂，水煎服。

患者服药 2 剂后，呕吐即止，少量进食，大便始通。

2008 年 5 月 4 日复诊。其间仅有一次轻微呕吐（乃注射胰岛素引起低血糖所致）。停用胰岛素后未再发生呕吐。治疗已获效，因而一鼓作气，淡附子增量至 60 g。三诊时患者体重已由 41 kg 增至 48 kg，精神饱满，面色红润，活动自如，前后判若两人。上方加减继服，最后一诊，患者体重增至 53kg。后随访至今，未再呕吐。

分析：患者以呕吐伴消瘦为主诉，"诸呕吐，谷不得下者，小半夏汤主之"。用小半夏汤、附子泻心汤、旋覆代赭汤合方加减。由于患者畏寒肢冷，恶心呕吐，故清半夏与淡附子同用，清半夏降逆止呕，淡附子温阳散寒，淡附子用至 30g（先煎），减毒存用，反药组方，各行其道，反畏相激，拮抗结合，相得益彰，达到峻下猛力的作用。服药 2 剂后，呕吐即止。

案五：董某，女，26 岁，2011 年 3 月 28 日初诊。主诉：发现血糖升高 8 年，呕吐持续 4 个月。现病史：患者于 2003 年因口渴于当地医院就诊，FBG 约为 16mmol/L，诊断为"糖尿病"，予注射胰岛素，口服盐酸二甲双胍治疗，血糖控制不佳。近 4 个月出现呕吐，反复发作不愈。初诊刻下症见：恶心呕吐反酸，全身乏力低热，四肢酸痛，后背疼痛伴汗出，纳少，眠差，小便可，大便溏，舌体胖，苔白腻，脉沉细略滑。

西医诊断：糖尿病性胃轻瘫。

中医诊断：消渴并病，呕吐，泄泻。

中医辨证：痰阻气逆，水热互结。

治法：降逆化痰，散水清热，和胃止泻。

处方：旋覆代赭汤和生姜泻心汤加减。附子 60g，代赭石 30g，旋覆花 30g，藿梗 9g，苏梗 9g，黄连 3g，生姜 30g。

2008 年 4 月 6 日二诊。患者诉，服上药 7 剂后恶心微减轻，但呕吐症状同前，其余无明显变化。上方去附子，加半夏 30g，茯苓 60g，红参 30g，吴茱萸 15g，炙甘草 15g，石斛 30g，生姜加到 45g。

2008 年 4 月 20 日三诊。患者诉，服上药 14 剂后无呕吐，仍轻微恶心反酸，乏力减轻，四肢、背部疼痛减轻，纳少眠差，大便溏。予方生姜 30g，黄连 3g，黄芩 9g，红参 15g，半夏 15g，炙甘草 15g，茯苓 90g，伏龙肝 120g，怀山药 30g，柯子肉 30g。

后患者复诊，自诉反酸、呕吐、泄泻已基本消失，饮食复常。

分析：患者消渴日久，脾胃运化失司，升降不调，以致 4 个月来反复呕吐，痰湿内阻而水谷不化，故见大便溏泄。旋覆代赭汤、生姜泻心汤两方合用，共奏降逆化痰、散水清热、和胃止泻之功。旋覆代赭汤出自张仲景所著《伤寒杂病论》"伤寒发汗、若吐、若下，解后，心下痞硬，噫气不除者，旋覆代赭汤主之"。方中旋覆花苦辛性温，下气化痰，降逆止呕，代赭石甘寒质重，降逆下气，两药相合共奏重镇降逆之功效；苏梗宣肺祛湿，黄连泻心胃之火以止呕，兼具降糖之功，一药多用，两药合之，辛开苦降，如提壶揭盖，肺胃通畅而呕吐自止；附子温阳散水；生姜温胃止呕，诸药配伍以化痰降逆，和胃止呕。二诊时，加半夏、茯苓与生姜配伍以小半夏汤之化痰祛湿止呕；加吴茱萸散寒开郁，下气止呕。三诊时，仍轻微恶心，大便溏，予生姜泻心汤加减。方中生姜与半夏相配，降逆化饮和胃；黄芩、黄连苦寒，清泻降糖；生姜、半夏与黄芩、黄连为伍，辛开苦降，开泄寒热结滞，除上腹胀满；怀山药、炙甘草、茯苓健脾益胃，以复中焦升降。水气化，升降复，故呕吐便溏等症悉除而病愈。

案六：白某，女，51 岁，2008 年 2 月 14 日初诊。主诉：发现血糖升高 8 年，间断性呕吐 2 年。现病史：患者于 2000 年因伤口愈合缓慢于当地医院就诊，期间发现 FBG12.5mmol/L，诊断为"糖尿病"，口服盐酸二甲双胍治疗，血糖控制良好。近期无明显诱因出现呕吐，反复发作不愈。初诊刻下症见：20 日轻微呕吐，伴恶心、呃逆，无腹胀，全身怕凉，手足心热，纳少，眠差，需服用地西泮，小便可，大便秘，舌苔黄厚腻，脉沉细弱。

西医诊断：糖尿病胃肠功能紊乱。

中医诊断：消渴并病，呕吐，便秘。

中医辨证：胃热气逆，中焦寒滞。

治法：辛开苦降，降逆止呕。

处方：半夏泻心汤加减。清半夏 30g，黄连 15g，黄芩 30g，党参 30g，生大黄 15g。

2008 年 3 月 20 日二诊。患者诉，服上药 28 剂后未再呕吐，胃部已无怕冷感，仍身凉，仍足热，入睡难，大便秘，需配合果导片治疗方可排便，舌苔黄厚，舌底瘀，脉沉细弱。予新方枳实 30g，厚朴 30g，生大黄 15g，元明粉 15g，黄连 15g，苏叶 9g，生山楂 30g，清半夏 15g。

2008 年 4 月 17 日三诊。患者诉，胃脘无恶寒，无恶心呕吐，仍身凉，仍足热，入睡难，服元明粉时大便正常，停用则无大便，舌苔黄厚，舌底瘀，脉沉细弱。上方去厚朴、生山楂，加白术 30g，炙甘草 30g，枳实改为 15g。

2008 年 6 月 23 日四诊。患者诉，无恶心呕吐，身凉减轻，仍微足热，入睡难，大便正常，日 1～2 行，舌苔黄厚，积粉苔，脉沉弱。予方生大黄 30g，元明粉 30g，黄连 30g，苏叶 15g，槟榔 30g，黑丑 10g，白丑 10g，黄芪 30g，肉苁蓉 30g，当归 30g。

后患者复诊，自诉呕吐、便秘已基本消失，饮食复常。

分析：本例患者属中医"消渴并病，呕吐，便秘"范畴。患者消渴日久，脾胃运化功能受损，脾不升清，胃不降浊，中焦塞滞，致使胃失和降，频繁呕吐，肠不泌浊，致使大便干结。舌苔黄厚腻，可见患者胃火之盛，故酸随胃气上逆而出。故宜辛开苦降，和胃降逆为法。清半夏降逆止呕除寒，黄连、黄芩苦寒清降，泻胃中火热，三者合用，辛开苦降，泻热消痞，调其寒热，复其升降，则呕吐、反酸自除。党参、生大黄两药相配，益气通便。二诊诉服上药 28 剂后未再呕吐，但大便仍秘。予大承气汤加减。生大黄、元明粉苦寒泄热，枳实消痞破结，厚朴下气除满，诸药配伍轻下热结以除胃肠燥热而通便；苏叶、黄连两药配伍，一升一降，肺胃通畅而呕吐自止。三诊时呕吐消失，大便秘减轻，加用白术，与枳实合枳术丸之意，枳术丸源于《金匮要略》之枳术汤，枳术汤主"心下坚，大如盘，边如旋盘"，后李东垣在《内外伤辨惑论》中改其为枳术丸，"令人胃气强实"，具有促进胃消化排空之功用。四诊患者各症状有所减轻，故与 4 月 17 日方比较，加槟榔、黑丑、白丑以行气通便，促小肠消化吸收之功用，黄芪、肉苁蓉、当归益气养血温阳以通便，诸药配伍而便秘消失。

案七：陈某，男，33 岁，2008 年 2 月 14 日初诊。主诉：发现血糖升高 7 年，呕吐持续 3 个月。现病史：患者于 2001 年在当地医院诊断为"糖尿病"，口服盐酸二甲双胍、消渴丸治疗，血糖控制不佳。曾因血糖＞16mmol/L，糖尿病酮症住院治疗，后注射胰岛素，门冬胰岛素 30，早 10U，晚 10U 以控制血糖，有慢性胃炎、胃食管反流病史。近 3 个月出现呕吐，反复发作不愈。初诊刻下症见：恶心呕吐腹胀，胃偶痉挛疼痛，反酸，饮食忌凉热，全身乏力，胁肋部偶有窜痛，手足怕冷，纳少，眠差，小便可，大便干，1 周一行，舌苔，黄厚腻，脉沉细略弦。

西医诊断：糖尿病胃肠功能紊乱。

中医诊断：消渴并病，呕吐，便秘。

中医辨证：痰湿内阻，肝气犯胃。

治法：化痰祛湿，平肝和胃。

处方：小半夏加茯苓汤合反左金丸加减。半夏 15g，生姜 30g，云茯苓 30g，黄连 1g，吴茱萸 6g，苏梗 6g，藿梗 6g。

2008 年 3 月 13 日二诊。患者诉，服上药 28 剂后呕吐次数减少，仍周身乏力困重，后背疼痛，心烦易怒，偶心慌，纳少眠差，大便质干，2 日一行。上方去半夏、生姜，加淡附片 30g，红参 15g，旋覆花 15g，代赭石 15g，云茯苓加到 120g。

2008 年 3 月 27 日三诊。患者诉，无恶心呕吐，轻微反酸，胃脘微怕冷，有振水音，纳少眠差，时间短但寐实，肠鸣音亢进，大便质可，但无力。上方去旋覆花、代赭石，加生姜 30g，桂枝 30g，红参减为 12g。

后患者复诊，自诉反酸、呕吐、便秘已基本消失，饮食复常。

分析：肝气犯胃，胃失和降，气逆于上，故恶心呕吐，食入即吐；久病入络，胃络血瘀，则见胃脘疼痛；肝气郁滞，气行不畅，则胁肋窜痛；舌、脉均是肝气犯胃，痰湿内阻之象。方中黄连、吴茱萸合反左金丸之意，黄连清肝泻胃，吴茱萸开郁降逆，两药相合适宜肝胃虚寒，浊阴上逆之呕吐者；加苏梗、藿梗增强降逆之功；半夏、生姜、云茯苓三药合用，以小半夏加茯苓汤化痰祛湿止呕。复诊时加入旋覆花、代赭石，下气化痰，重镇肝胃之逆气；加淡附片、红参以温阳养血，增肠腑泌浊之功能。故患者前后仅服药50余剂，呕吐之症已消失，便秘之状已大减。

案八：陈某，女，42岁，2008年2月21日初诊。主诉：糖尿病8年余，伴便秘7年余。现病史：患者8年前体检发现血糖升高，FBG 8.4mmol/L，PG2h 18.27mmol/L，口服二甲双胍，血糖控制理想。7年前，患者由于受惊吓大便数日未行，开塞露治疗不理想，血糖波动在8.0~15mmol/L。初诊刻下症见：排便困难，需泻药方能排稀便或油条状便，每周一行，腹胀，腰腹部酸楚、僵硬感明显，视物模糊，心烦易怒，时汗，纳差，口干苦，不渴，牙龈出血，眠可，夜尿1次，舌边红，苔腻微黄，舌下络脉怒张，脉弦细。

西医诊断：糖尿病胃肠功能紊乱。

中医诊断：消渴并病，便秘。

中医辨证：肝郁气滞，血虚肠涩。

治法：养血和中，行气开郁。

处方：逍遥散合枳术丸加减。柴胡10g，当归15g，赤芍10g，白芍10g，川芎6g，黄芩10g，砂仁（后下）6g，肉苁蓉12g，半夏10g，麦冬20g，蒲公英15g，生白术30g，枳实10g，荆芥穗3g，桃仁10g，杏仁10g，炙甘草6g，7剂，水煎服，日1剂，分2次服。

药后第3天开始排便，自觉排便通畅，7剂后，大便保持每日2次左右。随访1个月，按既往剂量服用二甲双胍，血糖波动在10 mmol/L左右。

分析：方中果仁多汁之品能润肠通便，如桃仁、杏仁，桃仁兼能活血破瘀，舌底瘀，故加活血药物，加桃仁，取桃核承气意。《血证论·便闭》载："有瘀血闭结之证……内有瘀血，停积不行，大便闭结；或时通利仍不多下，所下之粪又带黑色，宜用桃仁承气汤治之。"江应宿治侄妇产后便秘，予桃仁承气汤加红花1剂，暴下而愈。杏仁又能通降肺气。生白术量大尚能通便，现代药理研究，生白术可促进胃肠分泌，使肠胃分泌旺盛，蠕动增速；清代陈修园在《神农本草经读》中说："白术之功在燥，而所以妙处在于多脂。枳实主降，与小量荆芥穗相配，升清降浊，调畅腑气。天地之道，先升而后能降，清阳不升，则浊阴不降。"荆芥穗兼能止血。枳实与生白术相配，构成枳术丸能治腹胀。养血活血之当归用至15g有通便之功。麦冬能养阴，兼能制半夏之燥。蒲公英能清阳明之热，一治牙血，二能通便。砂仁芳香醒脾，能化中焦湿气，最能开胃。患者反映服本方后腹部肠鸣加剧，急欲登厕。方中肉苁蓉能治疗阳虚便秘。经言："人四十，而阴气自半也。"人到中年，阴阳俱虚，腰酸背痛，所谓"治秘勿忘温肾"。肉苁蓉还能峻补精血，骤用动滑大便，最适阳虚便秘。本方用风疏雨润法，还包括疏肝理气、调理脾胃。风疏：即升降浮沉，调畅气机，如柴胡、川芎、砂仁、青皮、陈皮、枳实、荆芥穗、杏仁；雨润：滋阴润燥，活血养血，如赤芍、白芍、生白术、当归、桃仁、杏仁；另外黄芩、蒲公英能清热，阴液不被热灼，也间接达到保阴液之效。

第二章　糖尿病肾脏疾病

糖尿病肾脏疾病（DKD）是糖尿病最常见的慢性微血管并发症之一，与慢性肾病（CKD）及终末期肾病（ESRD）的发生密切相关，是导致糖尿病患者死亡的重要原因。DKD 以尿白蛋白清除率升高或肾小球滤过率（GFR）降低为典型表现。临床表现早期多无明显症状，随病情进展，蛋白漏出，多会伴随小便泡沫、水肿、高血压、贫血等，若控制不良疾病发展到晚期肾衰竭阶段，多会伴随周身浮肿、小便少，甚则心力衰竭、呼吸困难，预后不良。2012 年发布的 K/DOQI 指南中指出，当糖尿病患者合并慢性肾脏疾病时，预后会很差。2011 年国际糖尿病联盟（IDF）指出，2030 年全世界糖尿病人数约为 5.52 亿，而在 2011 年仅 3.66 亿左右，其中约 0.893 亿增长来源于中国和印度。同 20 世纪末相比，21 世纪初 2 型糖尿病的患病率明显上升，且逐渐年轻化。据 IDF 发布的 2015 年的第 7 版《世界糖尿病地图》显示，2040 年全世界糖尿病人数将达到 6.42 亿。作为糖尿病最常见且重要的并发症，DKD 的发病率也逐年上升。DKD 多在糖尿病患病 10 年左右发生，在 1、2 型糖尿病患者死因中分列第一、二位。在中国，DKD 是在肾小球疾病之后第二位导致终末期肾病的原因，而且在一些发达国家如日本和美国，DKD 是导致透析治疗的首要原因。

仝小林教授长期从事糖尿病及其并发症的临床和科研工作，对 DKD 的诊治有丰富的经验。仝小林教授对糖尿病有"脾瘅"与"消瘅"的不同认识，将 DKD 分为"脾瘅肾病"和"消瘅肾病"两类。两者前期病机各有偏重，脾瘅为脾虚或脾滞，消瘅为脾肾或肝肾不足，但后期发展均会有虚、瘀、浊的相同转归。早期临床无明显症状，以后随疾病进展多会有小便泡沫并进行性增加，或伴有下肢浮肿、腰膝酸软、倦怠乏力等表现，若疾病控制不良，发展到晚期则出现变证，如小便量少、全身水肿或恶心呕吐、神昏等，此时多病情危重，预后不良。关于 DKD 的中医病名，《金匮要略·水气病脉证并治》称水肿为水气病。宋代赵佶在《圣济总录》中明确提出消渴病中下消为肾消的中医病名："消肾者，有少服石药，房室过度，精血虚竭，石势孤立，肾水燥涸，渴饮水浆，下输膀胱，小便利多，腿胫消瘦，骨节酸疼，故名消肾。"张仲景首将关格作为病名提出，《伤寒论·平脉法》曰："关则不得小便，格则吐逆。"何廉臣在《重订广温热论》提到"溺毒……头痛而晕，视力朦胧，耳鸣耳聋，恶心呕吐，呼吸带有溺臭，间或伴发癫痫状，舌苔起腐，兼有黑点"。综合仝小林教授等诸医家对 DKD 的认识，DKD 属于肾消、消肾、下消、水肿、肾劳、虚劳、关格、消渴肾病、脾瘅肾病、糖络病、消渴病肾病等范畴。

一、DKD病因病机

（一）现代医学对DKD机制的认识

DKD的发病机制根据病情进展可分为几个阶段。最初，2型糖尿病的高血糖所引起的有害影响将使肾脏产生使渗透压升高的代偿反应，导致肾脏高滤过。肾单位高滤过导致血浆蛋白超滤过，包括白蛋白的渗出增加，从而出现微量蛋白尿。接下来，GFR由于进展性的肾损害和肾单位功能的丧失而不断降低，而高血压和尿蛋白的不断增加又会加重病情，最终导致终末期肾病。具体而言，首先，GFR增加的主要原因是由于肾内血管阻力，尤其是入球小动脉和出球小动脉阻力降低，使单个肾单位血浆流量增加所致。由于与肾小球出球小动脉相比，入球小动脉的阻力下降更明显，从而使肾小球滤过压增加，肾小球内高滤过现象出现。肾小球内高滤过状态会导致肾小球系膜细胞和内皮细胞的损伤，开始表现为系膜区增宽和肾小球基膜增厚。持续的肾小球高压使系膜细胞增生、细胞外基质产生增加。肾小球内毛细血管压升高是导致DKD组织损伤的关键。由于经非酶糖基化反应后的血浆白蛋白较正常白蛋白更容易透过毛细血管壁，这就使得白蛋白漏出增加，尿微量白蛋白产生。持续的高血糖造成肾脏渗透压升高，进而不断进展，使DKD表现出一些较具特征性的病理改变，如系膜区增宽、基膜增厚和K-W结节等。病变继续发展则表现为毛细血管腔闭塞，肾脏代偿能力下降，结节性肾小球硬化及肾小球动脉硬化程度加重，尿蛋白不断增加，GFR下降，最终导致肾衰竭。当然，更多研究证明DKD的发生及发展是多因素综合作用的结果，除高血糖外，晚期糖基化终末产物（AGES）的生成、多元醇代谢通路的异常、蛋白激酶C的激活（PKC）、血流动力学的改变及多种细胞因子的异常等都对DKD的发生发展起到了重要作用（图2-2-1、图2-2-2）。

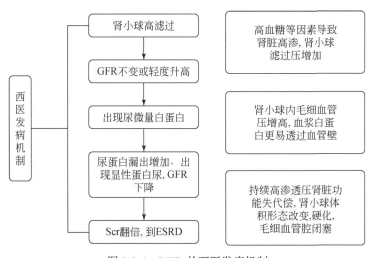

图2-2-1 DKD的西医发病机制

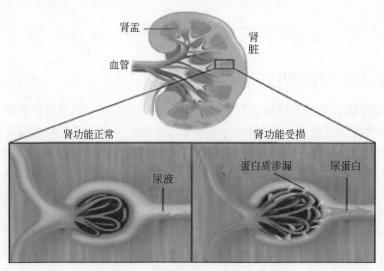

图 2-2-2　DKD 尿蛋白增加的机制

（二）中医对 DKD 发病的认识

1. 发病因素

DKD 为素体肾虚，糖尿病迁延日久，耗气伤阴，五脏受损，夹痰、热、郁、瘀等因素致病。发病之初可见气阴两虚之证，渐至肝肾阴虚；病情迁延，伤及脾肾之阳；病变晚期，肾阳衰败，浊毒内停；或见气血亏损，五脏俱虚，所以此期多出现变证，病情危重，预后不良。

2. 病机及演变

仝小林教授根据多年临床经验，认为 DKD 为消渴病的慢性并发症，属本虚标实之证，本虚以气虚为主，气虚无以固涩精微则精微外漏，气虚日久进而出现阳气不足，则在气虚基础上产生脾肾气虚、脾肾阳虚两方面变化。其标在于肾络瘀阻，兼夹痰浊、浊毒、湿热等。脾失健运，肾不主水，水湿内停，致水湿泛滥，气不运浊，阳不散浊，则导致浊毒内蕴；脾气下陷，肾虚封藏失职，则致精微漏出。尿中蛋白是人之精微物质，大量蛋白从尿中排泄，正气日益耗损，脾肾更见虚亏，而浊毒、水湿内蕴，形成恶性循环。因此 DKD 以虚、瘀、浊为基本病机，虚以气虚为主，又有气、血、阴、阳不足之分，以气阴两虚、气血亏虚、肝肾阴虚、脾肾阳虚多见；瘀为络脉瘀滞，有络滞、络瘀、络闭程度的轻重；浊为浊毒内蕴，有湿、浊、毒的不同表现。虚、瘀、浊三者相互影响，兼见而致病。仝小林教授认为，DKD 根据其基础疾病的不同，有"脾瘅肾病"和"消渴肾病"之不同分类。其成因又有脾滞、脾虚所致和脾肾、肝肾不足所致之异，最终均损伤肾脏的络脉，致精微外漏，络脉损伤，形成 DKD（图 2-2-3）。

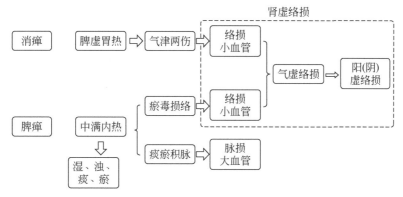

图 2-2-3　DKD 的中医发病机制

二、辨 证 要 点

（一）西医标准要点

1. DKD 的诊断标准

采用 2012 年美国肾脏病基金会的 K-DOQI 标准：糖尿病患者出现微量白蛋白尿（ACR 30～300mg/g）或大量白蛋白尿（ACR＞300mg/g），1～6 个月连续多次检测尿标本，2 次检查异常，或 3 次以上检测的平均值异常，排除泌尿系感染、运动、原发性高血压、心力衰竭及水负荷增加等因素，引起蛋白尿的原发性肾脏疾病或其他继发性肾病方可诊断。合并糖尿病视网膜病变，或 1 型糖尿病病程超过 10 年且出现微量白蛋白尿时可作为 DKD 的诊断线索。

2. DKD 的分期

DKD 按照 Mogenson 分期分为五期。

Ⅰ期：肾小球高滤过和肾脏肥大期，GFR 增高。无明显的组织病理损害。

Ⅱ期：正常白蛋白尿期。尿蛋白排泄率（UAE）＜20μg/min 或＜30mg/24h；GFR 增高或正常；病理表现为肾小球基膜（GBM）开始增厚和系膜基质增加。

Ⅲ期：又称早期 DKD，微量白蛋白尿期。UAE≥20μg/min 或≥30mg/24h；GFR 大致正常；病理表现为 GBM 增厚和系膜基质增加明显，部分小球结节性硬化。

Ⅳ期：临床糖尿病肾病，大量白蛋白尿期。UAE≥200μg/min 或≥0.5g/24h；GFR 明显下降；病理表现为结节性肾小球硬化，毛细血管腔闭塞，肾小球动脉硬化、玻璃样变，肾小球部分荒废。

Ⅴ期：肾衰竭期。GFR 呈进行性下降；大量蛋白尿，病理表现为肾小球广泛硬化、荒废。

此外，糖尿病患者伴随有肾脏损害，不一定都是 DKD。多项研究表明，糖尿病合并的肾脏损害中有 10%～53% 为非糖尿病性肾脏疾病（NDRD），尤其在 2 型糖尿病患者中的比例更高。糖尿病患者出现肾脏损害有三种情况：糖尿病肾病、糖尿病+NDRD 及糖尿病肾病+NDRD。如果临床出现以下特点，有助于 2 型糖尿病合并 NDRD 的诊断：①患者糖尿病病程较短，多数在 5 年以内。②糖尿病早期出现肾损害，或肾损害早于糖尿病，或糖尿病与肾损害同时出现。③血尿明显。DKD 血尿常不突出，而 NDRD 常有较多的畸形血尿；2 型糖尿病患者当出现血尿时应注意怀疑合并 NDRD 的可能。④棘形细胞尿。⑤出现肾损害多不伴有其他微血管病变，特别是视网膜病变。⑥肾衰竭进展迅速。

3. 鉴别诊断

DKD 具有糖尿病和肾病两种表现，结合实验室及病理检查，常可明确诊断。确诊 DKD 之前应除外其他肾脏疾病，必要时需做肾穿刺病理检查。

（1）糖尿病合并原发性肾小球疾病：与糖尿病并存者约占 20%，当出现以下情况时，应进一步做肾脏组织活检加以鉴别：1 型糖尿病患者在早期（6 年以内）出现蛋白尿；持续蛋白尿但无视网膜病变；肾功能急剧恶化；镜下血尿伴红细胞管型等。

（2）其他原因导致的尿蛋白：剧烈运动、发热、原发性高血压、心功能不全等均可引起尿蛋白增加，可通过详细询问病史、临床表现及实验室等相关检查以协助诊断。

临床表现：DKD 以尿白蛋白清除率升高或 GFR 降低为典型表现。临床表现早期多无明显症状，随病情进展，蛋白漏出，多会伴随小便泡沫、水肿、高血压、贫血等，若控制不良疾病发展到晚期肾衰竭阶段，多会伴随周身浮肿、小便少，甚则心力衰竭、呼吸困难，预后不良。

（二）中医辨证要点

DKD 为本虚标实之证，多由脾瘅和消瘅发展为脾瘅肾病和消瘅肾病。两者前期病因分别为中满内热与脾虚胃热，由于实热与虚热的不同，发展走向也有病脉络和病络脉之分，但两者共同之处是均有络损小血管的结局，从而进一步形成虚、瘀、浊的走向。辨证时辨别虚实寒热及病程进展的不同，将会帮助我们更好地认识疾病性质，以及对症、对证治疗。

1. 辨虚实

疾病当辨虚实，初病多实，久病多虚或虚实夹杂。脾瘅肾病者也可根据脾滞与脾虚的病机不同分虚实而论。但无论是过食中满所致的脾滞还是运化无力所致的脾虚，发展为脾瘅肾病时多统一为脾虚表现，此类患者多嗜食肥甘，体态肥胖，或少食但伴气短喘息、乏力，舌胖有齿痕，脉多弦滑。消瘅肾病者初起病性多虚，由脾肾或肝肾不足，阴虚内热引起，此类患者多有消渴病三多一少等临床表现，体型多瘦削，多舌红，少苔，脉多弦细或数。

2. 辨寒热

疾病发展过程中由于自身体质或其他因素的影响会有寒象与热象的不同趋向。偏于寒者，病性多为肾阳虚，病因多为气损及阳，临床多表现为气短、怕冷、乏力、舌淡胖、苔白、脉滑等；偏于热者，病性多为肾阴虚，病因多为胃肠热而肾阴耗损，临床多表现为口干、喜冷饮、舌面干、舌红绛、少苔、脉虚数等。

3. 辨病程

由于 DKD 属于糖尿病发展到"损"的阶段，主要表现即为肾气亏损，肾络瘀滞。就 DKD 病程而言，早期，肾气亏虚，无以封藏，精微下漏，则出现微量蛋白尿。中期，随着病情进一步发展，肾气亏虚更重，无力固摄精微，微量蛋白尿逐渐转为大量蛋白尿；肾虚无以气化，水液不得输布则见肢体水肿；气虚无力运行血液，血液瘀滞则见皮肤色黯，肌肤甲错，舌底瘀滞；肾气亏虚，腰府失养则见腰膝酸痛，神疲乏力。晚期，血行瘀滞，水液停聚，痰浊内生，日久化为浊毒进一步损伤肾络，终致肾衰竭。

三、辨证论治

（一）西医治疗方式

目前 DKD 的常规治疗方式包括肾素-血管紧张素-醛固酮系统抑制剂（RAAS 系统抑制剂）、降压药、控制血糖及降脂药物的应用。晚期发展为尿毒症，则需尽快接受透析治疗或肾脏移植。尽管有关 DKD 的机制研究不甚明确，但对 DKD 患者应用降压药和应用降糖药一样重要已得到普遍认同。许多研究已证实 RAAS 系统抑制剂，如血管紧张素转换酶抑制剂（ACEI）和血管紧张素受体阻滞剂（ARB），可以通过减少尿蛋白的损失而降低 DKD 的发生率，从而降低心血管事件及 ESRD 的发生率。此外，内皮素（ET）抑制系统是新型潜在的治疗策略。内皮素受体存在于肾脏中，在肾小球、肾小管及肾脏微循环中，在正常肾脏功能中发挥重要作用。动物实验表明，内皮素受体抑制剂的肾脏保护作用，主要是选择性 ETA 受体在降低尿白蛋白排泄率、炎症因子和足突细胞受损方面的作用。并且在近几年的研究中，最新的关于内皮素拮抗剂和盐皮质激素受体阻滞剂及新型降血糖受体包括 SGLT-2 抑制剂等的探索，将会在接下来几十年糖尿病及其并发症治疗方面起到很大的导向作用，这也让我们看到了新的希望（图 2-2-4）。

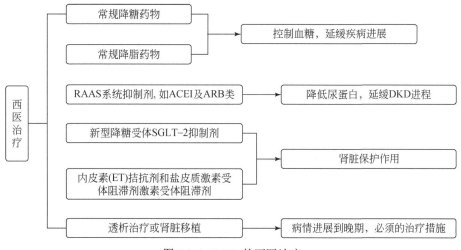

图 2-2-4　DKD 的西医治疗

（二）中医治则治法

仝小林教授根据本病"肾虚为本，血瘀贯穿始终"的病机，提出以补虚活血、化瘀通络和温阳泄浊为主要治法，虚实兼顾、标本同治。临床上根据患者的不同表现，治法相应有所侧重。气虚无以固涩，精微渗出，当以益气固涩为要；阴虚不能濡养经络，阴虚内热灼伤络脉，当以养阴清热为法；血虚不能疏养经络，则络滞、络损，当以养血、活血为要；阳虚不能化浊排毒，浊毒内蕴，当采用温阳化浊、通腑泄浊与活血通络之法；至后期发生浊毒致病，即终末期肾病时，变证蜂起，犯胃以治疗呕吐为主，凌心以温阳利水强心为主等；络滞、络瘀、络闭则络脉凝滞，血行不畅，当以活血通络、破血逐瘀为治则；进一步发展出现络损而致大量精微渗漏，当以养血通络、修复络脉为治则。

（三）中医辨证分型

1. 肾虚络瘀证

肾虚络瘀为 DKD 的核心病机，所以此证型为 DKD 的主证。临床表现可根据脾瘅与消瘅的不同而有所差异，但在 DKD 的发展进程中，早期多无明显症状，随病情进展会有夜尿频、小便泡沫、乏力、舌暗、舌底瘀滞、脉弦等表现。

2. 肾阳虚衰，寒滞胃肠证

临床表现寒象明显，多有颜面或下肢肿、口不渴、乏力、小便泡沫、舌淡胖有齿痕、脉弦滑等表现。

3. 脾肾亏虚，胃热上逆证

临床表现热象明显，多有胃喜凉、眠差、夜尿频、小便泡沫、大便干、舌红、脉弦数等表现。

4. 变证

出现变证多为 DKD 病情进展到一定阶段，多伴随有蛋白尿、水肿、贫血或高血压等，晚期发展为尿毒症，则或见凌心、射肺、犯胃、入脑等变证出现，临床表现多样，可见恶心、呕吐、神昏、喘憋、小便少等。

（四）常用方药

1. 常用方剂

（1）芪丹军蛭汤：常用药为黄芪、大黄、丹参、水蛭粉。

方解：此方为仝小林教授根据 DKD 的肾虚络瘀核心病机提出的自拟方。其中大黄和水蛭粉源于抵当汤，取其逐瘀通络之效。大黄攻积逐瘀通经，荡涤浊毒，水蛭粉为虫类药，其药性走窜，破血逐瘀，搜剔络中结邪，使药直达病所，且能补虚强体，祛瘀血而不伤新血，两药合用可降低蛋白浊毒，疏通肾络，通调血脉，恢复络损；黄芪自古被列为本草上品，有补气固表、利水消肿功效，还有"逐五脏间恶血""通调血脉"等功效，黄芪可补气健脾，水谷生化有源则精微得以补充，减少蛋白的排出；丹参补血活血，合黄芪兼有当归补血汤之意，且较当归活血之力强，而少滋腻，用于 DKD 络脉瘀滞证尤为适宜。大黄通腑泄热祛瘀，实验证实大黄能降低血糖、HbA1c，也能明显改善 DKD 的肾功能状态。实验证实水蛭可明显减轻或延缓糖尿病大鼠肾脏病变的发生发展，作用机制可能与其能改善大鼠血流变紊乱、增强纤溶活性及减轻氧自由基损伤等有关。大量实验和临床研究证实，黄芪能促进机体代谢，利尿作用明显，可消除实验性肾性蛋白尿，能降低高血糖，具有扩张血管、改善微循环、降低血浆渗透压和血液黏稠度、调节脂代谢的作用，并可减轻脂质在肾小球和肾间质的沉积及微血栓的形成，对肾脏具有保护作用。

（2）大黄附子汤：常用药为大黄、附子、细辛。

方解：本方出自《金匮要略》卷上方，具有温经散寒、通便止痛的功效。大黄苦寒，攻实荡热，泄下通便，附子辛温大热，走而不守，与大黄配合，一寒一热，相反相成，变寒下为温下，能治沉寒夹滞，寒湿内结，与细辛合用有健脾温肾、通腑泄浊功效。邹云翔教授临床把它应用在尿毒症的治疗上。此时，肾阳衰败，浊毒潴留，因此，该方是一张排浊毒扶阳气的方子。全小林教授用此方加减治疗慢性肾衰竭获效甚验，治疗要点在于掌握大便的次数，决定大黄的用量。以每天不超过 2 次为度，单包，患者自行加减。排水不行的水肿，加云苓 60～240g，慢渗利水；若用于大量蛋白尿之水肿，加四子：菟丝子、女贞子、蛇床子、韭菜籽；如皮肤带尿素霜者，每周 1～2 次泡澡（微微似欲汗出即可，不要大汗淋漓）；肾性高血压者，加茺蔚子、泽兰；肾性贫血者，加丹参、当归；肾络瘀阻者，加水蛭、桃仁；心力衰竭者，合参附汤加山萸肉；呕恶者，加小半夏茯苓汤等。药理研究证实，大黄可降低血肌酐（Scr）和尿素氮（BUN），改善氮质血症，抑制肾小球系膜细胞增生，减少细胞基质产生，其机制为抑制 DNA 和蛋白质合成。大黄鞣质对血管紧张素转换酶有明显的特异性抑制作用，从而降低肾小球高灌注及高滤过，还可降低肾小管的高代谢，改善肾衰竭时脂代谢紊乱，故对于 DKD 有较好效果。

（3）大黄黄连泻心汤：常用药为大黄、黄连。

方解：本方出自《伤寒论》，在《伤寒论》中，记述与之相关的条文有二：第 154条"心下痞，按之濡，其脉关上浮者，大黄黄连泻心汤主之"；第 164 条"伤寒大下后，复发汗，心下痞，恶寒者，表未解也。不可攻痞，当先解表，表解乃可攻痞。解表宜桂枝汤，攻痞宜大黄黄连泻心汤"。大黄黄连泻心汤是治疗热痞的重要方剂，由大黄、黄连两味中药组成。在 DKD 中主要用于肾阴亏虚而胃肠有热的情况，责阳明不降之旨，用大黄直入阳明之腑，以降其逆上之热，黄连清心火之热，使其元阳潜伏，以保少阴之真液，是泻之实所以补之也。

（4）五苓散：常用药为茯苓、猪苓、泽泻、白术、桂枝。

方解：本方出自《金匮要略》。《素问·灵兰秘典论》谓："膀胱者，州都之官，津液藏焉，气化则能出矣。"诸药合用，利水渗湿，温阳化气，主要用治膀胱气化不利，水湿内盛，表现为水肿，小便不利，且渴欲饮水之证。

（5）当归芍药散：常用药为当归、白芍、茯苓、白术、泽泻、川芎。

方解：《金匮要略》载当归芍药散，一用治妊娠腹中疼痛，一用治妇人腹中诸疾痛，功用养肝活血、健脾除湿，主治肝脾两虚，血瘀湿滞。仝小林教授用当归芍药散治疗各种水肿，尤善用于 DKD、高血压肾病、甲状腺功能减退症黏液性水肿、更年期水肿等。

（6）葶苈大枣泻肺汤：常用药为葶苈子、大枣、丹参、赤芍、生地黄。

方解：本方出自《金匮要略》。肾病及心、邪陷心包、水气凌心、水饮射肺则症见胸闷、心悸或胸痛；脾肾阳虚、水湿泛滥、血瘀、津液旁渗则成水肿。葶苈大枣泻肺汤加味，以生黄芪、党参、大枣补脾益气；附子、桂枝辛温通脉，助脾肾之阳；五加皮补肝肾、强筋骨、强心利水；葶苈子泻肺利水、强心利尿；桃仁、红花、当归、赤芍、丹参活血祛瘀；生地黄养阴增液，以防利水太过。诸药配伍，温阳益气则水湿化，祛瘀利水则经脉通，达到治疗 DKD 后期水气凌心射肺变证的目的。

2. 常用中药/药对

（1）大黄、水蛭：源自抵当汤，合用有逐瘀通络之效。

（2）大黄、黄连、附子：大黄降阳明热，黄连清心火，两者合用，保少阴真液。大黄与附子则为一寒一热，相反相成，可用于寒湿内结。

（3）菟丝子、金樱子、蛇床子、芡实：芡实、金樱子取自水陆二仙丹，塞因塞用，减少蛋白丢失，菟丝子、金樱子与蛇床子同样具有涩精止遗之效。

（4）云茯苓、泽泻、茺蔚子：利水降压，主要用于 DKD 伴随高血压偏于实证者。

（5）杜仲、牛膝：补肾降压，用于 DKD 伴随高血压偏于虚证者。

（6）巴戟天、红参：两者合用，可补气养血，可用于 DKD 合并贫血（图 2-2-5）。

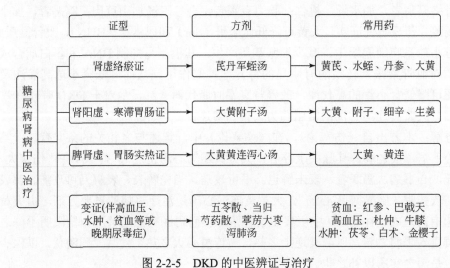

图 2-2-5 DKD 的中医辨证与治疗

（五）其他

1. 中成药

（1）芪药消渴胶囊：药物组成为西洋参、黄芪、山药、生地黄、山茱萸、枸杞子、麦冬、知母、天花粉、五味子、五倍子、葛根等。功能：滋肾养阴，益气生津。可用于

DKD 肾虚络瘀证，也可用于热象明显的肾阴亏虚之证。

（2）三黄益肾颗粒：药物组成为生黄芪、姜黄、熟大黄、川芎、当归、丹参、鹿角片、知母、牛蒡子等。功效：益气活血，化瘀泻浊。可用于 DKD 肾虚络瘀证，也可用于出现水肿等伴随症状的变证期。

（3）脑心通胶囊：药物组成为黄芪、赤芍、丹参、当归、川芎、桃仁、红花、乳香（制）、没药（制）、鸡血藤、牛膝、桂枝、桑枝、地龙、全蝎、水蛭等。功效：益气活血，化瘀通络。可用于 DKD 肾虚络瘀证。

（4）金水宝胶囊：药物组成为发酵虫草菌粉（Cs-4）。功效：补益肺肾，秘精益气。可于 DKD 肺肾不足时应用。

（5）芪蛭降糖胶囊：药物组成为黄芪、地黄、黄精、水蛭等。功效：益气养阴，活血化瘀。可用于 DKD 肾虚络瘀证，也可用于变证期。

（6）黄葵胶囊：药物组成为黄蜀葵花。功效：清利湿热，解毒消肿。可于 DKD 变证期伴随水肿时应用。

（7）肾炎康复片：药物组成为西洋参、人参、地黄、杜仲（炒）、山药、白花蛇舌草、黑豆、土茯苓、益母草、丹参、泽泻、白茅根、桔梗。功效：益气养阴，补肾健脾，清解浊毒。可于 DKD 变证期脾肾气阴不足时应用。

（8）百令胶囊：药物组成为发酵冬虫夏草菌（CS-C-Q80）。功效：补肺肾，益精气。可于 DKD 出现变证肺肾不足时应用。

2. 中药灌肠

（1）中药灌肠方一：药物组成为白花蛇舌草、生牡蛎、蒲公英、生大黄等。功效：清热解毒散结。可用于 DKD 变证尿毒症期的辅助治疗。

（2）中药灌肠方二：药物组成为生大黄、煅牡蛎、制附子、牡丹皮、槐米等。功效：清热凉血解毒。可用于 DKD 变证期的辅助治疗。

3. 直肠滴注

仝小林教授自拟蠲白汤直肠滴注治疗 DKD。

药物组成：大黄、黄芪、丹参、红花、薏苡仁、茯苓、泽泻、枳壳、生地黄等。功效：益气养阴，化湿行瘀。适用于 DKD 肾虚络瘀证及变证期病情不甚危重的辅助治疗。兼见面有瘀斑、肢体刺痛、痛处固定不移等偏瘀血者，加用泽兰、当归；兼见头身困重、肢体浮肿、尿多浊沫等偏湿浊者，加用萆薢、土茯苓。

四、验案赏析

1. 仝小林教授治疗 DKD 临床蛋白尿期案例一则

吴某，男，67 岁，2007 年 4 月 2 日初诊。主诉：发现血糖升高 10 年。现病史：患者于 1997 年体检时发现血糖升高，具体数值不详，诊断为"2 型糖尿病"，未予治疗，运动控制，后口服药物二甲双胍、糖微康、降糖通脉宁，血糖控制在餐前 7mmol/L 左右，餐后 11～15mmol/L。既往史：高血压病史 15 年，血压控制情况不详。前列腺增生史 10 年。辅助检查：FBG 8.1mmol/L，餐后血糖 13.1mmol/L，HbAlc 7.5%，尿白蛋白清除率 250.54μg/min，糖蛋白 26.6mg/24h，β_2-MG（血清）0.01μg/ml。刻下症：自汗，睡眠正常，夜尿 3～5 次，小便有泡沫，大便 1～3 日 1 次，双足趾麻木，双膝关节以下皮肤瘙痒，舌暗，舌略颤，舌下脉络瘀滞，脉弦硬滑数。

西医诊断：DKD Ⅳ期。

中医诊断：消瘅肾病。

中医辨证：阴虚火旺，肾气不固。

治法：养阴清热，固涩缩泉。

处方：坎离既济汤合水陆二仙丹加减。黄连 30g，干姜 6g，黄柏 30g，知母 30g，芡实 30g，金樱子 30g，怀牛膝 30g，地龙 15g，首乌藤 30g，鸡血藤 30g，生大黄 2g，水蛭粉 6g，7 剂，水煎服，每日 1 剂。

2007 年 7 月 12 日二诊。皮肤瘙痒消失，足趾麻木减轻，自汗，盗汗，饮食正常，少寐，尿频，夜尿 5 次，大便干，2～3 日一行，排便困难，舌暗，苔黄厚腻。辅助检查：HbAlc 6.1%，尿白蛋白清除率 25.86μg/min，糖蛋白 8.4mg/24h，β_2-MG（血清）0.03μg/ml。证属湿热互结，治以清热利湿，处方以三仁汤加减：杏仁 9g，白豆蔻 9g，生薏米 30g，滑石（包煎）30g，生石膏 30g，天花粉 30g，煅龙骨（先煎）30g，煅牡蛎（先煎）30g，炒枣仁 30g，30 剂，水煎服。

2008 年 5 月 5 日三诊。偶有口臭，盗汗，右足趾麻木，夜尿 4～5 次，大便干，排便困难，大便 1～2 日一行，舌体胖大，苔黄厚腻，舌下脉络瘀闭，脉沉略弦滑数。辅助检查：FBG6.5mmol/L，餐后血糖 11mmol/L，HbAlc6.8%，尿白蛋白清除率 18.8μg/min，糖蛋白 25.9mg/24h，β_2-MG（血清）0.26μg/ml。辨证属痰热互结，湿阻络瘀，治以清热化痰，利湿通络，处方以小陷胸汤合芪丹军蛭汤加减：黄连 30g，清半夏 15g，瓜蒌仁 45g，桃仁 15g，水蛭粉（包煎）15g，生大黄（包煎）15g，鸡血藤 30g，首乌藤 30g，党参 30g，云茯苓 90g，14 剂，水煎服。

以上方加减治疗数年，病情一直平稳。

分析：患者年老体衰，且病程迁延日久，伤及于肾，肾主水，司开阖，消渴病日久，肾阴亏损，阴损耗气，而致肾气虚损，固摄无权，开阖失司，尿频尿多，尿浊而甜。处方以知母、黄柏配伍应用，知母滋肾而降火，黄柏泻虚火而坚肾阴，相须为用，为滋肾泻火之良剂。又加水陆二仙丹益肾滋阴、收敛固摄。"水陆"，指两药生长环境，芡实生长在水中，而金樱子则长于山上，一在水而一在陆。"仙"，谓本方之功效神奇。方中芡实甘涩，能固肾涩精；金樱子酸涩，能固精缩尿。两药配伍，能使肾气得补，精关自固。虽然本方药仅两味，但配伍合法有制，用之于临床，其疗效一如仙方，故称之为"水陆二仙丹"。以生大黄、水蛭粉合用取抵当汤之意，同时配伍鸡血藤、首乌藤，养血活血通络；黄连、干姜辛开苦降以降血糖；地龙、怀牛膝降压。二、三诊时，虽仍有夜尿频多等肾虚表现，但此时患者舌苔黄厚腻，排便不畅，为湿热内阻之候，若此时再一味滋补，必有闭门留寇之虞，故先后以三仁汤、小陷胸汤加减，以清热化湿通络，三仁汤中以杏仁苦平宣上焦，以通利肺气；白豆蔻辛苦芳香开中焦，以化湿醒脾；生薏米甘淡导下焦，渗利湿热而健脾；加入滑石寒凉淡渗，以增强生薏米清利下焦湿热之功，生石膏、天花粉清热生津以降糖，同时用煅龙骨、煅牡蛎、炒枣仁敛汗安神，诸药合用，湿热自上中下三焦分消，且使汗得敛，神得安。后以小陷胸汤清热化痰，同时加入党参、云茯苓健脾利湿，以杜痰湿生化之源，桃仁、生大黄、水蛭粉、鸡血藤、首乌藤以化瘀通络。

2. 仝小林教授治疗 DKD Ⅴ期案例两则

Ⅴ期案一：李某，男，50 岁，2009 年 4 月初诊。主诉：血糖升高 8 年，慢性肾衰竭 3 个月。现病史：患者 10 年前发现血糖升高。FBG 10mmol/L 左右，口服二甲双胍、格列吡嗪等，血糖控制不佳。2007 年发现血压升高，最高达 170/100mmHg；2008 年发现间断性下肢水肿。辅助检查：24h 尿蛋白定量 3.01g。尿常规：尿蛋白+++，尿糖 100mg/dl。生化检查示：HbA1c7.5%，FBG 7.63mmol/L，Scr 200.4μmol/L，BUN 18.92mmol/L。刻下症状：面色萎黄，双下肢浮肿，视物模糊，腰酸乏力，纳眠可，大便干，2～3 日一行，小便泡沫多，夜尿 2～3 次，舌暗红，苔腐腻，舌底脉络瘀滞，脉沉弦细数。

西医诊断：DKD Ⅴ期。

中医诊断：脾瘅肾病。

中医辨证：肾虚络瘀伴水肿。

治法：补虚利水，通络泄浊。

处方：大黄黄连泻心汤加减。生大黄、炮附子（先煎 2h）各 15g，黄连、黄芪、怀牛膝、地龙各 30g，茯苓 120g，水蛭粉（分冲）3g，生姜（自备）5 大片，28 剂，水煎服，每日 1 剂。

二诊：患者服药 28 剂，双下肢水肿明显减轻，小便泡沫减少，大便略稀，每日 2～3 次，视物模糊，乏力，血压 150/90mmHg。血常规：血红蛋白 103g/L，红细胞 $3.6×10^{12}$/L。生化检查：HbA1c 6.8%，GLU 6.53mmol/L，Scr 186μmol/L。BUN 16.3mmol/L。舌淡红、苔黄白相兼，脉略弦数，证属气虚血瘀水停，在上方基础上加茺蔚子 30g，泽兰、泽泻、天麻、丹参各 15g，生大黄改为酒大黄 15g，黄芪改为 45g，28 剂，水煎服，每日 1 剂。

三诊：患者服药 28 剂，双下肢水肿进一步减轻，血压控制在 120/80mmHg 左右，视物模糊减轻，乏力好转，纳眠可，夜尿减少，每夜 1 次，大便成形，每日 1～2 次；24h 尿蛋白定量 2.23g。生化检查：HbA1c 6.5%，GLU 6.71mmol/L，Scr 153μmol/L，BUN 15.0mmol/L。血常规：血红蛋白 123g/L，红细胞 $4.5×10^{12}$/L。尿常规：尿蛋白+，尿糖阴性。服药仅 2 个月，24h 尿蛋白定量、Scr、BUN 等指标已有明显改善，辨证同前，守方继服。

随访半年，虽然化验指标偶有反复，但总体趋势平稳下降。

分析：患者罹患糖尿病日久，体内痰、浊、湿、瘀等蓄积成毒，蓄积体内，积而化火，损伤阴津，使体内存有热象，表现为大便干结、舌暗红、苔腐腻、舌底瘀。一诊，仝小林教授针对患者主要证候，将治疗热痞的大黄黄连泻心汤化裁为治疗 DKD 的基础方，以清热、排毒泻浊为主要靶向，且每诊都在其方基础上加减。大黄或生用，或酒制，不仅取其排便通腑之力，更注重其泻浊排毒之功，保证大便通畅，使体内毒素肃清。现代药理学研究证明，生大黄煎服后能延缓慢性肾衰竭的发展，单包生大黄，视其大便次数而适量加减，防止泻下之力太过而耗伤正气；黄连为苦寒之最，仝小林教授临床善用黄连治疗多种病症，其中在治疗肥胖型 2 型糖尿病、代谢综合征中尤为多用，能清胃肠有形之邪热，黄连在现代药理中具有降糖作用；生大黄泻浊之力有余而清热不足，黄连清除胃热之性较强而欠诱导下行之功，两者配伍，可谓互补有无，用之精当；炮附子助生大黄泻浊排毒，而生大黄与水蛭粉同用取抵当汤之意，可活血通络，把治络的思想贯穿于 DKD 治疗全程；茯苓大剂量应用至 120g 可充分利水、消除水肿，在临床但见"眼睑或下肢水肿"一症便是；怀牛膝引热下行，配伍地龙可清热、平肝息风。现代药理学研究表明，两者均有降血压作用。二诊，从患者的大便及舌脉可看出体内热邪与浊毒清肃尚可，仝小林教授紧紧抓住患者主观症状及客观检测异常指标，治疗的靶点主要在于患者血压不稳与造血功能减退，仝小林教授以茺蔚子配伍泽兰、泽泻以活血利水。宣通内脏之湿与络脉不利之水。在三诊时，血压降为正常；黄芪主要用以补气，可防精微漏泻增多，又气化生血，补其不足，配以"一味丹参，功同四物"，消除患者主症，使客观检测指标趋于正常。

Ⅴ期案二：患者女，72 岁。以夜尿多，下肢凉，夜间抽搐，乏力为主诉。就诊时血糖控制平稳，规律服用厄贝沙坦。辅助检查：BUN 13.6mmol/L，Cr 159μmol/L，UA 493μmol/L，血压 138/65mmHg，FBG 5.7mmol/l，eGFR 26.23ml/(min·1.73m^2)，缺失 24h 尿蛋白定量的检测。舌质暗，苔黄白相间，舌下静脉迂曲增宽。

西医诊断：DKD Ⅴ期。

中医诊断：脾瘅肾病。

中医辨证：肾阳虚衰伴水停。

治法：通阳益气活血，通腑利水泄浊。

处方：芪丹军蛭汤加减。淡附片（先煎 2h）15g，川桂枝 30g，红参 9g，山萸肉 30g，鸡血藤 30g，首乌藤 30g，生大黄 3g，水蛭 6g，生黄芪 30g，泽兰 15g，泽泻 15g，28 剂，每日 1 剂。

1 个月后复查，下肢抽搐消失，腿凉缓解不明显。辅助检查：BUN 16.5mmol/L，Cr 139μmol/L，UA 438 μmol/L，eGFR 30.86ml/(min·1.73m^2)。舌质偏暗，舌底脉络瘀滞，脉弦硬涩，证属肾虚络瘀水停，治以化瘀通络利水。根据临床表现对上方药物稍作调整如下：淡附片（先煎 2h）30g，川桂枝 30g，红参 6g，山萸肉 15g，鸡血藤 30g，首乌藤 30g，生大黄 3g，水蛭 6g，生黄芪 30g，泽兰 15g，泽泻 15g，干姜 9g，怀山药 30g，芡实 15g，巩固涩精益肾作用，兼以护胃。每日 1 剂，28 日一疗程。

2 个月后复查，BUN 10.1mmol/L，Cr 106μmol/L，UA 365μmol/L，eGFR 42.82ml/(min·1.73m^2)。由于患者自行停药 1 个月，下肢出现轻度凹陷性水肿，证属肾络瘀阻，阳虚水泛，治以行气利水，活血化瘀，遂调整上方：淡附片（先煎 2h）30g，川桂枝 30g，红参 15g，山萸肉 30g，鸡血藤 30g，首乌藤 30g，生大黄 3g，水蛭 9g，生黄芪 30g，泽兰 30g，泽泻 30g，重用泽兰、泽泻以加大利水消肿的力量。

继服 2 个月后，患者自测血压 170/60mmHg，UA 512μmol/L，Cr 122μmol/L，eGFR 36.12ml/(min·1.73m^2)，结合患者血压血尿酸的情况，考虑患者进入肾衰竭阶段，证属

肾虚水停，浊毒内蕴，治以温肾利水，活血解毒。继续调整方药如下：天麻 15g，钩藤 30g，怀牛膝 30g，地龙 30g，生大黄 6g，淡附片 9，红参 6g，怀山药 30，泽泻 30g，水蛭粉 6g，威灵仙 30g，茺蔚子 30g，以利水降压为主要目的。

经过 5 个月的治疗后，血压恢复到 145/60 mmHg，BUN 6.4 mmol/L，Cr 83μmol/L，UA 480μmol/L，eGFR 57.56ml/(min·1.73m^2)。

此后患者连续 7 年定期复查，规律服用中药汤剂，其用药以芪丹军蛭汤为基础方，根据患者病情变化加减，服药期间患者的血肌酐渐渐恢复正常并保持稳定，GFR 也得到显著的改善。

分析：本案例中仝小林教授以通阳益气活血，通腑泄浊的中药配伍对患者进行治疗，其中以生黄芪、生大黄、水蛭及丹参等活血类药物为治疗 DKD 的基础方（芪丹军蛭汤）。此方是仝小林教授根据 20 余年的临床经验，在中医理论的指导下，根据经方抵当汤的组方思想化裁而成，门诊具有很好的疗效反馈。从中医的角度来讲，DKD 的核心病机可以归纳为肾虚络瘀，精微外漏。生黄芪益气固涩，利水消肿；生大黄逐瘀通经，泄浊通腑；水蛭补虚强体，去瘀血而不伤新血；丹参补血活血为臣，共奏益气活血、通腑泄浊之功。生黄芪能消除水肿，生大黄又能降压消肿，可减缓 DKD 患者血压高，水肿的症状。在此基础之上，针对患者的其他症状进行加减，如水肿较重，可加泽兰、泽泻、益母草或者茺蔚子等；血压高可加天麻、钩藤、怀牛膝等药；尿酸高可加威灵仙等药。本病例中，患者阳虚症状明显，故在芪丹军蛭汤的基础上加淡附片温补肾阳。整个组方可以全面有效改善 DKD 患者的临床症状。现代药理研究表明，加减抵当汤具有降低 24h 尿蛋白定量、BUN，保护肾功能，延缓肾小球硬化的作用。其中，黄芪的主要成分易黄芪总黄酮（TFA）、黄芪总多糖（TPA）、黄芪总皂苷（TSA）及一些微量元素，可以改善机体对抗原的清除力，促进对肾小球基膜的修复，其中黄芪中富含多种微量元素，其中元素硒可以保护基膜的电荷屏障和机械屏障，从而减轻通透性尿蛋白，具有影响机体代谢、降血糖及降低尿蛋白等多种药理活性，黄芪及其制剂已被广泛应用于肾脏病的治疗中；大黄的主要成分为大黄素、大黄酸、大黄酚、大黄素甲醚、芦荟大黄素等，可以改善肾功能；减少肠道中的氨基氮的重吸收，改善氮质血症；影响残余肾组织代偿性肥大；降低残余肾的高代谢状态；纠正脂代谢紊乱；减少蛋白尿，抑制肾小球系膜细胞的增殖；并且可以延缓肾小球硬化的进展。有研究表明，大黄素通过下调 p38MAPK 途径和纤维连接蛋白的表达活化的抑制作用，有效改善糖尿病肾功能不全，对 DKD 有潜在的治疗作用。水蛭主要含蛋白质，此外还含 17 种氨基酸，包括人体必需的 8 种氨基酸，以及 Zn、Mn、Fe、Co、Cr、Se、Mo、Ni 等 14 种元素，具有保护肾功能、改善肾脏病理学改变的作用，可延缓 DKD 进程，改善患者生活质量，其作用机制可能与抑制 TGF-β1 过度表达及减少细胞外基质 CIV 的合成有关。现代药理研究佐证了本病案中的中药治疗 DKD 确有疗效。

3. 陈以平教授运用活血化瘀温阳法治疗 DKD Ⅳ期验案一则

赵某，男，58 岁，2006 年 12 月 6 日初诊。主诉：多饮多尿 14 年，反复双下肢浮肿 9 个月。患者自 1992 年发现糖尿病，口服降糖药血糖控制欠佳，2001 年开始胰岛素治疗，2006 年 3 月双下肢浮肿明显。查肾功能：Scr200μmol/L。2006 年 4 月 B 超示：左肾 104mm×48mm×50mm，右肾 103mm×38mm×50 mm。患者于 2006 年 12 月 6 日初次就诊，查 ALB 31.6g/L，Scr240μmol/L，UA 630μmol/L，24h 尿蛋白定量 7.88g。既往史：高血压病史 10 年，血压最高达 200/100mmHg，目前口服硝苯地平，血压控制可。刻下症：双下肢浮肿，腰酸不适，平素畏寒肢冷，动辄气喘，面色萎黄，纳可眠差，大便干结，2～3 日一行，夜尿增多，舌淡，苔薄黄腻，脉细沉。

西医诊断：DKD Ⅳ期。

中医诊断：肾消。

中医辨证：瘀浊内蕴，水湿泛滥。

治法：活血化瘀，温阳利水。

处方：自拟方。黄芪 45g，黄精 20g，灵芝 30g，葛根 20g，川芎 15g，山萸肉 20g，红花 10g，鸡血藤 30g，蝉花 30g，山药 15g，积雪草 15g，制大黄 10g，丹参 30g，鹿角霜 15g，苍术 12g，土茯苓 30g，牛蒡子 30g。并辅以活血通脉胶囊活血化瘀，黑料豆丸益气提升血浆白蛋白。

患者服上方 3 个月后复诊，查血浆 ALB 升至 34.2g/L，Scr 降至 221μmol/L，24 h 尿蛋白降为 5.355g。辨证如前，遂治法同前，原方加用白僵蚕 20g 解毒散结。

再 1 个月后复诊，查 24h 尿蛋白降为 1.0g，ALB 33.9g/L。患者诉反复双下肢肿，辨证阳虚水泛，肾络失养，治以温阳利水通络，故原方中加用桂枝 6g，巴戟天 15g。

服药 1 个月后复诊，浮肿减轻。此后一直规律服药，再诊时 24h 尿蛋白定量约 1.2g，Scr 约 230μmol/L，ALB 34g/L。

分析：该患者证属瘀浊内蕴，水湿泛滥。陈以平教授药用黄精、山萸肉滋阴，黄芪益气，葛根生津，川芎、红花、丹参活血，鹿角霜、巴戟天、桂枝温通经脉，制大黄通腑泄浊，牛蒡子清热，蝉花护肾，全方共奏益气养阴、温通经脉之效。

4. 李平教授运用糖肾方加减治疗 DKD 显性蛋白尿案例一则

阎某，男，66 岁，确诊糖尿病 15 年，2008 年 3 月确诊为 DKD Ⅳ期。患者首次就诊时诉常规应用西药控制血糖、血压（卡维地洛 10mg，每日 1 次；苯磺酸氨氯地平片 5mg，每日 1 次），未服用降脂药物。辅助检查：FBG 7.59mmol/L，HbA1c7.90%。尿常规：尿蛋白（++）。TC 6.84mmol/L，LDL-C 4.70mmol/L。24h 尿微量白蛋白定量 613.8mg。肾功能检查：Scr 94μmol/L，BUN 6.97mmol/L。血常规未见异常。血压 130/80mmHg。初诊时患者症见倦怠乏力，不耐劳力；腰膝酸软，时而作痛；手足心发热，时有时无，口咽干燥，常欲饮水，偶有心烦，双下肢水肿，按之凹陷，大便正常，小便赤，夜尿 2 次，舌淡暗，苔黄厚，津少，脉弦数。

西医诊断：DKD Ⅳ期。

中医诊断：水肿。

中医辨证：气阴两虚夹瘀。

治法：益气养阴，活血化瘀。

处方：糖肾方加减。黄芪、生地黄、制大黄、三七、卫矛、山茱萸、枳壳等。

患者连续服用上方 6 个月，末次就诊时，已无倦怠乏力症状，偶感腰膝酸软，手足心仍偶有发热，但自述均较服药前明显减轻，已不觉咽干口燥及心烦，夜尿 2 次，大便正常，小便赤，舌质暗红，苔黄厚，脉弦数。双下肢已无水肿，血压 138/86mmHg。辅助检查：FBG 6.2mmol/L，HbA1c 7.90%。尿常规：尿蛋白（+），TC 4.46mmol/L，LDL-C 2.27mmol/L，24h 尿微量白蛋白定量 588.60mg。肾功能检查：Scr 83.20μmol/L，BUN 6.90mmol/L。血常规未见异常。

分析：本例患者经中医辨证属气阴两虚夹瘀，气虚则见倦怠乏力；阴虚则见腰膝酸软、手足心发热、口咽干燥、心烦等症；血瘀则见舌暗。方中黄芪、生地黄针对 DKD "气阴两虚"的病机特点，遵循"益气养阴"之法而设，黄芪力专于补气升阳、扶正补虚，生地黄养阴生血，两药一气一血，一阴一阳，相使为用，气阴双补。三七、卫矛针对糖尿病血脉瘀滞、"微型癥瘕"形成的病机特点，遵循"活血化瘀散结"之法而立。三七功用补血，去瘀生新，能通能补，卫矛又称鬼箭羽，功善化瘀消癥散积。山茱萸补益肝肾，涩精，枳壳理气行滞为辅药。诸药合用使黄芪、生地黄益气养阴不腻，三七、卫矛活血散结而不伤正，而达到"益气养阴、活血化瘀散结"的功效。临床上应用时采用糖肾方为主药配合辨证加减药物，若内热者，则在糖肾方基础上加夏枯草、牛蒡子；若辨证为兼夹水湿证者，则加猪苓、茯苓、车前草；若辨证为兼夹风湿证者，则加泽泻、穿山龙。本案例中予患者益气养阴活血之糖肾方治疗 6 个月，不仅中医症状得到了明显改善，如倦怠乏力、咽干口燥、心烦症状及双下肢水肿消失，腰膝酸软、手足心发热较服药前明显减轻；而且现代医学的一些实验室指标也得到了明显改善，如血脂在未服用其他降脂药的情况下也下降到正常范围之内，24h 尿微量白蛋白定量及肾功能在未服用具有降低尿蛋白和肾保护作用的 ACEI 或 ARB 类药物的情况下也长期维持稳定，而 ACEI 或 ARB 类药物通常是 DKD 控制尿微量白蛋白的首选药物，这充分说明了益气养阴活血法在整体调理的前提下，对治疗 DKD 有着良好的疗效。现代药理研究亦表明，黄芪具有降低血 TGF-β1 和Ⅳ型胶原水平，以及改善糖尿病肾脏病理损害等多方面作用。卫矛能有效降糖、调血脂、调免疫等。黄芪、卫矛合剂能减少肾小球合成和分泌 LN 和Ⅳ型胶原，也是其防治 DKD 的作用机制之一。

5. 南征教授运用解毒通络保肾方治疗 DKD 案例一则

钱某，女，60 岁，2003 年 4 月 6 日初诊。患糖尿病 10 余年。初诊诉近半年来夜尿频，量多，倦怠乏力，以降糖药治疗，空腹血糖基本稳定在 7~10mmol/L。近因精神压力较大，加之服药不规则，血糖波动较大，空腹血糖有时高至 17mmol/L，伴腰膝酸痛，心烦不寐，疲劳、纳呆，双下肢无力，消瘦，口干不欲饮，尿液混浊，夜尿频，每晚 5~6 次，舌暗红，苔白微黄而腻，脉沉滑。FBG 9.7mmol/L，尿糖（+++），尿蛋白（++），BUN 9.7mmol/L。

西医诊断：DKD Ⅳ期。

中医诊断：水肿。

中医辨证：脾肾亏虚，气阴两虚，热毒内结兼瘀浊内阻。

治法：健脾益肾，滋阴补气，解毒化瘀通络。

处方：解毒通络保肾方加减。生地黄、丹参、连翘、黄精各 15g，黄芪、枸杞子各 25g，益母草、地骨皮各 20g，黄连、大黄、豨莶草各 10g。每日 1 剂，水煎，分 2 次服，原服用降糖药不变。

2003 年 4 月 13 日二诊：服 4 剂后尿频症状减轻，服 7 剂后夜尿每晚 2 次，腰膝酸痛、心烦乏力等症状缓解，FBG 8.2mmol/L，尿糖（++），尿蛋白（+）。症状改善，辨证如前，遂守原方加榛花、山茱萸各 10g 固摄精微，续服 2 周。

2003 年 4 月 27 日三诊：药后 FBG 降至 7.3mmol/L，尿糖（+），尿蛋白（+-）。辨证如前，遂继续守方加减治疗 2 个月，血糖、尿糖、尿蛋白恢复正常，自觉症状基本消失。

后渐减西药用量，并服左归丸巩固疗效。

分析：本方独特之处在于选用了《温疫论》达原饮之草果、槟榔、厚朴，充分重视毒邪、膜原、咽喉等在消渴肾病中不可忽视的作用，由榛花、大黄、生地黄、黄芪、黄精、黄连、丹参、益母草等药物组成。方中黄芪、生地黄、枸杞子益气健脾补肾，使阴津得补，正气得复，瘀毒湿浊无以化生，体现治病求本，益肾保肾之法；大黄、黄连、榛花具解毒保肾，祛瘀化湿通络之功；丹参、益母草活血通络解毒。由此可见，南征教授用药法始终围绕"毒损肾络"之病机。经临床观察，解毒通络保肾方对改善 DKD 神疲乏力、口干口渴、五心烦热、腰膝酸软、尿浊、水肿等症状有明显疗效；并可降低 FBG、PG2h 及 HbA1c；调整脂代谢，降低 CHO 及 TG；明显改善肾功能及减少尿蛋白。随症加减：气阴两虚兼瘀毒证加人参、熟地黄；脾肾阳虚兼瘀毒证加制附子、淫羊藿、紫河车、菟丝子、肉桂、小茴香；肝肾阴虚兼瘀毒证加麦冬、五味子、墨旱莲、熟地黄、沙参、川楝子；心肾阳衰证加附子、肉桂、葶苈子；阴阳两虚兼瘀毒证加冬虫夏草、鹿角胶、玉竹；湿浊瘀毒证加藿香、竹茹、姜半夏、白豆蔻；痰浊兼瘀毒证加天竺黄、黄药子、瓜蒌、胆南星；气滞血瘀兼瘀毒证加郁金、虎杖。

6. 赵进喜教授辨证论治 DKD 案例一则

李某，女，71 岁，2008 年 4 月 10 日初诊。主诉：口渴疲乏 17 年，伴双下肢浮肿 10 余日。患者有糖尿病史 17 年，服降糖药（具体不详）。辅助检查：Hb85g/L，FBG 9.6mmol/L，HbA1c7.5%，Scr 248μmol/L。刻诊：面色不华，双下肢浮肿，小便不利，大便干，舌质淡暗，苔腻，脉沉弦。

西医诊断：2 型糖尿病，DKD 晚期。

中医诊断：消渴病，水肿。

中医辨证：气血亏虚，伤肾入络，浊毒血瘀水停。

治法：益气补血，泄浊利水。

处方：自拟方加减。黄芪 25g，当归 15g，茯苓 15g，白术 15g，陈皮 9g，猪苓 15g，丹参 15g，泽泻 15g，川芎 15g，土茯苓 30g，石韦 30g，薏苡仁 30g，穿山龙 15g，倒扣草 15g，送服保肾散（大黄粉等）12g，14 剂，水煎服，每日 1 剂。

西医用胰岛素（预混胰岛素 30R）治疗，每日用量 48U。并嘱患者低糖低盐低脂优质低蛋白饮食。

二诊：患者服前方后，精神好转，下肢浮肿略减，大便每日 3 次，舌质淡暗，苔腻，脉沉弦。辨证同前，治法同前，遂效不更方，原方续进 30 剂。

坚持守方半年余。复查 Scr135μmol/L，HbA1c6.5%。停中药汤剂，嘱继续服用保肾散，每日 12g，分 3 次温水冲服。1 个月后随访，病情持续稳定。每日用胰岛素 32U，血糖控制良好。改散剂长期服用，巩固疗效，仍为泄浊解毒、保护肾元之意。

分析：本案例为糖尿病日久，气血亏虚，伤肾入络，浊毒血瘀水停，故临床出现口渴乏力、下肢水肿等症状。治疗上则针对症状采取益气补血、泄浊利水之法，以黄芪、当归、白术等合用补气养血活血，配合茯苓、猪苓、泽泻、丹参、薏苡仁等利水消肿，诸药合用，使气运水行。赵进喜教授认为 DKD 早中期普遍存在肾气虚，肾之络脉瘀结，故提出了早期益气补肾的同时，应重视化瘀散结，提出活血化瘀治法应贯穿始终；晚期肾元虚衰，湿浊邪毒内停，则应时时以保肾元，护胃气为念，故更应重视和胃泄浊解毒之法。

7. 高彦彬教授辨证论治 DKD 案例一则

李某，男，63 岁，2002 年 3 月 16 日初诊。糖尿病病史 16 年，起初口渴多饮明显，多食易饥，经某医院检查血糖 10.1mmol/L，诊断为"2 型糖尿病"，给予消渴丸、二甲双胍等药治疗，临床症状基本控制。以后曾自行改用过格列齐特、阿卡波糖、格列喹酮等药物，血糖控制不理想。近 1 年来因工作紧张，饮食不规律，血糖增高而改用胰岛素治疗，每日用量 52U，血糖控制在空腹 8mmol/L。辅助检查：FBG 6.1mmol/L；尿常规：尿蛋白 1.5g/L；24h 尿蛋白定量为 1.86g；BUN 10.6mmol/L，Scr257.8μmol/L。1 个月前发现双下肢浮肿，食欲不振，腰膝酸软，四肢麻木，畏寒肢冷，大便溏稀，舌淡暗，有瘀斑，苔白腻，脉沉细。

西医诊断：DKD Ⅳ期，慢性肾功能不全。

中医诊断：水肿。

中医辨证：脾肾阳虚，肾络瘀结，水泛肌肤。

治法：健脾固肾，益气活血，利湿消肿。

处方：自拟方加减。狗脊 10g，川续断 10g，杜仲 10g，山萸肉 10g，芡实 15g，金樱子 15g，生黄芪 30g，炒白术 10g，当归 10g，鬼箭羽 15g，丹参 30g，猪苓 30g，茯苓 30g，车前子 30g。

患者服药 7 剂后浮肿消退，进食量稍增加，自觉周身有温热感，脉沉细，舌淡暗苔白，辨证同前，遂治则不变，仍以上方加减治疗 3 个月余，临床症状基本消失，复查 FBG6.4mmol/L，24h 尿蛋白定量为 0.38g；BUN7.6mmol/L，Scr153.7μmol/L。嘱患者注意调摄饮食，继续中药治疗，巩固疗效。

分析：DKD 由糖尿病日久进展而来，临床表现有畏寒肢冷、面足水肿。高彦彬教授认为脾肾阳虚，水湿潴留，泛溢肌肤，则面足水肿，甚则胸腔积液、腹水；阳虚不能温煦四末，则畏寒肢冷，故采用健脾固肾、温阳利水之法，上方中茯苓、猪苓、车前子等均有利水消肿之功，狗脊、川续断、杜仲等补益肝肾，芡实、金樱子、生黄芪等可固摄精微，诸药合用，起到活血利水消肿之功。

五、仝小林教授治疗 DKD 的回顾性分析

1. 仝小林教授运用抵当汤加减治疗 DKD 微量蛋白尿

目的：观察抵当汤加减治疗糖尿病肾病微量蛋白尿的临床疗效。方法：采用回顾性分析研究方法，采集仝小林教授门诊病例中符合入选标准的 DKD Ⅲ期的患者，即尿微量白蛋白排泄率（UAER）持续在 20～200μg/min（30～300mg/24 h）的 DKD 患者共 63 例，其中男 37 例，女 26 例，在保持基础降糖药和（或）胰岛素降糖的情况下，经中医辨治服用汤药，观察服用汤药前后 UAER、HbA1c、血压、血脂的变化，运用统计学方法进行数据处理分析。结果：治疗 3、6 个月后，UAER 较治疗前显著降低（$P<0.01$），总有效率分别为 92.1%和 90.5%；治疗 3 个月后 HbA1c、收缩压（SBP）、总胆固醇（TC）降低有统计学意义（$P<0.05$，$P<0.01$），其他指标改善无统计学差异。结论：抵当汤加减可改善糖尿病肾病患者微量蛋白尿，并对降低 HbA1c、SBP、TC 具有一定的疗效，治疗 3 个月后 HbA1c 保持在 7.15%±1.93%的范围，SBP 基本维持在（133.79±12.51）mmHg 的水平。讨论：DKD 发病机制以肾虚为本，瘀血阻络贯穿始终。治疗上宜活血通络，方以《伤寒论》太阳病篇中主治瘀热在里、血蓄下焦的抵当汤为基础加减，意即仝小林教授自拟方芪丹军蛭汤。气血不利，聚而成水，水肿甚者可取益母草、泽兰活血利水；亦可健脾消水，用茯苓、泽泻利水渗湿。临证蛋白尿持续不减者可取大剂量黄芪加强补气固摄作用，并合用芡实、金樱子以固肾收涩。

2. 仝小林教授态靶结合运用中药长期治疗 DKD 临床蛋白尿

目的：评估中药长期治疗临床蛋白尿期 DKD 的中医症状疗效，检验指标疗效。方法：采用回顾性分析研究方法，采集仝小林教授门诊病例中符合 DKD Ⅳ期且治疗时间在 1～4 年的患者 21 例，共记录 0、1、1.5、2、3、4 年的就诊信息 69 次。包括筛选入组病例、编写病例报告表、提取研究数据、运用 EpiData3.1 建立电子数据库、运用 SPSS20.0 使用频数、频率统计、均值±标准差、配对样本检验、回归曲线分析等统计方法处理数据、绘制图表。结果：本病Ⅳ期患者以少气乏力、肢体麻木、失眠、视物模糊、夜尿频数、水肿、腰部酸痛、便秘、皮肤瘙痒疮疡、畏寒为最常见主症并且在中药干预下，主症的改善率较为理想，其中最优改善率为 90%。检验指标方面：中药干预 1、1.5、2 年后，24h 尿蛋白定量平均分别下降 0.66g［95%CI（−0.95，−0.41）］、1.00g［95%CI（−1.67，−0.38）］、1.11g［95%CI（−1.79，−0.57）］，具有统计学差异；TG 平均分别下降 0.39mmol/L［95%CI（−1.06，−0.12）］、1.55mmol/L［95%CI（−2.31，−0.82）］、1.09mmol/L［95%CI（−1.92，−0.22）］，具有统计学差异；中药干预 1 年血尿酸下降 39.1mmol/L［95%CI（−88.5，−0.5）］，具有统计学差异；HbA1c 平均下降 1%［95%CI（−1.97，−0.1）］，具有统计学差异；中药干预 1、2 年后，收缩压平均分别降低 9mmHg［95%CI（−18，−2）］、13mmHg［95%CI（−27，−3）］，具有统计学差异；其余指标如 GFR、Scr、BUN、SBP、TC、HDL-C、LDL-C 与基线相比均无统计学差

异。结论：通过统计数据分析，得出在中药干预下，患者临床症状改善较为明显，中药在减少 24h 尿蛋白定量方面确有疗效，并且有减缓 GFR 下降、延缓肾功能损伤、调节血脂水平、降低血压、降低 HbA1c 的趋势。且分析数据得出大黄、黄芪、水蛭粉是治疗本病的最常用药物，大黄+水蛭粉+黄芪+丹参是治疗 DKD 的核心配伍药对，以上药物可以考虑作为治疗本病的靶向药。

第三章　糖尿病性视网膜病变

一、概　　述

糖尿病性视网膜病变（diabetic retinopathy，DR）是由于长期高血糖及与糖尿病有关的其他异常（如高血压、高血脂等）所引起的以视网膜微血管损害为特征的慢性、进行性视力损害的眼病，早期眼部多无自觉症状，病久可有不同程度的视力减退，眼前黑影飞舞，或视物变形，甚至失明。

DR 是糖尿病主要慢性微血管并发症之一，在发达国家已成为成年人致盲的主要原因之一。在美国 40 岁以上的成年人中 DR 的患病率为 3.4%（410 万），而威胁视力的 DR 患病率在 0.75%（89.9 万）。美国糖尿病患者比非糖尿病患者致盲危险性高 50～80 倍，每年有 10%～12%的新增致盲患者是由 DR 所致，在荷兰此比例甚至高达 21%，是全球四大致盲眼病之一。我国 DR 的患病率也在逐渐增加，据统计，我国的糖尿病致盲者比非糖尿病致盲者高 25 倍。美国威斯康星糖尿病性视网膜病性变流行病学研究组（WESDR）发现，DR 的发生与糖尿病发病年龄及病程明显相关，失明的年轻及老年糖尿病患者中，DR 分别占 86%及 33%（年轻发病者 86%的失明因 DR 所致，老年发病者 1/3 的失明是因 DR。）糖尿病病程 3 年者，眼底病变患病率达 8%，5 年者为 25%，10 年者为 60%，15 年者为 80%，其中增殖型糖尿病性视网膜病变（proliferative diabetic retinopathy，PDR）占 25%，病程 20 年以上，PDR 发病率可高达 40%～60%，并且伴随着不可逆转的视力损害。DR 的发生不但与视力损害相关，其病变进展同时也预示了 2 型糖尿病的死亡率。英国一项长达 11 年的随访研究表明，在排除年龄及糖尿病病程影响后，基线为增生型糖尿病性视网膜病变的患者死亡率显著增加。

临床上早期 DR 称非增殖型糖尿病性视网膜病变（nonproliferative diabetic retinopathy，NPDR），其特征为视网膜内微血管异常（IRMA），包括微动脉瘤、视网膜内出血、棉絮斑，在此期或稍晚期，视网膜血管通透性的增加会引起视网膜增厚（水肿）及脂质沉积（硬性渗出），此期患者眼部多无自觉症状或有轻度的视力下降及眼前黑影飞舞；而病变进一步发展的阶段称为 PDR，其特征为视网膜缺血引起视网膜内表面新生血管，视盘新生血管及视网膜其他区域新生血管均有出血倾向，可导致玻璃体积血。而这些新生血管可以发生纤维化并收缩，类似的纤维增生可以导致视网膜前膜形成、玻璃体牵拉条索、视网膜裂孔、牵拉性或孔源性视网膜脱落。此期患者可出现较严重的视力减退、视物变形，甚至失明。

DR 的患病率及严重程度与糖尿病病程之间有联系，1 型糖尿病患者通常在糖尿病发病后 6～7 年会出现明显的视网膜病变，包括眼底病变及视力下降，因此建议 1 型 DR

患者在发病 3～5 年后检查双侧眼底情况，并每年复查一次；而 2 型糖尿病发病时间可能早于其临床诊断时间，故很难确定糖尿病准确的发病时间，约 30% 的糖尿病患者在确诊时已有 DR 的一些临床表现，固即使无眼部症状及视力下降，2 型糖尿病患者确诊时也应检查双侧眼底情况，并每年复查一次。尽量做到早预防、早发现、早治疗。

古代中医对糖尿病并发眼病有相关记载，古代文献对本病论述丰富，《河间六书》指出消渴"可变为雀目或内障"。金代医家张子和在《儒门事亲》中指出"消渴者，耗乱精神，过为其度，而燥热郁盛所成也……可变为雀目或内障""夫消渴者，多变聋盲……之类"，认为燥热伤阴为其主要病机；明代王肯堂所著《证治准绳》亦云："三消久之，精气虚亏，则目无所见"，认为本病为精血亏虚、目失所养而成；《灵枢·大惑论》云："五脏六腑之精气，皆上注于目而为之精"，精血亏不能上承于目，则出现视物不明。根据 DR 所引起的不同程度的视功能障碍而有不同的称谓，如"暴盲""消渴目病""视瞻昏渺""血灌瞳神"等，现代中医称之为"消渴内障"。

二、病 因 病 机

（一）西医病因病机

DR 的发病机制复杂，有些机制尚未明确，目前主要认为是高血糖直接毒性作用、多元醇通路活跃、氧化应激增加线粒体产生、表观遗传修饰、糖激化终产物生成增多、己糖胺通路活跃、血管内皮生长因子和细胞因子过度表达等，导致视网膜毛细血管周细胞减少、内皮细胞增生及基膜增厚，导致视网膜血管管腔狭窄，加上高血糖所导致的血流动力学改变，使得毛细血管阻塞，并最终闭塞，闭塞的毛细血管失去灌注，进一步加剧了局部视网膜组织缺血缺氧，导致视网膜血管损伤、大量新生血管形成，这些新生血管可以发生纤维化并收缩，进而导致视网膜前膜形成、玻璃体牵拉条索、视网膜裂孔、牵拉性或孔源性视网膜脱离；在 DR 的病程中，血管壁通透性增加导致视网膜增厚（水肿）。糖尿病性黄斑水肿（diabetic macular edema，DME）、黄斑部毛细血管无灌注、玻璃体积血或牵拉性视网膜脱离均可引起视力下降。

患者的眼底情况，可以根据临床需要，通过眼压、裂隙灯显微镜、最佳矫正视力、彩色眼底照相、眼底荧光血管造影、光学相干断层扫描、超声检查等手段检查。

DR 和 DME 的国际临床疾病严重程度分级标准，是根据早期治疗糖尿病性视网膜病变研究（early treatment diabetic retinopathy study，ETDRS）分级标准有关 DR 的临床研究、流行病学研究制订的，详见表 2-3-1、表 2-3-2。

表 2-3-1　国际临床糖尿病性视网膜病变严重程度分级标准

病变严重程度	散瞳后检眼镜下所见
无明显糖尿病性视网膜病变	无异常
轻度 NPDR	仅有微血管瘤

续表

病变严重程度	散瞳后检眼镜下所见
中度 NPDR	不仅有微血管瘤，但其程度轻于重度 NPDR
重度 NPDR	具有下列各项中任何一项，但无 PDR 的体征
	（1）四个象限中任何一个象限有 20 个以上的视网膜内出血点
	（2）两个以上象限中有明确的 VB 改变
	（3）一个以上象限出现明确的视网膜内微血管异常（IRMA）
PDR	具有下列一项或两项
	（1）新生血管形成
	（2）玻璃体/视网膜前出血

表 2-3-2　国际临床糖尿病性黄斑水肿严重程度分级标准

病变严重程度	散瞳后检眼镜下所见
糖尿病黄斑水肿明确不存在	眼底后极部无明显的视网膜增厚或硬性渗出
糖尿病黄斑水肿明确存在	眼底后极部可见到明显的视网膜增厚或硬性渗出
轻度黄斑水肿	眼底后极部可见一定程度的视网膜增厚或硬性渗出，但距离中心凹较远
中度黄斑水肿	眼底后极部可见视网膜增厚或硬性渗出，但尚未累及中央部
重度黄斑水肿	视网膜增厚或硬性渗出累及黄斑中央部

（二）中医病因病机

根据仝小林教授多年临床经验的总结，糖尿病有"消瘅""脾瘅"之分。病因病机见图 2-3-1。

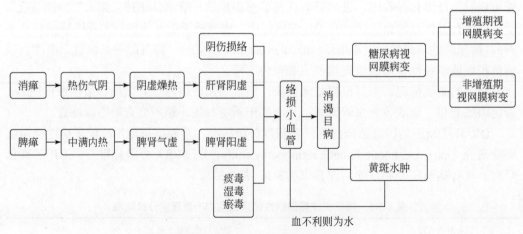

图 2-3-1　糖尿病视网膜病变病因病机

1. 消瘅

热为消瘅形成的核心病机，大热内蕴，则热伤血络，络损血溢，留而为瘀，或火热灼津，津亏血瘀，或因久病入络，血瘀络损，终致瘀血阻滞，络脉损伤。眼络损伤，则见出血、昏盲、雀目等。因其引起的络脉病变多是因热而伤，因瘀而损，而少见痰、浊、脂、膏等病理产物胶结蓄积、壅聚血脉。消瘅眼病为本虚标实之证，以阴虚为本，燥热为标。久病伤阴或素体阴虚，虚火内生上炎于目；或气阴两虚，目失所养；或因虚致瘀，目络不畅；或肝肾两虚，目失濡养所致。

2. 脾瘅

中满内热是脾瘅的核心病机，中焦壅满，膏、脂、痰、浊蓄积体内，可积聚脏腑，亦可随血脉循行，沉积于脉络，阻碍血行，致瘀血内生；同时瘀血又可与膏、浊、痰等裹夹胶着，进一步沉积脉络，阻塞血运；如此循环反复，以致痰瘀痼结，损伤脉络。脾瘅病久，湿、浊、痰、瘀等病理产物蓄积成毒，易损伤络脉，加之热伤血络，以致络脉形损，功能障碍，瘀毒又生。眼络损伤，可致视瞻昏渺、目盲、出血等，故瘀毒所致络脉损伤是导致络脉并发症的关键。脾瘅发展到视网膜病变阶段，痰毒、湿毒、瘀毒等标实之邪既存，虚实夹杂；同时络损伤阳，伤脾肾之阳，存在正气亏损，多以阳损为主，而脾肾阳虚，瘀阻脉络，脉络受损为共同病理基础。

3. 黄斑水肿

中医理论认为水肿的发生与肺、脾、肾三脏水液代谢失调相关。所谓水惟畏土，其治在脾。脾失健运，水津不能四布，上泛于眼则发为水肿；黄斑色黄居中亦属脾，这是黄斑易发生水肿的原因。固脾虚湿盛是本病的病机关键。并且《血证论》指出"瘀血化水""血积已久，亦能化为痰水"。故对于 DME 主要从脾、从虚、从瘀、从水论治。糖尿病发病日久，耗伤气阴，阴损及阳，阳虚则温煦作用不足，蒸腾气化功能降低，导致水液运行障碍，夹湿夹瘀，蓄积于视网膜，发为水肿。DME 的病因病机为本虚标实，以气血阴阳、脾肝肾虚为本，以血瘀、痰湿为实。

三、治 则 治 法

（一）西医治则治法

1. 药物治疗

在 NPDR 阶段，临床多以药物控制其进展。虽然 DR 的发病机制尚未明确，但针对 DR 发病机制的药物是目前研究的热点，用于临床取得了一定的疗效。临床常用治疗药物有醛糖还原酶抑制剂；糖基化终末产物抑制剂；抗氧化应激药物，如抗氧化剂 α-硫辛酸，能改善 2 型糖尿病患者胰岛素的敏感性，并能降低血管生成素、促红细胞生成素和

VEGF 的表达，对患者视网膜细胞有保护作用，能使血-视网膜屏障功能增强；蛋白激酶 C 抑制剂，如鲁伯斯塔，可减少 DEM 导致的视力下降，研究发现鲁伯斯塔可使中、重度 NPDR 视力丧失的风险减少 40%，可降低对激光治疗的需求，减缓 DME 的进展，从而改善视力。糖基化终末产物抑制剂、VEGF 抑制剂在治疗新生血管性眼病的研究中已有明显的疗效。如阿柏西普、哌加他尼、兰尼单抗等，能够有效改善黄斑水肿及最佳矫正视力，并可以减少新生血管的数量；还有 ACEI 类药物，如卡托普利能改善或延缓 DR 的发展和 DME 的发病，且卡托普利对 DR 患者的保护作用独立于其抗血压作用。而改善微循环类药物羟苯磺酸钙、胰激肽原酶等，能有效预防及延缓 DR 的发生发展。

2. 激光治疗

临床上严重的 NPDR 及 PDR 患者，建议激光治疗。激光光凝分为全视网膜激光光凝、局部视网膜光凝、黄斑区格栅样光凝或"C"字形光凝。其中全视网膜激光光凝和黄斑区格栅样光凝是目前治疗 DR 及 DME 的有效手段，也是保全患者视功能的重要治疗方法。但仍然有部分患者在激光光凝后出现新血管的生长。所以经过抗炎、抗血管生成药物等联合激光光凝治疗的方法延缓 DR 的发展是目前研究的热点。玻璃体内注射曲安奈德、贝伐单抗、兰尼单抗等药物，再结合全视网膜激光光凝术，不仅比单纯的激光光凝治疗更能改善黄斑水肿患者的视功能，而且能有效降低原有激光治疗带来的不良反应。

3. 玻璃体切割术

玻璃体切割术是治疗 PDR 的有效方法。手术能清除玻璃体内积血和机化物，解除机化条索对视网膜的牵拉，并置换出含有大量新生血管生长因子的玻璃体。在玻璃体手术中，剥离黄斑前膜能够减轻 DME，减少黄斑视网膜的厚度，提高患者视力。玻璃体切割术后玻璃体内注射糖皮质激素能减少手术并发症，并对弥漫性黄斑水肿有治疗作用。玻璃体内注射抗新生血管生成药物是最近研究的热点，通过该方式可明显减轻糖尿病患者视网膜新生血管的生成和 DME 的厚度。

保持接近正常的血糖水平和控制血压能够降低视网膜病变及进展风险。因此，应控制好 HbA1c、血脂和血压等指标。血糖是最重要的可调控的 DR 危险因素，HbA1c 在大多数患者的控制目标被推荐为 7% 及以下，某些患者控制在 6.5% 以下可能更有益（图 2-3-2）。

（二）中医治则治法

1. 消瘅

根据仝小林教授以"阴虚"贯穿消瘅眼病始终的临床诊疗思路，治以益气养阴、活血化瘀为主。早期出血以凉血化瘀为主，出血停止 2 周后以活血化瘀为主，后期加用化痰软坚散结之剂。

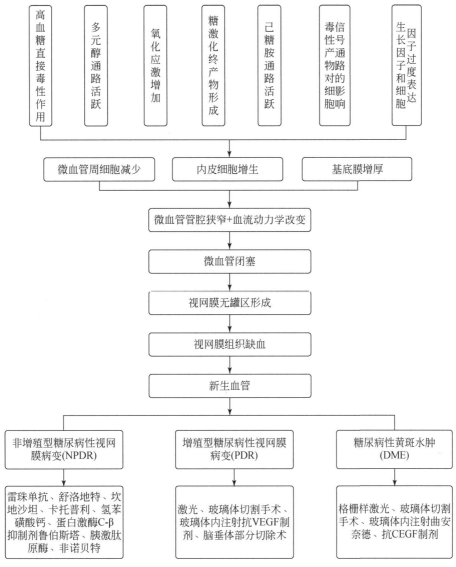

图 2-3-2　DR 的西医机制及治疗

2. 脾瘅

根据仝小林教授以"阳损"为主线贯穿脾瘅眼病的临床诊疗思路，当以益气温阳通络、活血化瘀为基本治则。早期（非增殖期视网膜病变）以络滞、络瘀为主，治以益气活血，止血化瘀；晚期（增殖期视网膜病变）以络损（视网膜脱落）为主，治以温阳止血固脱。根据标本虚实之轻重缓急，或先祛邪，中病即止，或标本同治，扶正祛邪兼顾。

3. 黄斑水肿

根据 DME 本虚标实的病因病机，治当以益气养阴、活血化瘀，随症加减温阳健脾、利湿化痰、软坚散结之品以达到标本同治之效。

四、辨 证 论 治

（一）辨证要点

微血管瘤在 DR 中最为常见，也最容易忽视，临床上微血管瘤的出现代表着 DM 发展到了一个新的阶段，若患者突然视力下降或出现视野缺损或突然失明，可能是视网膜脱落；若视野中心出现黑点，或视物变形，可能是黄斑水肿病变；若突然失明或视物不明仅有光感，可能是玻璃体大量积血。出现上述临床症状，则说明 DR 病变严重。

根据 DR 患者临床症状及眼底检查结果的不同，又可分为早期（NPDR 期）和晚期（PDR 期）。

（二）消瘅辨证

1. 早期

（1）阴虚热盛证

症状：视物模糊，咽干口燥，心烦畏热，渴喜冷饮，多食易饥，溲赤便秘，舌红，苔黄，脉细滑数，或细弦数。眼底见微血管瘤、出血、渗出。

治法：养血滋阴，清热明目。

方药：玉女煎合增液白虎汤加减。石膏、熟地黄、麦冬、知母、牛膝、粳米、甘草、玄参、麦冬、生地黄。

（2）气阴两虚，络脉瘀阻证

症状：视物模糊，目睛干涩，或视物变形，或眼前黑花飘舞，神疲乏力，气短懒言，口干咽燥，自汗，便干或稀溏，舌胖嫩、紫暗或有瘀斑，脉沉细无力。

治法：益气养阴，活血通络。

方药：生蒲黄汤合二至丸加减。生蒲黄、姜黄、旱莲草、女贞子、丹参、枸杞子、生黄芪、牛膝、山茱萸、菟丝子、川芎。

加减：眼底以微血管瘤为主，加郁金、牡丹皮；伴有黄斑水肿，酌加薏苡仁、车前子。

2. 晚期

（1）阴虚阳亢，虚火灼目证

症状：视物色红或荧星满目，黑影遮睛，伴头晕目眩，急躁易怒，口苦咽干，目赤面红。舌红，苔薄少，脉弦涩。眼底视网膜可见白色渗出斑，玻璃体积血，静脉迂曲。

治法：平肝明目，清热凉血。

方药：潜阳化瘀汤加减。钩藤、石决明、蒺藜、女贞子、旱莲草、生地黄、熟地黄、牡丹皮、丹参、益母草、牛膝。

（2）阴阳两虚，痰瘀互结证

症状：临床症见视物模糊，眼前暗影，视物变形，潮热盗汗，畏寒肢冷，腰膝酸软，夜尿频多，舌暗红，有瘀斑，苔少，脉细数。多见于糖尿病性视网膜病变Ⅴ、Ⅵ期，病变可见纤维增生，玻璃体积血，甚至视网膜脱离危候。

治法：滋阴补阳，化痰祛瘀。

方药：偏阴虚者选左归丸，偏阳虚者选右归丸加减。

左归丸：熟地黄、鹿角胶、龟板胶、山药、枸杞子、山茱萸、川牛膝、菟丝子。

右归丸：附子、肉桂、鹿角胶、熟地黄、山茱萸、枸杞子、山药、菟丝子、杜仲、当归、淫羊藿。

（三）脾瘅辨证

1. 早期

（1）阴津不足，燥热内生证

症状：眼花目眩，目睛干涩，口渴多饮，口干咽燥，消谷善饥，大便干结，小便黄赤，舌质红，苔微黄，脉细数。多见于糖尿病性视网膜病变Ⅰ～Ⅲ期。

治法：养阴生津，凉血润燥。

方药：玉泉丸合知柏地黄丸加减。葛根、天花粉、生地黄、麦冬、五味子、糯米、甘草、知母、黄柏、熟地黄、山茱萸、山药、茯苓、泽泻、牡丹皮。

（2）肝郁脾虚证

症状：头痛、眼胀、失眠、体倦乏力，心胸满闷，善叹息，口燥咽干，舌红，苔薄黄，脉弦细。多见于糖尿病性视网膜病变Ⅰ～Ⅱ期，微血管瘤，视网膜静脉可见扩张、出血。

治法：疏肝解郁，行气导滞。

方药：清肝解郁益阴渗湿汤加减。柴胡、菊花、蝉蜕、木贼、羌活、防风、荆芥、苍术、白术、女贞子、菟丝子、赤芍、生地黄、夏枯草。

加减：视网膜伴水肿及渗出者，加泽兰、浙贝母、生牡蛎以利水消肿，软坚散结；眼底新鲜出血者，可酌加三七粉止血散瘀；眼底陈旧病变者，可加鬼箭羽活血破瘀。

（3）脾虚湿胜，痰浊阻络证

症状：眼花目眩，眼前黑花或如蛛丝飘浮，伴头晕头重，眼矇目眩，面色萎黄或无华，神疲乏力，胸闷纳呆，小便量多清长，大便溏薄，舌淡红，苔白腻，脉濡滑。多见于糖尿病性视网膜病变Ⅱ～Ⅲ期，视网膜静脉迂曲、扩张，伴黄白色硬性渗出或有出血斑点或出血斑。

治法：健脾化湿，祛痰通络。

方药：温胆汤加减。半夏、茯苓、炒枳实、炒苍术、竹茹、大腹皮、山药、陈皮、薏苡仁、丹参、甘草。

（4）肝肾亏虚，目络失养证

症状：视物模糊或变形，目睛干涩，视网膜病变多为Ⅲ～Ⅳ期，头晕耳鸣，腰膝酸软，肢体麻木，大便干结，舌暗红，少苔，脉细涩。

治法：滋补肝肾，润燥通络。

方药：六味地黄丸加减。熟地黄、山茱萸、山药、泽泻、牡丹皮、茯苓。

加减：视网膜出血量多、色红，有发展趋势者可合用生蒲黄汤；出血静止期，则可合用桃红四物汤；出血久不吸收者，加浙贝母、海藻、昆布。

2. 晚期

（1）气血两虚，脉络瘀阻证

症状：视力下降，或者眼前黑影飘动，头晕目眩，懒言乏力，面色苍白或萎黄，伴肢体麻木，舌质有瘀斑，脉细涩。可见于糖尿病性视网膜病变Ⅳ～Ⅵ期，如玻璃体积血、新生血管、纤维增生或者视网膜前出血。

治法：补益气血，化瘀通络。

方药：补阳还五汤合六君子汤加减。黄芪、当归、赤芍、地龙、川芎、红花、桃仁、人参、白术、茯苓、陈皮、半夏。

加减：瘀血较轻，可用桃仁、丹参、鸡血藤等辛香疏络、养血通络；若瘀血较重则可选用水蛭、土鳖虫、䗪虫等破瘀通络。

（2）脾肾阳虚，血瘀痰凝证

症状：视物模糊或不见，目睛干涩或严重障碍，视网膜病变多为Ⅳ～Ⅴ期，神疲乏力，五心烦热，失眠健忘，腰酸肢冷，手足凉麻，阳痿早泄，下肢浮肿，大便溏结交替，舌淡胖少津或有瘀点，或唇舌紫暗，脉沉细无力。

治法：温阳健脾，化痰祛瘀。

方药：右归丸加减。附子、肉桂、鹿角胶、熟地黄、山茱萸、枸杞子、山药、菟丝子、杜仲、当归、淫羊藿。

加减：若络损血瘀，虚实并重，可用鳖甲、龟板等填补络道；补脾肾之阳，药用附子、干姜，以附子补肾阳，以干姜补脾阳。

（四）黄斑水肿辨证

（1）气阴两虚，目络瘀滞证

症状：视力下降，或眼前有黑影飘动，眼底可见视网膜、黄斑水肿，视网膜渗出、出血等；面色少华，神疲乏力，少气懒言，咽干，自汗，五心烦热，舌暗，脉虚无力。

治法：益气养阴，活血化瘀。

方药：密蒙花方。生黄芪、密蒙花、黄连、肉桂、女贞子、乌梅、益母草。

（2）脾虚湿盛证

症状：视力下降，或眼前有黑影飘动，眼底可见视网膜、黄斑水肿，视网膜渗出、出血等；四肢乏力，面色不华，食少纳差，胸脘痞闷，大便时溏，舌淡胖，苔白腻，脉虚缓。

治法：健脾化湿消肿。

方药：参苓白术散加减。人参、白术、茯苓、山药、莲子肉、白扁豆、薏苡仁、砂仁、桔梗、炙甘草。

（3）脾肾两虚证

症状：视力下降，或眼前黑影飘动，眼底可见视网膜水肿、棉絮斑、出血；形体消瘦或虚胖，头晕耳鸣，行寒肢冷，面色萎黄或浮肿，阳痿，夜尿频、量多清长或混如脂膏，严重者尿少而面色㿠白，舌淡胖，脉沉弱。

治法：温阳健脾。

方药：五苓散。猪苓、泽泻、白术、茯苓、桂枝。

（4）痰瘀阻滞证

症状：视力下降，眼前黑影飘动，眼底视网膜水肿、渗出，视网膜有新生血管、出血，玻璃体可有灰白增殖条索或与视网膜相牵、视网膜增殖膜，形盛体胖，头身沉重，身体某部位固定刺痛，口唇或肢端紫暗，舌紫有瘀斑，苔厚腻，脉弦滑。

治法：活血化瘀，化痰散结。

方药：补阳还五汤合二陈汤加减。黄芪、当归尾、赤芍、地龙、川芎、红花、桃仁、半夏、橘红、茯苓、乌梅、生姜、甘草。

五、其他治疗方法

1. 中成药

中成药的选用必须适合其中医证型，切勿盲目使用。建议选用无糖颗粒型、胶囊剂、浓缩丸或片剂。

（1）复方丹参滴丸：用于糖尿病性视网膜病变血瘀证。吞服或舌下含服。每次 10 丸，每日 3 次，28 天为 1 个疗程，或遵医嘱。

（2）芪明颗粒：用于糖尿病性视网膜病变非增殖期气阴亏虚、肝肾不足、目络瘀滞证。每次 4.5g，每日 3 次，3～6 个月为 1 个疗程。

（3）糖网康胶囊：用于糖尿病性视网膜病变气阴两虚证、瘀血阻络证。每次 4 粒，每日 3 次，12 周为 1 个疗程，或遵医嘱。

（4）复方血栓通胶囊：用于糖尿病性视网膜病变血瘀兼气阴两虚证。每次 3 粒，每日 3 次，或遵医嘱。

（5）通络明目胶囊：用于糖尿病性视网膜病变气阴两虚证、瘀血阻络证。每次 4 粒，每日 3 次，或遵医嘱。

（6）银杏叶片：用于糖尿病性视网膜病变局部缺血所致视网膜疾患。每次 40 mg，每日 3 次，或遵医嘱。

（7）明目地黄丸：用于糖尿病性视网膜病变肝肾阴虚证。每次 8～10 丸，每日 3 次，或遵医嘱。

（8）石斛夜光丸：用于糖尿病性视网膜病变肝肾两亏、阴虚火旺证。每次 15 丸（9g），每日 2 次，或遵医嘱。

2. 电离子导入

眼部药物直流电离子导入利用直流电场（或低频脉冲电场）的作用，以及电荷同性相斥、异性相吸的特性，使无机化合物或有机化合物药物离子、带电胶体微粒经过眼睑皮肤、角膜进入眼内，从而达到治疗眼病的目的。采用电离子导入的方式，将中药制剂直接送达眼部病灶组织，从而促进视网膜出血、渗出和水肿的吸收。该法具有方法简便、创伤小、作用直接等特点。对于 DR 引起的玻璃体视网膜出血，可选用三七、丹参、普罗碘铵等作电离子透入，每日 1 次，10 次为 1 个疗程，但对新近出血者应避免使用。对于 DR 引起的眼底渗出、机化及增殖可选用昆布、丹参、三七注射液作电离子导入，每日 1 次，每次 15 min，10 次为 1 个疗程，间隔 2～5 日再做第 2 个疗程。

六、当代名老中医治疗糖尿病性视网膜病变的经验与病案总结

1. 唐由之教授经验及验案

唐由之教授认为，DR 作为糖尿病的微血管并发症之一，和糖尿病有着相似的发病机制。气阴两虚夹瘀为 DR 的主要病机，气阴两虚为本，目络不通，血溢络外为标。消渴病病久体衰，肾之精气渐亏，气血生化减少，且鼓动无力，眼底出现血瘀，日久则产生微血管瘤，甚至视网膜新生血管。中医学眼底病讲究局部辨证，唐由之教授认为 DR 是一种眼科的血证，血瘀形成也与现代医学认为发病机制可能是毛细血管闭塞、微循环障碍相符合。总结唐由之教授的临床经验发现，唐老将 DR 血证的治疗分早、中、晚三期进行。早期为出血期，以清热凉血止血为主；中期因离经之血较多为瘀血期，治疗当加大活血化瘀之力；晚期患病日久，正气多虚，应在活血化瘀治法的基础上酌加扶正益气之药。在整个治疗过程中以凉血止血、补气养阴药物为主，辅以活血化瘀明目药物，应慎用破血逐瘀药物，以防破血太过而再次引起出血。此外，玻璃体混浊、眼底纤维增殖明显者可加软坚散结药物；肝肾亏虚明显者可加补肝肾药物；血虚明显者还需加强补血。

病案：高某，女，30 岁，2007 年 10 月 15 日初诊。主诉：双眼视物模糊 2 年余。病史：1 型糖尿病病史 14 年，2 年前起，无明显诱因出现双眼视物模糊，在外院诊断为"糖尿病性视网膜病变"。2006 年曾行激光治疗（右眼 2 次，左眼 4 次），然仍有反复出血现象，故找唐教授诊治。诊见：双眼视物模糊。眼科检查：VOD 0.1（矫正 0.3），玻璃体混浊，下方大片积血，后极部眼底窥不清，周边眼底视网膜可见散在出血斑及微血管瘤，视网膜大片激光斑。VOS 0.15（矫正 0.6），视网膜可见较多出血斑及微血管瘤，大片激光斑，黄斑部中心凹反光不见。刻下症：面色少华，神疲乏力，少气懒言，咽干，五心烦热，纳食减少，夜寐尚安，大便干结，舌淡红，苔少，脉细虚无力。诊断：双眼糖尿病性视网膜病变（右 V 期，左Ⅲ期）。治法：补气养阴，止血活血，化瘀明目。处方：生蒲黄汤合二至丸加减。生蒲黄、姜黄、旱莲草、女贞子各 20g，生黄芪、丹参各 30g，枸杞子、山茱萸、菟丝子各 15g，川牛膝、川芎各 10g。20 剂，每日 1 剂，分 2

次，水煎服。

二诊：2007 年 11 月 9 日。经上方治疗 20 日后，双眼视物稍清晰。眼科检查：VOD 0.15（矫正 0.4），玻璃体混浊较前减轻，下方大片积血吸收部分，后极部眼底清，周边眼底视网膜仍见散在出血斑及微血管瘤，视网膜大片激光斑。VOS 0.3（矫正 0.8），视网膜出血斑及微血管瘤有所减少。治初见效，守原方继用 90 剂。

三诊：2008 年 2 月 10 日。诉右眼视物又较前清晰，左眼同前。眼科检查：VOD 0.2（矫正 0.4），双眼视网膜出血基本吸收。玻璃体混浊又较前减轻，下方大片积血吸收大部分，后极部眼底清，周边眼底视网膜仍见散在出血斑及微血管瘤，但明显减少，视网膜大片激光斑。VOS 0.3（矫正 0.8），视网膜出血斑及微血管瘤明显减少。守原方，加生侧柏叶 15g 以凉血止血，浙贝母、半夏各 15g 以软坚散结。

四诊：2008 年 10 月 17 日。诉双眼视物较前清晰。眼科检查：VOD 0.3（矫正 0.5），玻璃体混浊又较前减轻，下方大片积血基本完全吸收，后极部眼底清，周边眼底视网膜未见出血斑及微血管瘤，视网膜大片激光斑。VOS 0.4（矫正 0.9），视网膜未见出血斑及微血管瘤。病情维持稳定。守前方，加天花粉、党参、大蓟、小蓟各 15g。

五诊：2010 年 3 月 5 日。诉现双眼视物清晰。眼科检查：VOD 0.4（矫正 0.6），VOS 0.5（矫正 1.0），视网膜未见明显出血斑及微血管瘤。病情仍维持比较稳定。

分析：本方主要由两组药物组成：一组为益气养阴药，如生黄芪、旱莲草、女贞子、枸杞子、菟丝子、山茱萸等；另一组为止血活血药，如生蒲黄、姜黄、丹参、川牛膝、川芎等。黄芪为补气要药，唐老治眼病喜欢重用黄芪，且为每方必用之药。治疗本病中重用黄芪，能充分发挥其益气扶正的功效，还可起到调和诸药的作用。女贞子补肝益肾明目；旱莲草凉血止血，补肾益阴，两药合为二至丸，主要起养阴之功，兼有止血的作用。山茱萸补益肝肾；枸杞子滋补肝肾，益精明目；菟丝子补肾益精，养肝明目，上三药共奏补肝肾之功。蒲黄止血化瘀，生用行瘀血更佳；姜黄行气破瘀，通经止痛，两者合用，不但能止血，还能起到化瘀血、通目络的功用。方中丹参破瘀血积聚；牛膝引血下行，兼能化瘀；川芎行气活血，三药配合运用，则可加快消散瘀血。若玻璃体混浊、眼底纤维增殖明显者加浙贝母、半夏；肝肾亏虚明显者加生地黄、熟地黄、金樱子、楮实子、五味子等；血虚明显者加当归。

2. 张梅芳教授经验及验案

张梅芳教授认为 DR 的辨证治疗应以全身辨证结合眼底病变，根据其主要病机特点，以益气养阴、补益肝肾为本，活血止血、祛湿除痰为标；标本兼顾是治疗本病的原则。

病案：马某，73 岁，2004 年 10 月 9 日初诊。主诉：双眼视力下降 12 年。病史：糖尿病病史 12 年，无明显诱因出现双眼视力下降。检查：右眼视力 0.1，左眼视力 0.4，双眼眼底见微血管瘤、斑点状出血、黄斑区视网膜水肿及硬性渗出。荧光眼底血管造影检查：视网膜广泛点状高荧光，无非灌注区，黄斑区囊样水肿。刻下症：面色少华，神疲乏力，少气懒言，咽干，自汗，五心烦热，舌淡胖，脉虚无力或细数。就诊时测 FBG 8.2mmol/L，HbA1c 6.6%。临床诊断：糖尿病，糖尿病性视网膜病变。证型：气阴两虚夹瘀。治以益气养阴，活血化瘀。处方：参脉散和六味地黄丸加减。山茱萸 15g，牡丹皮 10g，泽泻 10g，熟地黄 30g，茯苓 15g，党参 30g，黄芪 30g，麦冬 15g，五味子 6g，丹参 15g，车前子 15g，仙鹤草 30g，大蓟 15g，小蓟 15g，浮小麦 30g。21 剂，每日 1 剂，分 2 次，水煎服。

二诊：2004 年 11 月 1 日。自述病情开始好转，视物清晰，伴有口干、口腔溃疡。双眼视力提高到 0.5，双眼眼底黄斑区水肿部分吸收。口干、口腔溃疡，热象明显，舌红，苔薄白，脉弦。证型：肝经郁热，治以疏肝理气、清泄肝火。方药：牡丹皮 15g，山栀子 15g，柴胡 12g，当归 10g，白芍 15g，白术 10g，茯苓 15g，甘草 6g。每日 1 剂，水煎服。

三诊：2004 年 11 月 16 日。自述双眼视物清晰，无口干口苦；腰膝酸软、耳鸣、夜尿多，舌红，无苔，脉沉细。双眼视力提高到 0.6，双眼眼底黄斑区水肿吸收，眼底出血部分吸收。证型：肝肾亏虚，治法为滋补肝肾、益精明目。方药：六味地黄汤合参脉散加减。初诊方去大蓟、小蓟、浮小麦，加昆布 10g，田七 6g。10 剂，每日 1 剂，分 2 次，水煎服。

3. 邹菊生教授经验及验案

邹菊生教授认为，糖尿病变生目疾病机为胃火偏旺，灼津成瘀，留阻脉道，致脉络瘀滞，久瘀则生热，瘀热则津伤，血不循经则溢于脉外。中医治疗必求于本，血稠黏乃胃火旺所致，灼津成瘀，脉络瘀热交阻。血稠成瘀可用增水行舟法，治宜养阴生津，佐以活血，使脉络通行。治疗可采用外科治疗脉管炎妙方——四妙勇安汤加蒲公英。四妙勇安汤出自于清代《验方新编》，有方无名，原用于外科脱骨疽。现代药理学研究本方有清热解毒、活血止痛之功。近代中药药理研究认为，牛蒡子、葛根、淡黄芩、桑白皮、黄精、黄连有降血糖作用，活血化瘀有时也可用天花粉、川石斛、玉竹养阴辅以活血。若大便干结，可用生川军，或芦荟，从临床疗效来看芦荟通便较生川军更优。若目衄眼底出血急则治其标，先用凉血止血，一周后观察出血不增加则用活血止血药。治疗时不可妄投滥用止血剂，否则引起瘀血宿滞，而且有助于机化形成，导致关门留寇，犯有实实之戒。出血与瘀血配合活血化瘀药如丹参、莪术、毛冬青、三七、生炒蒲黄等，既可防止止血留瘀，又可防止机化。若有渗出时，佐以软坚化痰之品，如昆藻、象贝母之类，有利于炎症和渗出物的吸收，防止机化形成。

案一：患者女，59 岁，2006 年 9 月 15 日初诊。主诉：右眼视物模糊 1 个月。现病史：糖尿病病史 5 年。曾在外院诊断为"糖尿病性眼底出血"。口服 D860、碘剂及止血剂，收效甚微。眼底检查：右眼视力 0.3，左眼视力 1.0，双眼外（-），左眼底视神经乳头（-），玻璃体混浊，双眼视网膜有散在的微血管瘤，右眼玻璃体混浊，视网膜颞上方有片状出血，视网膜轻度水肿，累及黄斑部。FBG8mmol/L，尿糖（++）。刻下症：口干舌燥，消谷善饥，便频量多，形体消瘦，舌红少苔，脉细数。诊断：糖尿病性视网膜病变。证型：阴虚燥热。治拟和营清热，止血降糖。方药：生地黄 12g，玄参 12g，金银花 12g，当归 12g，蒲公英 30g，牛蒡子 12g，淡黄芩 9g，桑白皮 12g，玉竹 12g，丹参 12g，牡丹皮 12g，方儿茶 12g，牛角腮（先煎）9g，葛根 12g，血见愁 15，炒荆芥 12g，乌贼骨 12g。14 剂，每日 1 剂，分 2 次，水煎服。

二诊：2006年9月29日。右眼视力提高到0.5，自觉诸症得减，时有大便干结。眼底检查：视网膜出血少量吸收，视网膜仍有水肿，余同前，治以和营清热，活血利水。方药：上方去玉竹、方儿茶、牛角腮、葛根、血见愁、炒荆芥、乌贼骨，加猪苓12g、茯苓12g，泽泻12g，莪术12g，毛冬青12g，昆布12g，海藻12g，芦荟0.2 g。14剂，每日1剂，分2次，水煎服。

三诊：2006年10月13日。右眼视力提高到0.6。自觉症状明显消失，视物清。眼底检查：视网膜出血大部分吸收，黄斑部水肿消失，中心凹反光点隐约可见，玻璃体混浊吸收。舌红，苔薄，脉细数。治以和营清热，滋阴活血明目。方药：上方去牡丹皮、毛冬青、昆布、海藻、芦荟，加枸杞子12g，黄精12g，制首乌12g，覆盆子12g，补骨脂12g，石菖蒲12g。14剂，每日1剂，分2次，水煎服。

四诊：2006年10月27日。右眼视力提高到0.8。眼底检查：微血管瘤有部分消失，黄斑区中心反光可见。可见药力直击病巢，固效不更方，守原意再进28剂。视力恢复至1.0。为巩固疗效，继服60剂，病情稳定，视力维持1.0。但眼底仍见少量微血管瘤，黄斑部中心反光（+）。

案二：患者男，65岁，2007年1月12日初诊。主诉：双眼视物模糊2年，右眼加重1个月。现病史：患者1993年确诊糖尿病，虽用药物及胰岛素控制，但血糖时不稳定，因糖尿病性视网膜病变双眼眼底出血，曾激光治疗，光凝术后双眼视力仍下降明显。眼科检查：右眼0.1，左眼0.8。双眼前极部（-），晶状体混浊，右眼底视网膜大片状出血，伴絮状渗出，黄斑部囊样水肿。左眼底黄斑部结构不清，可见新生血管，双眼底动脉细。刻下症：神疲乏力，自汗盗汗，五心烦热，口渴喜饮，便秘，舌红少津，舌暗淡或有瘀点，脉弦细数无力。诊断：糖尿病性视网膜病变。证型：气阴两虚，脉络瘀滞。治以和营清热，益气止血降糖。方药：生地黄12g，玄参12g，金银花12g，当归12g，蒲公英30g，牛蒡子12g，淡黄芩9g，桑白皮12g，玉竹12g，丹参12g，牡丹皮12g，方儿茶12g，牛角腮（先煎）9g，葛根12g，血见愁15g，炒荆芥12g，乌贼骨12g，生黄芪12g，芦荟0.2g。14剂，每日1剂，分2次，水煎服。

二诊：2007年1月26日。右眼视力提高到0.3。自觉诸症得减，右眼视物模糊略有好转。眼科检查：右眼视网膜出血少量吸收，视网膜仍有水肿，余同前。治拟和营清热，活血利水。方药：上方去玉竹、牡丹皮、方儿茶、牛角腮、血见愁、炒荆芥、乌贼骨、生黄芪，加猪苓12g，茯苓12g，泽泻12g，莪术12g，三七粉（分吞）0.6g。14剂，每日1剂，分2次，水煎服。

三诊：2007年2月10日。右眼视力提高到0.4。自觉症状明显消失，右眼视物模糊改善。眼科检查：右眼视网膜出血大部分吸收，黄斑部水肿减轻，有少量渗出。舌红，苔薄，脉细数。治以和营清热，活血软坚。方药：上方去三七粉，加毛冬青、昆布、海藻各12g。14剂，每日1剂，分2次，水煎服。

四诊：2007年2月27日。右眼视力提高到0.5。右眼视物模糊略改善。眼科检查：右眼视网膜出血大部分吸收，见白色机化物沉着，黄斑部水肿明显消退。舌红，苔薄，脉细数。治拟和营清热，益气养阴活血。方药：上方去莪术、毛冬青、昆布、海藻、芦荟，加玉竹、枸杞子、黄精、制何首乌、黄芪各12g，14剂，每日1剂，分2次，水煎服。

五诊：2007年3月13日。右眼视力0.6。右眼视物模糊明显好转。右眼视网膜出血大部分吸收，黄斑部水肿明显消退，渗出物吸收。舌红苔薄，脉细数。治以和营清热，滋阴活血明目。方药：上方去生黄芪、玉竹、猪苓、茯苓、葛根、泽泻，加覆盆子、补骨脂、石菖蒲、莪术、毛冬青各12g，14剂，每日1剂，分2次，水煎服。

六诊：2007年3月27日。右眼视力提高到0.6。右眼视网膜出血大部分吸收，黄斑部水肿消退，渗出物吸收，中心反光隐约可见。效不更方，守原意再进21剂，视力恢复至0.8。为巩固疗效，共服154剂，病情稳定，视力维持0.8。但眼底仍见少量微血管瘤及部分白色机化灶，黄斑部中心反光可见，随访至今，病情稳定。

分析：上述两个病例充分体现了邹菊生教授辨证应用和营清热、养阴活血法治疗DR的学术思想。现代药理学研究证实四妙勇安汤有清热解毒，活血止痛之功。方中金银花清热解毒；生地黄、玄参性寒软坚，增液活血；当归活血散瘀；甘草和中，并配合金银花、蒲公英加强清热解毒作用。对于微血管瘤中医认为乃气滞血瘀，久聚不消，故方中加用生黄芪，治拟益气活血化瘀，气顺血畅瘀消，微血管瘤也随之消散。通过临床研究发现，糖尿病眼底出血可继发虹睫炎和新生血管性青光眼，这是糖尿病内毒素反应所造成的，用四妙勇安汤加蒲公英持续使用，可以防止这些并发症的发生。这也是中医扶正祛邪理论的体现。邹菊生处方之余，总勿忘医嘱：注意饮食结构调整，控制血糖，避免精神紧张，情绪激动，禁食辛辣烟酒刺激之品。正如刘河间《儒门事亲·三消之证当以火断》曰："不咸滋味，不戒嗜欲，不节苦怒，病已而复作"，明确指出了病情复发的原因，也为临床上在用药之余，提倡医嘱的重要性。

4. 高健生教授经验及验案

病案：刘某，男，57岁，2013年12月30日初诊。主诉：右眼视物不清2个月。现病史：糖尿病病史6年，眼科检查：右眼视力0.3，左眼视力0.8。双眼前节未见明显异常，晶状体轻度混浊，玻璃体混浊；眼底：右眼眼底颞下方见大片出血，颞侧静脉中度迂曲，黄斑区水肿，双眼后极部散见点片状出血，硬性渗出，散见棉絮斑。临床印象：①右眼视网膜分支静脉阻塞；②双眼糖尿病性视网膜病变（Ⅲ期）。OCT显示：①右眼视网膜分支静脉阻塞；②右眼黄斑囊样水肿。刻下症：口干，烦躁，大便时溏，手麻凉，脚心热，舌暗红，苔薄白，脉弦细。诊断：双眼糖尿病性视网膜病变（Ⅲ期）。证型：气阴两虚，目络瘀滞。方药：密蒙花方加减。生黄芪30g，女贞子10g，密蒙花10g，益母草10g，乌梅10g，黄连10g，肉桂3g，瞿麦30g，丹参12g，路路通10g，小蓟15g，7剂，水煎服。

二诊：2014年1月20日。眼科检查：视力不变。右眼眼底出血明显减少，首诊自述症状均减轻，黄斑水肿较前减轻。方药：原方改黄连为6g，肉桂为2g，加槐花10g，通草10g，14剂，每日1剂，分2次，水煎服。

四诊：2014年2月8日（三诊处方未作变更）。眼科检查：右眼视力0.6，左眼视力0.8。右眼眼底出血进一步减少，颞侧静脉迂曲较前好转，黄斑水肿明显减轻。OCT显示：黄斑囊样水肿较前明显减轻。继服原方14剂，每日1剂，分2次，水煎服，不适随诊。

五诊：2014年3月24日。眼科检查：右眼视力0.8，左眼视力0.8。右眼眼底出血范围进一步减少，颞侧静脉残存少量迂曲，黄斑基本正常。OCT 显示：黄斑囊样水肿未见异常。嘱不适随诊。

分析：患者糖尿病病史 6 年，舌脉已有气阴两虚之象，离经之血阻滞目络，血溢脉外。高健生教授根据其长期防治 DR 的经验，认为 DR 在发生发展过程中，证候逐渐由阴虚向气阴两虚，再向阴阳两虚演变，血瘀证表现也随之加重。肝肾虚损，阴损及阳，目窍失养是 DR 的基本病机。心脾亏虚，因虚致瘀，目络阻滞是 DR 发生发展过程中的重要因素。DR 所致黄斑水肿的病因病机为气阴两虚兼目络瘀滞，高健生教授根据此病因病机创立密蒙花方，全方由生黄芪、密蒙花、黄连、肉桂、女贞子、乌梅、益母草组成。全方契合 DR 发生发展各阶段的病机变化，通补并用，散中有收，补而不滞，乃防治糖尿病性视网膜病变发生发展之良方，对糖尿病性视网膜病变引起的黄斑水肿有很好的疗效。

5. 李传课教授经验及验案

李传课教授认为，DR 主要是阴虚燥热与络脉瘀滞。阴虚首责于肾，因肾为先天之本，寓真阴真阳，为全身阴阳之根本。肾虚虽可表现为阴虚、阳虚、或阴阳两虚，但消渴病患者，以阴虚为主体。故滋阴润燥是常用之法，由此而派生的滋补肝肾、滋养肺肾、滋肾养胃等法，都是针对阴虚而立。阴虚燥热日久，循经上承，蒸灼目窍，眼底之阳性或阴性微细络脉均可灼伤，始则出现针尖状血管瘤或斑点状、条片状出血，在出血的同时，又可伴有渗出；日久络脉瘀滞，气血往来受阻，随之即可产生异常络脉，异常络脉易渗漏水肿，又易渗出、出血，出现瘀血与水肿同存；瘀血机化，牵引视网膜，又可出现视网膜脱离诸症，造成严重后果。这些表现都是络脉瘀滞之证，治宜活血化瘀，或止血化瘀，或破血化瘀，或通脉化瘀，或行气化瘀等。由于阴虚燥热与络脉瘀滞是糖尿病性视网膜病变的通有病机，可以贯穿于糖尿病性视网膜病变的始终，只是阶段不同、轻重有别或兼夹他证而已。故滋阴化瘀是本病的通用法则。李传课教授常自拟滋阴化瘀汤（熟地黄、黄精、桑椹、女贞子、枸杞子、牡丹皮、丹参、三七粉、葛根、陈皮）为基本方，随症加减。肺阴虚者，加沙参、麦冬；胃阴虚者，加石斛、玉竹；肝阴虚者，加制首乌、女贞子；视网膜出血新鲜者，加蒲黄炭、生地黄；出血陈旧者，加桃仁、红花；瘀血机化者，加昆布、海藻；瘀滞水肿者，加泽兰、益母草；阳亢者，加钩藤、石决明；火旺者，加知母、黄柏；脾虚者，加白术、茯苓。如需激光或手术者，结合激光或手术治疗。

病案：彭某，女，62 岁，2013 年 9 月 13 日初诊。主诉：视物模糊。现病史：糖尿病病史 11 年，高血压病史 6 年（药物已控制）。3 个月前左眼施行了玻璃体切割术及白内障手术。出院诊断：糖尿病性视网膜病变（右眼非增殖型，左眼增殖型）；年龄相关性白内障、高血压。出院视力右眼 0.4，左眼视力 0.2。近日右眼视力下降，特来就诊。眼科检查：右眼视力 0.15，左眼视力 0.2。右眼眼压 16mmHg，左眼眼压 15mmHg。散瞳检查：右眼晶状体不均匀轻度混浊，视盘边缘清，色淡红；视网膜动脉管径偏细，颞上有一轻度动静脉交叉压迹，后极部视网膜有许多微血管瘤及片状出血，并有片状环形排列的硬性渗出，鼻上方有几个散在的棉絮斑，黄斑部结构不清。左眼人工晶状体位置正，囊膜不混浊，视网膜有较多激光斑点，未见出血与渗出。刻下症：自觉头昏，有时面红耳赤，舌质红，苔薄白，脉弦稍细。诊断：糖尿病性视网膜病变（右眼非增殖型，左眼增殖型）；年龄相关性白内障早期；玻璃体切割术后；视网膜光凝术后；人工晶状体眼。证型：阴虚阳亢，血溢络外。治宜滋阴潜阳，止血活瘀。方药：自拟潜阳化瘀汤加减。钩藤 10g，石决明 20g，蒺藜 10g，女贞子 12g，旱莲草 12g，生地黄 20g，熟地黄 15g，牡丹皮 10g，丹参 15g，益母草 12g，牛膝 10g。15 剂，每日 1 剂，分 2 次，水煎服。继续服用治疗糖尿病与高血压之西药。

二诊：2013 年 9 月 28 日。服上药无不良反应，自觉头昏减轻。嘱继服上方 15 剂，每日 1 剂，分 2 次，水煎服。

三诊：2013 年 10 月 13 日。诉头已不昏，视物较前清楚些。眼科检查：右眼视力提高至 0.3，眼底片状出血减少，舌脉同前。方药：予上方去钩藤、蒺藜，加石斛 10g，以养阴明目。服 20 剂，每日 1 剂，分 2 次，水煎服。

四诊：2013 年 11 月 2 日。眼科检查：右眼视力提高到 0.5，左眼视力提高到 0.3。眼压正常，右眼底出血已吸收，棉絮斑明显减少。嘱服滋阴明目丸 3 个月，每次 10g，每日 3 次，并定期复查。如眼底荧光素血管造影有新生血管，则结合激光光凝。

分析：患者糖尿病病史 11 年，系肝肾阴虚，阴不潜阳，肝阳上亢，致头昏面红耳赤；日久肝不藏血，目中络脉受损，致出血与渗出混杂。

6. 刘怀栋教授经验及验案

刘怀栋教授根据多年临床经验认为单纯从脏腑辨证角度论治 DR 收效欠佳，经过深入研究认为中西医虽然理论体系不同，但研究对象相同，解剖部位相通，通过现代医学对于视网膜的功能认识，发挥玄府为精、气、血等升降出入之通路门户的作用，从玄府角度出发，更深层地定位病变所在，有助于阐明 DR 发病机制，有助于治疗原则的确定和疗效提高。故在玄府理论指导下认为 DR 发于五脏，以肾为本，病变在于眼之玄府。玄府为气机升降出入、气血津液交换的通路，玄府闭塞甚微决定着病情轻重缓急和预后转归。其病机为玄府郁闭，玄府郁闭贯穿 DR 病程始终。对于 DR 患者来讲，导致玄府郁闭的主要病理因素是"虚"和"郁"，但因其并非糖尿病初发期，至少均有 4～5 年的糖尿病病史，临床多表现为以"虚"为本，以"郁"为标。"虚"主要是指肝肾阴虚、脾气虚，以及日久肾阴阳俱虚，虚则使玄府无以出入升降而致目昏。"郁"主要是指血瘀、痰湿、郁热、气滞等，郁则导致玄府闭塞而目暗不明。"郁""虚"交互兼见，两者相互转化，互为因果。

病案：赵某，女，65 岁，2006 年 12 月 12 初诊。主诉：2 型糖尿病病史 10 年，糖尿病性视网膜病变病程 3 年。现病史：患者口服药物控制血糖，双眼视物模糊 3 年，曾于某院行双眼视网膜光凝术 5 次。眼科检查：右眼视力 0.03（矫正无进步），左眼视力 0.4（矫正无进步），双眼外眼无异常，角膜清，双眼晶状体轻度混浊，双眼视网膜可见大量青灰色光凝斑及黄白色硬性渗出。右眼颞侧视网膜黄色硬性渗出、出血波及黄斑区。刻下症：口干，时有烦躁，乏力，大便略干，舌质淡胖，苔薄，脉弦数。西医诊断：双眼糖尿病性视网膜病变。中医诊断：双眼消渴目病。证型：肝郁脾虚。治宜清肝解郁。方药：清肝解郁益阴渗湿汤。柴胡 10g，菊花 10g，蝉蜕 10g，木贼 10g，羌活 10g，防风 10g，荆芥 10g，苍术 10g，白术 10g，女贞子 10g，赤芍 10g，生地黄 10g，夏枯草

15g，侧柏叶 10g，瓜蒌 15g。14 剂，每日 1 剂，分 2 次，水煎服。

二诊：2006 年 12 月 27 日。患者视物模糊略改善，右眼视力 0.08，左眼视力 0.4，继服初诊方 20 剂。

三诊：2007 年 1 月 18 日。患者诉视物模糊、大便干症状改善，仍体倦乏力，眼科检查：右眼视力 0.15，左眼视力 0.4。右眼颞侧视网膜出血较前减少，黄斑区伴黄白色渗出。方药：初诊方去瓜蒌，加生黄芪 15g 以健脾益气，生牡蛎 30g 以柔肝散结，嘱坚持服药 30 剂。

四诊：2007 年 2 月 20 日。患者右眼视力 0.3，左眼视力 0.4，继服三诊方 20 剂。

五诊：2007 年 3 月 10 日。患者诉视物较前明显清晰，眼科检查：右眼视力 0.5，左眼视力 0.4，右眼视网膜出血吸收，黄斑区黄白色渗出仍少许存在；左眼眼底未见变化。继服三诊方。

分析：方中柴胡、菊花、蝉蜕、木贼清肝解郁；苍术、白术健脾燥湿；荆芥祛风凉血，赤芍行血清热，助疏通脉络、开通玄府之力；生地黄、女贞子、菟丝子养阴益肾，防燥药伤阴；羌活、防风清肝郁通玄府，并助苍术、白术以达"风能胜湿"之效。视网膜伴水肿及渗出者，加泽兰、浙贝母、生牡蛎以利水消肿，软坚散结；眼底新鲜出血者，可酌加三七粉止血散瘀；眼底陈旧病变者，可加鬼箭羽活血破瘀。

第四章 糖 尿 病 足

一、概 述

糖尿病足（diabetic foot，DF）又称糖尿病性肢端坏疽、糖尿病性动脉闭塞症，是指因糖尿病血管病变和（或）神经病变、感染等因素，导致糖尿病患者足或下肢组织破坏的一种病变。严重者可引起肢端坏疽，致残率、截肢率高，是糖尿病最常见、最复杂的慢性并发症之一。糖尿病足的概念是在 1956 年由 Oakley 首先提出，1972年 Catterall 将其定义为因神经病变而失去感觉和因缺血而失去活力，合并感染的足。1999 年世界卫生组织（WHO）对糖尿病足的定义是：糖尿病患者由于合并神经病变及各种不同程度的下肢血管病变而导致的下肢感染、溃疡形成和（或）深部组织的破坏。

大量研究证实，糖尿病足部并发症的基础是糖尿病血管和神经病变，诱发因素为感染。糖尿病血管和神经病变相互影响而形成一系列足病，如足部皮肤损害、破溃，胼胝形成，足趾疾病等。糖尿病患者由于神经病变易导致感觉减退或丧失而易受到外伤，轻微的外伤也可导致严重的溃疡、感染或坏疽；不同程度的血管病变导致下肢缺血，早期可出现肢端麻木、皮温下降，发展到晚期可见组织缺损、溃疡伴感染，最终不得不截肢。

据 2015 年的文献报道及流行病学调查，现全球约有 4.15 亿的糖尿病患者，糖尿病足年发病率为 2%～3%，其中有 15%～20%的患者在其一生中可能出现足溃疡或坏疽，其中 40%～80%可能合并感染。一项来自英国和美国的研究表明，95%的糖尿病患者存在很高的风险出现下肢并发症，而可能性最大的为足溃疡。糖尿病足致残率高，需行截肢手术者占 5%～10%，85%的糖尿病相关截肢继发于足溃疡，发展中国家 40%～70%的下肢截肢与糖尿病相关。2013 年，据 WHO 多国多中心研究发布，白人的截肢率为每年14.2/10 000，亚裔为每年 3.4/10 000；据报告英国糖尿病患者的下肢截肢率为每年 47.5/10 000；四川大学华西医学院调查显示我国糖尿病患者截肢率为 9.5%；天津医科大学代谢病医院报告我国糖尿病截肢率为 17.3%，且右下肢多于左下肢，可能与惯用右脚，行走时右脚压力负荷较大有关。

中医学中并没有与糖尿病足相对应的病名，相当于消渴病伴足部感染溃疡，现多以消渴病足而命名。根据糖尿病足溃疡、缺血不同阶段的主要临床表现又可将其归为"脱疽""脱疽""阴疽""血痹"的范畴。因其既属消渴病，又属脱疽，故又称之为"消渴病脱疽"。消渴病足的最早记载见于《灵枢·痈疽》"愿尽闻痈疽之形……发于足趾，名脱痈。其状赤黑，死不治；不赤黑，不死。不衰，急斩之，不则死矣"。

晋代龚庆宣在《刘涓子鬼遗方》中首次提出"脱疽"的病名："发于足趾,名曰脱疽。"元代罗天益在《卫生宝鉴》中亦有相关记载："消渴病人足膝发恶疮,至死不救。"元代朱震亨《丹溪心法》首次详细记载了糖尿病脱疽的临床症状,指出"脱疽生于足趾之间,手指生者间或有之,盖手足十指乃脏腑支干,未发疽前先烦躁发热,颇类消渴,日久始发此患。初生如粟黄泡一点,皮色紫黯,犹如煮熟红枣,黑气蔓延,腐烂延开,五指相传,甚则攻于脚面,犹如汤泼火燃"。中医药在治疗消渴病足的方法与用药上多种多样,且均有一定疗效,故被广泛传播应用。因此,本文对已有的文献、书籍进行归纳、总结、整理,以构建中医药治疗消渴病足的基本理论与治疗体系。

二、糖尿病足的病因病机

(一)西医病因及发病机制

糖尿病足的发病机制尚不完全明确,目前认为主要与周围神经病变、血管病变及足部感染有关。据相关文献报道糖尿病足患者中25%~44%是神经性的,10%是缺血性的,45%~60%是神经缺血性的,感染常是最后的共同途径。

1. 神经病变

60%~70%的糖尿病患者会出现神经损害,男女发病率相似,但男性因为生活习惯和睾酮缺乏等原因发生更早。糖尿病神经病变包括中枢神经病变及周围神经病变,其中以周围神经病变更常见,引起感觉神经、运动神经及自主神经异常。其发病机制可能与神经滋养血管、神经损害性因素增强与保护性因素(神经营养子)减弱或消失有关:长期高血糖使代谢发生紊乱,直接影响神经组织中钠依赖性氨基酸的转运,产生钠潴留,导致神经髓鞘肿胀或轴索断裂,使神经传导速度减慢。同时还影响神经内膜微血管的结构和功能,导致血液-神经屏障破坏,继而缺血、缺氧,最后导致不可逆转的神经纤维结构的损害。在血糖升高、胰岛素分泌不足时,葡萄糖在醛糖还原酶的作用下转化为山梨醇和果糖山梨醇并聚体,使渗透压升高,神经细胞肿胀、变形、坏死。神经纤维脱髓鞘和轴突变性、神经膜细胞增生发生在糖尿病病理改变早期,随病程进展表现为轴突变性和髓鞘纤维消失。中枢神经病变主要指神经滋养血管闭塞程度的加重,周围神经病变多表现为多元醇(山梨醇)通路活性增加,主动脉内膜、中膜能见到山梨醇堆积,过度增加的山梨醇将产生毒性反应,导致神经脱髓鞘和外周神经传导受损。Tavakoli等研究发现,糖尿病及已有神经病变的患者角膜前界层内朗格汉斯细胞密度明显增高,因此提出免疫因素参与了神经病变的发生。

2. 血管病变

糖尿病血管病变在动脉、静脉和毛细血管均可累及。动脉血管病变主要是在慢性持续高血糖基础上由多种因素综合作用所致，其病理变化主要是动脉粥样硬化，表现为血管内膜和中层厚度增加、斑块形成和钙化，引起血管狭窄、下肢血流减少甚至闭塞，成为下肢坏疽的病理基础。有研究表明，糖尿病患者外周动脉疾病发生的风险是普通人的4倍，常影响多支血管，以腘以下动脉（胫前、胫后、腓动脉）居多，其机制主要有以下几方面。

（1）糖尿病患者胰岛素分泌相对不足，对环腺苷酸的抑制作用减弱，脂解加强，血中脂肪酸量增多，同时肝脏合成三酰甘油（triglyceride，TG）也增加，使血中的总胆固醇（total cholesterol，TC）、TG、低密度脂蛋白胆固醇（low-density lipoprotein cholesterin，LDL-C）明显升高。低密度脂蛋白（low-density lipoprotein，LDL）的载脂蛋白B出现非酶糖化，糖化LDL加强单核细胞中胆固醇酯的合成，使内皮细胞功能受损，转化LDL-C又易被氧化，氧化的LDL可迅速被巨噬细胞摄取，进而形成泡沫细胞。氧化的LDL-C可刺激产生大量的黏附分子、化学趋化分子、细胞因子、生长因子和细胞毒素等，进一步加速了动脉粥样硬化的形成或发展。

（2）胰岛素抵抗使血糖升高，升高的血糖引起血管壁胶原蛋白的非酶促性糖基化，使血管的内皮细胞功能受损。高胰岛素血症可直接损伤血管内皮细胞，刺激动脉内膜下平滑肌细胞增生，使中层平滑肌细胞向内膜下迁移，细胞内脂质沉积，从而加速动脉硬化的形成。在动脉硬化形成中动脉内膜聚集了大量的炎症因子，细胞间黏附分子-1（inter cellular adhesion molecule 1，ICAM-1）、血管细胞黏附分子-1（vascular cell adhesion molecule 1，VCAM-1）、单核细胞趋化蛋白-1（monocyte chemotactic protein 1，MCP-1）、C反应蛋白（C reactive protein，CRP）和白细胞介素-6（interleukin 6，IL-6）等炎症因子均可引起内皮细胞功能紊乱。此外，动脉硬化的激活引起内皮源性NO合成减少，使内皮依赖性血管舒张功能受损。

（3）糖尿病患者的血液流变也发生明显改变，血流自动调节功能失效，血浆蛋白异常，纤维蛋白升高，促进血小板黏附于内皮下层。糖尿病患者血液流变学的异常、血液的高凝状态及各种血管收缩因子的作用，加重了微循环障碍，促使微血栓形成。

3. 感染

感染是糖尿病足溃疡、坏疽发生的直接诱因。糖尿病足患者的局部感染多为继发性，常与内分泌代谢紊乱、血管、神经病变、机体免疫功能低下等有关。引起足部感染发生的四个重要独立危险因素为深及骨骼的创伤、再发的创伤、持续时间长的创伤（>30天）、外周血管疾病。

其中皮肤损伤是主要原因，因为人体皮肤是保护机体抵抗外界微生物侵袭的第一道屏障，一旦出现损伤，这种屏障功能便会失去防御能力，各种细菌趁机侵入人体，而糖尿病患者免疫反应异常，中性粒细胞吞噬能力受损，对感染或损伤的反应减弱，故更易引起更加严重的溃疡。

糖尿病合并血管病变者，因微循环障碍导致组织缺血缺氧，血管壁通透性增强，血浆外渗增加，白细胞由管壁游出，使得吞噬细菌的能力下降，且血小板聚集，黏附能力增强，容易感染细菌；加之机体损伤后，局部组织水肿、出血、渗出，炎症和水肿使局部张力增加，加重局部缺血、缺氧，导致更容易感染各种致病菌，引起溃疡、坏疽。

糖尿病合并周围神经病变者，因自主神经纤维受到损伤，导致皮肤血流增加，在下垂部位的慢性皮肤血流灌注量增多，致使皮肤水肿和萎缩，失去正常的防御功能，容易感染病原菌。

据统计大约仅有1/3的糖尿病患者足部感染时会出现发热，而且尽管存在广泛的感染，白细胞计数可能也不会升高。若同时存在感觉神经病变，对痛觉或温度觉的感知能力减弱，对感染的感知也将会延迟，使得感染难以控制。

（二）中医病因病机

中医学认为，糖尿病足的主要病因为外感湿热、瘀血内阻、气阴两虚，多为本虚标实、虚实夹杂之证，以气阴两虚为本、经脉瘀阻为标。初起气阴亏虚夹有血瘀，脉络失和；中期瘀久化热生毒，或染毒，湿热瘀毒内蕴，热毒炽盛，以邪实为主；晚期正气亏虚，余邪稽留，以虚为主。古代医家以隋代巢元方所著《诸病源候论》中的论述和记载较为详尽、系统：肾虚是发病的重要基础，肾虚不能制水，水道失司，小便频多，阴伤内热，经络涩滞，而成痈疽，同时也认识到外感风湿之邪也是糖尿病痈疽发生的诱因，阴虚内热、邪热盛于里是糖尿病并发痈疽的重要病机。现代医家多认同从阴虚、气虚、阳虚、血瘀论治，益气养阴、化瘀通络。潘保华认为脾肾两虚、气血凝滞、经络瘀阻、阳虚血瘀为本病主要病因病机。奚九一则根据对糖尿病足部肌腱变性坏死症（筋疽）的临床观察，指出其病机为：老年肾肝渐衰，气阴消耗，气不化湿，阴不养筋，日久筋损腐毒为疽。唐汉均认为糖尿病足的病机主要在于热与瘀，糖尿病患者阴虚内热炽盛，耗灼津液而成瘀，或病损及阳，以至阴阳两虚，阳虚寒凝而致瘀；脉络阻滞，肌肤失养，麻木不仁，易受外伤，外邪乘虚而入，郁而化热，或因多食肥甘，湿邪内生，阻于中焦，损伤脾胃，湿性趋下，湿热瘀互结而发病。

（1）气虚血瘀：消渴耗伤气阴，而导致气阴两虚，气虚而无力行血，血脉瘀阻，而致经络不利、肌肤筋骨失养，故出现肢体乏力、肢端怕冷、麻木甚则疼痛等症。

（2）毒邪：局部气血不畅，经络阻滞，肌肤失养，或因不慎烫伤、碰创伤，毒邪侵入，败坏经络，腐烂肌肤筋骨，导致肢端红肿溃烂，甚则变黑坏死。

（3）气血阴阳亏虚：消渴后期，气血亏耗，阴精亏损，脉道失充，肢体失养，阴不养筋，阴损及阳，阳气不能输布温煦四末；气血不畅、血脉瘀阻，而致经络不利、肌肤筋骨失养；气虚无力脱毒外出，可致脱疽久不收口，腐肉不脱，新肉不生，缠绵难愈。

总结来说，正虚与血瘀贯穿疾病始终、且互为因果，气阴两虚是其病理基础，脾胃损伤是其发展的重要因素，经络气血受阻是致病的关键环节（图2-4-1）。

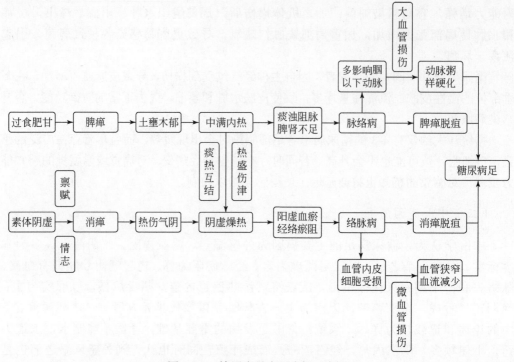

图 2-4-1　糖尿病足病因病机示意图

三、糖尿病足的辨证要点

（一）辨脉损、络损

糖尿病足坏疽多为脉络同病。病脉者相当于现代医学中的大血管病变，病络者相当于现代医学中的微血管病变。然而病脉者经常合并损及络，病络者亦常合并损及络，故临床上应先辨大小血管，治疗上才能有所偏重。病络脉者，病位较浅，病情较轻，预后相对较好，多仅为微循环障碍；病脉络者，患者多并见神经病变及外周血管病变，临床可表现为糖尿病足局部血管狭窄、斑块形成、缺血、肢端坏疽等，病位较深，病情较重，预后相对较差。

（二）辨虚实

糖尿病足病虚者，患者足趾冰凉，皮肤苍白或潮红，趾端色暗紫或发黑干瘪，喜温恶寒，遇寒加重，创面及肉芽颜色浅淡，脓液稀少，疮周皮色苍白，生长缓慢，经久不愈；病实者，患肢疼痛剧烈，坏死组织色黑，足部皮肤暗红或见紫斑，或间歇性跛行，趺阳脉弱或搏动消失，创面溃流脓液，质稠秽臭难闻。

（三）辨寒热

糖尿病足寒者足趾冰凉，皮肤苍白，常感刺痛，趾端色暗紫或发黑干瘪，喜温恶寒，遇寒加重。且肢体四末发凉，形寒肢冷，腰膝酸软，大便稀溏，舌淡胖，苔薄白，脉多沉弦或沉迟。热者多见患足局部红肿灼热胀痛，创口筋腐如絮，溃流脓液，质稠秽臭难闻，局部皮温升高，口干、口苦，大便黏腻不爽，舌质红，苔黄腻，脉滑数。

（四）辨分级

1. Wagner 分级

此分级为常用的经典分级方法（表 2-4-1），由 Meggitt 在 1976 年首先提出，后由 Wagner 在 1981 年加以完善。此分级描述了糖尿病足的病变及进展程度，但无法体现其病因究竟是由感染还是缺血引起。Rooh-UL-Mugim 应用此分级的研究显示，分级越低非手术治疗效果越好，分级越高截肢可能性越大。

表 2-4-1　糖尿病足的 Wagner 分级法

分级	临床表现
0 级	目前无溃疡，有发生足溃疡的危险因素
1 级	表面溃疡，临床无感染
2 级	较深的溃疡，常合并软组织炎，无脓肿或骨的感染
3 级	深度感染，伴有骨组织病变或脓肿
4 级	局限性坏疽
5 级	全足坏疽

2. Texas 分级

美国 Texas 大学 Lavery 等认为 Wagner 法无法很好描述感染与缺血，故于 1996 年创立此分级方法（表 2-4-2）以评估足溃疡的深度、感染及缺血程度。

表 2-4-2　Texas 大学糖尿病足分级分期方法

分级	分期
1. 溃疡史	A. 无感染、缺血
2. 浅表溃疡	B. 感染
3. 深及肌腱	C. 缺血
4. 骨、关节	D. 感染并缺血

3. PEDIS 分级系统

PEDIS（perfusion、extent、depth、infection、sensation）是国际糖尿病足工作组（IWGDF）为临床糖尿病足的研究而提出的一种分级方法。此分级方法（表 2-4-3）对于感染和缺血程度的描述比较客观准确。

表 2-4-3 糖尿病足的 PEDIS 分级

	1 级	2 级	3 级	4 级
血流灌注	正常 （ABI 在 0.9~1.1 或 TBI>0.6 或经皮氧分压>60mmHg）	非严重的 PAD （ABI<0.9 但踝部收缩压>50mmHg 或 TBI<0.6 但足趾收缩压>30mmHg 或 tcPO$_2$ 在 30~60mmHg）	严重的 PAD （踝部收缩压<50mmHg 或足趾收缩压<30mmHg 或 tcPO$_2$<30mmHg）	
溃疡大小	＝创面两最大垂直径的乘积			
溃疡深度	表浅溃疡	深及真皮及皮下足趾	深及骨和（或）关节	
感染	无感染	感染到皮肤和皮下组织（至少有以下两项：水肿或硬结、溃疡周围的红斑直径 0.5~2cm、局部压痛、局部皮温高、脓性分泌物）	红斑>2cm 加以上感染征象的任一项或感染深达肌肉和（或）骨组织	出现全身炎性反应综合征
感觉	无感觉缺失	保护性感觉缺失		

注：ABI，踝肱指数，踝部收缩压与肱动脉收缩压的比值；TBI，足趾血压和上臂血压的比值；tcPO$_2$，经皮氧分压。

4. 简易分级法

此分级方法由英国的 Edmonds 和 Foster 提出（表 2-4-4），简单易记。其中 1~2 级重在预防，3~5 级需要积极治疗，5~6 级有截肢可能。

表 2-4-4 糖尿病足简易分级法

分级	临床表现
1 级. 正常足	无神经和血管病变
2 级. 高危足	有神经和血管病变，外加危险因素，如胼胝、水肿、足畸形
3 级. 溃疡足	溃疡形成
4 级. 感染足	足感染
5 级. 坏死足	坏疽
6 级. 无法挽救足	截肢可能

（五）辨分类

1. 根据病因分类

根据病因分类，可将糖尿病足溃疡与坏疽分为神经性、缺血性和混合性。

（1）神经性足：神经病变是造成足部损害的病理基础，仅有神经病变的足部通常血液循环是良好的，足部表现为温暖、麻木、干燥的，痛觉不明显，足部动脉搏动良好。通常有两种后果：神经性溃疡（主要发生于足底）和神经性关节病（夏科关节）。神经性足主要有以下三种表现类型。

1）感觉神经病变：多表现为敏感性的丧失，感觉神经病变常先累及支配足部痛觉和温度觉的细小神经，导致患者对压力相关创伤和皮肤损伤的敏感性下降，失去自我保护机制，对有害刺激不能及时感知，容易受到外力伤害，如踩在尖锐物体上引起创伤或由于鞋子不合适引起皮肤损伤，起初病变轻微，不易被及时察觉，甚至在已有足部溃疡的情况下，仍可行走而无痛觉，以致溃疡恶化，累及足深部组织，甚至骨质，最终出现坏疽，甚至不得不截肢。

2）运动神经病变：主要影响小的外周神经，引起足部腓肠肌群（主要是屈肌）神经支配的异常。这种神经支配的不平衡将会引起足部爪形改变，跖骨头突出缺少了足部脂肪垫的保护，在不合适的鞋袜和重力分布的摩擦下，容易引起足部损伤。最早出现的临床征兆是足部形成坚硬的胼胝，使组织下产生更大的压力。久之，胼胝将可能出现裂口，成为细菌入侵的门户，引起感染。

3）自主神经病变：自主神经病变发生后，皮肤血流的自主调节能力丧失，动静脉短路，分流增加，虽然皮温不低，颜色粉红，但具有营养性的血供实际上已经减少。另外，还能引起汗液和脂腺分泌缺乏，皮肤干燥，易于发生皲裂，成为细菌入侵的门户，最终导致溃疡的发生。

（2）缺血性足：单纯缺血所致的足溃疡，无神经病变，此类患者较少见，约占10%。

1）大血管病变：糖尿病引起的大血管病变主要是动脉粥样硬化，主要诱因有：①高血脂；②高血糖；③一氧化氮产生、表达减少和胰岛素抵抗；④血凝的异常；⑤血流的改变。糖尿病患者出现外周动脉病变后，足部溃疡发生的风险明显增加，且常无任何症状，直至溃疡发生。另外，血供减少不利于伤口愈合和对感染的反应，更容易导致足部病变的发生。

2）微血管病变：糖尿病的微血管并发症主要是微循环障碍，包括微血管病变、微血流紊乱和血液理化特性改变，这三者在糖尿病足肢端坏疽发病过程中相互影响，互为因果。

（3）混合性（神经-缺血性）足：大部分患者同时有周围神经病变和周围血管病变，下肢动脉闭塞性病变是重要发病因素，其病变范围广泛，往往影响多部位、多节段，且以小血管病变为主，并伴有微血管病变，使足部的营养、药物供应都减少，容易发生溃疡、坏死，感染不易控制，甚至造成肢体丧失。这类患者的足部皮温大多下降，可见间歇性跛行或静息痛，足边缘部有溃疡或坏疽，足背动脉搏动减弱或消失。

2. 根据病变性质分类

根据糖尿病足病变的性质，可分为湿性坏疽、干性坏疽和混合性坏疽三种类型。

（1）湿性坏疽：临床所见到的糖尿病足多为此种类型，约占糖尿病足的75%，多因肢端循环及微循环障碍引起，常伴有周围神经病变、皮肤损伤感染化脓，局部常有红、肿、热、痛，功能障碍，严重者常伴有全身不适、毒血症或败血症等临床表现。湿性坏疽又可分为六期：①湿性坏疽前期（高危足期），常见肢端供血正常或不足，局部浮肿，皮肤颜色紫绀、麻木、感觉迟钝或丧失，部分患者伴有疼痛，足背动脉搏动正常或减弱，常不能引起患者的注意。②湿性坏疽初期，多发生于足底、足背等部位，常见皮肤水疱、血疱、烫伤或冻伤、鸡眼或胼胝等引起的皮肤浅表损伤或溃疡，分泌物较少。③轻度湿性坏疽，感染已波及皮下肌肉组织，或已形成轻度的蜂窝织炎。感染可沿肌肉间隙蔓延扩大，形成窦道，脓性分泌物增多。④中度湿性坏疽，深部感染进一步加重，蜂窝织炎融合形成大脓腔，肌肉肌腱韧带严重破坏，足部功能障碍，脓性分泌物及坏死组织增多。⑤重度湿性坏疽，深部感染蔓延扩大，骨与关节破坏，可能形成假关节。⑥极重度湿性坏疽，足的大部分或全部感染化脓、坏死，并常波及踝关节及小腿。

（2）干性坏疽：糖尿病患者的足部干性坏疽较少，仅占足坏疽患者的 5%，多发生于肢端动脉及小动脉粥样硬化致血管腔严重狭窄或动脉血栓形成致血管腔阻塞者，动脉血流逐渐或骤然中断，但静脉血流仍然畅通，造成局部组织液减少，阻塞动脉所供血的远端肢体的相应区域发生干性坏疽，其坏疽的程度与血管阻塞部位和程度相关。较小动脉阻塞则坏疽面积较小，常形成灶性干性坏死；较大动脉阻塞则干性坏疽的面积较大，甚至整个肢端完全坏死。干性坏疽亦可分为六期：①干性坏疽前期（高危足期），常有肢端动脉供血不足，患者怕冷，皮温下降，肢端皮肤干枯、麻木、刺疼或感觉丧失，间歇跛行或静息痛，且多呈持续性；②干性坏疽初期，多发生在指趾末端或足跟部，常见皮肤苍白，血疱或水疱、冻伤等浅表干性痂皮；③轻度干性坏疽，足趾末端或足跟皮肤局灶性干性坏死；④中度干性坏疽，少数足趾及足跟局部较大块干性坏死，已波及深部组织；⑤重度干性坏疽，全部足趾或部分足由紫绀色逐渐变灰褐色，继而变为黑色坏死，并逐渐与健康皮肤界限清楚；⑥极重度干性坏疽，足的大部或全部变黑坏死，呈木炭样，部分患者有继发感染时，坏疽与健康组织之间有脓性分泌物。

（3）混合性坏疽：糖尿病患者混合性坏疽约占糖尿病足患者的 18%，多因肢端某一部位动脉阻塞，血流不畅，引起干性坏疽，而另一部位合并感染化脓，引起湿性坏疽，呈现出混合性坏疽。混合性坏疽的特点是同时具有湿性坏疽和干性坏疽的病灶，但发生在同一个肢端的不同部位。混合性坏疽患者一般病情较重，溃烂部位较多，面积较大，常涉及大部分或全部手足，感染严重时可伴有全身症状，体温及白细胞升高，甚至发生毒血症或败血症。

3. 奚氏临床新分类法

奚九一教授根据糖尿病患者皮肤、神经、肌腱、血管及趾骨等组织的不同变性，将其分为五大类型。

（1）皮肤变性皮损型：表现为水疱、湿糜或浅溃、皲裂、鳞痂、跖疣或胼胝性溃疡、灰趾甲（甲癣）。

（2）肌腱筋膜变性坏死型（筋疽）

1）急性发作期：患足呈实性巨趾、巨跖性肿胀，张力较高，无波动感；局部色红、灼热，逐渐皮下积液，波动感增强；切开或破溃后，有不同程度的肌腱变性、水肿、坏死，病变肌腱呈帚状松散，腐烂液化后形似败絮，形成窦道；大量稀薄棕褐色、秽臭液体溢出，创面及周围组织红肿。在该期，病情发展急骤，有明显炎症反应，可迅速蔓延全足及小腿，年龄高者合并有心、脑、肾等并发症者可危及生命。

2）好转恢复期：经中西药治疗后，局部坏死肌腱清除，肿胀消退，肉芽生长，色泽红润，创面、窦道逐渐愈合。

（3）血管闭塞缺血性坏死型

1）趾端浅瘀症：皮肤毛细血管痉挛，两足趾对称性或多个趾面，散见细小花絮状紫纹或浅瘀色，指压可褪色，但回流缓慢，渐呈茧壳状分离脱落。如无继发感染，一般不致形成溃疡。胫后及足背动脉搏动减弱或正常，抬高苍白试验阴性或弱阳性。

2）肢体血管闭塞坏死症：大、中血管硬化狭窄、闭塞肢端缺血征明显，如趾跖苍白、紫绀，趾端瘀黑，呈干性坏死；伴间歇性跛行、静息痛剧烈。大动脉血管可闻及吹风样杂音，足背及胫后动脉搏动消失，抬高苍白试验强阳性（5～10s）。

（4）末梢神经变性麻痹型

1）寒痹证：足趾、跖踝麻木或刺痛、发凉，对称性双足感觉障碍，或有单个肢体疼痛感觉明显者；患足掌踏地均有踩棉絮感；少数有"肢冷"，入夏尚穿棉袄；足背动脉及胫后动脉搏动存在，抬高苍白试验阴性。

2）热痹证（灼热性肢痛症）：患肢有烧灼性疼痛，或伴放射痛，夜甚，肢体触觉敏感。肢端无明显缺血性体征，足背动脉、胫后动脉搏动较为亢进有力。

（5）趾跖骨变性萎缩型

1）趾骨萎缩症（骨萎）：趾骨吸收，萎缩畸形，肢端怕冷，足背动脉、胫后动脉搏动存在。

2）趾骨骨髓炎症（骨痹）：多由糖尿病足坏疽感染引起趾骨骨髓炎。

（六）辨证型

糖尿病足的中医辨证分型目前尚不统一，综合各家观点及相关书籍，概述如下。

1. 气阴两虚型

症状：足部溃疡，肉芽浅淡，生长缓慢，脓液稀少，疮周皮色苍白，有刺痛或木痛，经久不愈。形体消瘦，神疲乏力，少气懒言，手足心热或五心烦热，口渴欲饮，纳少，舌淡胖色暗，苔薄白，脉细数。

辨证要点：足部溃疡，肉芽浅淡，脓液稀少，疮周皮色苍白，生长缓慢，经久不愈。

2. 阳虚寒凝型

症状：肢体发凉，皮肤苍白或潮红，足趾冰凉，趾端色暗紫或发黑干瘪，足部疼痛，喜温恶寒，遇寒加重。形寒肢冷，腰膝酸软，大便稀溏，舌淡胖，苔薄白，脉沉弦或沉迟。

辨证要点：足趾冰凉，皮肤苍白或潮红，趾端色暗紫或发黑干瘪，喜温恶寒，遇寒加重。

3. 痰瘀阻络型

症状：患肢麻木、刺痛，色暗不鲜，坏死组织色黑，界限不清，有少量脓腐。肌肤甲错，足部皮肤暗红或见紫斑，或间歇性跛行，局部皮温凉，趺阳脉弱或搏动消失。舌质紫暗或有瘀斑，苔薄白，脉细涩。

辨证要点：患肢刺痛，坏死组织色黑，足部皮肤暗红或见紫斑，或间歇性跛行，趺阳脉弱或搏动消失。

4. 湿热阻络型

症状：患足局部红肿灼热胀痛，筋腐如絮，溃流脓液，质稠秽臭难闻。局部皮温升高、口干、口苦，大便黏腻不爽。舌质红，苔黄腻，脉滑数。

辨证要点：患足局部红肿灼热胀痛，溃流脓液，质稠秽臭难闻。

（七）与其他疾病的鉴别诊断

1. 与血栓闭塞性脉管炎相鉴别

血栓闭塞性脉管炎为中小动脉及伴行静脉无菌性、阶段性、非化脓性炎症伴腔内血栓形成导致的肢体动脉缺血性疾病，好发于 40 岁以下的青壮年男性，多有吸烟、寒冻、外伤史。约 40%的患者同时伴有游走性血栓性浅静脉炎，手足均可发病，表现为疼痛、发凉、坏疽，坏疽多局限于指（趾），且以干性坏疽居多，继发感染者可伴有湿性坏疽或混合性坏疽。X 线、血管造影、血管 CTA、血管 MRA 检查显示无动脉硬化，且患者多无糖尿病史。

2. 与动脉硬化性闭塞症相鉴别

动脉硬化性闭塞症是由于动脉粥样硬化导致肢体管腔狭窄或闭塞，以肢体怕凉、间歇性跛行、静息痛，甚至坏死等缺血缺氧症状为主要临床表现的疾患。本病多发于中老年患者，男性居多，同时伴有心脑动脉硬化、高血压、高脂血症等疾病。病变主要位于大中动脉，呈阶段性，坏疽多为干性，疼痛剧烈，远端动脉搏动减弱或消失。患者大多无糖尿病史，血糖正常，尿糖阴性。

3. 与急性网状淋巴管炎相鉴别

急性网状淋巴管炎，又称丹毒，是一种累及真皮浅层淋巴管的感染。潜伏期 2～5 天，前驱症状有突然高热、寒战和恶心。数小时至 1 天后出现红斑，并进行性扩大，边界清楚。患处皮温高、紧张，并出现硬结和非凹陷性水肿，受累部位有触痛、灼痛，常见近端淋巴结肿大，伴或不伴淋巴结炎，也可出现脓疱、水疱或小面积的出血性坏死。好发于小腿、颜面部。患者可有糖尿病史。但糖尿病足坏疽患者通常血管病变程度严重，病变进展较快，常伴有周围神经病变及感染，且创口难愈合。

四、糖尿病足的诊断步骤

（一）病史采集

1. 全身病史

（1）患者基本信息：性别、年龄、职业、生活习惯、药物过敏史等。

（2）糖尿病史信息：糖尿病分型、糖尿病病程、治疗方案（口服降糖药/胰岛素）、血糖控制情况、有无并发症（糖尿病性视网膜病变、糖尿病肾病、糖尿病性心血管病变、糖尿病性脑血管病变等）及其治疗方案。

（3）其他疾病史及手术外伤史：尤其自身免疫学疾病史、血管疾病史、炎性关节病史、中枢或周围神经性疾病史等。

（4）心理社会学史等。

2. 局部病史

（1）既往足病史：既往足部溃疡、感染、胼胝、水肿、畸形、关节疾病、截肢、外伤等病史，既往足病治疗方式（是否行周围血管成形术、周围动脉旁路术等）。

（2）足部主诉：足部感觉、颜色改变、肿胀、皮温减退等病理改变的位置、起始时间、诱因与加重因素，以及曾接受过的治疗。

（3）生活中鞋袜使用情况及行走受力习惯等。

（二）体格检查

1. 一般检查

（1）生命体征：体温、呼吸、血压、心率。
（2）心血管、肺部、腹部检查。
（3）甲状腺检查。
（4）眼、眼底、视力。

2. 专科检查

（1）足踝部视诊

1）皮肤

A．颜色：颜色的改变可能是局限的也可能是广泛的，常见的颜色改变是红、蓝、白、黑色。红色：常见原因有蜂窝织炎、严重缺血、夏科足、淋巴管炎、烧伤或烫伤、痛风、皮炎等；蓝色：严重感染、缺血、心力衰竭、慢性肺部疾患、静脉瓣功能不全（常伴见褐色色素沉着，又称含铁血黄素沉着症）；白色：严重缺血，尤其是急性缺血时；黑色：提示局部组织坏死，常见原因为严重长期慢性缺血、栓塞、挫伤、血疱等。

B．溃疡：皮肤有无破损是评价皮肤的基本特征，其典型标志为溃疡，但也可见磨损、水疱、裂纹、斑疹、色素沉着等非典型特征，需特别检查溃疡发生的部位、范围大小、深度、基底情况、周围皮肤组织色泽、分泌物、气味等。

a．溃疡部位：足底表皮的溃疡、胼胝多为神经性溃疡；足侧边缘的溃疡多为神经缺血性溃疡。趾间及足背的溃疡多因穿鞋过紧受压引起，神经性溃疡与神经缺血性溃疡均可见。

b．周围皮肤组织色泽：粉红色、洁净、有光泽的溃疡床预后较其他为好。灰色的溃疡床提示可能出现了窦道；黄绿色提示可能伴有感染；黑色则表明组织已坏死。

　　c．溃疡周围水肿、出现脓性分泌物、产生恶臭气味均可提示感染。

　　2）鸡眼与胼胝：多发生在负重和摩擦部位，神经性足胼胝通常较大，神经缺血性通常较小或没有。一些研究显示鸡眼和胼胝可被认作是溃疡的前兆，其中胼胝内出血是溃疡的一个重要前期病变。

　　3）趾甲：有无趾甲畸形增厚（嵌甲可能引起胼胝、挫伤或感染）、甲床颜色异常、趾甲感染等。

　　4）足部肿胀

　　A．双足肿胀：常见于心力衰竭、糖尿病肾病、神经性水肿、慢性静脉功能不全等。

　　B．单足肿胀：常见于感染、烧伤及创伤、夏科足、静脉血栓、淋巴水肿等。

　　5）足部畸形：检查有无弓形足、锤状趾、爪状趾、跗外翻、夏科足等。

　　（2）足踝部触诊：检查足背动脉、胫后动脉搏动；皮温是否正常；有无可凹形水肿；有无捻发音。

　　（3）鞋袜检查：监督患者选择合适的鞋具，穿具有保护作用的鞋，尽量不穿凉鞋、拖鞋、高跟鞋、瘦窄的鞋，嘱患者在穿鞋前检查鞋内有无异物；建议患者选择浅色、纯棉质的袜子，且袜口不宜过紧，避免影响血液循环。

　　（三）辅助检查

　　1．神经系统检查

　　（1）Semmes-Weinstein 尼龙丝感觉检查（SWME）：用一根特制的 10g 尼龙丝，一端分别接触于患者的足趾、足底，另一端由医生手握并逐渐施压，使尼龙丝弯曲，若患者能感受到尼龙丝为正常，否则为不正常。

　　（2）震动觉测定（128Hz 音叉检查和震动觉阈值测定）。

　　（3）保护性疼痛觉（局部针刺痛、热痛检查）。

　　（4）肌电图检查及神经传导定位检查。

　　（5）浅压力觉、浅触觉测定。

　　（6）两点位置辨别觉测定。

　　（7）痛觉、温度觉测定。

　　（8）深部肌腱反射测定（踝阵挛、髌阵挛、巴宾斯基征）。

　　2．血管评价

　　（1）踝肱压力指数（ABI，踝动脉-肱动脉收缩压的比值）检测：ABI 是反映下肢血压与血管状态的非常有价值的指标，因其简便且敏感性高而被广泛使用。正常值为 1.0～1.4。ABI<0.9 为轻度缺血；ABI 在 0.5～0.7 为中度缺血；ABI<0.5 为重度缺血，重度缺血的患者易发生坏疽。若足动脉搏动存在且 ABI>1.0，可除外缺血；若足动脉搏动未触及而 ABI>1.0，则多见两种可能，其一是足部存在水肿使足动脉搏动不明显，其二存在动脉中层钙化，此时需结合其他检查。

　　（2）下肢血管超声多普勒检查：可作为检查下肢血管狭窄、斑块病变部位及血流状况的常用手段。

（3）下肢血管 MRA 或 CTA。

（4）下肢动脉血管造影：是下肢血管检查和诊断的金标准。

（5）经皮氧分压（tcPO$_2$）检测：反映足部的微循环状态及周围动脉的供血情况。正常人足背 tcPO$_2$＞40mmHg，＜30mmHg 提示局部缺血，＜20mmHg 提示足溃疡难以愈合。

（6）温度梯度检查。

3. 肌肉骨骼系统检查

（1）影像学检查。

（2）足底压力测定：嘱受试者站在有多点压力敏感器的平板上，通过扫描成像，了解患者是否有足部压力异常，红外结果中红色显示为溃疡风险区域。

（3）肌群肌力测试。

4. 实验室检查

（1）一般检验项目：空腹或随机血糖、HbA1c、全血细胞计数、血生化、尿常规。

（2）足病相关检验项目：红细胞沉降率、C 反应蛋白、凝血指标、溃疡分泌物培养及细菌培养、细胞学检查。

5. 溃疡合并感染的检查

用探针探查怀疑有感染的溃疡，如发现窦道，探及骨组织，要考虑骨髓炎；同时用探针取溃疡深部的标本做细菌培养，增加培养出感染细菌的特异性。深部感染或骨病变还可用 X 线平片、同位素扫描或磁共振检查等方法鉴别。

6. 夏科关节病的检查

长期糖尿病史患者可能并发夏科关节病，需做专科检查以确诊。

五、糖尿病足的治疗

（一）预防

（1）保持足部清洁：每天用＜40℃的温水和中性香皂洗脚，洗脚前先用手试水温，以免烫伤；干毛巾擦干，尤其是趾间。

（2）每天检查双足有无肿胀、破损、皮肤颜色改变及皮温改变。

（3）避免足部外伤、冻伤、烫伤，冬季注意足部保暖，但忌用热水袋或电热毯等热源温暖足部，以免烫伤。

（4）注意足部保健：选择合适的鞋袜，不宜过紧，户外活动时穿有保护作用的鞋，穿鞋前检查鞋内有无异物，必要时可选用减压用特制鞋垫；使用润肤霜以保持足部皮肤的柔软，防止皲裂，但避免在趾间涂抹；不要自行处理或修剪病变处；不要赤足走路。

（5）适当地每日运动小腿和足部：可以改善下肢血液循环预防足病发生。

（6）糖尿病足患者宜戒烟、忌酒。

（7）可预防性适当予改善循环与微循环的药物、活血化瘀类药物，促进血液循环，改善周围神经功能。

（8）定期到医院进行下肢及双足的专科检查：是否出现神经、血管的病变。

（二）内科治疗

1. 西医治疗

（1）控制血糖：糖尿病足合并感染时血糖水平往往较高，控制血糖到稳定水平是治疗的基础，也有利于局部感染的控制。轻症、创面较小的糖尿病患者可继续应用口服降糖药治疗；血糖较高、合并多种并发症或感染严重者，应选用胰岛素治疗，可选择皮下注射预混常规胰岛素或预混胰岛素类似物；当血糖水平较高又合并有心功能不全或肾功能不全时，应尽量选用胰岛素泵泵入胰岛素治疗。

（2）改善微循环和神经病变：糖尿病足患者常伴有周围血管病变和神经病变。血管病变严重时，下肢供血不足，导致下肢营养、药物供应都减少，治疗效果不尽人意。改善血液循环和神经病变，亦可使药效增强，常用药物有前列腺素 E1、西洛他唑、沙格雷酯、甲钴胺、α-硫辛酸、血栓通注射液、丹参注射液等。

（3）抗感染治疗：研究显示，糖尿病足感染分为两类：①表浅感染，未接受过抗生素治疗者：多为革兰阳性菌，以金黄色葡萄球菌、链球菌为常见；②深部感染：多为革兰阴性杆菌，以大肠杆菌、铜绿假单胞菌为常见。糖尿病足合并严重感染者常需住院治疗，可采用三联抗生素抗感染，轻症建议疗程为 1～2 周，严重感染需 2 周或更长时间。IWGDF 推荐的静脉联合应用抗生素包括氨苄西林/头孢哌酮（舒巴坦）、替卡西林/克拉维酸、阿莫西林/克拉维酸、克林霉素加一种喹诺酮类药、克林霉素和第二代或第三代头孢类抗生素、甲硝唑加一种喹诺酮类药等。

（4）其他药物治疗

1）调节血脂：糖尿病足伴有高脂血症者，应兼顾调节血脂代谢，以他汀类、贝特类药物为主。

2）控制血压：应首选血管紧张素转化酶抑制剂（ACEI）或血管紧张素Ⅱ受体阻滞剂（ARB）。

2. 中医辨证论治

（1）治则治法：糖尿病足是糖尿病的重要并发症之一，即消渴病足是在消渴病的基础上发展而来的，消渴病的基本病机为阴虚内热，病久伤津耗气而致气阴两伤或阴阳俱虚。气虚无力推动血液运行，阴伤不能滋养血液，阳虚不能温养血液，故致血瘀形成。因此治疗糖尿病足应以益气养阴、化瘀通络为主。根据病情发展阶段的不同，应在消、托、补三法的选择上分别有所偏重。在溃疡发展期，属毒邪炽盛时期，治宜清热解毒、活血止痛、消肿溃坚；溃疡愈合期，溃疡毒化成脓，脓出毒泄，正气渐虚，治宜补益气血，托毒消肿；溃疡恢复期毒邪已消，正气更虚，以阳虚为主，治宜益气温阳，收敛生肌，促进溃疡创口愈合。

（2）分型论治

1）气阴两虚证

治法：益气补血，活血通络。

方药：①人参养荣汤（《三因极一病证方论》）。人参、白术、茯苓、甘草、陈皮、黄芪、当归、白芍、熟地黄、五味子、桂心、远志等，随证加减。水煎服，每日1剂，分2～3次服用。②补阳还五汤（《医林改错·卷下·瘫痿论》）。生黄芪、当归尾、赤芍、地龙、川芎、红花、桃仁等，随证加减。水煎服，每日1剂，分2～3次服用。③八珍汤（《正体类要》）。当归、川芎、熟地黄、白芍、人参、白术、茯苓、甘草等，随证加减。水煎服，每日1剂，分2～3次服用。④生脉饮（《内外伤辨惑论》）合补中益气汤（《脾胃论》）加减。太子参、麦冬、五味子、黄芪、白术、升麻、柴胡、当归、陈皮、炙甘草等，随证加减。水煎服，每日1剂，分2～3次服用。

分析：在治疗糖尿病足应用补法的过程中应注意补气与补血的关系、补阴与补阳的关系，尤其注重补中有清、补中有活、补中有利。补血之剂宜多用当归、鸡血藤等补血活血之品，少用熟地黄、阿胶、白芍等滋腻补血之剂，使补中有活、补而不滞；补气之品宜多用党参、白术、生黄芪等药味；补阴多用山药、麦冬、天花粉、女贞子、旱莲草等；佐助补阳药多用补骨脂、淫羊藿、桂枝、肉桂等；痛甚再加乳香、没药；肢冷重于疼痛者加细辛；若以气阴两虚，瘀血阻络为主，可选用生黄芪合生脉散及四物汤加减。

2）阳虚寒凝证

治法：清热利湿，活血化瘀。

方药：①四妙勇安汤（《验方新编》）。玄参、金银花、当归、甘草等，随证加减。水煎服，每日1剂，分2～3次服用。②阳和汤（《外科证治全生集》）。桂枝、麻黄、白芥子、姜黄、生甘草、桃仁、红花、川芎、赤芍、当归、熟地黄、鹿角胶等，随症加减。水煎服，每日1剂，分2～3次服用。③奚氏清消方（奚九一经验方）。茵陈、苦参、黄芩、大黄、甘草等，随证加减。水煎服，每日1剂，分2～3次服用。

分析：阳虚寒凝者宜活血通络、温阳散寒法。此法适用于消渴日久，阴虚及阳，阳气耗损，阴寒内生，血因寒而凝，阳气不达四末者。下肢逆冷、皮肤青紫者加制附子、川牛膝；下肢紫暗者酌加鸡血藤、水蛭；痛甚者加全蝎、蜈蚣、穿山甲、制附片；气虚重者加党参或人参；寒凝痛甚者加制川乌、细辛、羌活、独活、刘寄奴、地龙等。

3）痰瘀阻络证

治法：活血祛瘀，通络止痛。

方药：①桃红四物汤（《医垒元戎》）。熟地黄、当归、白芍、川芎、桃仁、红花等，随证加减。水煎服，每日1剂，分2～3次服用。②血府逐瘀汤（《医林改错》）。当归、生地、桃仁、红花、枳壳、赤芍、柴胡、甘草、桔梗、川芎、牛膝等，随证加减。水煎服，每日1剂，分2～3次服用。

分析：痰瘀阻络者治宜活血化瘀，祛痰通络。痛甚者可酌加地龙、水蛭、苏木、路路通、鸡血藤、全蝎、蜈蚣等；瘀血证甚者加三棱、莪术；口干、胁肋隐痛不适者加生地黄、白芍、北沙参等；腰膝酸软、舌红少苔者加用怀牛膝、女贞子、墨旱莲。

4）湿热阻络证

治法：清热利湿，活血解毒。

方药：四妙勇安汤（《验方新编》）加减。金银花、玄参、当归、牛膝、黄柏、茵陈、栀子、半边莲、连翘、紫花地丁等，随证加减。水煎服，每日1剂，分2~3次服用。

分析：湿热内蕴者应以清利湿热为主，兼以通络。糖尿病足多见于消渴日久，耗伤气血，气阴两虚，肌肤失养，复感六淫邪气，外伤所损，湿热毒蕴，郁久化热，湿毒下注于足发为本病，故宜重用清热利湿解毒的中药。若热毒炽盛、肉腐筋烂者，宜与五味消毒饮合用，以清热解毒；脓出不畅者宜合用仙方活命饮，以解毒透脓；湿热重者与茵栀莲汤或四妙丸合用，以加强清热利湿之效；苔腻明显者加佩兰叶；瘀血证甚者再加三棱、莪术；大便秘结者加熟大黄；肿甚者酌加穿山甲、皂刺等。

3. 中成药及其他制剂治疗

（1）龙血竭胶囊：主要有效成分为龙血竭黄酮、龙血竭甾体皂苷，具有降低血液黏稠度、抑制血小板聚集和血栓形成、改善微循环、降低毛细血管通透性等作用。

（2）通心络胶囊：主要成分为人参、水蛭、全蝎、赤芍、蝉蜕、土鳖虫、蜈蚣、檀香、降香、乳香（制）、酸枣仁（炒）、冰片等，具有益气活血、通络止痛的功效。

（3）脉络宁注射液：主要成分为牛膝、玄参、石斛、金银花等，具有养阴清热、活血祛瘀之功，可抑制血小板聚集和降低血液黏稠度，减少血栓形成，扩张微血管，增加局部血流量，改善微循环等。

（4）灯盏花素注射液：功效活血化瘀，主要有效成分为灯盏花素，对蛋白酶C有很好的抑制作用，可扩张微血管、改善血管痉挛和微循环等，具有明确的抗凝、降低血液黏稠度等作用。

（5）参麦注射液：主要成分为人参、麦冬。具有益气固脱、养阴生津之功。主要有效成分为人参皂苷、麦冬皂苷，具有调节免疫、增强网状内皮系统吞噬功能、提高患者对感染的抵抗力等作用。

（6）金纳多注射液：由银杏叶的提取物制备而成，主要有效成分为银杏黄酮苷、银杏内脂和白果内脂，具有清除自由基、拮抗血小板活化因子、调整血管张力、抑制血管壁通透性、改善血液流变学、保护组织免受缺氧的损害等作用。

（7）刺五加注射液：具有平补肝肾、益精壮骨之功。主要有效成分为总黄酮、异嗪吡啶、丁香苷、刺五加苷等，具有扩张血管、抑制血小板聚集、改善血液流变等作用。

（三）外科治疗

1. 创面的局部处理

（1）局部清创

1）外科清创术。

2）机械清创术：超声刀清创术、水刀清创术、湿-干敷料更换法。

3）酶解清创法。

4）自溶性清创法。

5）生物学清创（蛆虫疗法）。

（2）局部敷料的选择

1）TIME 治疗下的敷料使用（表 2-4-5）

表 2-4-5　TIME 适用敷料介绍

TISSUE（组织）	锐性清创，有一定止血和抗菌作用的敷料，一般普通的防粘连敷料即可，如果出血较多可用藻酸盐敷料
	如坏死组织少或患者无法接受锐性清创，可使用水胶体或水凝胶敷料
INFECTION&IMFL-AMMA-TION（感染和炎症）	碘制剂、银离子敷料或高渗盐敷料，同时可联合使用泡沫敷料等高吸收性敷料，加快更换时间
MOISTURE（湿润）	干燥时使用水胶体、水凝胶等湿性敷料；渗出多时，使用高吸收性敷料，如泡沫敷料、藻酸盐敷料
EDGE（边缘）	保持一定湿度的敷料，使用生长因子等促进生长，植皮、皮瓣转移、负压吸引等治疗，必要时可选用生物组织工程皮肤

2）不同伤口适用敷料（表 2-4-6）

表 2-4-6　不同伤口情况适用敷料

伤口情况	治疗方法和敷料选用	备注
坏死组织	（1）锐性清创：普通即用防粘连敷料，出血较多可用藻酸盐敷料 （2）坏死组织少或无法接受锐性清创：水胶体敷料或水凝胶敷料	促进自溶，防止感染
坏疽	（1）普通碘制剂 （2）吸收性较好的藻酸盐敷料和银离子敷料	控制感染,防治湿性坏疽
感染 　脓肿形成	切开引流+抗菌敷料，如碘仿纱条+泡沫敷料，或银离子敷料等，每日交换	
尚未控制的感染	尽可能去除坏死组织，加强抗菌及引流：银离子敷料，或碘敷料+泡沫敷料，或高渗盐敷料，加强换药力度	清创、引流、减少细菌定植
已经控制的感染	银离子高吸收性敷料、银离子泡沫敷料等	
特殊感染，如铜绿假单胞菌感染	碘胺嘧啶银、磺胺米隆等	
有明显异味	建议采用银离子敷料	
伤口形态平坦		控制渗出，减少细胞浸渍，控制湿毒平衡
低渗出	防粘连敷料或水凝胶敷料	
高渗出	泡沫敷料、银离子高吸收性敷料、藻酸盐敷料等	
伤口形态有腔隙 　没有窦道	采用防粘连的可填充敷料，如藻酸盐敷料、银离子高吸收性敷料。如渗出较少可选用糊状的水胶体敷料或水凝胶敷料+其他普通敷料	吸收渗液，促进愈合，控制感染
有窦道	首选手术去除窦道，否则建议使用可填充敷料，如银离子高吸收可填充敷料+生长因子	

（3）负压伤口疗法（negative pressure wound therapy，NPWT）：是近年来治疗创面愈合的新疗法，具有引流、改善局部组织水肿、改善局部血液循环和促进创面愈合、减少细菌定植和生长的优势，主要包括负压封闭引流（vacuum sealing drainage，VSD）和负压辅助闭合伤口（VAC）两个技术。

2. 介入治疗（血管再通）

（1）适应证

1）典型的下肢发凉、间歇性跛行、静息痛症状，下肢缺血性溃疡、坏疽，股动脉及其分支、腘动脉、足背动脉搏动减弱或不能触及。

2）无症状但有下肢动脉缺血证据：彩色多普勒超声波、MRA、CTA 提示下肢动脉明显狭窄者。

3）血管狭窄程度＞70%。

（2）常见介入治疗方法

1）经皮血管腔内成形术（PTA）。

2）血管内支架植入术。

3）血管腔内硬化斑块旋切术（PAC）。

4）血栓取出术。

5）激光血管成形术。

6）血管内超声消融术。

（3）禁忌证

1）凝血功能障碍者。

2）严重肝、肾功能不全者。

3）无流出道的慢性长段闭塞病变，临床及解剖学判断其成功可能性极低时。

4）不能合作的患者。

3. 组织工程皮肤修复

（1）表皮替代物：Epicel、EpiDex 等。

（2）真皮替代物：Dermagraft、Integra、Pelnac、Alloderm、Transcyte、Dermalogen 等。

（3）全层皮肤替代物：Apligraf、Orcel、Activskin 等。

4. 自体富血小板凝胶修复

自体富血小板凝胶（autologous platelet-rich gel，APG）对糖尿病足的治疗作用主要与血小板凝胶中血小板受体激活剂激活后通过脱颗粒作用，释放出血小板源性生长因子、血管内皮生长因子、转移生长因子、表皮生长因子、胰岛素样生长因子-1、碱性成纤维细胞生长因子、骨连接素、骨钙素、纤维连接素、纤维蛋白原、血小板反应蛋白-1、脑源性神经营养因子等多种生长因子，这些生长因子在促进溃疡的愈合、血管的再生、神经的恢复上发挥了最佳的协同作用，故具有"天然的血小板-生长因子水库"之称。因其制备的方法多种多样，故制备的 APG 中血小板的浓度存在差异，治疗效果各异；

又 APG 属于血制品，受到医院技术条件的限制，目前尚未在各大医院广泛开展。

5. 自体组织移植修复

自体组织移植修复一般包括自体皮片移植、皮瓣设计两种。因治疗技术限制，目前应用较不广泛。

6. 自体干细胞移植

干细胞移植是近年发展起来的一种新的治疗下肢血管病变和糖尿病足的方法，国内外有多位学者进行了探讨，取得了一定进展。干细胞分为取自体骨髓和外周血两种，注射方式也分为局部肌内注射和血管腔内注射，效果存在一定差异，首都医科大学宣武医院报告自体骨髓干细胞移植，行肌肉局部注射：小腿疼痛缓解率>90%，足部疼痛缓解率为 87%，近期冷、凉觉缓解率为 100%；血管腔内注射：疼痛缓解率为 100%；而且他们发现疗效与细胞数有关，单次注射细胞数<105 效果不佳，单次注射细胞数>108 效果好。外周血干细胞移植：总疼痛缓解率为 83.6%，总冷感缓解率为 91.7%，总麻木缓解率为 75%；观察发现 39.8% 的患者 ABI 增加，89.2% 的患者 $tcPO_2$ 增加，29.2% 的患者溃疡面缩小；术后血管造影评估：72.9% 的患者有侧支血管形成，18.1% 的患者降低了截肢平面的高度。

7. 高压氧疗法

高压氧疗法使肌体处于高压氧环境中呼吸与环境等压的纯氧，可提高正常组织与血供较差组织的氧化程度，改善组织缺氧，促进新血管生成，具有抗炎及促进神经功能恢复等作用；还可减少血小板的聚集，降低红细胞的滤过，增高红细胞弹性，降低血细胞比容及减少红细胞的生成，从而加快血流速度氧；高浓度的组织氧还可抑制厌氧菌的生长及毒素产生，有利于控制感染。一般来说，高压氧治疗安全性较高，但常见不良反应及并发症有急性脑部氧气中毒、肺损害、鼻窦与耳气压伤、幽闭恐惧症等，但大量证据显示，高压氧辅助治疗糖尿病足溃疡可促进溃疡愈合和降低截肢的发生率。

8. 中医外治法

（1）早期（尚未出现溃疡者）：临床以皮肤凉，颜色紫绀或苍白，麻木，感觉迟钝或丧失，肢端刺痛或灼痛，但尚无皮肤开放性病灶为主要表现。证多属气阴两虚，脉络闭阻。因糖尿病日久，耗气伤阴，气虚则无力推动血液运行，阴虚则煎灼津液，血行不畅，均致血瘀形成，阻滞脉络，气血不通，故肢端失于荣养，表现为肢冷、麻木、刺痛等。治宜益气养阴，活血通脉。

中药熏洗疗法或溻渍疗法：主要用活血化瘀、温经散寒、通络止痛的中药外洗。常用的单味药物有当归、红花、川芎、丹参、赤芍、乳香、没药、桂枝、白芷、透骨草、伸筋草、艾叶、花椒、附子等。

（2）祛腐期：临床以患足灼热、肿胀破溃、毒浸迅速、脓腐量多、筋腐成疽等为主要表现。此期治疗应以辨清主邪的性质为重，究竟为瘀、热、湿、毒还是痰，对证施治。创面床准备理论中的黑期、黄期、糖尿病足筋疽重症等可参考此分期治疗。外治法以清创术、中药熏洗或溻渍疗法、箍围疗法为主。

1）清创术

A．祛腐清创术：适用于糖尿病足溃疡 2～3 级创面处于祛腐期阶段，侵及筋膜、肌腱、骨组织，以及大量坏死腐肉组织难以脱落或引流不畅者。通过手术治疗达到减压、通畅引流，尽量保护已不健康但尚未完全失活的组织的目的。

B．蚕食清创术：适用于糖尿病足溃疡 2～4 级创面处于祛腐期或生肌期早期，创面坏死组织及腐肉较少、组织较软化但难以脱落者；或患者生命体征不稳定，全身状况不良，预知一次性清创难以承受者。

清创原则：创面坏死组织要分期、分时清除，健康组织要尽可能保留，换药者要操作细致，动作轻柔，避免不必要的创伤。急性期不清除或少清除坏死组织，慢性期适当清除坏死组织，在肉芽出现时可较大量地清除坏死组织，在创面界线清楚时可彻底清除坏死组织。清除坏死组织时，要分先后进行，远端的坏死组织先清除，近端的坏死组织后清除；疏松的坏死组织先清除，牢固的坏死组织后清除；无血无痛的坏死组织先清除，有血有痛的坏死组织后清除。

具体的操作方法：每次清创前，用 3%过氧化氢溶液及 0.9%氯化钠注射液洗净创面，然后按清创原则对创面坏死组织进行"蚕食法"清创换药，少量多次清除坏死组织，对于有腔洞或窦道的创面要给予充分引流。使用以上方法每日换药 1 次，换药完毕后用中药溻渍法继续处理创面。

C．奚氏祛腐清筋术：适用于糖尿病足筋疽重症。具体操作方法：常规消毒、铺巾、局麻；探查创面及窦道等情况，切开皮肤或扩展创面，暴露变性坏死肌腱；创周用苯扎溴铵酊消毒，用"啄食法"清除病灶处肌腱、筋膜及周围已发生坏死的组织；消灭潜行的无效腔，排除深部积脓及分泌物；用过氧化氢溶液或甲硝唑注射液冲洗创面，纱条引流或填塞，加压包扎；术后观察创面渗液、渗血情况及体温、血压。

2）中药熏洗疗法或溻渍疗法：外用中药湿敷疗法是中医学非常重要的外治法之一，最早在《礼记·曲礼》中就有"头有疮则沐，身有疮则浴"的记载；汉代张仲景《伤寒论》记载："阳气怫郁在表，当解之熏之"；唐代王焘《外台秘要》主张用毡做湿热敷的方法；元代齐德之《外科精义》中有"浴法"的记载；《医学源流论》记载："外科之法，最重外治"。此法一般药味较少，药物剂量大，功强力专，药物精华直达病所，药液不仅可荡涤创面，而且不影响内服药之功效，具有显著的控制创面感染和促进生肌的作用。

中药熏洗疗法或溻渍疗法是使药物作用于肌体后，其挥发性成分经皮肤吸收，局部可保持较高的浓度，能长时间发挥作用，对改善血管的通透性和血液循环，加快代谢产物排泄，促进炎性致痛因子吸收，提高机体防御及免疫能力、促进功能恢复具有积极的作用。

中药熏洗疗法主要用于脓水多而臭秽重、引流通畅，或创面腐肉已尽，新肌难生者的熏洗治疗；溻渍疗法主要用于脓液量较多，以及创面周围红肿的创面的湿敷治疗。

外治多采用清热解毒、活血通络、祛腐生肌的中药，常用的单味药物有黄连、大黄、黄柏、金银花、蒲公英、苦参、红花、乳香、没药、炉甘石、明矾、冰片等煎熬后泡脚熏洗。常用方药有：

A．复方黄柏液：药物组成为连翘、黄柏、金银花、蒲公英、蜈蚣，适用于疮疡溃后、感染性伤口，具有清热解毒、消肿祛腐的作用。

B．丹黄消炎液（天津中医药大学第一附属医院经验方）：药物组成为黄芪、丹参、皂角刺、当归、金银花、大黄、关黄柏等，适用于脱疽及疮疡中后期热毒尚盛，但正气已虚脓腐难托者，治以扶正托毒、活血解毒。

C．拂痛外洗方（广州中医药大学第一附属医院经验方）：药物组成为生川乌 12g，吴茱萸、艾叶、海桐皮各 15g，细辛 5g，川红花、当归尾、荆芥各 6g，续断、独活、羌活、防风各 10g，生葱 4 条（连根须洗净、切碎），米酒、米醋各 30ml。用法：将药煎取 2000ml，分为 2 次外洗，每次 1000ml，药液不重复使用。糖尿病足 0 级（无开放性创口者）可将患肢放入约 40℃药液中浸洗，根据病情可浸洗至踝关节或膝关节以上。浸洗时若温度下降，可随时加温，使药液保持适宜温度；有开放性创口者，应避开创口，用 7~8 层消毒纱块或数层干净软布，蘸药液趁热摊放在患处湿敷，注意水温避免烫伤。同时取一块消毒纱布不断地蘸药液淋渍患处，使湿敷纱块保持湿度及温度，每日 1 次，持续淋渍热敷 20min，30 日为 1 个疗程。

D．泡足基本方：红花、附片各 15g，乳香、没药、丹参各 30g，冰片 10g。神经型减丹参，加炮姜、五灵脂各 15g，急性子 30g；血瘀型减冰片、附片，加丁香 9g，鸡血藤、虎杖根、鬼箭羽各 30g；神经血瘀型改冰片为 5g，加红藤、当归各 30g。用法：加工成汤剂，每 500ml 药剂加水 4000ml，泡足时水温控制在（39.8±0.2）℃，需没过脚踝。每次 30min，每日 1 次，10 日为 1 个疗程。足底按摩于每次泡足后进行，重点按摩足底垂体、肾、肾上腺、胰腺、胃、十二指肠、脾等反射区，以整体辨证选择辅穴 2~3个，每次按摩 30min，10 日为 1 个疗程。

3）箍围疗法：是借助于箍围药的截毒、束毒、拔毒作用而起到清热消肿、散瘀定痛、温经化痰等治疗效应的一种敷贴方法，主要适用于湿热蕴毒证。具体方法：根据患者糖尿病足创面辨证后，取适量箍围药，加适量溶剂，如金银花露、大黄、黄柏等，加 0.9%生理盐水搅拌成糊剂状，以压舌板平铺于纱布上，依据创面大小覆盖于上。应用此清热解毒箍围法可减少抗生素的应用，并缩短抗生素的应用时间。

（3）生肌期：临床以患足略肿、皮温正常、腐肉已尽或将尽、肉芽色红或伴皮缘渐长为主要表现。证多属邪去新生，瘀留正虚，重点在化瘀与扶正相结合，可根据瘀的性质治以益气活血、温经活血、清热凉血、活血利湿、行气活血、养血活血、活血破瘀、补肾活血等，并兼以益气扶正，以促进伤口愈合，外治以生肌长皮为主。多应用生肌类中药外敷，常用膏剂、散剂如下。

A．八宝生肌膏：药物组成为珍珠 9g，牛黄 1.5g，象皮、琥珀、龙骨、轻粉各 4.5g，冰片 0.9g，炉甘石 9g，麻油 10g。功效：清利湿热，活血解毒。用法：将膏剂均匀涂抹于无菌纱布上，覆盖创面，其上再覆无菌纱布（16~24 层），并用医用胶布固定，隔日换药。

B. 生肌玉红膏（《外科正宗》）：药物组成为当归 60g，白芷 15g，轻粉 12g，甘草 30g，紫草 6g，血竭 12g。功效：活血化瘀，行气止痛，祛腐排脓生肌治疮。用法：把脱脂纱布剪成稍大于创面大小，置于消毒缸内，纱布上倒适量生肌玉红膏，放于医用高压锅内消毒。在加热消毒过程中，生肌玉红膏遇热逐渐烊化，并浸于纱布内而成，经高压灭菌制成纱条放置阴凉处备用。

C. 美宝湿润烧伤膏：湿润烧伤膏外用是当代中医药治疗烧伤创疡的重要方法之一，是一种由蜂蜡组成的网状框架结构剂型，基质内含有丰富的营养成分和药物成分，营养成分由低分子的蛋白质、脂肪和糖组成，可以直接作用在溃疡创面，并在局部被组织吸收，为创面组织的再生修复提供营养原料。药物成分具有创面止痛、抗感染、减轻炎症及瘢痕等作用。用法：用压舌板直接涂于创面，厚 1～2mm，每日 2 次。

D. 金黄膏：药物组成为大黄、黄柏、姜黄、白芷、天南星、陈皮、苍术、厚朴、甘草、天花粉等，具有清热除湿、散瘀化痰、止痛消肿之功，外敷患处有明显的促进糖尿病足溃疡创面愈合的作用。

E. 生肌象皮膏：药物组成为炉甘石、生血余、生地黄、当归、龟甲、生石膏等，具有活血化瘀、消肿生肌之功，可液化排出创面坏死组织，改善创面血液循环，促进肉芽组织生长，最大限度地再生修复创面，促进创面早期愈合，降低致残率及残疾等级。

F. 龟象膏：药物组成为龟板、象皮粉、白及粉、黄连粉、地龙粉、车前子、升药、煅石膏、麻油等，具有化湿解毒、化腐生肌的作用，对创面湿度差、血运差、肉芽生长缓慢的难治性创面有保湿、解毒、促进肉芽生长、加速创面愈合的作用。

G. 银翘三黄膏：药物组成为金银花、连翘、黄连、黄芩、黄柏、冰片、黄蜡等，达到祛腐生新、消肿止痛、清热解毒、拔毒生肌的目的，可有效抑菌，能显著缩短创面愈合时间，且不良反应较小。

H. 京万红软膏：药物组成为大黄、黄连、黄芩、血竭、乳香等 34 种中药，具有清热解毒、祛湿凉血、消肿生肌的作用，对金黄色葡萄球菌、溶血性链球菌、铜绿假单胞菌、白色葡萄球菌、真菌等有明显的抑制作用，且促进创面愈合的效果更加广泛。

I. 五妙水仙膏：药物组成为黄柏、紫草、五倍子、生石灰等，具有消炎解毒、祛腐生新、收敛杀菌、消除组织增生的功效。

J. 青八宝散：药物组成为制炉甘石 30g，熟石膏 30g，水飞轻粉 4.5g，水飞青黛 4.5g 等，具有祛腐生肌的功效，能够溶解坏死组织，软化四周瘢痕组织，促进肉芽组织生长及创面愈合，对于慢性溃疡的治疗效佳。用法：将散剂均匀撒在经清创的溃疡面上，厚约 1mm，无菌敷料覆盖，包扎固定。早期溃疡渗液明显，而无明显肉芽组织生长者，每日换药 2 次；中后期渗液少肉芽组织生长明显者，每日换药 1 次。

9. 截肢

血管完全闭塞或严重感染保守治疗无效且危及生命者，可行截肢。

（四）护理

1. 心理护理

糖尿病足病程进展较快，糖尿病足若出现坏疽可能散发出恶臭味，并面临可能的截肢风险，患者极易产生焦虑、急躁、自卑的情绪，故应随时关注患者的情绪状况，嘱患者树立信心，及时告知治疗进度及改善情况。

2. 饮食护理

选择低盐低糖低脂的糖尿病饮食，三餐定时、定量。对于糖尿病足合并低蛋白血症的患者应建议补充蛋白丰富的食物，如无糖型牛奶、瘦肉等。

3. 血糖管理

（1）指导正确服用口服降糖药，准确遵医嘱使用胰岛素，不可随意增量或减量。
（2）做好血糖监测：监测空腹及 2h 血糖水平，以及术前、术后的血糖水平。

4. 疼痛护理

（1）患足疼痛剧烈时，可遵医嘱给予止痛药物。
（2）指导患者戒烟。
（3）指导患者进行适当的功能训练，注意患足保暖。
（4）遵医嘱给予患者改善循环、营养神经、抗感染的药物。

（五）治疗步骤建议

根据李仕明教授为研究糖尿病足肢端坏疽的诊断、疗效标准及制订的预防措施，结合国内外分级标准，将糖尿病足肢端坏疽病变分为 0～5 级。现参考其对糖尿病足坏疽的分级，制订糖尿病足临床治疗建议流程图，将 0～2 级归为慢性期，3～5 级归为急性期，分别提出治疗建议步骤。急性发作期宜以西医治疗为主，根据病情主要采取抗感染、胰岛素强化治疗、控制饮食、扩血管、抗凝、改善微循环。在糖尿病足的疾病发展各阶段，感染贯穿始终，有效降低血糖是使坏疽局部感染得到良好改善的关键。慢性缓解期的治疗以提高机体免疫力为主，即以温经补虚为主，后期由于心、脾、肾俱虚，津血运行不畅，津停为痰，血聚为瘀，故糖尿病足中、后期也应兼顾痰、瘀的治疗。具体内容见图 2-4-2。

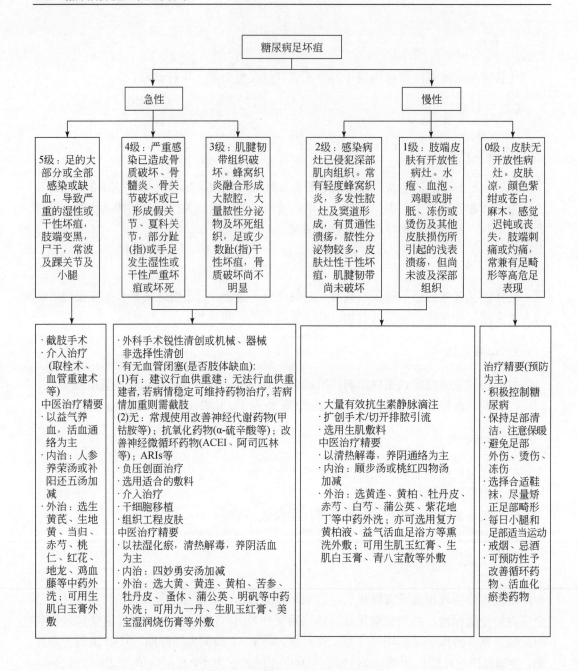

图 2-4-2　糖尿病足坏疽治疗步骤建议

六、临证心得

（一）奚九一教授临证心得

前文提到了奚九一教授认为糖尿病足多为湿郁筋损，将其分为皮肤变性皮损、肌腱筋膜变性坏死（筋疽）、动脉闭塞缺血坏死（脱疽）、末梢神经变性麻痹和趾跖骨变性萎缩五种类型，治疗以中药内服为主，配合中西药清创。内服中药以益气养阴、清热利湿解毒为法，并随症加减变化。基本方：黄芪、黄精、山药、天冬、麦冬、田基黄、垂盆草各30g，怀牛膝、蚤休各15g，甘草4g。随症加减：脓性分泌物多、气秽者，加虎杖15g，连翘、蒲公英、地丁草者20g，车前子30g；足部潮红焮热者，加生地黄20g，牡丹皮15g，紫草30g，生石膏45～100g；肢体缺血明显（合并肢体动脉硬化症）者，加豨莶草、生牡蛎各30g，海藻15g；创面干燥瘀暗、分泌物少、肉芽生长缓慢者，加熟地30g，杞子、山萸肉各10g，何首乌15～30g；肢体疼痛者，加全蝎、蜈蚣、地龙、地鳖虫、僵蚕等分为末（可装入胶囊），每次6g，每日3次；肢体麻木、痉挛频作者，加木瓜15g，白芍、徐长卿各20g。外治法一般是在创面常规消毒后，清除坏死组织，用中药煎剂冲洗创面，然后用0.5%甲硝唑纱布湿敷包扎，每日换药1次。中药煎剂外洗方常用紫草、虎杖、伸筋草、川楝子各30g。

另外，奚九一教授将消渴病足分为两期辨证论治：①急性发作期，属湿热证，治以清热除湿，选用中药陈兰花冲剂（茵陈、泽兰、苦参、黄连、黄柏、栀子等）；②好转缓解期，属气阴两虚、气血不足证，治以益气养阴、调补气血、涤痰活血通脉，可选用黄芪、制首乌、当归、生地黄、党参、白术、鸡血藤等为主。兼有痰瘀阻滞脉道重者，可加用僵蚕、蜈蚣、全蝎、土鳖虫、水蛭、穿山甲等虫类药物破瘀通滞。

（二）吕培文教授临证心得

吕培文教授在西医治疗糖尿病足的基础之上，结合中医辨证治疗，将糖尿病足分成以下三型论治。

1. 热盛肉腐证

主要表现为局部瘙痒，皮肤破溃滋水，进而腐溃，疮周皮肤焮红，界线不清，渗出较多。舌质红，苔黄或黄腻，脉滑数。治宜清热利湿，化腐生肌，解毒消肿。

（1）溻渍法：常用溻渍Ⅰ号（马齿苋、蒲公英、苦参等）。

（2）掺药法：渗出较多者以祛湿散加化毒散等量调鲜绿豆汁外敷；有脓性分泌物者外用朱红膏纱条（朱砂、京红粉等）；溃疡周围痒者以黄连膏薄敷。

（3）消敷贴法：选用复方化毒膏（大黄、乳香、牛黄等）。

（4）常用药物：野菊花、蒲公英、土茯苓、白茅根、赤芍、牡丹皮、苍术、黄柏、丝瓜络、甘草等。

2. 气虚血瘀证

主要表现为疮周红肿不明显，但皮肤紫暗，疮周组织发黑发硬，伴有刺痛，疮面肉芽组织色暗苍老，渗出较少，坏死组织脱落较多。舌质紫暗，有瘀斑，脉沉细。治宜益气活血，托里生肌。

（1）溻渍法：常用溻渍Ⅱ号（红花、苏木、伸筋草等）。

（2）掺药法：疮面外用紫甘纱条（红粉、琥珀、血竭等）或紫色消肿膏，疼痛者疮面外撒少许血竭面。

（3）消敷贴法：选用紫色消肿膏（紫草、赤芍、红花等）。

（4）三棱针针刺放血：疮面四周血瘀明显者可采用三棱针针刺放血。

（5）常用药物：桃仁、红花、赤芍、玄参、连翘、忍冬藤、鸡血藤、鬼箭羽、黄芪、川牛膝等。

3. 脾肾阳虚证

主要表现为病程日久，愈合迟缓，疮面腐肉凝滞或肉芽组织呈灰色，光滑如镜面，分泌物清稀或干涸，疮周色晦暗。舌淡，脉沉细。治宜健脾益肾，回阳生肌。

（1）溻渍法：溻渍Ⅱ号（红花、苏木、伸筋草等）。

（2）掺药法：回阳生肌纱条（肉桂、人参、鹿茸、血竭等）。

（3）消敷贴法：回阳生肌膏。

（4）常用药物：党参、茯苓、白术、鸡血藤、陈皮、山药、肉桂、鹿角霜、女贞子、枸杞子等。

（三）杨博华教授临证心得

杨博华教授根据其长期临证经验将糖尿病脱疽归纳为两个主要证型进行论治，即气虚血瘀型与毒热蕴结型。

1. 气虚血瘀型

此型多因初病入络，或病重体虚，正邪相搏，邪气将尽，正气亏虚，虚则气血推动无力，营血停滞于脉内，致脉络瘀阻。此期为疾病转归的关键。

临床表现：肢体末端苍白发凉、怕冷、疼痛，间歇性跛行，肌肉萎缩，肌肤干燥脱屑，指（趾）甲增厚，或创面色晦暗，久不愈合，面色萎黄，形体消瘦，自汗，四肢乏力，头昏眼花，心悸气短，舌淡，苔薄白，脉沉细无力。

治法：益气通脉。

方药：自拟益气活血通脉汤。党参、当归、生甘草、炙黄芪、赤芍、川芎、川牛膝、醋延胡索、桂枝、鸡血藤、地龙、三七等。

加减：寒邪重者加白芥子、肉桂；夹湿者加茯苓、泽泻；创面晦暗者加附子、细辛、干姜；创面暗红者加蒲公英、紫花地丁；破溃久不收口者加血竭等。

2. 毒热蕴结型

此型多由毒邪日盛相互转化，瘀久化热，或热盛肉腐、成脓成溃、坏死。杨教授认为凡是对机体有不利影响的物质，导致机体正常功能紊乱，引起机体病理状态，都可称为毒邪。毒邪侵袭机体，正邪相搏，邪盛则病。

临床表现：患肢酸软、麻木、疼痛，间歇性跛行，继而出现夜间静息性疼痛，剧烈难忍，彻夜抱膝抚足而坐，舌红，苔黄腻，脉弦数。

治法：祛邪通脉为主。

方药：自拟解毒通脉汤加减。玄参、川牛膝、桂枝、鸡血藤、金银花、地龙、蜈蚣、生栀子、延胡索等。

加减：湿邪重者加泽泻、茯苓、车前子、赤小豆；夹瘀者加川芎、赤芍；疼痛甚者加威灵仙、海风藤、钩藤、络石藤等。

（四）阙华发教授临证心得

阙华发教授根据"创面床准备"理论，将糖尿病足分为黑期、黄期、红期、粉期四期进行治疗。

1. 黑期（组织坏死期）

此期创面牢固覆盖较多黑色、干性坏死组织或焦痂。

（1）内治法：此期证属热毒伤阴证：趾（指）多呈干性坏疽，干枯焦黑，溃破腐烂，剧烈疼痛，舌质红，苔黄或黄腻，脉细数或细数。治宜和营活血，养阴清热解毒。方用顾步汤或四妙勇安汤合增液汤加减。常用药物有生地黄、赤芍、丹参、玄参、麦冬、石斛、黄柏、薏苡仁、白花蛇舌草、蒲公英、生黄芪、皂角刺、川牛膝、生甘草。

（2）外治法：治宜煨脓祛腐，选用油膏厚敷，或外用清凉油乳剂外敷，促使局部疮面脓液分泌增多，干性坏死组织或焦痂软化，出现溶解、脱落，使疮面基底部暴露。

2. 黄期（炎性反应期）

此期创面基底坏死组织较少，以炎性渗出为主，创面基底组织明显水肿，呈黄色"腐肉"状或有少量陈旧性肉芽组织。

（1）内治法

1）湿热毒盛证：局部破溃湿烂，肉色不鲜，大量稀薄脓液，多呈棕褐色，气味腥秽恶臭，或混有气泡，局部红肿灼热，疼痛剧烈，发展迅速，坏疽溃疡常蔓延至足部或小腿，或见多个穿通性窦道，舌质暗红或红绛，舌苔黄腻或光薄少苔，脉弦数或滑数。治宜凉血清热解毒，和营利湿消肿。方用四妙勇安汤合四妙丸加减。常用药物有生地黄、赤芍、牡丹皮、当归、玄参、金银花、黄连、土茯苓、牛膝、生黄芪、皂角刺、生甘草等。

2）湿热瘀阻证：局部红肿消退，坏疽溃疡蔓延趋势已控制，脓液减少，臭秽之气渐消，坏死组织与正常组织分界渐趋清楚，疼痛缓解，发热已退，舌质红，苔薄白或腻，脉细数或弦。治宜清热利湿，和营托毒。方用三妙丸、萆薢渗湿汤加减。常用药物有苍术、黄柏、薏苡仁、当归、赤芍、丹参、桃仁、忍冬藤、牛膝、生黄芪、皂角刺、生甘草。

（2）外治法

1）提脓祛腐：适用于腐肉未脱者。先短期选用八二丹掺布疮面，外用油膏提脓祛腐。在腐肉将脱尽，脓水已少时，或局部溃疡色泽较暗滞时，可外掺九一丹。

2）祛瘀化腐：适用于腐肉难脱者。活血祛瘀药物如脉血康胶囊、蝎蜈胶囊等外用。

3）蚕食疗法：适用于腐肉较多者。应分期分批逐步修剪、清除腐肉，一般对一些有碍肉芽、上皮生长的组织逐步修除即可，并尽量保护筋膜及肌腱组织。

4）浸渍、湿敷疗法：适用于创面分泌物多，或味秽臭者。可用黄连、马齿苋、土茯苓、土槿皮、明矾、红花等清热利湿解毒类中药煎液湿敷患处或浸泡患处。

5）拖线技术：适用于穿通性溃疡或窦道者。在常规消毒、麻醉下，可采取低位辅助切口，以银丝球头探针探查后，用 4 号丝线 4～6 股贯通管腔，每日搽九一丹于丝线上，将丝线来回拖拉数次，将九一丹拖入管道内，10～14 日后拆除拖线，加垫棉绷缚法 7～10 日，管腔即可愈合。

6）灌注疗法：适用于穿通性溃疡或窦道者。用输液针头胶管插入管腔，接注射器缓慢注入提脓祛腐药或清热利湿解毒祛腐药液冲洗疮腔。对脓腐尽、肉芽组织高突者，用 3%生理盐水溶液冲洗；对腐脱新生者，使用生肌收口药液注入。

3. 红期（肉芽增生期）

此期创面基底新鲜红润，肉芽组织增生填充创面缺损，创缘上皮开始增殖爬行或形成"皮岛"。

（1）内治法：此期证属气虚血瘀证：局部破溃，腐肉已尽，脓液清稀，疮面经久不敛，肉芽暗红、色淡不鲜，上皮生长缓慢，疼痛较轻。舌淡胖，质暗红，苔薄腻，脉细弱。治宜益气活血，托里生肌。方用补阳还五汤合人参养荣汤加减。常用药物有生黄芪、党参、白术、茯苓、当归、丹参、赤芍、淫羊藿、熟地黄、山萸肉、川牛膝、生甘草等。

（2）外治法

1）生肌收口：适用于腐肉已脱，脓水将近者。外掺生肌散，外用白玉膏、红油膏。

2）煨脓长肉：适用于创面干性者。外用复黄生肌愈创油或清凉油乳剂。

3）活血生肌：适用于溃疡色泽苍白、暗红而不鲜润红活，新生肉芽及上皮生长缓慢者。外用活血祛瘀药物如血康胶囊、蝎蜈胶囊等。

4）湿敷、熏洗疗法：适用于新生肉芽及上皮生长缓慢者。用黄芪、乳香、没药等益气化瘀生肌中药煎剂湿敷或熏洗。

5）垫棉绷缚疗法：适用于疮面腐肉已尽，新肉生长，周围组织有窦腔者。在使用提脓祛腐药后，创面脓液减少，分泌物转为纯清，无脓腐污秽，脓液涂片培养提示无细菌生长，可用棉垫垫压空腔处，再用绷带加压缠缚，使患处压紧，每日换药 1 次，促进腔壁粘连、闭合。7～10 日管腔收口后，继续垫棉加压绷缚 10～14 日以巩固疗效。

4. 粉期（上皮化期）

此期肉芽组织基本填满创面基底，上皮增殖、爬行或皮岛间融合，呈粉红色。治疗基本同"红期"。

（五）杨军教授临证心得

杨军教授在临床中总结外科治疗糖尿病足的适应证及处理方法，认为糖尿病足首辨急性与慢性。

病情急、危、重者，杨教授认为应以西医手术处理，主要分为以下三种情况：对于急性发作成脓者，宜在麻醉下，切开脓腔，充分引流脓液，截除已坏死的足趾，部分炎性肿胀、功能丧失的肌腱也应切除，以防炎症扩散，彻底清除创面内坏死及失活的组织；对于病情在短时间内发展迅猛，很快波及全足或已至小腿，同时伴有严重感染甚至脓毒血症者，宜考虑尽早行截肢手术，以防止出现感染中毒性休克及生命危险；对于存在下肢动脉缺血的肢体，可采用介入治疗，开通至足部的闭塞动脉，以建立足部的血循环，为创面愈合提供基础。

在中医治疗方面，杨教授认为糖尿病足治疗应内治与外治相结合。内治宜"祛邪为先"：糖尿病足患者大多患消渴多年，脏腑渐亏，正气不足，无力祛邪；然内生之湿热及外侵之湿浊，黏腻不去，常留驻足部筋脉之间，化腐生脓，侵蚀骨髓，而生筋疽，病性为本虚而标实。发病之初，不宜扶正托里，当以祛邪为先，或重用清热利湿解毒之药以祛邪排毒，或切去腐秽之筋骨、开放创面给邪以出路。关于中医外治法，以"化腐生肌"为法：经过清创后的糖尿病足创面内仍有部分失活组织，颜色灰白、附着脓液，没有生机，中医称之为"腐肉"。化腐生肌的处理即将我院制剂红粉膏、玉红膏制成纱条，每日创面换药，使"腐肉"逐渐松解、液化，以便使新生的毛细血管可以进入这些组织内逐步长成新鲜的肉芽，这时的组织上常附着有脓液样的分泌物（即中医所谓的"煨脓长肉"），待鲜活的肉芽覆盖了"腐肉"也就是完成了"化腐生肌"。"化腐生肌"的意义就在于可以减少手术创伤对机体的影响，同时加快自身组织的修复过程。

（六）耿树军教授临证心得

耿树军教授认为糖尿病足的诊疗应首先考察其局部的血运情况，良好的血供、充分的引流、稳定的生命体征是治疗取得良好效果的关键。

除了外科手术治疗、使用扩血管及营养神经药、内服中药剂外，外用祛腐生肌药也是治疗的重要部分。对于外用药剂的选择，耿教授认为尽量不要选用油、散剂，因其刺激性较强，而液体制剂更适合糖尿病足坏疽创面较大、组织肿胀者，其中有两种液体制剂耿教授认为治疗效果最为显著：①依沙吖啶溶液，优点为杀菌能力强，对革兰阳性菌及少数革兰阴性菌有较强的杀灭作用，对易感染糖尿病足的致病菌球菌尤其是链球菌的抗菌作用较强，可用于对渗出、糜烂的感染创面及创口进行冲洗，起到较彻底的消毒作用，且刺激性较小，一般治疗浓度（外用浓度 0.1%～0.2%）对组织无损害；缺点为普及率较低，药品不易购买，故现阶段难以广泛推广使用。②复方黄柏液，功效清热解毒、祛腐生肌、通络逐瘀、消肿止痛。现代药理研究表明，该制剂具有较强的抗菌作用，对耐药金黄色葡萄球菌、绿脓杆菌有效；有良好的消炎镇痛作用，可快速减轻红、肿、热、痛等临床症状；可促进愈合，改善创面微循环，减少组织液渗出；并可增强免疫，尤其是增强单核巨噬细胞的吞噬功能，提高局部非特异性免疫。它的优点是由纯中药提取的高温灭菌水剂，呈弱酸性，不含乙醇、激素、抗生素，以及汞、砷等毒性药物，对皮肤、黏膜、创面无刺激，但它较前者价格高，通常需考虑患者经济状况，且疗效可能与其制作工艺有一定关系，并因人而异。

总结来说，对于糖尿病足坏疽患者来说，需在良好血供的前提下，充分引流、适度清创。耿教授提到，尤其对于抗生素不能耐受的患者，中药治疗的优势非常明显，且其通过临床实践验证中药内外配合可治愈糖尿病坏疽，使创口更好愈合。

七、验案赏析

1. 耿树军教授验案分享

夏某，男，72 岁，2015 年 2 月 26 日主因"左足破溃疼痛伴发热 2 周"由急诊收入于中国中医科学院广安门医院外科病房。患者 2 周前左足第一趾内侧缘出现破溃，疼痛明显，有脓液流出，味臭，体温 38℃，自服小柴胡颗粒后症状未见缓解，遂至我院急诊就诊，诊断为"下肢溃疡伴感染"，予乳糖酸阿奇霉素静脉滴注后，体温降至 37.4℃，但左足溃疡未见好转，左下肢肿胀明显并伴疼痛，纳可，眠欠安，大便干，小便可，舌红，苔黄腻，脉弦数。既往：糖尿病病史 20 余年，曾服用格列吡嗪、二甲双胍治疗，效果不佳，遂改用预混胰岛素 N 早晚各 28U 皮下注射，FBG 控制于 6～7mmol/L；脑梗死病史 20 余年，2013 年 1 月脑梗死复发一次，于我院急诊住院，予复方血栓通胶囊 1.5g 口服，每日 3 次，银杏叶胶囊 0.4g 口服，每日 3 次，甲钴胺片 0.5mg 口服，每日 3 次等治疗后未遗留症状；高血压病史 1 年余，苯磺酸氨氯地平片 5mg 口服，每日 1 次，血压控制稳定；白内障病史 1 年余，2013 年 5 月于我院眼科行白内障手术。对青霉素、头孢类、喹诺酮类抗生素等过敏，既往过敏性休克抢救史。专科检查：左下肢肿胀，左足背及踝关节处可见暗褐色色素沉着，第五跖骨反射区可见两个约 1cm×1cm 的瘢痕组织增生，左足第一趾内侧缘可见一约 1cm×2cm 的溃疡面，溃疡周边皮肤红肿，范围可至足跟前，左足五趾均有畸形；右足底第三跖趾关节处可见一约 0.3cm×1cm 溃疡，深约 0.5cm；双下肢股动脉、腘动脉、足背动脉、胫后动脉均可触及搏动；Buerger 氏征（+）。

入院主要西医诊断：下肢溃疡伴严重感染；左足骨髓炎；下肢动脉粥样硬化闭塞症；2 型糖尿病；陈旧性脑梗死；高血压；白内障术后。中医诊断：筋疽病，阴虚毒恋证。

入院予：①精蛋白锌重组人胰岛素注射液 28U（早餐前）、28U（晚餐前）皮下注射控制血糖；②5%葡萄糖注射液 250ml+胰岛素注射液 3U+喜炎平注射液 500mg 静脉滴注，每日 1 次，消炎退热；③0.9%氯化钠注射液 100ml+前列地尔注射液 2ml 静脉滴注，每日 1 次，改善循环；④0.9%氯化钠注射液 250ml+马来酸桂哌齐特注射液 8ml 静脉滴注，每日 1 次，改善循环；⑤马栗种子提取物片 800mg 口服，每日 1 次，促进静脉回流；⑥甲钴胺片 500μg 口服，每日 3 次，营养神经；⑦复方血栓通胶囊 1.5g 口服，每日 3 次，益气养阴、活血化瘀，以改善心脑血管供血；⑧苯磺酸氨氯地平片 5mg 口服，每日 1 次，控制血压；⑨银杏叶胶囊 2 粒口服，每日 3 次，活血化瘀通络；⑩中药剂内服以清热凉血、活血通络为主：金银花 20g，当归 10g，玄参 15g，牛膝 10g，野菊花 15g，蒲公英 15g，苦地丁 15g，生地黄 30g，牡丹皮 10g，赤芍 30g，醋穿山甲 10g，皂角刺 9g，天花粉 10g，紫草 10g，甘草 9g，生薏苡仁 20g，7 剂，每日 1 剂，水煎温服，早晚分服。

患者治疗经过如下（图 2-4-3～图 2-4-14）：

患者于 2015 年 2 月 28 日行化脓性感染切开（进关节）+死骨摘除术，术中沿左足第一跖趾关节破溃处向足心、足跟纵行切开皮肤、皮下直至足跟内侧，长约 12cm，见皮下组织广泛失活、坏死、形成脓肿，肌腱变性坏死，第一跖趾关节离断，且关节软骨已被破坏，第一跖骨遭破坏最为严重并有多个死骨形成。清除皮下坏死组织、坏死肌腱及脓性分泌物，放出暗红色脓液约 30ml，有异味，咬除跖趾关节软骨，摘除第一跖骨诸死骨、开放骨髓腔。于左足第一跖趾关节背侧、波动感明显处另做一纵形切口，长约3cm，使之与原溃疡形成对口引流。以过氧化氢溶液、生理盐水反复冲洗创口后用碘伏（聚维酮碘）纱布填塞创面止血，用棉垫覆盖，并予以包扎。

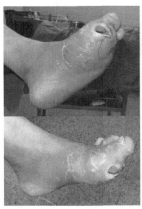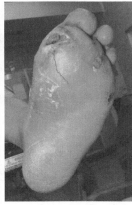

图 2-4-3　2015 年 2 月 26 日（入院当日）左足溃疡

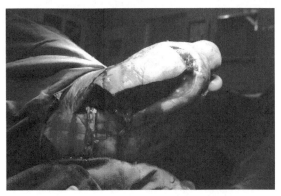

图 2-4-4　2015 年 2 月 28 日行切开引流术（一）

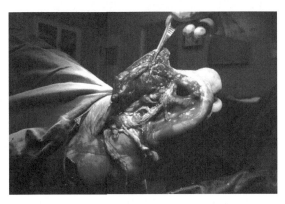

图 2-4-5　2015 年 2 月 28 日行切开引流术（二）

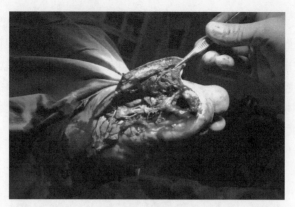

图 2-4-6 2015 年 2 月 28 日行切开引流术（三）

术后每日使用复方黄柏液外洗换药、清理脓液及坏死组织，患者自觉疼痛减轻，体温降至 36.4℃，但伤口暂未愈合。

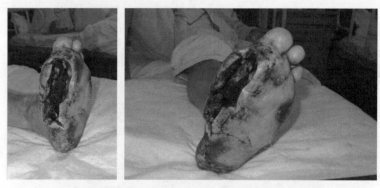

图 2-4-7 2015 年 3 月 3 日（术后 3 天）

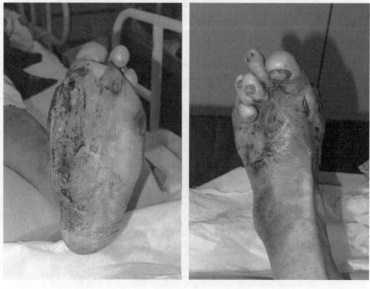

图 2-4-8 2015 年 3 月 10 日（术后 10 天）

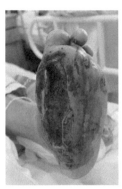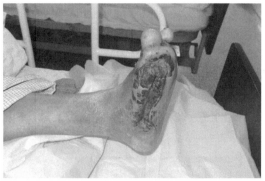

图 2-4-9 2015 年 3 月 14 日（术后 14 天）

2015 年 3 月 24 日查房，患者诉左足疼痛减轻，余无明显不适，纳眠可，大便干，小便黄，舌质红，苔黄腻，脉弦数。专科查体：左足底见一约 10cm×2cm 创面，创面仍未收口，见少量脓性分泌物，肉芽新鲜，双下肢股动脉、腘动脉、足背动脉、胫后动脉均可触及搏动。Bucrgcr 氏征（＋）。予中药剂四妙勇安汤加减内服以清热解毒、透脓，佐以养阴益气：金银花 20g，当归 12g，玄参 15g，甘草 9g，川牛膝 10g，生黄芪 30g，生白术 15g，野菊花 15g，蒲公英 15g，生地黄 15g，生地黄炭 15g，牡丹皮 10g，赤芍 15g，丹参 15g，鸡血藤 15g，川芎 9g，醋穿山甲 6g，7 剂，每日 1 剂，水煎温服，早晚 2 次。余治疗除西医内科基础治疗外，仅予复方血栓通胶囊 0.5g 口服，每日 3 次，坚持每日外用复方黄柏液外洗换药，并行影像学检查如下：

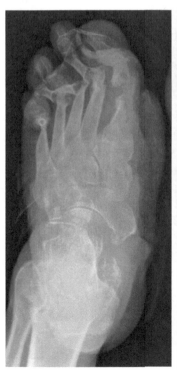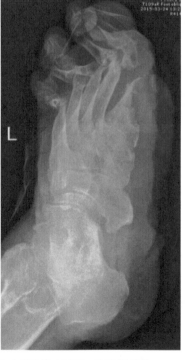

图 2-4-10 2015 年 3 月 24 日（术后第 24 天）左足 X 线片

术后 5 周，持续予患者用复方黄柏液外洗换药，创面愈合效佳。患者未诉明显不适。舌质红，苔黄薄腻，脉弦。专科检查：左足内侧可见一长约 10cm 的手术瘢痕，创面表面红润，无渗出，触之无渗血，无明显异味，愈合较好；双下肢股动脉、腘动脉、足背动脉、胫后动脉搏动良好；左足 Buerger 征（−）。予中药剂内服以补气温阳利水：黑顺片 10g，北败酱草 30g，升麻 30g，甘草 10g，炒苍术 30g，陈皮 12g，醋青皮 10g，生薏苡仁 30g，关黄柏 30g，柴胡 10g，生白术 30g，当归 30g，生黄芪 60g，党参 30g，桔梗 10g，炒芥子 15g，7 剂，每日 1 剂，水煎服，早晚 2 次。余治疗不变。

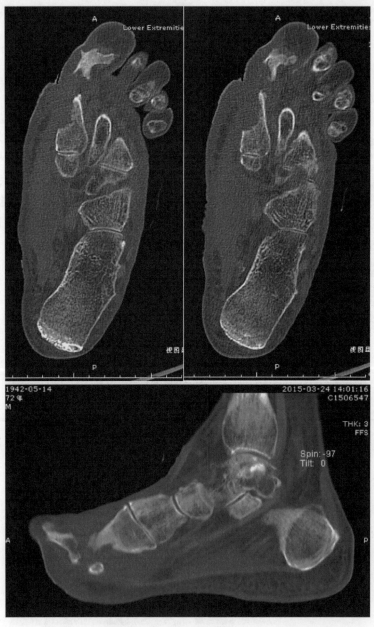

图 2-4-11 2015 年 3 月 24 日（术后第 24 天）左足 CT 片

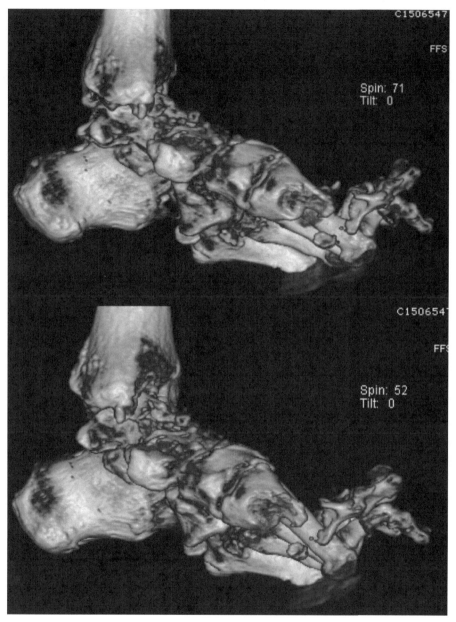

图 2-4-12　2015 年 3 月 24 日（术后第 24 天）左足三维重建

　　术后 10 周，患者一般状况良好，未诉明显不适，舌质红，苔黄薄腻，脉弦。专科检查：左足内侧可见一长约 10cm 的手术瘢痕，创面表面红润，无渗出，触之无渗血，无明显异味，愈合良好；双下肢股动脉、腘动脉、足背动脉、胫后动脉搏动良好；左足 Buerger 征（－）。改予中药剂以清热活血通络：炒苍术 10g，关黄柏 6g，牛膝 10g，玄参 10g，牡丹皮 6g，赤芍 30g，生地黄 30g，萹蓄 15g，泽兰 10g，连翘 10g，紫草 10g，郁金 10g，生甘草 6g，野菊花 20g，苦地丁 15g，蒲公英 15g，白花蛇舌草 15g，路路通 10g，金钱草 15g，炒薏苡仁 10g，白鲜皮 10g，焦栀子 10g，7 剂，每日 1 剂，水煎服，早晚 2 次。余治疗不变。

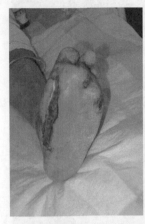
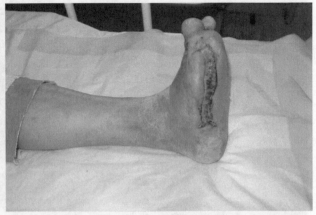

图 2-4-13　术后 5 周（2015 年 4 月 4 日）

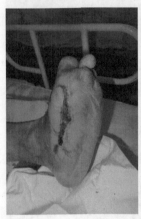
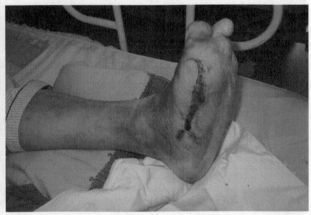

图 2-4-14　术后 10 周（2015 年 5 月 9 日）

　　小结：此患者因对青霉素、头孢类、喹诺酮类抗生素严重过敏，因此中药内服与外治对此患者来说格外重要，经中西医结合治疗后，患者足部红肿、疼痛明显减轻，溃疡创面缩小并愈合良好，治疗效果极佳。

　　2. 杨军教授验案分享

　　陈某，女，58 岁，2015 年主因"右足红肿溃烂 5 天"于中国中医科学院外科住院。患者 5 天前剪趾甲时剪破皮肤，未引起重视，次日出现右足第一趾红肿，曾到社区卫生站买来莫匹罗星外涂患处，病情无好转，足趾红肿逐渐加重并发展到足背，因疼痛不明显未积极治疗，就诊时足趾已经破溃流脓，有臭味，足部有疼痛感，伴发热，体温 37.6℃，纳食不香，大便黏腻不畅，小便色黄，睡眠欠安。体格检查见右足第一趾色红、肿大，多处皮肤破溃，肌腱外露，渗流秽臭脓液；右足红肿，足背部分皮肤发黑，足底皮肤紫暗、肿胀，按之波动感明显；右足皮温偏高，胫前动脉远端及胫后动脉可扪及搏动。舌红，苔黄，脉滑数。既往糖尿病病史 12 余年，血糖控制欠佳。西医诊断：糖尿病足，右足湿性坏疽；中医诊断：筋疽；中医辨证：湿热毒盛。治则：清热利湿凉血解毒证。内服方药：蒲公英 30g，连翘 15g，忍冬藤 30g，苍术 15g，生白术 15g，黄柏 15g，黄连 10g，垂盆草 30g，益母草 15g，赤芍 9g，牡丹皮 9g，陈皮 9g，皂角刺 9g，酒大黄 6g，生甘草 6g，7 剂，每日 1 剂，水煎温服，早晚 2 次；外洗方药：土大黄 30g，苦参 30g，马齿苋 30g，地榆 30g；足部局部清创：在神经阻滞麻醉下，截除坏疽的右足第一趾；向足背切开，见皮下脂肪组织广泛液化、坏死，形成脓肿，肌腱水肿，部分腐烂，剪除足背坏死皮肤，切除部分坏死肌腱，足背分作三个纵向切口，开放脓腔，对口引流脓液；足底纵向切开皮肤、皮下，开放深部筋膜间隙脓肿，彻底引流；化腐清创换药：每日先以外洗中药浸渍患足后，常规创面消毒处理，清理残余坏死组织，中药玉红纱条置于创面以化腐生肌治疗。住院 1 周后：右足创面脓性分泌物减少，可见有淡红色新生肉芽；住院 3 周后：右足创面无脓性分泌物，肉芽鲜红，创面四周可见新生上皮；术后 2 个月后，右足各处创面全部愈合。

八、糖尿病足的现阶段治疗难点及展望

糖尿病足具有发病机制复杂、病程长、涉及学科多、治疗难度大、医疗费用高等特点，一直是世界医学关注的重点和治疗难点。我国目前尚未建立有效的糖尿病足防治体系，因此导致临床诊疗过程中存在很多偏颇。首先，我国尚未建立糖尿病足这一专业学科，很多医院缺乏具有诊疗糖尿病足的专业医护人员，不能规范、专业地为糖尿病足患者制订有效的治疗方案。其次，我国在糖尿病足临床治疗和疗效判断方面，尚缺乏循证医学证据，暂时仍停留在临床经验体会阶段，无法达到全国性的规范化诊疗方案。再次，大量研究及临床实践经验表明，降低糖尿病截肢率的最关键因素是早期接受科学治疗，然而现阶段糖尿病足患者很难找到合适的医院、合适的科室就诊，并且患者在早期并无预防及筛查意识，只有当出现症状后或病情已发展至中晚期时才想到去医院就诊，以至于本来也许可以挽救的轻中度溃疡患者，最终不得不截肢。这同时也说明了对社会群众进行医学知识科学普及的重要性，应贯彻以预防为主的先行理念，未病先防，既病防变。

第五章　糖尿病心脏病

一、概　述

糖尿病心脏病（diabetic cardiopathy，DC）是指糖尿病并发或伴发的心脏血管系统的病变，涉及心脏的大、中、小、微血管损害，包括非特异性冠状动脉粥样硬化性心脏病（冠心病）、微血管病变性心肌病和心脏自主神经功能失调所致的心律失常和心功能不全，糖尿病罹患心脏病是糖尿病患者最严重的长期并发症和主要死因之一，70%～80%的糖尿病患者死于心血管并发症或伴随症，病程进展快，预后差。其发病机制非常复杂，严重影响患者的生活质量，给患者和社会带来了巨大的负担。中国冠心病住院患者的调查显示，糖代谢异常的患病率为76.9%。据统计，26%～35%的糖尿病患者同时患有冠心病，其中老年人、女性患者冠心病的发病率更高。2001年美国国家胆固醇教育计划成人治疗指南Ⅲ指出，糖尿病和冠心病的危险性相等，需要强化抗动脉粥样硬化治疗。糖尿病患者群中多并发高血压、血脂异常，这些也是糖尿病心脏病的主要危险因素。

糖尿病心脏病以糖尿病合并冠心病发病率最高。糖尿病合并冠心病临床表现分为无症状性心肌缺血、心绞痛、心肌梗死、缺血性心肌病、猝死。虽然糖尿病冠状动脉疾病患者心肌缺血较严重，但其冠状动脉疾病表现多不典型，即使发生心肌梗死，其症状也比非糖尿病心肌梗死轻。实际上，并非糖尿病心肌梗死症状较轻，而是由于糖尿病患者伴有末梢神经病变和自主神经功能障碍，掩盖了其心绞痛症状（常为无痛性心肌梗死），故其病死率较高。糖尿病心肌梗死主要根据糖尿病和心肌梗死的临床症状、心电图特点及血清酶学变化诊断，冠状动脉造影是其诊断的"金标准"。

糖尿病心肌病是糖尿病引起心脏微血管病变和心肌代谢紊乱所致的心肌广泛局灶性坏死，其特点是舒张功能异常为主，心肌间质纤维化、心肌细胞坏死，出现亚临床心功能异常。糖尿病心肌病的主要临床表现为心力衰竭，早期以舒张性心力衰竭为主，可见急性肺水肿表现，如呼吸困难、端坐呼吸、胸腔积液等；后期可出现收缩性心力衰竭、心律失常及心源性休克，甚至猝死。

糖尿病心血管自主神经病变多表现为迷走神经兴奋性降低，交感神经兴奋性相对升高，导致心脏电活动稳定性降低。临床上表现为静息时心动过速，晚期表现为体位性低血压，甚至晕厥或抽搐。目前，常用的检测方法为心率变异性分析、深呼吸R—R间期测定及影像学核素显像检查，其中核素显像可提供心脏自主神经支配受损的直接证据。

糖尿病合并心脏病既属于中医消渴病，又属于心病，故有"消渴病心病"之称。糖尿病心脏病常表现为心痛、心悸、胸闷、气短等，可将其归属为中医学的"消渴""胸痹心痛""真心痛""心悸""水肿"等范畴。

二、糖尿病心脏病病因病机

（一）现代医学对糖尿病心脏病发病因素的认识

1. 高血糖

高血糖可以增加心血管疾病的风险。糖尿病血糖升高的程度和微血管并发症的发生呈正相关。高血糖可以通过糖基化氧化、蛋白激酶 C 激活等损伤组织。英国糖尿病前瞻性研究（UKPDS）显示，餐后高血糖可加速冠状动脉粥样硬化的进程，是心血管疾病（CVD）的主要危险因素。

急性心肌梗死的患者使用胰岛素强化治疗可以改变心血管疾病的预后，降低死亡率。

2. 高血压

糖尿病患者中 75% 的心血管疾病的发生与高血压有关。心脏是血压的主要靶器官，高血压以体循环动脉压升高为主，其本身既是疾病又是糖尿病合并冠心病的病理基础。ADA 指南推荐糖尿病患者的血压应控制在 130/80mmHg 以下，这样可使糖尿病患者有更好的心血管事件的获益。

3. 脂代谢紊乱

血脂异常和胰岛素抵抗伴随出现，它是冠心病的主要危险因素之一。糖尿病性血脂异常的特点是 HDL-C 水平下降，LDL-C 和 TG 水平升高，这些改变促进动脉粥样硬化的发生。

4. 血管内皮功能障碍

血管内皮细胞首先受高血糖的损害，出现通透性增加、血流速度缓慢、血管收缩舒张功能障碍。糖尿病诱发内皮素调节的胶原沉积，导致毛细血管内皮基膜增厚、心肌纤维化，进而发展为糖尿病心肌病、微量蛋白尿。

5. 氧化应激

糖尿病患者活性氧产物（ROS）增加，ROS 可以促进细胞凋亡。活性氧产物损伤心肌细胞后，促进心肌的异常重构，从而引起糖尿病心肌病。

6. 其他

糖尿病患者的 LDL 基因结构突变者，常见血脂紊乱，但具体机制及在糖尿病心脏病中的作用尚需进一步研究。目前很多证据显示炎症在动脉粥样硬化的形成中起重要作用，促进动脉粥样硬化的病程。循环中 C 反应蛋白（CRP）水平是炎症严重程度的指标，是发生心血管并发症重要的预测因子（图 2-5-1）。

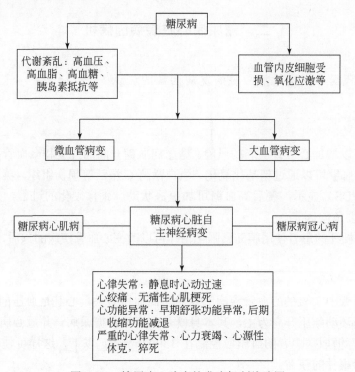

图 2-5-1　糖尿病心脏病的发病机制线路图

（二）中医学对糖尿病心脏病病因病机的认识

中医对本病认识较早，如《灵枢·邪气藏府病形》记载："心脉微小为消瘅"；《灵枢·本藏》记载："心脆则善病消瘅热中"，均指出消渴病与心病密切相关，其病机为郁热于内，损伤脉络，发为消瘅、消渴。张仲景在《伤寒论》中提出"消渴，气上撞心，心中疼热。"巢元方在《诸病源候论》曰："消渴重，心中痛"，指出消渴病心病的心悸、心痛的临床表现。故而可知，长期存在的高血糖可致糖尿病大血管病变和微血管病变，脉损和络损是糖尿病血管并发症的基本病机。

1. 消渴病心病痰瘀积脉

消渴病心病是消渴病病程日久所致。患者或过食肥甘，损伤脾胃，或情志不调，忧思劳倦伤脾，致使脾失健运，水谷精微输布失常，内生痰浊，发为脾瘅。李东垣谈到"内伤脾胃，百病由生"，痰浊内蕴，日久化热伤阴，则痰热互结，损伤心脉；痰浊内停，令血行瘀滞，痰瘀互结，痹阻心脉。脉络具有渗濡灌注、沟通表里、贯通营卫、津血互渗的生理功能。心脉受损，则发为消渴病心病。

2. 消渴病心病阴伤络损

消瘅患者或素体阴虚，或情志不调、五志化火，或年老体衰阴精亏虚，病程日久，阴虚燥热、气阴两虚。气虚者精微物质不能散布周身，留滞于血液，致血瘀。阴虚者，津亏液少，血行不畅，瘀血又化热伤阴，阴伤更甚，形成恶性循环。络脉失于滋养，以血管内皮细胞功能损害为主，血管通透性增加，大分子物质在血管壁沉积，血流动力学发生改变发为消瘅心病，更贴合于糖尿病微血管病变（图2-5-2）。

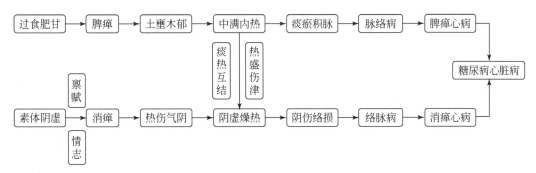

图 2-5-2 消渴病心病的病因病机线路图

三、糖尿病心脏病辨证要点

本病首先要辨别虚实，分清标本。本病以气血阴阳亏虚为本，痰浊、血瘀为标。

针对本病的病机本虚标实，虚实夹杂，其治则应补其不足，泻其有余。虚证当以益气养阴为主，根据兼瘀、痰、水的不同，分别采用活血通络、健脾祛痰、宣痹通阳、温阳利水等治法。病到后期，虚中有实，病情复杂，则宜标本兼顾，攻补兼施。主要针对痰浊、瘀血、内热治疗，一旦发生脱证之先兆，如疼痛剧烈、四肢厥冷或脉微欲绝等，必须尽早投用益气温阳固脱之品，并予积极抢救。另外，久病糖尿病、老年性糖尿病，治疗时应重视脾肾，健脾益气化痰，补肾消痰。

（一）辨脾瘅心病、消瘅心病

脾瘅为肥胖型2型糖尿病，伴发代谢综合征。多因饮食不节，过食肥甘，脾胃内伤，酿生痰浊，日久化热，痰热互结，血行不畅，脉络瘀阻，致使痰、热、瘀互结，这是脾瘅心病的基本病机。

消瘅心病为消渴病病程日久发为本病，多见于消瘦型糖尿病。辨证以阴虚燥热、气阴两虚为主证。

（二）辨脉损、络损

"大凡经主气，络主血，久病血瘀""初为气结在经，久则血伤入络""病久痛久则入血络"，糖尿病病程长，糖尿病心脏病主要以脉络阻滞为主要病机。脉络病包括脉损和络损两部分。《灵枢·脉度》中谈到："经脉为里，支而横者为络，络之别者为孙。"《灵枢·经脉》云："经脉十二者，伏行于分肉之间，深而不见……诸脉之伏而常见者，皆络脉也。"经脉是人体运行气血的主干，络脉是由经脉支横别出、运行气血的分支，络脉从经脉分出后，还可分至别络、孙络。

脉损为大血管病变，与之对应的是糖尿病合并冠心病，冠状动脉受损为主，常见于合并代谢综合征的 2 型糖尿病患者。

络损为微血管病变，与之对应的是糖尿病心肌病、糖尿病自主神经病变。糖尿病心肌病、糖尿病自主神经病变也可以出现胸闷、气短、心悸、心绞痛等相似于冠心病的临床表现，但是其病变并非是冠状动脉粥样硬化，而是由于心肌微血管舒张、收缩功能障碍或心脏自主神经功能紊乱所致。

（三）辨心律失常

心律失常包括快速心律失常和慢性心律失常。

快速心律失常，主要为气阴两虚、血脉瘀阻、瘀郁化热型。临床可表现为糖尿病合并窦性心动过速、阵发性室上性心动过速、室性心动过速、频发室性期前收缩、频发房性期前收缩或频发结性期前收缩、期前收缩二联律或三联律、快速型心房颤动，甚至心动过速合并心力衰竭者。

慢性心律失常，主要为心脾气虚、心肾阳虚致血脉瘀阻、心脉受阻型。临床表现为糖尿病合并窦性心动过缓、结区心律及室性自搏心律、病态窦房结综合征、Ⅲ度房室传导阻滞或Ⅱ度Ⅱ型房室传导阻滞、心室率缓慢的心房颤动者等。

（四）临床特点

1. 糖尿病冠心病

（1）临床特点

1）发病率高：糖尿病患者 82%发生冠心病。

2）发病年轻：平均 34 岁发病、50%的患者运动试验呈阳性。

3）无心绞痛：30%～50%的患者缺乏心绞痛，甚至发生心肌梗死时仍然缺乏心绞痛症状。

4）死亡率高：梗死面大，易发生心力衰竭、休克，再梗率高。

（2）病理特点

1）分枝多：冠状动脉呈全壁弥漫性硬化。

2）冠状动脉呈弥漫性闭塞，血管狭窄程度严重，梗死面积大，非糖尿病患者其冠状动脉粥样硬化呈斑块或束条状、狭窄轻，梗死面积局限。

2. 糖尿病心肌病

（1）临床特点

1）早期（Ⅰ级）：开始无明显症状，体力活动不受限制，只有剧烈活动或体力劳累后可出现胸闷憋气、乏力气短、心绞痛等症；心尖区可闻及第四心音；心电图可有非特异性改变。

2）中期（Ⅱ～Ⅲ级）：休息时无症状，轻体力活动受限制，日常生活可出现胸闷气短、心悸怔忡，或心绞痛等症状；左心室增大，心率增快，心尖部有奔马律，肺动脉瓣区有舒张期第二心音亢进，肺底部可闻及湿啰音，75%的患者有不同程度的左室功能不全。

3）后期（Ⅳ级）：患者症状加剧，左心衰竭进一步加剧，表现为呼吸困难，或端坐呼吸，有30%的患者伴有右心衰竭和体循环瘀血征；心脏普遍扩大，心尖区可闻及收缩期杂音，双肺底部有湿啰音。常因充血性心力衰竭、心源性休克、严重心律失常等而死亡，约有1/3的患者死于心力衰竭。

（2）病理特点：糖尿病心肌病为缺血性心肌病，心肌组织因营养障碍或萎缩，致使纤维组织增生，也称心肌硬化或心肌纤维化。

3. 糖尿病心脏神经病变特点

（1）心动过速：表现为休息状态下心率＞90次/分，或心率快而固定且不受其他各种条件反射的影响，排除其他干扰因素如心功能不全、贫血和发热等。

（2）体位性低血压：立卧位收缩压差＞30mmHg，又称直立性低血压。由卧位突然起立感到头晕，甚至晕厥，严重者可致死。

（3）无痛性心肌梗死：由于传入神经损伤使糖尿病患者在发生急性心肌梗死时无疼痛或疼痛轻而不典型。有24%～42%的患者因未及时发现而并发心力衰竭、心源性休克，其死亡率较高。严重自主神经病变者，可发生心脏骤停。

（4）其他：深呼吸时每分钟心率差≤10次；立卧位每分钟心率差≤10次；瓦氏（Valsalva）动作反应指数≤1.1；立位时第30次心搏R—R间距与第15次心搏R—R间距比值＜1.03。

四、辨 证 分 型

（一）治则治法

糖尿病心脏病的辨证以八纲辨证为主，首辨虚实。本病以气血阴阳亏虚为本，痰浊、血瘀、瘀热、腑气不通为标。虚证多为气阴两虚证、阴阳两虚证、心肾阳虚证。实证多为痰瘀互阻证、瘀热互结证、腑气不通证、水气凌心证等。

（二）辨证分型

1. 痰瘀互阻证

症状：胸闷痛如窒，痛引肩背，心下痞满，倦怠乏力，肢体重着，形体肥胖，痰多，舌体胖大或边有齿痕，舌质淡或暗淡，苔厚腻或黄腻，脉滑。

治法：化痰宽胸，宣痹止痛。

方药：瓜蒌薤白半夏汤（《金匮要略》）合丹参、三七、降香。瓜蒌、薤白、半夏、白酒、丹参、三七、降香。

加减：若痰浊郁而化热者，用黄连温胆汤加郁金；若痰热口苦者加黄连；大便干结者，加桃仁、大黄；若胸部刺痛，舌紫暗者，加郁金、川芎；若眩晕、肢体麻木者，加天麻、竹茹；若腹痛胀满、尿黄者，可加黄连、黄芩、白茅根；食后腹胀，胸闷加重者，加苍术、厚朴。

2. 气阴两虚证

症状：胸闷隐痛，时作时止，心悸气短，神疲乏力，气短懒言，自汗、盗汗，口干欲饮，舌偏红或舌淡暗，少苔，脉虚数或细弱无力或结代。

治法：益气养阴，活血通络。

方药：生脉散（《内外伤辨惑论》）合丹参饮（《医宗金鉴》）加减。太子参、麦冬、五味子、丹参、檀香、砂仁、三七。

加减：若口干甚，虚烦不得眠者加天冬、酸枣仁；气短者加黄芪、炙甘草；自汗、盗汗者加山萸肉、生龙骨、生牡蛎；若胸闷胸痛者，可加益母草、郁金等；若脉结代者，可合炙甘草汤；心悸重者，加炒枣仁、生牡蛎、生龙骨；心悸胆小易惊者，加柏子仁、朱砂。

甚者发展为阴阳两虚证，症见眩晕耳鸣，心悸气短，大汗出，畏寒肢冷，甚则晕厥，舌淡，苔薄白或如常，脉弱或结代。治以滋阴补阳，化瘀通脉。选方炙甘草汤（《伤寒论》）合参附汤（《妇人良方》）加减：炙甘草、生地黄、人参、桂枝、生姜、阿胶、麦冬、火麻仁、当归。

3. 瘀热互结证

症状：心痛如刺，痛引肩背、内臂，胸闷心悸，舌质暗红，脉细数。

治法：清热凉血，通络止痛。

方药：清营汤（温病条辨）。犀角（水牛角替代）、生地黄、玄参、竹叶、麦冬、黄连、丹参、金银花、连翘。

加减：若心痛甚者加三七、延胡索；脉结代者可加炙甘草、人参、桂枝；若气滞胁胀，喜叹息者，加香附、檀香；若瘀血甚，胸痛剧烈者，加乳香、没药、延胡索、降香；心悸怔忡者加生龙骨、生牡蛎、炙甘草；失眠多梦者，加炒酸枣仁、远志。

4. 心肾阳虚证

症状：猝然心痛，宛若刀绞，胸痛彻背，胸闷气短，畏寒肢冷，心悸怔忡，自汗出，四肢厥逆，面色㿠白，舌质淡或紫暗，苔白，脉沉细或沉迟。

治法：益气温阳，通络止痛。

方药：参附汤（《校注妇人良方》）合真武汤（《伤寒论》）加减。人参、制附子、白术、茯苓、白芍。

加减：面色苍白、四肢厥逆者重用人参、制附子；大汗淋漓者加黄芪、煅龙骨、煅牡蛎；心痛较剧者，加蜀椒、细辛、赤石脂、乳香、没药；水肿，喘促心悸者，加茯苓、猪苓、泽泻、益母草；头晕失眠者，加五味子、炒酸枣仁；腰膝酸软，小便清长者，加淫羊藿、细辛、补骨脂；疼痛伴怕冷、汗出者，可加肉桂、吴茱萸温中散寒。

甚者水气凌心证，症见气喘，咳嗽吐稀白痰，夜睡憋醒，或夜寐不能平卧，心悸，动辄加剧，畏寒，肢冷，腰酸，尿少，面色苍白或见青紫，全身水肿，舌淡胖，苔白滑，脉沉细或结代。治法：温阳利水。方药可选葶苈大枣泻肺汤（《金匮要略》）合真武汤（《伤寒论》）。葶苈子、制附子、茯苓、白术、人参、白芍、桂枝、五加皮。胸腔积液、腹水者加桑白皮、大腹皮；若水饮凌肺，咳嗽、吐血痰者，可加桑白皮、杏仁、前胡；若水湿蕴脾，食少腹胀、恶心呕吐者，可合用实脾饮。

5. 腑气不通证

症状：胸闷，胸痛，心悸怔忡，大便秘结，心中烦热，舌质红，苔黄，脉沉细。

治法：通腑泄热，通络止痛。

方药：增液汤承气汤（《温病条辨》）合桃核承气汤（《伤寒论》）。玄参、麦冬、生地黄、桃仁、红花、大黄、芒硝。

通络药在糖尿病心脏病中具有重要地位。临床上常用的通络药有辛味药、虫类药、藤类药、血肉有情之品等，如果适时运用，可获良效。

脉络病处于不同阶段，临床表现各有不同，遣方用药时结合其病程阶段、辨病、辨证等。糖尿病心脏病早期适合辛香通络，如降香、檀香；辛润通络，如当归、桃仁。中晚期可予活血通络之品，如丹参、三七、川芎；破瘀通络，如虫类药水蛭、土鳖虫、全蝎、蜈蚣、地龙等。兼气虚证者，选用补气通络药，如人参、黄芪之品。兼血热证者，宜凉血通络，选药以牡丹皮、赤芍、蒲黄、羚羊角、水牛角粉等品。

临床实践中发现，辛味药可活血辛散，气味芳香者，如降香、檀香、木香、乳香等辛香之品；质地滋润者，如当归、桃仁等辛润之品；性味温热者，如桂枝、细辛等辛温之品。虫类药通络走窜之力最猛，可搜剔开塞、破瘀除痼。使用虫类药时可打粉冲服，效果更佳。

针对心律失常在遣方用药时要分别论治。快速性心律失常者多瘀热证，可选用黄连、苦参等清热凉血之品；慢性心律失常者多阴寒证，可选用麻黄、附子、细辛等辛温之品，且尤其适用于病态窦房结综合征患者。

同时，注意便秘常能诱发心律失常，所以需选择通便药配合使用。可选用润肠通便的火麻仁、郁李仁、桃仁等；益气通便的党参、黄芪等；温阳通便的肉苁蓉、锁阳等。其中温阳通便的药物，适用于心力衰竭、肾衰竭所致的便秘。

对于急性心肌梗死的患者，临床要保护心肌，可用人参、山萸肉、附子。急性期过后可用丹参、三七、川芎、生大黄等活血通络之品。

（三）常用中成药

1. 糖尿病合并冠心病

（1）通心络胶囊：主要组成为人参、水蛭、全蝎、赤芍、蝉蜕、土鳖虫、蜈蚣、檀香、降香、乳香（制）、酸枣仁（炒）、冰片，具有益气活血、通络止痛之功，临床用于冠心病心绞痛属心气虚乏、血瘀络阻证。症见胸部憋闷、刺痛、绞痛、固定不移等。每次 4 粒，每日 3 次。通心络胶囊是根据中医络病理论研制而成的中药复方制剂，方中人参可补益心气，心气充沛，血行有动力而不滞，使得心之络脉舒畅；水蛭、蜈蚣、全蝎具有活血及解痉通络的作用；土鳖虫、水蛭可逐瘀通络；赤芍活血散血，行瘀止痛。诸药合用，具有益气活血、化瘀通络、搜风解痉的作用。临床研究发现通心络胶囊治疗 2 型糖尿病合并冠心病患者，疗程 2 个月后，FBG、PG2h、HbA1c、TG 及 ET-1 水平与本组治疗前比较均明显降低，NO、NOS 水平及 EDD、EID 显著升高，收缩压及舒张压较治疗前明显降低。

（2）复方丹参滴丸：主要组成为丹参、三七、冰片，具有活血化瘀、理气止痛之功。主治用于气滞血瘀所致的胸痹，症见胸闷、心前区刺痛等。每次 10 丸，每日 3 次，或遵医嘱。临床研究提出，观察复方丹参滴丸治疗糖尿病合并无症状性心肌缺血患者，治疗 8 周后，总有效率为 98.1%，效果良好。

（3）地奥心血康胶囊：主要组成为甾体总皂苷，是黄山药、穿龙薯蓣的提取物，具有活血化瘀、行气止痛之功，可以改善机体微循环、扩张冠脉血管。临床用于冠心病、心绞痛等。每次 1～2 粒，每日 3 次。临床研究地奥心血康胶囊治疗糖尿病合并心肌缺血，效果良好，可改善心肌供血，减少心肌耗氧。

2. 糖尿病合并心律失常

（1）参松养心胶囊：主要组成为人参、麦冬、山茱萸、丹参、酸枣仁（炒）、桑寄生、赤芍、土鳖虫、甘松、黄连、南五味子、龙骨，具有益气养阴、活血通络、清心安神之功。用于冠心病心律失常属气阴两虚、心络瘀阻证。如用于治疗冠心病室性期前收缩属气阴两虚、心络瘀阻证，症见心悸不安，气短乏力，动则加剧，胸部闷痛，失眠多梦，盗汗，神倦懒言。每次 4 粒，每日 3 次。临床观察参松养心胶囊治疗 56 例糖尿病心脏自主神经病变患者，结果显示治疗 15 天后，治疗组总有效率为 80.40%。另一项随机、双盲、安慰剂对照研究观察参松养心胶囊治疗 115 例心动过缓患者，关注患者的心电图（ECG）、24h 连续心电图记录、超声心动图、肝肾功能等。结果发现，在治疗结束时，使用参松养心胶囊治疗的患者平均心率、最快心率及最慢心率均显著上升，且可较好地改善患者的临床症状。

（2）稳心颗粒：药物组成为党参、黄精、三七、琥珀、甘松，具有益气养阴、活血化瘀之功效。主治室性期前收缩、房室期前收缩，辨证为气阴两虚、心脉瘀阻者。每次 1 袋，每日 3 次。一项随机对照试验将 72 例糖尿病心脏自主神经病患者随机分为两组，治疗组予口服稳心颗粒，对照组予静脉滴注硫辛酸，治疗 1 个月，观察治疗前后患者动态心电图的心率变异性分析和 QT 离散度，治疗组总有效率为 80.56%，对照组总有效率为 41.66%。治疗组疗效优于对照组（$P < 0.05$）。

（3）参芪降糖颗粒：主要组成为人参（茎叶）皂苷、五味子、黄芪、山药、地黄、覆盆子、麦冬、茯苓、天花粉、泽泻、枸杞子，具有益气养阴、滋脾补肾之功。有研究将其治疗糖尿病合并心律失常者。观察治疗前后心率变异性（HRV）测定并统计全身症状得分，结果显示参芪降糖颗粒能显著改善糖尿病自主神经病变患者 HRV，提高自主神经对心脏的调节能力。

3. 糖尿病合并心力衰竭

（1）芪苈强心胶囊：主要组成为黄芪、人参、附子、丹参、葶苈子、泽泻、玉竹、桂枝、红花、香加皮、陈皮，具有益气温阳、活血通络、利水消肿之功。用于轻、中度心力衰竭属阳气虚乏、络瘀水停证。每次 4 粒，每日 3 次。一项病例对照研究观察芪苈强心胶囊治疗糖尿病性心功能不全患者，疗程 4 周，治疗组总有效率为 93.33%，且患者症状较好改善。

（2）麝香保心丸：主要组成为人工麝香、人参提取物、人工牛黄、肉桂、苏合香、蟾酥、冰片。用于气滞血瘀所致的胸痹，症见心前区疼痛、固定不移。每次 2 粒，每日 3 次。麝香保心丸可以改善慢性心力衰竭患者的心功能，提高 2 型糖尿病合并慢性收缩性心力衰竭患者的运动耐量，降低血浆 BNP 浓度。麝香保心丸可以抑制糖尿病大鼠的心肌纤维化，可能与降低 TGF-β1 的表达和 Ang II 的浓度有关。

（四）常用药对

1. 丹参和三七

丹参凉血活血；三七活血化瘀止痛，有止血不留瘀、化瘀不伤正之特点。大剂量丹参、三七祛瘀止痛，兼有补虚养血之效。丹参、三七相配是仝小林教授祛瘀止痛的常用药对，丹参重用至 30g，三七 6～9g 用量不等，广泛应用于各种瘀血病证的治疗。现代药理研究证明，丹参、三七可直接扩张冠状动脉，增加冠脉血流量，减轻心肌缺血的程度，改善微循环障碍，对治疗糖尿病合并冠心病及其他血管并发症有积极意义。

2. 瓜蒌和薤白

瓜蒌味甘，性寒，入肺经，功专荡热涤痰，开胸通痹，润燥开结，李时珍《本草纲目》载："张仲景治胸痹痛引肩背……皆用瓜蒌实，乃取其甘寒不犯胃气，能降上焦之火，使痰气下降也。"薤白性辛温味苦，归肺、胃、大肠经，通阳散结，化痰散寒，善治阴寒之凝结，行胸阳之壅结，为治疗寒痰阻滞，胸阳不振之胸痹要药，当为"病痰饮者，以温药和之"的具体体现。两者是治疗胸痹心痛的常用药对。

3. 桃仁和红花

桃仁味苦、甘，性平，归心、肝、大肠经，具有活血化瘀、润肠通便之效；红花祛瘀止痛之力强。两者是常用的理血药对，如桃红四物汤等。两者合用，治疗心脉痹阻，胸痹心痛，具有开痹止痛之功。

4. 丹参和降香

丹参是活血止痛之要药，降香辛散温通，归肝、脾经，能化瘀行血止血定痛、芳香降气辟秽，两者是仝小林教授治疗糖尿病合并冠心病的常用药对。其中丹参重用至 30g，能有效祛瘀止痛，并广泛应用于各种瘀血病证的治疗。

5. 太子参和五味子

太子参、五味子取生脉散之意，大补气阴，敛汗生津。太子参味甘、微苦，性平，归肺、脾经，具有补气生津之功效；五味子酸敛，可以敛汗生津，补肺中元气不足，全小林教授使用五味子意在降低转氨酶、心肌酶等一些异常指标，现代药理研究表明五味子既能抗肝损伤，又可诱导肝脏药物代谢酶。

（五）常用单味药

1. 灯盏花

灯盏花素是从灯盏花中提取的黄酮类主要有效成分。现代药理研究证实其具有扩张血管、增加心脑血流量、降低心肌耗氧量、抑制血小板聚集、降低血黏度等作用。临床观察灯盏花素注射液治疗糖尿病合并缺血性心脏病，疗效满意。

2. 刺五加

刺五加注射液具有补肝益肾、活血通络的功效，治疗糖尿病合并冠心病证属气血阴阳俱虚，痹阻心脉者。该药不但能治疗糖尿病合并冠心病，而且可预防心肌梗死的发生。刺五加注射液有利于血液流动，有利于红细胞在血浆中处于分散状态，防止聚集凝结，有助于减轻或消除血栓，可使糖尿病患者的红细胞电泳时间延长、全血黏度和血细胞比容增加等血液流变学变异得到改善，且能使血小板黏附率下降，抑制血小板黏附，具有明显的抑制血小板聚集功能的作用，从而抑制动脉粥样硬化的发生。刺五加可明显延长血浆复钙时间，降低细胞内钙离子浓度，钙离子是参与血小板聚集的重要因素之一，故可抑制血小板聚积，从而发挥抗动脉粥样硬化的作用。

3. 丹参

丹参功能能活血化瘀、调经止痛、除烦安神、凉血消痈。现代药理研究表明，本品具有扩张冠状动脉、降低心肌耗氧量、促进纤维蛋白溶解、降低全血黏度、改善血液流变学及微循环、抗动脉粥样硬化等多种药理作用。丹参酮ⅡA是由丹参中分离提取出的脂溶性有效单体，具有拮抗血环紧张素Ⅱ、扩张血管、降低血液黏度、抑制血小板聚集、抗血栓形成、改善微循环和抗缺血缺氧等作用。临床观察表明丹参酮ⅡA可有效降低血液黏度，改善心肌缺血，明显减轻糖尿病维持性血液透析患者的心肌缺血。

4. 川芎

川芎素是川芎的主要成分，其制成的川芎素注射液具有活血行气之功，可明显缓解平滑肌痉挛，显著增大心脏冠状血管流量，降低心肌耗氧量，抑制 Ca^{2+} 内流，消除氧自由基，对心肌有保护作用；同时能显著抑制血小板聚集和血栓形成，降低血糖黏度及纤维蛋白原，改善微循环，使血流速度增加；能显著改善冠状动脉及微血管缺血缺氧状态，有效纠正心肌缺血，改善心功能。

5. 沙棘

沙棘功能化痰止咳、健胃消食、活血化瘀。其主要药用成分包括黄酮类化合物、维生素类、酚类和有机酸等成分。动物实验研究表明，沙棘总黄酮可明显减轻糖尿病大鼠心肌组织损伤程度，从而减缓糖尿病心肌病变的发生。其抗心肌细胞凋亡的作用机制可能与抑制 Bax 表达和增强 Bcl-2 表达有关。

6. 葛根

葛根素注射液是中药葛根的主要提取物单体异黄酮化合物，具有扩张微循环作用，对自由基及过氧损伤有明显保护作用，是糖尿病合并冠心病有效的辅助治疗药物。

五、临床心得

1. 名老中医治疗糖尿病心脏病经验

祝谌予教授认为消渴病心病以瘀血阻络，痰浊不化，水湿泛滥为标，气阴两伤、脾肾阳虚、心血亏损、阴阳两虚为本，属本虚标实之证。以益气养阴、活血通络为治则。糖尿病合并缺血性心脏病者，症见心悸气短，胸闷胸痛，或心痛彻背者，治宜益气养阴、活血通脉为法，用降糖对药方加冠心Ⅱ号方（川芎、赤芍、丹参、红花、羌活），或再加石菖蒲、郁金理气宽胸，羌活、菊花通脉止痛。合并心律失常者，症见心慌气短，不耐劳累，脉律不齐，脉结代或数或迟者，治宜益气生津、养血复脉为法，用降糖生脉方化裁，或再加酸枣仁、柏子仁养肝补血、养心安神。合并高血压者，治宜益气养阴、平肝降逆为法，用降糖对药方或降糖生脉方化裁，若舒张压升高为主亦常用杞菊地黄汤化裁，常用对药包括牛膝、桑寄生调补肝肾，引血下行；枸杞子、菊花滋补肝，清热平肝；夏枯草、草决明、钩藤、黄芩清热泻火，平肝潜阳，遇有收缩压较高者，亦用灵磁石、珍珠母、生龙骨、生牡蛎重镇降逆。症见心痛频作或心痛彻背者，加冠心Ⅱ号方，或加石菖蒲配郁金，羌活配菊花两组对药；心气不足，心血亏损而见心悸、怔忡、脉律不整，脉或结或代、或数或迟者，加生脉散。对于心血管合并症遇有夜间口干，舌如生刺者，常在葛根、丹参对药基础上伍用夏枯草、石斛、生山楂等。合并脂肪肝、高脂血症者常用茵陈、决明子、泽泻、何首乌、丹参清热、利湿、解毒、降脂。

熊曼琪在《内经》"二阳结，谓之消"理论的指导下，发现临床上糖尿病心脏病在胸痹基础上兼见消渴病胃肠燥热的病机特点，其病变机制是消渴病胃肠燥热，易耗津灼液，血运不畅，日久则血瘀结于心，表现为瘀热互结，导致消渴病胸痹的发生。其认为胃肠燥热是糖尿病及其并发症的基本病机，提出瘀热互结、气阴两虚是糖尿病及其并发症的主要证型，即胃肠燥热是消渴病胸痹发生的根本，属于心胃相关的"子病犯母"，在治疗上可采用"治病求本"和"实则泻其子"的原则。以此为基础，临床以通腑泻热逐瘀为治法，采用桃核承气汤为基本方，治疗糖尿病心脏病，疗效显著，可以明显改善

2 型糖尿病及其并发症患者的临床症状，并有较好的降糖降脂作用。熊曼琪等研究发现，老年糖尿病心血管并发症多呈复合型，尤以冠心病、高血压为主。其产生机制除老年人自身调节潜力减退，心血管功能呈退行性变外，与糖尿病所致高糖、高脂、血液高黏度及微血管病变密切相关。其心功能特点表现为高排、高阻、高耗氧、血管顺度下降、心力储备减低。老年期糖尿病潜伏着心血管病变的危险。气阴两虚（阳虚）、痰瘀阻滞是糖尿病患者衰老的重要病机，具体表现为心肌耗氧量、心脏指数和总外周阻力改变，因此益气养阴、活血通络为其重要治法。多年来对其机制进行了系统的研究，发现从心胃相关运用加味桃核承气汤可以改善糖尿病大鼠胰岛素抵抗和糖耐量异常，对糖尿病大鼠肾脏和心肌的超微病理及胰腺微循环也有明显的改善，并且能抑制糖尿病大鼠心肌胶原异常增生，维持 I/III 型胶原正常比值，具有一定抑制心肌纤维化、阻止糖尿病大鼠的心肌肥大和心功能下降的作用。

　　吕仁和认为糖尿病心脏病其中医命名为"消渴病心病"，认为消渴病心病是在气血阴阳失调基础上的心气、心阴、心血、心阳不足和虚衰，导致气滞、血瘀、痰浊、寒凝等痹阻心脉，基本病机是气阴两虚，痰瘀互结，心脉痹阻。吕仁和主张应根据疾病发展的不同阶段及病机特点分期辨证论治，并以虚定证型，以实定证候，将其分为三期、五型、六候。三期分别为早期、中期、晚期。早期以阴虚燥热、气阴两虚、心神失养为主，主要病理改变是心脏自主神经病变和心肌、心内微血管病变，分为轻、中、重三度；中期以气阴两虚、阴损及阳、痰瘀互阻为主；晚期以阴阳两虚、痰瘀互结、水饮凌心犯肺为主。五型分别为阴虚燥热，心神不宁型用玄参、生地黄、麦冬、葛根、天花粉、黄连、炙远志、牡丹皮、珍珠母；气阴两虚，心脉失养型用太子参、黄精、生地黄、首乌、葛根、天花粉、丹参；气阴劳损，心脉瘀阻型用太子参、黄精、葛根、生地黄、玄参、桃仁、枳实、香橼、陈皮；心气阳虚，痰瘀互阻型用生地黄、黄芪、太子参、当归、葛根、五味子、麦冬、丹参、桂枝、半夏、陈皮、茯苓、瓜蒌、薤白、香橼；心气阳虚，水气凌心型用生黄芪、当归、天花粉、葶苈子、桑白皮、猪苓、茯苓、泽泻、泽兰、陈皮、半夏、大枣等。六候分别为气滞、血瘀、痰浊、寒凝、湿热、热毒。兼有气滞证候者，常用柴胡、枳壳、枳实、厚朴、香橼、乌药、苏梗、降香等药；兼有血瘀证候者，常用当归、川芎、桃仁、红花、山楂、丹参等药；兼有痰浊证候者，常用半夏、薤白、瓜蒌、竹茹、川贝、杏仁、竹沥等药；兼有寒凝证候者，常用桂枝、制附片等药；兼有湿热证候者，常用黄柏、苍术、薏仁、茵陈、木瓜、藿香、佩兰、黄芩、白鲜皮、地肤子、木瓜等药；兼有热毒证候者，常用金银花、连翘、蒲公英、紫花地丁、野菊花、黄芩等药。糖尿病心脏病早期多见前四候，晚期六候均可见到。

　　林兰认为，糖尿病心脏病病因病机主要有三个：阴虚燥热、痰浊闭阻、瘀血阻滞。因为消渴病经久不愈，"久病必虚""久病必瘀""久病入络"，因虚致实，而形成虚实夹杂，糖尿病心脏病在糖尿病阴虚为本的基础上，兼痰浊、血瘀、寒凝，而因虚致实，虚实夹杂。其中糖尿病合并冠心病以心脉瘀阻为主，糖尿病心肌病偏重于心气虚，糖尿病心脏神经病变则偏于心阴虚，但心气虚与心阴虚兼血瘀为糖尿病心脏病三者共同的病理基础。林兰教授将糖尿病心脏病分为糖尿病合并冠心病、糖尿病心肌病和糖尿病心脏神经病变，将其辨证与辨病相结合分型论治：①糖尿病合并冠心病，是在糖尿病以阴虚为本兼夹痰浊、血瘀、寒凝等因素而以虚致实、虚实夹杂的病证，分冠心病和急性心肌梗死，分别对应中医胸痹和真心痛；冠心病（胸痹）分为三型：气滞血瘀型，方以四逆散与丹参饮合用加减，以达到疏肝理气、宣痹止痛的目的；痰浊瘀阻型，方以瓜蒌薤白半夏汤加味，以化痰宽胸、宣痹止痛；寒凝血瘀型，方以赤石脂汤加味，以温阳通痹、散寒止痛。急性心肌梗死（即真心痛）分为三型：瘀闭心脉型，方以丹参饮合用抗心梗合剂（红花、赤芍、丹参、檀香、砂仁、郁金、生黄芪、桂心），以达到活血化瘀、宣通心脉的作用；心阳暴脱型，方以参附汤加味以回阳救逆；肾阳虚衰型，以真武汤加味以温阳利水。②糖尿病心肌病，多见于糖尿病经久不愈，"久病必虚""久病必瘀"，临床表现以心气虚、心阴虚为主，兼夹血瘀。本病系本虚标实之证。分为三型：心阴不足，虚火偏旺型以天王补心丹加减以滋养心阴，清热宁神；心气不足，心阳虚亏型以保元汤加减以补益心气，宣通心阳；心肾阳虚，水气凌心型以苓桂术甘汤加减以温阳利水。③糖尿病心脏神经病变：多为素体不足，或心虚胆怯，或久病不愈等因素，而致机体气血阴阳亏虚，全身情况较差，病情较重，分为三型：心气亏虚型以珍珠母丸为主方以达到益心气，养心阴的作用；心血不足型方以归脾汤随症加减，以补心宁神；心肾阴虚型以补心丹合六味地黄汤为主方加减以达到养心益肾之功用。

　　吴以岭等认为糖尿病心脏病其病位在心、脾，涉及肺、肝、肾等脏腑，属本虚标实，虚实夹杂之病。本虚为心络气虚、阴虚、阳虚，标实为血络瘀阻、水停、痰饮、气滞。阴虚燥热是糖尿病心脏病的基本病机，心脾两虚络虚不荣是其病机关键，心络瘀阻贯穿疾病过程的始终，痰湿阻络、瘀郁互结是相关致病因素，若病情进一步发展，可致心气衰微，阴阳俱虚，甚至累及他脏，出现心肾虚衰、阴竭阳绝、阴阳离绝等危象。因此治疗上，应围绕虚、火、痰、瘀、郁进行辨证论治。根据急则治其标，缓则治其本的原则，在治疗时需要以心为重，兼顾其他脏腑，标本兼顾。①气阴两虚证，治以益气养阴，活血通络为法，方药为生脉散加减；②心络郁滞证，治以理气开郁，通络止痛为法，方药为旋覆花汤加减；③痰湿阻络证治以祛痰通络，宣痹止痛为法，方药为祛痰通络方加减；④心络瘀阻证，治以辛香理气，化瘀通络为法，方药为利心通络汤（自拟）加减；⑤络虚不荣证，治以补虚荣络为法，方药为炙甘草汤加减；⑥阳虚寒凝，心络绌急证，治以益气温阳，搜风通络为法，方药为参附汤、真武汤合护心解痉汤（自拟）加减；⑦水气凌心，络息成积证，治以温阳通络，利水消积为法，方药为真武汤合益心散结汤（自拟）加减。

　　仝小林教授研究治疗糖尿病及其并发症30余年，学验俱丰，形成了"治糖、治络、治杂三位一体，各有侧重"的辨治体系。如治疗糖尿病冠心病患者，证属痰热互结，瘀血阻滞者，治以清热化痰，活血通脉，方以小陷胸汤加减，药用黄连30g，清半夏50g，瓜蒌仁30g，三七15g，丹参30g，生大黄6g，生山楂30g，西洋参6g，生姜5大片；证属痰瘀互结，胸阳痹阻，治以涤痰化瘀，通阳散结，方以瓜蒌薤白半夏汤加减，药用瓜蒌仁30g，薤白30g，半夏50g，丹参30g，三七9g，酒大黄6g，荷叶15g，黄连15g，生姜3大片。仝小林教授用药法效仲景，强调"药少而精，效专力宏"，其特点在剂量超大，上方半夏50g，黄连30g，在现代药典中属严重超量，然患者服药1年，尚未出现肝肾功能损害，反而疾病得到缓解，可见临证中举大证、起顽疾的关键在于用药剂量之妙。

2. 名老中医治疗糖尿病并发心律失常的经验

吕靖中认为糖尿病并发心律失常病机为燥热伤阴，阴虚火旺，日久则气阴两虚，阴阳俱损。用黄连调心汤（黄连、西洋参、陈皮、珍珠、当归、甘草）加减治疗糖尿病并发心律失常 24 例，总有效率达 91.6%。

魏执真教授认为，糖尿病并发心律失常中医可称为"消渴病心悸"，临床宜分两类、十种证型、三种证候治疗。两类分别是阳热类（快速类）和阴寒类（缓慢类），各分五种证型，各型中又都可能出现气机郁结、神魂不宁、风热化毒三种证候。阳热类：①心气阴虚、血脉瘀阻、瘀郁化热型，主要见于糖尿病合并窦性心动过速、阵发性室上性心动过速、心室率偏快的各种期前收缩、室性心动过速等；②心脾不足、湿停阻脉、瘀郁化热型，可见于糖尿病合并窦性心动过速、阵发性室上性心动过速、阵发性室性心动过速、各种心室率偏快的期前收缩者；③心气衰微、血脉瘀阻、瘀郁化热型，主要见于糖尿病合并频发室性期前收缩、频发房性期前收缩或频发结性期前收缩，甚至形成二联律或三联律者；④心阴血虚、血脉瘀阻、瘀郁化热型，主要见于糖尿病合并快速型心房颤动者；⑤心气阴虚、肺瘀生水、瘀郁化热型，见于糖尿病合并心力衰竭心动过速者，主要是心力衰竭中、重度（Ⅱ°～Ⅲ°），并以左心衰竭为主。阴寒类：①心脾气虚、血脉瘀阻、血流不畅型，可见于糖尿病合并窦性心动过缓、结区心律及加速的室性自搏心律者；②心脾气虚、湿邪停聚、心脉受阻型，亦见于糖尿病合并窦性心动过缓、结区心律及加速的室性自搏心律者等；③心脾肾虚、寒邪内生、阻滞心脉型，主要见于糖尿病合并病态窦房结综合征、Ⅲ度房室传导阻滞或Ⅱ度Ⅱ型房室传导阻滞及室性自搏心律者等；④心脾肾虚、寒痰瘀结、心脉受阻型，主要见于糖尿病合并期前收缩而心室率慢者、Ⅱ度Ⅰ型房室传导阻滞及心室率慢的窦房传导阻滞者等；⑤心肾阴阳俱虚、寒湿瘀阻、心脉涩滞型，主要见于糖尿病合并心室率缓慢的心房颤动者。三种证候即气机郁结、神魂不宁、风热化毒。

3. 名老中医治疗糖尿病心肌病的经验

南征教授认为治疗糖尿病心肌病首先注意"治未病"，"治未病"在糖尿病心肌病治疗过程中的意义主要体现在当患者患有糖尿病后，即应开始有效合理的治疗，在控制血糖和对症治疗的同时，注意保护心肌及心功能，适当给予一些活血化瘀药物，保持脉络通畅，可有效预防糖尿病心肌病的发生。再者，若出现糖尿病心肌病时，应在早期即给予积极有效的治疗，依据整体观念、辨证论治思想给予中药，避免糖尿病心肌病病情进一步进展而出现心律失常、心力衰竭，此时患者的病情较重，治疗相对困难，且预后不良。其次是根据中医学整体观念进行辨证论治，阴虚火旺，治以滋阴清火、养心宁神，方选黄连阿胶汤加减；心阳不足证，治以温补心阳、安神定悸，方选桂甘龙牡汤加味；痰浊内阻证，治以化痰开结、养心安神，方选瓜蒌薤白半夏汤加味；心血瘀阻证，治以活血化瘀、通络定悸，方选桃仁红花煎加减。

六、验 案 赏 析

（一）糖尿病合并冠心病验案

1. 仝小林教授治疗糖尿病心脏病

案一：边某，女，76 岁，2007 年 10 月 18 日初诊。主诉：发现血糖升高伴胸闷加重 2 个月余。患者于 2007 年 8 月无明显诱因出现乏力，于当地医院检查时发现血糖升高，FBG 6.37mmol/L，PG2h13mmol/L，初步诊断为"糖尿病"，开始口服药物格列本脲治疗，但血糖控制不良。刻下症见：胸闷气短，头晕，目胀，眠差，无口干、口渴，无手足麻木，夜间双下肢轻度浮肿，小便频数，大便可，舌下脉络瘀滞，脉弦细涩数。既往冠心病 30 余年，现服复方丹参片；高血压 40 余年，现服硝苯地平。中医诊断：消渴病、胸痹，证属络脉瘀阻，肝肾不足证。治法：通络祛瘀，补益肝肾。处方：降香 12g，丹参 30g，熟地黄 30g，山萸肉 30g，怀牛膝 30g，地龙 30g，黄连 30g，干姜 6g，益母草 30g，泽兰 15g，泽泻 15g，炒酸枣仁 30g，五味子 9g。14 剂，水煎服，每日 1剂，分 2 次服。

二诊：2007 年 11 月 1 日。药后眠差，仍头晕，目胀，双下肢浮肿减轻，小便频多，大便稀，舌暗，脉弦。辨证：络脉瘀阻，脾肾不足证。治法：通络祛瘀，温脾益肾。处方：丹参 30g，降香 12g，肉桂 9g，淡附片 9g，芡实 30g，金樱子 30g，熟地黄 30g，山萸肉 30g，怀牛膝 30g，地龙 30g，黄连 30g，干姜 6g，益母草 30g，泽兰 15g，泽泻 15g，炒酸枣仁 30g，五味子 9g。14 剂，水煎服，每日 1 剂，分 2 次服。

后以上方加减长期服用，患者心脏体征平稳，胸闷气短缓解，血糖控制理想。

分析：消渴病是一种病及多个脏腑的疾病，气血运行失常，阴虚内热，耗伤津液，又可导致血行不畅、血脉瘀滞。肺胃肾之阴虚燥热，耗气伤阴，进而涉及于心，心脏气阴耗伤，心脉瘀阻，遂成消渴病心病。本案主要体现了仝小林教授大剂量用药治疗疑难病的用药特色。丹参重用至 30g，能有效祛瘀止痛，并广泛应用于各种瘀血病证的治疗。降香，辛散温通，能化瘀行血止血，与丹参相配是仝教授治疗糖尿病合并冠心病的常用药对。黄连苦寒，少佐干姜，去其寒性，留其苦味，重用至 30g，降糖效果明显。怀牛膝、地龙皆重用至 30g，有降低血压作用；益母草、泽兰、泽泻活血利水，亦有降压作用。炒酸枣仁、五味子是常用酸敛安神药物。酸枣仁用于失眠时，宜从 30g 始，不效渐加，仝教授最大曾用至 180g，效果明显。另外，消渴病变脏腑为肺胃肾，尤以肾为关键，肾为先天之本，寓元阴元阳，主藏精。肾虚失于濡养，开合固摄失权，则津液直趋下泄，故仝教授二诊中加肉桂、淡附片，引火归元、温肾助阳；熟地黄、山萸肉滋补肝肾，滋阴养血，阴阳双调；芡实、金樱子，即水陆二仙丹，塞因塞用，能固摄尿蛋白。

案二：孟某，女，66 岁，2012 年 10 月 24 日初诊。主诉：胸闷、胸痛、大汗 3 天。患者于 2011 年 10 月 17 日无明显诱因出现胸闷、胸痛，以急诊收入院，诊断为急性心肌梗死。ECG 见：急性广泛前壁、下壁心肌梗死；心功能Ⅳ级。检查：CK 736.0U/L（升高）；CKMB 46U/L（升高）；LDH 770.0U/L（升高）；ALT 58.0U/L（升高）；AST 113.0U/L；白蛋白 30g/L（下降）；A/G 0.86（下降）；TBIL 30.0μmol/L（升高）；TDBIL 5.90 μmol/L（升高）；IDBIL 21.10 μmol/L（升高）；BUN 11.1mmol/L（升高）；CRP 49.2mg/L（升高）；CO_2 17.7mmol/L（下降）；FBG 9～10mmol/L；心脏超声见：①左心室功能减低；②超声所见符合前壁、心尖部心肌梗死表现；③左室心尖部室壁瘤形成。患者在院内行中西医结合治疗，病情稳定后出院，出院诊断：冠心病，急性广泛前壁、下壁心肌梗死，心功能Ⅳ级（Killip 分级）；2 型糖尿病；脑梗死后遗症；肥胖症。刻下症：胸闷、胸痛、出汗，纳眠可，二便调；舌胖大，紫暗，苔水滑、白腻，脉滑数。西医诊断：糖尿病，心绞痛，心肌梗死，脑梗死，糖尿病肾病（Ⅴ期）。中医诊断：消渴，胸痹，中风。中医辨证：痰瘀交结，痹阻心阳。治法：通阳泄浊，豁痰宣痹，活血化瘀。方药：瓜蒌仁30g，干薤白 30g，清半夏 30g，丹参 30g，三七 9g，西洋参 9g，五味子 9g，酒大黄 3g。

　　二诊：2012 年 11 月 7 日。服上方 14 剂，刻下症：胸闷、胸痛、大汗症状消失。头晕欲呕，纳眠可，二便调。检查：ALT 16.0U/L；AST 17.0U/L；TBIL 19.0μmol/L（升高）；TDBIL 5.9 μmol/L；IDBIL 13.1 μmol/L；CHO 4.66 mmol/L；TG 3.41mmol/L（升高）；BUN 8.30mmol/L（升高）；Cr 115 μmol/L（升高）；UA 437 μmol/L（升高）；LDH 494U/L（升高）；HBDH 470U/L（升高）；CRP 25.9mg/L（升高）。方药：原方改西洋参15g，三七 15g，加川桂枝 9g。

　　三诊：2013 年 1 月 15 日。服上方 60 剂，刻下症：坐起时间超过 20min 即头晕欲吐，纳眠可，大便可，2～3 次/日，小便可，夜尿 2～3 次。FBG 8.5～10.0mmol/L，现用药：预混胰岛素 R，早 14U，中 16U，晚 18U；预混胰岛素 N，36U，睡前；在 2012年 10 月 24 日一诊方的基础上，加桂枝 9g，酒大黄改为 6g，水蛭粉（分冲）3g，红曲3g，葛根 30g，生姜（自备）5 大片。

　　四诊：2013 年 2 月 19 日。服上方 1 个月，心绞痛未发作，坐起时左腿颤抖，纳眠可，全身瘙痒，皮肤干燥，小便可，夜尿 2～3 次，查：Cr 145μmol/L；BUN 8.9 mmol/L；UA 145 μmol/L；ALT 23U/L；AST 41U/L。在 2012 年 10 月 24 日一诊方的基础上，加水蛭粉（分冲）3g，黄芪 30g，清半夏改为 15g，红曲 9g。

　　五诊：2013 年 3 月 16 日。近 1 个月心绞痛未发作，以前只能卧床平躺，近半年可在轮椅上坐 1 个小时左右。仍坐起时左腿颤抖，全身瘙痒，皮肤干燥，纳食可，夜尿1～2 次。2013 年 3 月 14 日检查：CHO 5.2mmol/L；TG 1.12mmol/L；HDL-C 1.27mmol/L；Cr 72μmol/L；BUN 9.2mmol/L；UA 280μmol/L。

　　分析：全小林教授认为，患者糖尿病迁延日久，早已至"郁、热、虚、损"四个阶段中的后两个阶段，耗伤气阴，损及肾脏，肾阳不足则全身温煦力量不足，使胸阳不振，血液在脉管中流通不畅，产生瘀血；另心阳不振，痰浊、水饮内生，聚而成邪，阻滞胸阳，使胸阳气机不畅，发为胸痹，中医辨证为痰瘀交结，痹阻心阳，治以通阳泄浊、豁痰宣痹、活血化瘀。张仲景在《金匮要略》中提出"阳微阴弦"是发生"胸痹""真心痛"的原因之一，阳微是指上焦阳气不足，胸阳不振之象；阴弦是指阴寒太盛，水饮内停之象，并创瓜蒌薤白半夏汤，主治痰饮壅盛，痹阻胸阳，阴乘阳位所致的"胸痹不得卧，心痛彻背"。

首诊时，仝小林教授所组方药包含三个常用"功能团"：一以瓜蒌薤白半夏汤作为治疗的基础方；二以大剂量丹参、三七祛瘀止痛，兼有补虚养血之效；三以西洋参、五味子取生脉散之意，大补气阴，敛汗生津。瓜蒌仁味甘，性寒，功专荡热涤痰通痹，润燥开结，李时珍《本草纲目》载："张仲景治胸痹痛引肩背……皆用瓜蒌实，乃取其甘寒不犯胃气，能降上焦之火，使痰气下降也。"干薤白性温，味苦、辛，归肺、胃、大肠经，通阳散结，温通滑利，善治阴寒之凝结，行胸阳之壅结，为治疗寒痰阻滞，胸阳不振之胸痹要药，当为"病痰饮者，以温药和之"的具体体现；清半夏可燥湿化痰，消痞散结，《主治秘药》曰其"除胸中痰涎"，三药共奏豁痰宣通之功。现代药理研究表明，瓜蒌薤白半夏汤具有扩张冠状动脉、增加心脏供血、抑制血小板聚集、抗动脉硬化等作用。丹参、三七相配是仝教授祛瘀止痛的常用药对，丹参重用至30g，三七6～9g用量不等，广泛应用于各种瘀血病证的治疗；现代药理证明，丹参、三七可直接扩张冠状动脉，增加冠脉血流量，减轻心肌缺血的程度，改善微循环障碍，对治疗糖尿病合并冠心病及其他血管并发症有积极意义；西洋参性甘、微苦，凉，归肺、心、肾、脾经，具有补气养阴、清热生津之功效；五味子酸敛，可以敛汗生津，补肺中元气不足，另外，仝教授使用此药意在降低转氨酶、心肌酶等一系列异常指标，现代药理研究表明五味子既能抗肝损伤，又可诱导肝脏药物代谢酶。二诊时患者胸闷、胸痛、大汗基本消失，且心肌酶等化验指标较之前相比下降许多，守方继进，进一步巩固治疗，张仲景在阐述胸痹病机时指出"即胸痹而痛，所以然者，责其极虚也"，痰浊瘀血之邪在体内得到肃清，加大西洋参、三七的用量补虚以固其本，补气养阴；川桂枝味辛，性温，可助阳化气，温通经脉。三诊时，患者胸痹等不适症状并不明显，结合糖尿病肾病的疾病特点，须将活血通络贯穿全程，仝教授常以酒大黄、水蛭粉为治疗糖尿病肾病的常用药对，可保护肾脏，延缓肾衰竭的进程；另外，加入葛根、红曲等中药，发挥两者降糖、降脂功效。四诊，值得一提的是，针对患者明显增高的肌酐值，仝教授以黄芪30g，能有效地控制血肌酐、尿素氮、尿微量白蛋白排泄率，同时可以减少夜尿，为仝教授临床经验方，同时继续以半夏、红曲配伍，消膏降浊；至五诊时，三酰甘油、肌酐均下降，继用原方加减治疗。继3个月余，诸症明显好转，病情稳定。

2. 仝小林教授辨治糖尿病合并冠心病

侯某，男，60岁，2010年9月13日初诊。主诉：发现血糖升高7年，加重4个月。患者2004年因扁桃体发炎至当地医院就诊。查餐后血糖23.0mmol/L，后经复查确诊为"2型糖尿病"，未用药物控制，仅饮食治疗。2010年5月因血糖再次升高引起不适，至当地医院住院治疗，血糖控制平稳。出院后至今用甘精胰岛素及格列美脲治疗，血糖控制不佳，今求中医治疗。刻下：偶发胸闷胸痛喘憋，下肢乏力，双足发凉，全身皮肤暗黑粗糙如树皮，口干不欲饮，四肢偶疼麻，饮食睡眠尚可，大便溏，质黏，小便频，舌红，苔黄厚腐腻，脉滑数。近期自测血糖：FBG 4～7mmol/L，餐后血糖7～18mmol/L，波动较大。患者身高170cm，体重63kg。既往诊断有原发性高血压、高脂血症、冠心病、心房颤动、腔隙性脑梗死、下肢动脉硬化等病变。抽烟饮酒史40余年。现用拉西地平、吲哒帕胺、马来酸依托普利、硝酸异山梨酯、洛伐他汀等药物联合甘精胰岛素、格列美脲控制病情。中医诊断为消渴、胸痹。证属痰热互结，瘀血阻滞。治以清热化痰，活血通脉。方以小陷胸汤加减：黄连 30g，清半夏 50g，瓜蒌仁 30g，三七 15g，丹参 30g，生大黄 6g，生山楂 30g，西洋参 6g，生姜 5 大片，30 剂。

后每月复诊 1 次，上方随症加减，三诊后口干、口渴、小便频等症缓解，查 HbA1c 7.90%，诊后查 HbA1c 6.93%。

七诊：2011 年 3 月 28 日。患者近期时发胸闷喘憋、心悸、胸痛、右肩疼、全身乏力、纳眠可，夜尿 3～5 次，多泡沫，大便正常。舌红苔厚腻，脉结代。3 月 25 日查 FBG 7.39mmol/L，HbA1c 6.04%。证属痰瘀互结，胸阳痹阻。治以涤痰化瘀，通阳散结。方以瓜蒌薤白半夏汤加减：瓜蒌仁 30g，薤白 30g，半夏 50g，丹参 30g，三七 9g，酒大黄 6g，荷叶 15g，黄连 15g，生姜 3 大片，30 剂。

八诊：2011 年 4 月 25 日。服上方 1 个月右肩疼减轻 30%，心悸胸闷减轻 50%，胸痛次数显著减少，全身乏力减轻。后以上方随症加减，病情平稳。

10 月 24 日患者复诊时，胸闷喘憋、心悸、胸痛等症已完全消失，血糖控制较平稳，查 HbA1c 5.01%。后因自行停服降糖西药，HbA1c 波动，升至 9.66%，嘱其继服格列本脲，上方酌加黄连、知母等药。至 2011 年 11 月 10 日查 HbA1c 7.47%，血压、血糖平稳，诸症悉除，全身皮肤已转细腻光滑。

近期电话随访，心悸、胸闷、胸痛症状未有发作，体质量亦从初诊 63kg 增至 70kg，病情稳定。

分析：仝小林教授研究治疗糖尿病及其并发症 30 余年，学验俱丰，形成了治糖、治络、治杂三位一体，各有侧重的辨治体系。此案患者因血糖控制不佳来诊，其症见偶发胸闷胸痛，结合西医诊断，中医诊断为消渴、胸痹，此期以控制血糖为主。患者平素嗜烟饮酒，痰湿结胸，易发胸闷、胸痛、喘憋，其舌红，苔黄厚腐腻，脉滑数乃痰热之邪痹阻胸膈之胸痹；双足发凉，小腿皮肤暗黑粗糙如树皮，四肢疼麻则为瘀血阻滞脉络的表现。结合舌脉，辨为痰热互结，瘀血阻滞证。方以小陷胸汤化裁，清化痰热，宽胸散结。加三七、丹参、生山楂以活血化瘀；患者大便溏、质黏，乃胃肠湿热之象，加生大黄泻热通便；西洋参益气养阴生津，消除口干、口渴之症；生姜护胃，防苦寒药伤中之弊。现代药理表明，方中黄连、西洋参可以降糖，丹参、生山楂、三七、清半夏、瓜蒌仁、生大黄可以降脂，抑制血栓形成。六诊后患者 HbA1c 平稳下降，病情平稳。重点降糖是仝教授此期用药的一大特色。七诊，患者时见胸痹症状反复。此期患者血糖已趋平稳，治疗胸痹成为首务。胸痹的主要病机为心脉痹阻，此期患者舌苔脉象仍为痰瘀之相，辨证后痰瘀互结，胸阳痹阻。治以涤痰化瘀，通阳散结。方选瓜蒌薤白半夏汤加减。方中瓜蒌仁味甘，性寒，功擅涤痰散结，宽胸利膈，开胸间、胃肠之痰热。薤白辛温通阳，豁痰下气，宣通上焦之阳。瓜蒌仁、薤白两药相合，散胸中凝滞之阴寒，化上焦结聚之痰浊，宣胸中阳气以宽胸，乃治疗胸痹之要药，更加半夏燥湿化痰以增祛痰散结之力，同时消痞散结，降逆止呕。仝教授认为经方有"其法缜密，药少而精，专而力宏"的特点，故此期以胸痹为主要靶点，重用瓜蒌薤白半夏汤，同时加三七活血通络；酒大黄活血通腑，疏通血滞；荷叶芳香化湿；黄连清热利湿；生姜固护胃气，兼以佐制半夏。故初诊诸症大减，至 2011 年 10 月 24 日复诊时胸痹之证已完全缓解。

3. 林兰教授治疗糖尿病心脏病

患者，女，46岁，2002年11月6日初诊。糖尿病2年，心胸作痛1个月伴心慌心悸，气逆喘促1天，含硝酸甘油不能缓解。症见面色苍白，嘴唇发绀，体型肥胖，舌质淡暗，苔白厚，舌边尖有齿痕，脉沉迟。理化检查：FBG 7.2mmol/L，PG2h 10.6mmol/L，HbA1c 6.8%；CHO 5.12mmol/L，TG 2.6mmol/L；HDL 0.91mmol/L，LDL 3.4mmol/L，VLDL 1.17mmol/L。EKG提示Ⅱ、Ⅲ、aVF T波倒置，V_{1-4}ST段抬高，动态心电图提示窦性心动过缓，房室传导阻滞。心脏彩超示：左室轻度肥厚，三尖瓣轻度关闭不全，LVEF60%。冠脉造影显示LADd60%局狭，RCAp-m50%～60%局狭。西医诊断为2型糖尿病合并冠心病、变异型心绞痛、心律失常、Ⅱ度房室传导阻滞；中医诊断为消渴病、胸痹，证属阴阳两虚、寒凝血瘀。西药治疗：阿卡波糖50mg，3次/日，单硝酸异山梨酯缓释注射液20mg（20ml）加生理盐水内静脉滴注。中医治则益气养阴、温阳通痹、散寒止痛为主，以生脉散合瓜蒌薤白半夏汤加味：太子参15g，麦冬12g，五味子10g，瓜蒌15g，半夏10g，丹参15g，桂枝10g，郁金10g，制附子6g，干姜3g，薤白10g，枳实10g。14剂，水煎服，每日1剂，分早晚2次服。2周后复诊，胸闷憋气，胸痛喘息好转，血糖控制尚满意，EKG示ST-T改善。现门诊随诊观察，病情稳定。

分析：本案患者禀赋不足，素体虚亏，阴阳失调。阳虚内寒，胸阳被遏，寒凝血瘀，痹阻心脉，不通则痛，则心胸疼痛，甚则彻背；气血虚亏不能荣于头面，阳虚不能温煦而面色苍白，四肢欠温；兼之消渴病缠绵不休，更耗气阴，气虚肌表不固，寒邪乘虚而入，首先犯肺，肺失宣降而气逆喘促，遇寒而剧，本案病位在心、肺。方中以生脉散益气养阴，治疗消渴病导致心脏病表现胸闷心悸者，为君药；制附子、干姜为辛热之品，以祛寒止痛，瓜蒌、桂枝、薤白以温通心脉，宽胸宣痹，为臣药；枳实利气宽中，半夏和中降逆，为佐药；丹参、红花、郁金活血化瘀，行气止痛，为使药，共奏益气养阴、温阳通痹、散寒止痛之效。

（二）糖尿病心肌病验案

1. 南征教授治疗糖尿病心肌病

黄某，女，35岁，因"心慌、气短1年，加重1天"于2015年3月7日就诊，既往2型糖尿病病史10年，使用胰岛素皮下注射5年，高血压病史3年，无食物及药物过敏史，无肝炎、肺结核等传染性疾病史，无嗜烟、嗜酒等不良习惯。刻诊：心悸、气短，胸闷明显，面色淡白，头晕，精神委靡，倦怠乏力，心前区疼痛，痛处固定不移，畏寒肢冷，舌质淡胖、色暗，可见瘀点，苔白，脉细涩。查体：血压144/95mmHg，心率80次/分，血糖7.6mmol/L，心电图：窦性心律，大致正常心电图；心脏彩超：左心房增大，心室舒张功能减退。中医诊断：心悸，消渴，眩晕；西医诊断：糖尿病心肌病，2型糖尿病，高血压2级。辨证：心阳不足，瘀血内阻证。治则：温补心阳，活血化瘀通络。方用桂甘龙牡汤合桃仁红花煎加减，药物组成：桂枝10g，牡蛎20g，龙骨20g，人参6g，丹参20g，炙甘草10g，赤芍15g，桃仁10g，红花9g，香附12g，延胡索20g，青皮 10g，当归 20g，川芎 15g。1 剂/日，水煎取汁 200ml，100ml/次，分早晚 2 次温服，连服 20 剂。复诊：患者自诉上症明显缓解。嘱续服 7 剂以巩固疗效。

分析：糖尿病心肌病是糖尿病大血管并发症之一，本病可诱发心律失常、充血性心力衰竭、猝死等严重心血管恶性事件，西医治疗本病以对症综合治疗为主，包括降血糖、降血脂、降血压、纠正心力衰竭等措施，但总体效果欠佳，而中医药在治疗本病方面优势较明显。南征教授认为糖尿病心肌病的病因病机主要是由于饮食失宜、情志不遂、劳累过度、房事过多或消渴病失治误治，导致上中下三焦阴虚燥热，损伤气阴，致气阴两虚，心脉失养而发为心悸、怔忡；或气阴两虚，内生燥热，烁津为痰、为浊，日久成瘀，阻于心腑脉络，不通则痛，发为胸痹心痛。若病情进一步发展，可累及心阳，致心阳衰微，实邪内盛，虚实错杂而成心力衰竭，最终致阴阳离绝，病情凶险。由此可见糖尿病心肌病为本虚标实之证，病机错综复杂，故治疗时需注意标本兼顾，扶正祛邪。南征教授多年来致力于糖尿病心肌病的治疗工作，经验丰富，常将糖尿病心肌病分为四型：①阴虚火旺型，方选黄连阿胶汤加减；②心阳不足型，方选桂甘龙牡汤加味；③痰浊内阻型，方选瓜蒌薤白半夏汤加味；④心血瘀阻型，方选桃仁红花煎加减。案中患者心悸不安，面色淡白，胸闷气短，动则由甚，精神不振，倦怠乏力，形寒肢冷，舌质淡胖，苔白，脉细皆为心阳不足的表现；心悸，胸闷，心前区疼痛，痛处固定不移，舌色暗，可见瘀点，脉细涩为瘀血内阻之表现，故以温补心阳、活血化瘀通络立法，方用桂甘龙牡汤合桃仁红花煎加减。且南征教授认为本病"治未病"有很大意义，其在糖尿病心肌病治疗过程中的意义主要体现在当患者患有糖尿病后，即应开始有效合理的治疗，在控制血糖和对症治疗的同时，注意保护心肌及心功能，适当给予一些活血化瘀药物，保持脉络通畅，可有效预防糖尿病心肌病的发生。

2. 杨传华教授治疗糖尿病心肌病

宁某，男，49 岁，因"PCI 术后 9 个月余"于 2014 年 1 月 1 日初诊。患者 2013 年 3 月 26 日因胸痛入住齐鲁医院，入院诊断"冠心病（急性前壁心肌梗死，溶栓术后，急诊 PCI 术后，心功能 I 级）；2 型糖尿病；高血压（1 级，极高危）"。入院后行急诊 PCI 术，术中置入支架 1 枚，住院 13 天后出院。现症见：心前区不适，乏力，耳鸣，视物模糊，食少，眠可，二便调。舌暗，苔白，脉弦。查体：血压 124/90mmHg，血糖 6.5mmol/L。心脏彩超示：左心房大，升主动脉内径增宽；节段性心肌运动不良，心室舒张功能减退（2013 年 11 月 18 日，于平原县第一人民医院）。既往史：腰椎间盘突出症病史 6 年。西医诊断：糖尿病，高血压（2 级，极高危），冠心病（PCI 术后）。中医诊断：消渴病，眩晕，胸痹。证属气阴两虚，瘀阻心脉。治法：益气养阴，活血化瘀。方用补阳还五汤合血府逐瘀汤加减：生黄芪 30g，当归 15g，川芎 18g，赤芍 12g，地龙 9g，红花 9g，生地黄 30g，川牛膝 15g，枳壳 12g，瓜蒌 30g，黄连 9g，桔梗 9g，柴胡 12g，水煎服，每次 200ml，每日 1 剂，分 2 次温服，14 剂。

复诊：2014 年 1 月 15 日。服药效可，诸症悉减，胸闷乏力等症状较前明显减轻，偶有乏力，无胸闷，无明显其他不适。纳眠可，二便调，舌淡，苔薄白，脉弦。前方继续服用，水煎服，每次 200ml，每日 1 剂，分 2 次温服，14 剂。

分析：糖尿病心肌病的根本治疗大法为清热化痰，活血化瘀，在其基础上，杨传华教授常选用黄连等药物，意在防止诸药燥热，活血更伤阴，顾护阴分，临床疗效显著。患者糖尿病迁延日久，气阴两虚，气虚则症见乏力；肾精亏损则见耳鸣、视物模糊；气阴不足，脾失健运则见饮食减少。气能行血，气虚则血不畅，血行缓慢，久之则瘀。阴虚则虚火内生，灼伤津液，血脉充盈不足，脉道干涩，亦可以导致血液凝滞。瘀阻心脉，脉络不通，不通则痛，心失所养，不荣则痛，则出现心前区不适症状。因此治法上采用益气养阴、活血通络之法，方选补阳还五汤与血府逐瘀汤加减，瘀去则络通。治疗此病的过程中，在基本治疗大法的基础上，杨教授还选用黄连，防止诸药燥热而伤阴，使之疗效显著。初诊患者即觉症状明显好转，二诊前方继服 14 剂诸症基本痊愈。糖尿病心肌病已成为糖尿病患者死亡的主要原因之一，心肌病是心肌的特异性病变，主要表现为心肌收缩和舒张功能障碍，容易发生充血性心力衰竭。杨传华教授认为糖尿病心肌病的病因多见于饮食失节、情志失调及劳欲过度。其病机以气阴两虚为本，血瘀、痰浊、气滞为标。治疗原则应先治其标，后治其本，从祛邪入手，再予以扶正，必要时根据虚实标本的主次，兼顾同治。以活血化瘀、清热化痰为基本治疗大法。临床上常选用补阳还五汤、桃红四物汤、小陷胸汤、玉液汤等为基础方，随证加减，疗效显著。

（三）糖尿病合并心律失常经验

1. 仝小林教授治疗糖尿病合并期前收缩案

刁某，男，47 岁，2007 年 12 月 13 日初诊。主诉：发现血糖升高 7 年余，伴心悸 5 年余。2000 年体检发现 FBG12.5mmol/L，用二甲双胍、格列美脲治疗，血糖仍高于正常水平。刻下症见：心慌心悸；足大趾麻木，视物模糊；右耳鸣响，阴雨天腰腿痛，小便淋漓不尽，时有口干口渴，有汗；舌暗，苔花剥，脉弦滑略数。既往有前列腺肥大史，嗜烟酒史。查心电图：频发室性期前收缩。FBG 9.2mmol/L，PG2h 14mmol/L，HbA1c 9.4%。中医诊断：消渴，心悸。辨证：下焦湿热，阴分不足证。治法：清热化湿，养阴生津。处方：当归 15g，贝母 15g，苦参 9g，五味子 9g，知母 30g，黄连 30g，葛根 30g，天花粉 30g，14 剂，水煎服，每日 1 剂，分 2 次服。

二诊：2008 年 3 月 6 日。药后饮水次数减少，小便次数减少，饥饿感明显改善；视物模糊明显好转，手脚关节疼痛减轻，但夜间身热感，时有心悸，心慌难忍；便稀，小便不畅；舌暗少苔，脉微滑数，尺肤润。查 HbA1c 7.3%。处方：黄连 30g，苦参 15g，知母 45g，黄柏 30g，天花粉 30g，生牡蛎（先煎）30g，葛根 30g，车前子（包）30g，14 剂，水煎服，每日 1 剂，分 2 次服。

三诊：2008 年 4 月 10 日。药后咽干好转，饮水量减少；关节痛消失，心悸、心慌缓解，大便转调，小便通畅；舌下有裂纹，脉弦。查 HbA1c 6.8%。二诊方去车前子，苦参改为 30g，加生姜 5 片，琥珀粉（冲）3g，14 剂。

四诊：2008 年 7 月 21 日。5 月开始服上方后腹泻，胃脘不适，胃胀，恶心欲吐。舌胖大色暗，苔腻，脉弦滑数。处方：黄连 30g，苦参 15g，干姜 9g，黄芩 45g，太子参 30g，车前子（包）30g，7 剂。

五诊：2008 年 8 月 25 日。上方服后腹泻停止，胃脘不适消失，心悸明显缓解，自觉偶有期前收缩，夜间 1～2 次；舌暗苔薄，脉弦。查心电图：偶发室性期前收缩。四诊方去苦参、车前子，加制川乌、草乌各 15g，川芎 30g，麝香 0.2g，制水丸，9g/次，3次/日。

后多次复诊，期前收缩未再发生，血糖控制理想。

分析：黄连、苦参相配是仝小林教授治疗期前收缩的常用药对；生牡蛎、天花粉治疗糖尿病阴分不足；知母、黄柏配伍治疗更年期烘热（包括男性）；黄连、葛根为常用降糖药对。首诊中当归贝母苦参丸出自《金匮要略》，用以治疗妇人妊娠小便难，仝教授用此方治疗前列腺肥大，可化痰散结、清热燥湿、活血化瘀。患者夜间有潮热感，故在二诊时选用知母、黄柏坚阴泻火；车前子通小便以实大便。在四诊时以干姜黄芩黄连人参汤为主方加减。该方用于治疗脾胃升降失常，脾寒胃热格拒，出自《伤寒论》第 359条 "伤寒本自寒下，医复吐下之，寒格更、逆吐下，若食入即吐，干姜黄芩黄连人参汤主之"。仝教授用此方治疗瘦型糖尿病，即患者的体型多偏瘦。方中黄连、黄芩苦寒燥湿和胃，佐干姜以防其寒中之患。五诊用川乌、草乌补火助阳，因其期前收缩发生在夜间，为阴盛阳不足以抗邪之故。

2. 魏执真教授治疗心律失常

王某，男，53 岁，干部，2001 年 4 月 24 日初诊。原发性高血压病史 10 余年，糖尿病病史 8 年余，冠心病、心律失常、窦性心动过缓病史 3 年。自觉心悸，气短，胸闷不适，倦怠乏力，汗出，动辄尤甚，头晕头胀，腹胀，纳差，大便溏而不爽，舌质淡，舌苔白腻，脉缓而滑。心电图示：窦性心动过缓，ST-T 改变。诊断为消渴病心悸。证属阴寒类心脾气虚、湿邪停聚、心脉受阻型。治宜化湿理气，活血通脉为主。方用理气化湿调脉汤加味，药用苏梗 10g，陈皮 10g，半夏 10g，白术 15g，茯苓 15g，川厚朴 10g，香附 10g，乌药 10g，太子参 30g，川芎 15g，丹参 30g，羌活、独活各 10g，小麦 30g。予西药格列喹酮 30mg，3 次/日，控制血糖。服药 14 剂后症状好转，唯偶感心悸，乏力，时有胸闷气短，断其证转属心脾气虚、血脉瘀阻、血流不畅型，治宜健脾补气、活血通脉，方用健脾补气调脉汤，药用生黄芪 30g，太子参 30g，白术 15g，茯苓 15g，川芎 15g，丹参 30g，防风 10g，羌活、独活各 10g。继服 14 剂后诸症消失，心电图检查示大致正常。

分析：心脾气虚、湿邪停聚、心脉受阻型亦见于糖尿病合并窦性心动过缓、结区心律及加速的室性自搏心律者等，临床主要症见心悸，气短，胸闷或胸痛，乏力，不怕冷，肢温，脘腹胀满，纳差，大便不实不爽，头晕而胀，舌质淡暗，苔白厚腻，脉缓而弦滑。魏教授强调，消渴病失治日久心脾两伤，脾失健运，湿邪停聚，湿停阻脉，脉流失畅，形成缓脉，此型以湿邪停聚为主，本虚标实，且标实表现突出，故症见脘腹胀满，纳差，大便不实不爽，头胀而晕，苔白厚腻，脉缓兼弦滑等湿停气结之象；但同时又有心悸、气短、乏力、舌淡暗等心脾气虚之症，所以以湿为标，以虚为本。故治疗宜急则治其标，以化湿为主，兼顾健脾补气，待湿化后可能转化为心脾不足、心失所养型，所以治法当为化湿理气、活血通脉，方用自拟理气化湿调脉汤，药用白术、茯苓、陈皮、半夏健脾化湿；苏梗、川厚朴、香附、乌药理气化湿；羌活、独活祛风以助化湿；川芎、丹参活血通脉；太子参补益心脾，全方共奏化湿通脉、补益心脾之功，使湿邪化、心脉通、心气足、缓脉愈。魏教授认为，糖尿病并发心律失常中医可称为"消渴病心悸"，临床宜分两类、十种证型、三种证候治疗。两类分别是阳热类（快速类）和阴寒类（缓慢类），各分五种证型，各型中又都可能出现气机郁结、神魂不宁、风热化毒三种证候。

第六章　糖尿病性脑血管病

一、概　　述

糖尿病是临床较为常见的一种代谢性疾病，好发于中老年人。糖尿病性脑血管病是以糖尿病为特定的发病基础而导致的系列脑血管病变，与非糖尿病人群相比，本组病例有其特定的临床表现。

近年来随着人们生活方式的改变和人口老龄化进程，糖尿病的发病率也呈现了明显的上升趋势。国际糖尿病联盟（IDF）最新统计结果显示，全球糖尿病患者人数为 2.85 亿，到 2035 年，糖尿病患者总数将达 5.92 亿，其中 2 型糖尿病患者占总数 90%。若糖尿病患者的血糖水平得不到有效控制，机体长期处于高血糖状态，葡萄糖及脂质代谢紊乱会引起一系列的并发症，其中最为严重的一类并发症就是脑血管病变，缺血性脑血管病是最为常见的一种糖尿病性脑血管病。文献显示，糖尿病人群脑出血发病率低于非糖尿病人群，而脑梗死的发病率为非糖尿病人群的 4 倍，国内对糖尿病合并脑血管病变分析显示，缺血性脑血管病占 89.1%，出血性脑血管病仅占 10.9%，而同期非糖尿病患者缺血性脑血管病为 71.6%，出血性脑血管病为 28.4%。

糖尿病性脑血管病患者大部分在早期通常无明显临床症状。对糖尿病患者调查发现，脑梗死检出率为 12.3%，其中腔隙性脑梗死占 70%。随着病情进展，可出现严重的脑血管病，甚至可危及生命。

目前，脑梗死已成为糖尿病的重要并发症和主要致死致残原因之一，据报道死亡率可达 12%～26%。糖尿病性脑卒中的病死率、致残率、复发率均较高，病情恢复慢，即使在发达国家也有近 2/3 患者得不到有效控制。因此，对早期发现糖尿病患者进行脑血管病筛查并诊断糖尿病性脑血管病，对指导临床用药，拯救患者性命及提高生活质量，改善预后具有重大意义。

临床实践表明，对于糖尿病患者未出现脑血管病变阶段用中医方法治疗可起主导作用，对已出现脑血管病患者用中西医结合方法治疗会收到较好疗效；在糖尿病性脑血管病的恢复期，用中医方法治疗亦能起到核心作用。

二、糖尿病的中医理论范畴归属

中医古代文献中没有"糖尿病脑血管病"的病名记载，对于该病的认识和论述散见于有关"中风"或"消渴"的各种文献资料中，如《素问·通评虚实论》云："凡治消瘅、仆击、偏枯、痿厥、气满发逆、甘肥贵人，膏粱之疾也"，可见早在内经时代，古代医家就认识到消渴与偏枯有着共同的病理基础。金元时期名医李杲在《兰室秘藏》记述消渴患者有"上下齿皆麻，舌梗强硬、肿痛、四肢痿软……喜怒健忘"等症。明代戴思恭在《证治要诀·消瘅》中，对该病亦有阐述："三消日久，精血既亏损，或目无所见，或手足偏废，如风疾"。

郑曙琴等考察古籍还尚有消瘅、脾瘅、上消、中消、消中、下消、消肾、膈消、渴利、热渴、烦渴、消肾小便白浊、消渴饮水过度、消渴口舌干燥、消渴后虚乏、消渴烦躁、消渴饮水腹胀、消渴后成水病、渴痢后成痈疽等多种相关描述。

关于"消瘅"主证，夏成东经详考"消瘅"之名，认为其主症当为消瘦，易饥，发热，心烦，情绪急躁，突眼之征，症类今之"甲亢"病，存疑"消瘅"非"消渴"之论。

脾瘅病名最早见于《素问·奇病论》"有病口甘者，病名为何？何以得之？岐伯曰：'此五气之溢也，名曰脾瘅。夫五味入口藏于胃，脾为之行其精气，津液在脾，故令人口甘也，此肥美之所发也……故其气上溢，转为消渴'。"经文明确了脾瘅的病因病机和主要症状，以及脾瘅后期可发展为消渴的转化。赵进喜等认为脾瘅很类似于现代医学糖尿病前期，即胰岛素抵抗引起的空腹血糖升高、糖耐量变化，而临床无明显消渴的症状，但进而可发展为消渴，即临床糖尿病期。

对于糖尿病性脑梗死的中医病名归属观点较多，归纳起来大约有以下三种：①认为该病发生于消渴病的基础之上，与消渴病的病因病机基本一致，疾病早期以消渴病的临床表现为主，无明显的肢体不遂，语言不利，因此将其归属于"消渴病"的范畴。②糖尿病引起的周围神经病变临床多表现为偏身麻木、感觉障碍，甚或肌肤甲错；引起脑部血管病变者可有语言不利，甚至半身不遂、口眼㖞斜等中风病的临床表现，故认为糖尿病性脑梗死属消渴病的变证，③认为糖尿病性脑梗死是消渴日久发生的脑系合并症，可称之为"消渴病性脑病"。广义的消渴病性脑病泛指消渴合并的各种脑部病变；狭义消渴病脑病即指消渴性中风，与现代医学糖尿病性脑血管病变基本一致。糖尿病合并脑血管病为糖尿病并发的系列脑血管疾病，其中以脑动脉粥样硬化导致缺血性脑病最常见。

三、糖尿病患者的病因病机及证候特点

用中医理论分析，糖尿病多为食、郁、痰、湿、热、瘀交织为患，临床症状可归结为"郁"，而"郁"的病理因素各不相同。现代糖尿病起病多隐匿缓慢，早期患者并没有明显的多饮、多食、多尿，体重下降等"三多一少"阴虚症状。高利教授认为受现代周围环境、压力、生活规律及饮食结构影响，当代脑血管病患者明显的阴虚证较少，阴虚阳亢证更少，而临床表现多以"痰证"为主。

糖尿病性脑血管病主要包括无症状性脑动脉硬化、亚临床脑卒中、脑小血管病及急性脑血管病。

糖尿病性脑血管病的大血管病变的主要病理改变是动脉粥样硬化，而导致动脉硬化的原因是高胰岛素血症、极低密度脂蛋白生成增多、血小板黏附性增强、内皮细胞的损害等。微血管病变是糖尿病的并发脏器损害的病理基础，主要表现为毛细血管基底膜增厚，导致微血管病变的原因是多方面的：糖蛋白代谢反常致使管壁糖蛋白组成过多而分

化缓慢；糖尿病患者的血液黏稠度增高；红细胞集合增快；红细胞变型能力下降；糖尿病患者的血浆纤维蛋白原增高，以及血红蛋白糖基化等影响，促进血流阻滞，细胞缺氧，导致发生微血管病变及细小血栓的形成。

（一）糖尿病性脑血管病临床特点

1. 糖尿病性脑血管病变前循环短暂缺血的临床特点

（1）失语：是获得性语言障碍，由于病变损伤了大脑半球的某些特殊区域而引起的言语障碍，对语言符号的表达和理解发生了障碍，患者不能运用语言符号而有效的表达和不能很好地理解所接受到的语言信息。失语与构音障碍不同，后者是因调控发音装置的肌肉力弱或共济失调引起，只是言语的机械过程障碍基本上不影响语言的理解和言语表达的中枢过程。根据损伤不同部位可分为感觉性失语、运动性失语、传导性失语、经皮质性失语、命名性失语、完全性失语、皮质下失语、失读症、失写症。

（2）失认症：认识是通过各种基本感觉在大脑皮质的广泛区域经过综合分析得出的概念，失认症的患者基本感觉存在，亦无精神异常，只是对客观事物不能认识。失认症分为视觉性失认症、听觉性失认症及触觉性失认症。

（3）失用症：是指患者并无任何麻痹、共济失调、感觉障碍或对动作的领会发生困难，但在企图作有目的性的动作时，不能使用肢体去执行那些本来已形成习惯的动作。发生于优势半球缘上回顶上小叶损害之时，由于左侧缘上回发出联合纤维经过胼胝体到达右侧半球的缘上回，故左侧缘上回病变引起两侧肢体的失用症，胼胝体或右侧缘上回的病变引起左侧肢体的失用症，临床上不会出现右侧肢体单独的失用症。临床分为以下三型：①观念性失用症；②运动性失用症；③结构性失用症。

（4）意识障碍：为高级神经活动的抑制状态，根据其临床表现可分为：①嗜睡状态；②意识模糊；③昏睡；④昏迷（昏迷按程度可分为轻度、中度、深度）。

（5）偏瘫：大脑中央前回皮质损害病变引起对侧半身部分偏瘫，如中央前回上部损害为主，常为上肢瘫痪。放射冠损害因纤维分散，只能损害部分锥体束纤维，引起对侧半身肢体偏瘫而且以局限性不全瘫痪为多见，或是在偏侧轻瘫的基础上某一部分瘫痪较重。内囊病变时，由于锥体束在内囊部位较为集中，因此内囊部分的病变易使一侧锥体束全部受损，引起对侧半身比较完全的瘫痪，通常一侧上肢瘫痪较为严重，可伴有运动性失语。

（6）共济失调：顶叶病变时可出现感觉性共济失调，表现为病变对侧偏身或某一肢体共济失调，顶叶病变的共济失调与深感觉障碍程度不一定呈平行关系，共济失调可相当明显，而感觉障碍可很轻微，或为一过性障碍。额叶性共济失调症状较轻，主要表现为行走及站立不稳。

（7）不随意运动：脑前循环障碍时可出现不自主运动，可表现为震颤、偏侧舞蹈症、投掷样运动、手足徐动症等。不随意运动的产生主要与锥体外系的功能受损有关。

（8）偏盲：脉络膜前动脉和大脑中动脉病变时可出现同向偏盲伴严重的感觉障碍和偏瘫。

2. 糖尿病性脑血管病变后循环短暂缺血的临床特点

我国常见的后循环缺血临床特征表现为恶心/呕吐、共济失调、眩晕、头痛。与国外稍有差别，国外资料显示后循环常见症状为头晕、单侧偏瘫、构音障碍与头痛。上述症状出现的比例显著高于前循环。有些患者临床上只表现出单一症状，表现为非典型症状，较难诊断，容易漏诊，临床需考虑其相应危险因素，并结合其辅助检查做出评估及治疗。

脑血供障碍的程度取决于：①供血障碍发生的速度和持续时间。来势越急、持续时间越久、血管闭塞越完全则病情越重。若 24h 内恢复者称一过性脑缺血发作（TIA）；若 24h 至 3 周内恢复者称可逆性缺血性神经功能缺损；否则称完全性卒中。②病变大小及部位：病灶越大或在重要部位，其功能丧失越重。根据 CT 或 MRI 所见，梗死灶直径<15mm 的称腔隙性梗死。③脑血管解剖特点和侧支循环建立或脑供血恢复速度及程度。若在缺血后 6～12h 内恢复血供，则梗死灶周围部分脑细胞则可能继续存活，神经功能缺损可减轻，此时间常被称为治疗时间窗。

（二）糖尿病性脑梗死

1. 症状

（1）主症：不同程度偏瘫，口舌喝斜或肢体痿弱无力，偏身麻木或感觉异常，可伴神识昏蒙，语言謇涩或不语。

（2）次症：头痛，眩晕，瞳神变化，可有饮水呛咳，目偏不瞬，共济失调等。

1）前驱症状：头晕、头痛或不适，肢体麻木或过电感样感觉异常，乏力等。

2）急性期：因主要病理表现为炎性损伤、自由基损伤和氧化应激损伤。出血性脑血管病可表现为剧烈头痛，部分患者可伴恶心、呕吐，意识丧失，较少病例可伴抽搐。缺血性脑血管病病灶较大或脑干病变者，其临床表现多与主证相似。

3）亚急性期：因主要病理表现仍以神经元损伤为主，修复为辅。患者临床症状较急性期逐渐减轻，脑和肢体功能开始好转。

4）恢复期：主要病理表现为神经元修复过程。患者症状体征进一步好转，可表现为乏力，四肢麻木或发凉，腰膝酸软，虚汗，说话没底气，口渴或不渴，小便余沥不尽或夜尿频，大便不畅等。

2. 体征

（1）颈内动脉系统：临床绝大多数以偏瘫为主要表现。

颅内动脉闭塞：患侧出现视力障碍，若眼动脉闭塞则出现失明，若视束、视放射受累则出现偏盲；若大脑前动脉闭塞，瘫痪以足和小腿为主，若旁中央小叶受累则尿失禁；若大脑中动脉闭塞，内囊受累出现偏瘫、偏身感觉障碍及偏盲，优势半球受累多有运动性失语，非优势半球受累多则多出现失用、失认及体象障碍，表浅支血管受累时，对侧面部和上肢可出现轻瘫。

（2）椎-基底动脉系统闭塞：基底动脉闭塞出现闭锁综合征，意识保留，四肢、面部及延髓麻痹，只能用眼球上下运动示意。大脑后动脉脚间支或脉络膜后动脉闭塞出现中脑下脚综合征（Weber syndrome），患者病变侧动眼神经麻痹，对侧肢体偏瘫；若双侧病变则出现意识不清，四肢瘫，瞳孔散大，光反射消失，眼球上视受限，上肢有粗大舞蹈样动作。小脑下前动脉或基底动脉脑桥支（短旋动脉）出现病侧外展及面部神经麻痹，称为脑桥腹外侧综合征（Millard-Gublers yndrome）；若伴眼球向病侧凝视不能，称脑桥内侧综合征（Foville syndrome）。脑干受累的基本症状为交叉性麻痹，即病变侧颅神经及对侧肢体瘫痪。椎动脉或其分支小脑后下动脉闭塞出现延髓外侧综合征（Wallenberg syndrome），临床表现为眩晕、延髓麻痹（讲话不清，吞咽困难，病侧软腭及声带麻痹）、眼球震颤、病侧 Horner 征和小脑性共济失调，面部及对侧肢体感觉障碍。大脑后动脉由基底动脉发出，一侧病变时出现对侧同向偏盲，中心视力存在：双枕叶梗死者出现皮质盲，视力丧失，光反射存在；若累及主侧半球颞、顶叶，则出现失写、失读、失认等。

　　3. 辅助检查

　　（1）血液检查：血常规、血沉、血液流变学、凝血功能、血清 C 反应蛋白、白介素1、白介素 6、白介素 8、肿瘤坏死因子、血糖、肝肾功能等。

　　（2）影像学检查：可直观显示脑梗死部位、范围、血管分布、有无出血、并可清晰地显示新鲜和陈旧梗死灶等，可供临床判断组织缺血后是否可逆、血管状况及血流动力学改变，并可为临床是否溶栓及评估继发出血的危险程度提供参考。

　　对 TIA 患者行头颅 CT 及（MRI）检查有助于排除临床与 TIA 有类似表现的颅内病变，故影像学检查已成为评价脑卒中的不可或缺手段。

　　1）头颅 CT：是神经科最常用的检查手段，对出血性脑血管病敏感性较高，但对超早期缺血性改变及皮质或皮质下小的梗死灶不敏感，特别是颅后窝的脑干及小脑梗死。

　　2）头颅 MRI：可显示皮质下、脑干和小脑的小梗死灶，早期梗死的诊断敏感性达88%～100%，特异性达 95%～100%。标准的 MRI 序列（T1、T2 及质子相）对发病几小时内的脑梗死不敏感，功能性 MRI 如弥漫加权相成像（DWI）和灌注加权相成像（PWI）可早期显示缺血组织的大小及部位，DWI 及 PWI 显示的病灶范围常为不可逆性损害部位，DWI 与 PWI 不一致的部位为缺血半暗带，可为超早期溶栓治疗提供科学依据。

　　有资料显示，缺血性卒中的神经影像学检查可发现无卒中病史的老年人群，其阳性率可高达 33.5%。

　　3）超声学检查：颈动脉超声可确定缺血性脑血管病患者血管内斑块的性质和稳定性，确定颈动脉粥样硬化及颈动脉血管狭窄的程度，可为动脉粥样硬化的早期预防和治疗提供客观依据。但其对判断轻中度血管狭窄的临床价值较低，也无法辨认特别严重的狭窄和完全性颈动脉闭塞。经颅多普勒超声（TCD）是一项无创性血管病检查方法，可用来检测颅内脑底动脉环上各个主要动脉血流动力学及血流生理参数，可发现颅内大血管狭窄，判断侧支循环状况，监测血管内栓子，在血管造影前评估脑血流循环的情况。

　　4）血管造影：数字减影血管造影（DSA）、磁共振动脉血管成像（MRA）、CT 血管成像（CTA）可显示脑部大动脉狭窄、闭塞及其他脑血管病变，如血管炎、纤维肌性发育不良、颈动脉和椎动脉壁分离等。

　　MRA、CTA 作为无创性检查，对于判断受累的血管、指导治疗有较大的帮助，MRI 弥散加权相成像（DWI）可确定发病 1h 左右的超急性病灶，明显优于 CT。此外，CE-MRA 测定中度狭窄的敏感性较高，是临床上判断颈内动脉狭窄程度更理想的选择。虽然现代血管造影检查已达到微创、低风险水平，但对脑梗死的诊断没有必要常规进行 DSA 检查。

　　5）正电子发射断层扫描（PET）、单光子发射计算机断层扫描（SPECT）能在发病数分钟显示脑梗死的部位及局部血流变化，可帮助医生了解脑部血循环状态，确定脑梗死中心不可逆改变及周边可逆血流情况，通过对脑血流量测定，指导溶栓治疗并判定预后，目前多在研究阶段，临床上普遍推广尚存在一定困难。

　　4. 鉴别诊断

　　（1）TIA 需与以下疾病相鉴别：

　　1）癫痫部分发作：一般表现为局部肢体抽动，多起自一侧口角，然后扩展到面部或一侧肢体，或表现为肢体麻木感和针刺感，一般持续时间短，脑电图（EEG）可有异常。

　　2）梅尼埃病：又称膜迷路积水，系内耳膜迷路水肿而导致的发作性眩晕、恶心、呕吐，波动性耳聋、耳鸣等为主要表现的内耳疾病，好发于中年女性，常反复发作，发作一次听力下降一次，直到听力丧失发作停止，除了自发性眼震外，中枢神经系统检查正常，冷热水试验检查可见前庭功能减退或消失。

　　3）偏头痛：首次发病多在青年或成年早期，多有家族史，头痛可有视觉先兆，表现为眼前亮点、闪光等，先兆消失后出现头痛，神经系统无阳性体征，麦角胺制剂止痛有效。

　　（2）脑梗死急性期需与以下疾病鉴别：

　　1）脑出血：患者年龄常在 50 岁以上，多有高血压病史，在活动中或情绪激动时突然发病，本病患者可在出血前感到头部不适、心烦等，也可无前驱症状。发病后症状在数分钟至数小时达到高峰，血压明显升高，多数患者可出现头痛、肢体麻木或瘫痪，严重者可出现呕吐或意识障碍，头部 CT 可见脑实质出现高密度影。若血液破入蛛网膜下腔亦可在相应的脑裂或脑沟出现高密度影，临床可有脑膜刺激征和癫痫发作等。

　　2）颅内占位性病变：颅内占位性病变可出现与脑出血的临床表现，若为肿瘤，其发病多为缓慢进展性，若出现瘤卒中可有患者部分呈急性发作样表现，若为脑脓肿，其大部分患者有感染发热史，上述疾病均可出现局灶性神经功能缺损，头部 CT 及 MRI 可明确诊断。

　　3）糖尿病酮症酸中毒：在发生意识障碍前数天有多尿、烦渴多饮和乏力，随后出现食欲减退、恶心呕吐、常伴有头痛、嗜睡、烦躁、呼吸深快、呼气中有烂苹果味，随病情发展，出现严重失水，尿量减少，眼球下陷，血压下降，晚期各种反射迟钝，嗜睡甚至昏迷，但很少出现局灶性神经科体征。实验室检查可见尿糖、尿酮体呈强阳性，血糖多在 16.7～33.3mmol/L，血酮体明显升高，可达 4.8mmol/L 以上。

四、病 因 病 机

现代医学研究表明，糖尿病性脑血管病多发生在遗传基础上。由高血糖、代谢异常、蛋白质非酶糖化、血脂异常、血液流变学异常、血小板功能异常等相关因素导致脑大、中、小动脉硬化，其主要病理变化为微血管病变。

1. 遗传因素

研究表明，遗传因素在糖尿病性脑血管病的发生发展中起重要作用。
（1）糖尿病性脑血管病发病具有很高的家族聚集性。
（2）糖尿病性脑血管病与家族性高血压心血管疾病密切相关。
（3）糖尿病性脑血管病存在种族差异性。

糖尿病性脑血管病并非发生于所有糖尿病患者，遗传因素在决定糖尿病性脑血管病易感性方面起着重要作用，特别是基因的多态性。目前认为可能与糖尿病性脑血管病发病有关的基因有血管紧张素转换酶基因、醛糖还原酶基因、谷氨酰胺酶基因、AGER 基因、胰岛素受体基因、胰岛素抵抗因子、过氧化物增殖物激活受体 2C、线粒体基因突变等。

2. 糖代谢紊乱

血糖是脑组织的主要能源物质，机体 25% 的血糖被大脑所消耗，脑组织内的糖原储备量有限，对缺血、缺氧和缺糖非常敏感。糖尿病患者血糖代谢紊乱，容易出现脑微循环障碍，毛细血管通透性增加。机制如下：①糖尿病患者的高血糖状态在发生脑梗死时，缺血引起无氧酵解增强，乳酸产生过多，引起缺血区脑组织酸中毒，破坏了局部血脑屏障，使患者脑水肿加重，加速脑细胞凋亡，可使梗死灶扩大。②糖尿病患者长期血糖偏高，引起血液黏稠度增加，导致大范围的血管病变，严重影响梗死区的侧支循环，促进脑梗死面积扩大。

3. 血脂异常

国内外研究显示，脂质代谢紊乱导致脑组织动脉硬化机制可能为：①脂质沉积于脑动脉组织，单核巨噬细胞在脑动脉积聚并吞噬沉积的脂质，转变为泡沫细胞。②患者血糖长期处于较高水平，血液黏滞度升高，红细胞发生相应改变，脑动脉血流动力学发生明显变化。③患者低密度脂蛋白及氧化低密度脂蛋白水平升高，促进机体系膜细胞、单核巨噬细胞的活性增强。④患者体内血清脂蛋白水平升高，影响纤溶酶的功能，降低了其对脑组织内毛细血管凝血和血栓形成的抑制作用；血清脂蛋白还可与纤维蛋白相结合，生成脂蛋白（a）纤维蛋白复合物并在动脉壁上沉积，参与动脉粥样硬化的发生。

4. 血小板功能异常

糖尿病患者血管性假血友病因子升高，患者血液处于高凝状态，一旦内皮细胞发生损伤，胶原纤维暴露，磷脂酶 A 激活，可促进血小板膜上的磷脂分解为花生四烯酸。血小板内血栓素 A2 合成酶与花生四烯酸作用，产生血栓素 A2，后者有强烈的血管收缩及促进血小板聚集作用，可促进凝血或血栓形成。

5. 血液流变学变化

脑部细胞滤过率在糖尿病患者早期可达到 50%，脑组织长期处于高滤过状态，脑血管将受到严重影响，最终可引起脑动脉硬化。其机制可能为：①因血流动力学改变，血流机械力及剪切力将会对内皮细胞功能造成损害，影响内皮细胞的滤过功能。②脑血管血流动力学改变，升高了毛细血管壁张力，促进了生长因子合成和释放，同时也促进了毛细血管壁对大分子物质的滤过。③当糖尿病患者血流动力学改变时，机体蛋白激酶 C 系统被激活。

6. 胰岛素抵抗与高胰岛素血症

胰岛素抵抗和高胰岛素血症与缺血性脑卒中的发生密切相关。脑卒中患者存在胰岛素抵抗，且急性期胰岛素水平及胰岛素抵抗程度与患者病情与预后有关。胰岛素抵抗是高胰岛素血症的启动环节，而高胰岛素血症与高血压、高脂血症密切相关，其机制是通过直接或间接刺激胰岛素样生长因子，促使血管平滑肌细胞和成纤维细胞增加脂质合成；促进肝脏合成极低密度脂蛋白；促使血浆纤溶酶原激活物抑制物的升高，导致血栓的形成。

7. 血管活性因子

（1）血管紧张素 Ⅱ：糖尿病患者脑组织血管紧张素系统活性明显增强，血管紧张素 Ⅱ 可选择性地收缩小动脉，升高脑动脉内跨膜压。血管紧张素 Ⅱ 与高血糖协同作用，抑制蛋白酶活性，抑制纤维蛋白降解和 NO 合成酶活性，促进蛋白激酶 C 活性，从而促进糖尿病性脑血管病的发生和发展。

（2）内皮素：为已知最强的缩血管物质，对血管内膜有较强的保护作用。糖尿病患者内皮细胞功能受到严重影响，当患者并发缺血性脑卒中时，局部脑组织内皮素分泌增加，血管平滑肌收缩增强，局部脑组织缺血更加严重，刺激细胞合成更多胶原和糖蛋白，使脑动脉上皮细胞蛋白多糖合成增多，导致血管基底膜增厚。

（3）激肽及前列腺素系统：糖尿病患者体内缓激肽水平增高，刺激毛细血管内皮细胞，促其释放更多内皮舒张因子，内皮舒张因子引起血管平滑肌扩张。激肽系统还可激活磷脂酶 A2，间接激活前列腺素系统，从而扩张血管，最终引脑部血管的高滤过状态。前列腺素系统还可通过降低脑血管阻力，参与脑部血管高滤过状态的形成。

8. 幽门螺旋菌及高同型半胱氨酸血症

高利教授临床发现了国人脑卒中与胃肠道的密切相关性并提出了胃肠道疾病可能是国人脑血管病危险因素的假设。查阅文献认为，从进化角度而言，中国人较西方人的胃肠道脆弱，再加上现阶段污染、饮食结构改变及压力等因素，胃肠道更容易受到损伤，易滋生幽门螺旋菌并导致维生素、叶酸等吸收障碍而导致高同型半胱氨酸血症。幽门螺旋菌和高同型半胱氨酸血症均已被视为脑动脉硬化的危险因素。从另一角度分析，胃肠道是人体最大的内分泌和免疫器官，免疫与脑动脉硬化的相关性已得到证实；当 H 型高血压成为区别中外高血压的标志达成共识后，国人胃肠道疾病与脑血管病的相关性更加确切。

有些学者认为，糖尿病脑梗死与非糖尿病脑梗死在类型和局部解剖学上有所不同，前者在临床以中小梗死和多发病灶为主，病变部位多发生于椎-基底动脉支配的小脑、脑干和大脑中动脉支配的区域，除有大、中、小动脉粥样硬化外，尚有微血管的特征性改变。Zunker 等认为，高胰岛素血症是血管内皮损伤的重要因素，尤以累及微小血管内皮细胞代谢为主，其研究结果表明高胰岛素血症与小血管性脑血管病关系密切。

目前，关于糖尿病在脑出血发病机制中的作用尚存一定争议。许多研究显示糖尿病并不是脑出血的危险因素，甚至认为糖尿病患者的脑出血发病率低于其他人群；有研究表明，糖尿病患者小动脉壁坏死率较单纯高血压者为少，甚至在某种程度可以延迟或不发生小动脉坏死，故糖尿病患者脑出血发病率往往低于非糖尿病人群或相比之下无明显差异。但也有文献报道认为，糖尿病至少在年轻患者（18～49 岁）中是脑出血的危险因素之一。近年来 Herzig 等报道，脑出血患者中的糖尿病发病率明显高于其他普通人群，合并糖尿病的脑出血患者发病后，病情往往较重，病死率较高，临床治愈率低，可能与糖尿病患者血管弹性减弱、出血后闭合能力下降及出血量大等因素有关。Arboix 等研究显示，糖尿病是影响脑出血患者病死率的决定性因素。

仝小林教授在经多年理论梳理和临床实践基础上，将肥胖型 2 型糖尿病分为实胖和虚胖，认为早期虽无明显"三多一少"症状，但其临床症状归为"郁"，认为糖尿病为食、郁、痰、湿、热、瘀交织，其病机演变可分为郁、热、虚、损四个阶段。

"郁"是糖尿病的早期表现，相当于糖耐量受损期，以胰岛素抵抗为主，胰岛分泌尚可代偿。认为 2 型糖尿病多由饮食不节或过食肥甘而致。因肝主疏泄，脾主运化，肥甘厚味滞于中焦，阻碍气机则脾胃升降失司，气机升降受阻则水液代谢失常，津液不布，聚湿为痰；浊气滞留亦可致肝之疏泄失职，肝失疏泄则血行艰涩，气郁、湿瘀、痰瘀、血瘀长此以往日久化热，百病由生。

"热"是糖尿病的发生阶段，浊气滞留郁久化热，使肝、脾、胃、肠功能紊乱，临床表现以肝胃郁热证为多见。热邪可耗气伤阴，临床可有气阴不足的表现，但应抓住主要矛盾，治疗应以清热为主，热清则气阴自复。

"虚"是糖尿病的发展阶段，病机较复杂。热邪蓄久，壮火食气，燥热伤阴，故临床表现多以气阴两虚为主，若进一步发展则损及阴阳出现阴阳两虚。临床多见虚实夹杂，可夹湿、夹痰、夹热、夹瘀等，而瘀可贯穿始终。故可认为热、痰、湿、瘀既是糖尿病的病理产物，也是促进疾病发展的重要因素。

"损"的阶段是糖尿病的终末表现，相当于糖尿病慢性并发症期。此期或因虚极而脏腑受损，或因久病入络，络瘀而脉损，其根本在于络损（微血管病变）、脉损（大血管病变）导致的脏腑器官损伤。病机多从气血津精亏损，脏腑功能衰败立论。此阶段诊治关键是抓住瘀血病机，把握络瘀脉损的病理改变。

纵观郁、热、虚、损四个阶段乃因郁而热，热耗至虚，由虚及损。辨证时需分清疾病处于哪一阶段，向哪个阶段发展，做到未病先防，既病防变，标本兼治。

总之，糖尿病性脑血管病是在郁、热、虚、损的基础上复因气、火、痰、瘀等因素，导致肝风内动，气血上逆，挟痰挟火，横窜经络，蒙蔽清窍。目前，临床医生一般仍将中风分为中经络、中脏腑两类，一般病症较轻且无神志变化；中脏腑则提示病情较重，常有神志不清。治疗中经络的重点应是扶助正气并祛除痰、瘀、风、毒等病邪，使机体阴阳达到新的平衡，而中脏腑的治疗关键主要是祛邪，邪气不去，正气则进一步受损，反之，邪去正自安。

应当表明，糖尿病与中风病之病因病机在很多方面是相通的，主要病因均可涉及先天禀赋不足、脏腑柔弱或后天失养、嗜食肥甘、感受外邪、情志内伤、劳逸失度、气滞血瘀等。总病机为本虚标实。中风病以风、火、痰、瘀、虚为主要病理基础，病位主要在脑，与心、脾、肾关系最为密切。2 型糖尿病患者以中老年痰湿肥胖者居多，痰瘀络阻，病位主要在脉。

五、辨 证 分 型

现代医学将缺血性脑血管病根据 TOAST 分型可分为五型，即大动脉粥样硬化型、心源性栓塞型、小动脉闭塞型、其他病因明确型及不明原因型。

中医中风病分型标准一直沿用国家"八五"攻关期间由国家中医药管理局脑病急症协作组 1996 年制订的《中风病诊断与疗效评定标准》，其证类诊断标准分为以下七型：①风痰瘀阻；②风火上扰；③风痰火亢；④痰湿蒙神；⑤痰热腑实；⑥气虚血瘀；⑦阴虚风动。

结合当代糖尿病脑血管病发病特点，笔者试将辨证要点分为辨脉损与络损、辨壅态与痿态、急性期辨热证与非热证、注重分型与分期。

1. 辨脉损和络损

糖尿病以郁热虚损分期，自疾病伊始，因肥甘厚味滞于中焦，阻碍气机则脾胃升降失司，气机升降受阻则水液代谢失常，邪气不断淤积血脉便开始逐渐受到损伤，淤积的邪气和受损的脉络互为因果致中满而热邪内生，火热灼伤经脉，痰浊瘀血等病理产物逐渐堆积，阻滞脉道，致气血运行不利。随着病情由轻至重，由实邪为主至虚实夹杂。在疾病发生发展过程中，患者舌下脉络的变化也体现出由滞—瘀—闭—损四个阶段，在糖尿病后期，外邪留之不去，正气暗耗致使血脉的损伤逐渐加重，由络损渐至脉损且日益凸显，病情逐渐发展到了损的阶段。

大血管在体内多呈直行分布，形同大树的主干及分枝，向各组织器官运送血液，中医学"脉"的功能与之相似，小血管和微血管则纵横交错，满布与各个组织的内外，功能较为复杂，它不仅仅是血液循环的通路，更是物质交换场所，随着营养物质的不断输送，代谢产物也随之被运走或排出，其分布特点，生理功能像大树的细小枝端，意同中医学描述的"络"。辨脉损与络损，实为评价大血管与微血管受损的程度或趋向。

消瘅所致的脑病多以络损为主，但可波及脉，以小血管病变为主，相似于1型纯糖尿病脑血管病。脾瘅所致的脑病多以脉损为主，亦可波及络，但以大血管病变为主，肥胖、代谢综合征等2型糖尿病脑血管病与之类同。

2. 辨壅态与痿态

壅字释作堵塞、堆积。糖尿病患者多因过食肥甘厚味，脾胃载重太过，运化功能超负荷致肥甘厚味蓄积中焦或经脉，不归正化反聚湿生痰，不化精微反生膏生浊，膏脂痰浊堆积，充溢体肤、阻滞脉道，在外表现为形体肥胖，在内呈现为血脉壅滞，血不归经而成瘀，整体呈现一派壅态。此类患者除血糖异常外，常常继发动脉粥样硬化，多伴有高血压、血脂异常、高尿酸血症及痛风，处于心脑血管病的初始阶段。肥胖是壅态患者的辨证要点，体重指数超标已成为现代脑血管病的危险因素，在问病史时需详细询问患者既往体重变化，最高体重为多少，若其人昔盛今瘦，则需辨明原因，因病、因药、因节食、因锻炼等不同的原因其病机演变大不相同，执果索因，审因论治，方能药到病除。

壅态患者还常表现有腹部丰满膨隆，舌苔腻，脉滑等痰湿壅盛的表现，常合并代谢综合征，血脂、血压、血尿酸异常可作为辨证参考。治疗重点应以健脾化湿，理气化浊为主，以使代谢紊乱的状况得以恢复。

痿字释作正虚，在脑卒中发病之初，因痰浊阻络，血行艰涩，正气不得张，气血不得充，现代病理学多出现周围神经损伤，患者可表现为肢体消瘦无力、皮肤松弛、皮温偏低，皮肤粗糙甚或出现肌肤甲错，神经系统检查常可见有浅感觉障碍。若已有小中风则可使神经功能受到明显损伤，肢体无力更加明显甚或影响日常活动。此时病机多为痰瘀互结，气血失充，筋脉失养。治疗重点应以益气活血，化痰通络为主，以使血脉通畅，肌肤得以滋养，则修复受损的神经便可逐渐恢复其功能。

3. 急性期辨热证与非热证

众所周知，脑卒中急性期治疗用药是否得当将直接影响患者的预后，故此期辨证是否客观准确尤为重要。

因患者禀赋有异，病因病机多有不同，临床证候可呈多样化。为把中医整体观念、辨证论治的个体化诊疗思路向广大的西医同道予以推广，又唯恐复杂的中医辨证因欠缺客观的指标而使得西医同道不易理解并接受的客观现实，根据中医八纲辨证阴阳为总纲理论，首都医科大学宣武医院神经内科中西医结合团队把复杂的证候仅归纳为阴类证和阳类证，经多年的临床探索及多中心观察结果，发现部分病例不完全具备阴类证和阳类证特点而呈现出不阴不阳的表现，故将其变通分为热证型与非热证型两型并融入了部分实验室相关指标。分型看似笼统，但实际却能将火热证、痰热证、郁热证、阴虚证和阳亢证都能囊括在热证型内，而痰湿证、各类虚证和不阴不阳的证候则可囊括在非热证型内，既有现代医学明确诊断，又有一定的中医内涵。若完全用中医方法评价，此分法似过于简单，但从向广大的西医同道推广角度看，则为由简入繁的必由之路且具备可操作性（表2-6-1）。

表2-6-1 热证型与非热证型

要素	热证型	非热证型
临床表现	患者以往体质偏热或病灶处炎性反应强烈，或腹气不通，瘀而化热，除神经功能缺损外，临床出现面红、口干、口臭、失眠、大便秘结或不畅、小便黄赤、四末温，舌苔黄等表现	患者以往体质偏虚或病灶处炎性反应不强烈，除神经功能缺损外，临床表现为面部少华或萎黄、口不干或流涎、无明显口臭且四末不温、大便软或黏滞不爽、小便不黄、舌苔白或腻
血液实验室检查	血清C反应蛋白、白介素6、肿瘤坏死因子、同型半胱氨酸单项升高或两种以上均不同程度升高，血象偏高或中性粒细胞偏高、血沉加快、凝血指标升高	血清C反应蛋白、白介素6、肿瘤坏死因子、同型半胱氨酸不高或仅轻度升高，血象正常或中性粒细胞不高、血沉不快、凝血指标无明显升高
辨证要点	除神经功能缺损外，具备证候表现两项或以上及血液实指标一项或以上升高者	具备面部少华或萎黄、口不干或流涎、四末不温、大便软或不爽、舌苔白或腻证候表现两项以上，血液实验室相关指标均不高或升高不明显者

4. 辨病理产物

脑卒中或因痰邪上扰（或阻络），或因瘀血阻窍（或阻络），均与痰瘀等病理产物密切相关。糖尿病性脑血管病因代谢障碍，病理产物持久堆积于脉道及相关组织，经络气血运行不利，则体内代谢产物不能及时排出，随着疾病的发展，血脉不断受到损伤，痰浊和瘀血等病理产物越发堆积即可与内火缠结而变生他证。

若证候特点以痰浊为主，患者多呈现头脑昏沉，半身不遂且肢体松懈无力，四末不温，痰涎壅盛，舌苔滑腻，脉沉或滑。若痰蒙清窍则可出现神昏，若痰与风结，则可见肌肤麻木不仁，舌强语塞，或见关节酸痛；若痰与热结，则见面红、口干、口臭，大便秘结。若证候特点以血瘀为主，除神经科体征外常可见到患者面部瘀斑，两颊暗红，口唇发暗或暗红或瘀斑，舌紫暗或有瘀斑，舌下络脉青紫延长或增宽，甚则累累如串珠状，其脉可见涩象。在糖尿病初期，血糖即可升高，脉道的损伤已经开始，故血行不畅贯穿疾病的全过程。此时辨病理产物是否客观准确将直接影响到治疗用药。

5. 分期分型

（1）预警期：此期患者多伴有血脂异常、高血压等脑卒中高危险因素，脑部血管虽已发生动脉硬化或轻度狭窄但并未发生堵塞，临床可出现头晕等不适，但无局灶体征。部分患者可出现短暂性脑缺血发作（TIA），因缺血的血管部位不同而症状体征有异。"既病防变"是此期的中药的治疗原则。临床证明，虽患者已服用阿司匹林或波立维及他汀等抗血小板及降脂药，但部分患者并不能因此而不避免TIA的发生，此时应充分发挥中医治未病的独特优势，辨证施治，用中药祛除体内淤积的邪气，全方位调节机体阴阳、气血并使之达到新的平衡，以延缓血管损伤并维持脑血管有效的血供，从而降低脑血管意外的发生率。此期患者多为络损，证多属壅态，辨证以痰瘀、热郁、血瘀为主。

1) 痰湿瘀阻证

辨证要点：患者素体肥胖多痰多湿，湿痰内蕴，随气上行，病发头昏，头重如裹，痰涎壅盛，面色无华，口唇发暗，四末不温，舌体暗淡，舌苔白腻，脉沉滑或沉缓。

治法：健脾化湿，逐瘀化痰。

方药：痰湿方合健胃醒脾方加减。

组成：法半夏10g，陈皮10g，黄芪20g，炒白术12g，鸡内金10g，海螵蛸10g，浙贝10g，三七粉3g等。

治病求本，脾为生痰之源，通过益气健脾达到化湿祛痰之功效。

2) 风阳上扰证

辨证要点：患者平素阴虚体质或伴肝失疏泄，病后头晕头痛，心烦耳鸣，手足麻木、面色浮红，口中黏痰，舌体暗红，舌苔白兼黄，脉象浮滑。此类患者常合并高血压。

治法：平肝潜阳，活血通络。

代表方：天麻钩藤饮加减。本方平肝熄风镇潜，用于阳亢风动，眩晕，肢麻等证候。

（2）急性期：此期现代病理学主要为炎性反应阶段，脑血管内皮细胞损伤使得脑血管和神经元细胞膜通透性增高，患者病情急变，风、火、痰交互为患，造成神经元损伤而出现功能障碍，临床常表现为头昏不适、半身无力或口眼㖞斜半身不遂或偏身麻木等，且有口臭、喜饮、口中黏痰，大便干燥或排便不畅，严重者可伴意识障碍，小便失禁等。此期以热证居多（痰热或火热），显示了中风急性期痰热之邪在生理病理过程中的主导地位。

辨证当首先明确证型属热与非热证，分型可简化为痰热瘀阻、痰热窍闭或痰湿内阻及痰湿蒙神。

1) 痰热瘀阻证：脑血管病急性期以此型多见。

辨证要点：患者以往体质偏热，梗死灶偏大或血肿偏大，病灶局部炎性反应强烈并诱发连锁反应，除神经功能缺损外，部分患者可有短时间意识模糊，多数患者有面红、口渴、口臭、口中黏痰、失眠、大便秘结或不爽、小便黄赤、舌苔黄等表现。

实验室检查可见血象偏高或中性粒细胞偏高，血清C反应蛋白或白介素6或肿瘤坏死因子升高，血沉加快，凝血指标或血糖、糖化血红蛋白偏高。

治法：清热化痰，通腑逐瘀。

方药：痰火方合承气汤类加减。

组成：黄连9g，大黄5g，连翘10g，胆南星9g，淡竹叶9g，枳壳9g（或枳实）。

中成药：缺血性中风加脉血康胶囊，每次4粒，每日3次，或脑血康胶囊，每次1粒，每日3次。出血性中风加血塞通片，每次0.1g，每日3次。

2) 痰热窍闭证

辨证要点：患者平素痰热壅盛，又喜食肥甘厚味，加之梗死灶偏大或血肿偏大，病灶局部炎性反应强烈，神经功能缺损一般较重，患者整日昏昏欲睡，或见神昏谵语，烦扰不宁，可有意识障碍或语言障碍或思维逻辑障碍或记忆障碍，多数患者有体胖，面红、口渴、口臭、口中黏痰、失眠、大便秘结、小便黄赤、舌苔黄等表现。

实验室检查可见血象偏高或中性粒细胞偏高,血清 C 反应蛋白或白介素 6 或肿瘤坏死因子升高,血沉加快,凝血指标或血糖、糖化血红蛋白偏高。

治法:通腑泄热,开窍醒神。

方药:痰火方加开窍方加减。

组成:大黄 6g,黄连 9g,枳实 9g,瓜蒌 30g,胆南星 9g,远志 12g,羚羊粉(分冲)1.2g,石菖蒲 10g,郁金 10g,猪牙皂 3g 等。

中成药:安宫牛黄丸病情较轻者每次 1 丸,晨起服,病情重,热盛者每日 2 次每次 1 丸,口服或鼻饲,可用中药汤剂化服。

3)痰湿内阻证

辨证要点:患者平素体胖多痰或气虚体弱,又喜食肥甘厚味,生冷油腻。梗死灶一般不大或血肿偏小,病灶局部炎性反应不强烈,但代谢障碍明显。神经功能缺损一般不重,不伴意识障碍,但患者头沉身重,气短乏力,胸腹满闷,食少纳呆,四末不温或手脚潮汗,渴不欲饮,口中黏涎,大便溏软或黏、小便淋漓、舌苔白厚润或白润兼黄,脉沉或滑。

实验室检查血象、中性粒细胞、血清 C 反应蛋白或白介素 6 或肿瘤坏死因子多不高或轻度升高,但血脂、血糖及凝血指标多见异常。

治法:健脾化湿,泻浊通络。

方药:健胃醒脾方加二陈汤加味。

组成:炒白术 15g,生白术 15g,云苓 30g,白芷 10g,佩兰 10g,泽兰 10g,陈皮 10g,姜半夏 9g,生姜 9g,丝瓜络 15g,桂枝 3g,泽泻 10g 等。

中成药:大活络丸,每次 1 丸,每日 2 次。或华佗再造丸,每次 1 丸,每日 2 次,淡姜汤送服。

4)痰湿蒙神证

辨证要点:患者平素体胖多痰或气虚体弱。梗死灶或血肿可偏大(或脑桥梗死),病灶局部炎性反应较强烈,有意识障碍,神经功能缺损明显,头重,乏力,腹满食少,口中黏涎,渴不欲饮,四末不温或手脚潮汗,大便软或黏、小便淋漓、舌苔白滑,脉沉或滑。

实验室检查血象、中性粒细胞、血清 C 反应蛋白或白介素 6 或肿瘤坏死因子多不高或轻度升高,血脂、血糖及凝血指标多可异常。

治法:健脾化湿,开窍醒神。

方药:二陈汤加菖蒲郁金汤加味。

组成:陈皮 10g,法半夏 9g,云苓 30g,生姜 9g,天竺黄 6g,石菖蒲 12g,郁金 10g,泽兰 15g,佩兰 10g,川芎 9g,枳实 6g 等。

大凡中风后出现意识障碍或语言障碍,都可理解为脑窍闭塞,加用开窍之品能获显效。开窍法又分辛凉开窍与辛温开窍。急性期热象明显者多为痰热内闭,症状多见神昏不语、运动性失语、感觉性失语或完全性失语,宜用辛凉开窍法,代表方为安宫牛黄丸;若热象不明显而出现面色少华或萎黄或面色苍白,身出凉汗,神昏不语、口中黏涎、四末不温等则应用辛温开窍法，代表药为苏合香丸。

（3）恢复期：患者病灶处炎性损伤和氧化应激损伤使部分神经元凋亡，经过有效治疗后处于缺血半暗带的神经元重新得到血氧供应，邪气渐退，正虚渐复，机体通过自我调节，组织损伤缓解并开始恢复功能，症状趋向好转。此时患者常有肢体偏枯、痿软无力、记忆减退、舌强不语等症。辨证以髓海不足，气血虚弱为主。然正气未复，难以驱邪外出，若邪气伏留，则易产生后遗症，当标本同治，补虚不忘给邪以出路。分型多为髓海不足证、气虚血瘀证。

1）气虚血瘀证

辨证要点：寡言少语，面色㿠白，气短乏力，大便溏，小便清长，手足肿胀，舌质暗淡，边有齿痕，脉沉细。

治法：益气活血，通经活络。

方药：以补阳还五汤或气虚方加减。

组成：生黄芪45g，当归15g，赤芍15g，川芎10g，桃仁10g，红花6g，地龙15g，鸡血藤30g，川牛膝12g。

中成药可选用大活络丸、小活络丸、华佗再造丸等，均有一定疗效。

2）髓窍空虚证

辨证要点：头晕耳鸣，腰膝酸软，失语、记忆力下降、反应迟钝，神情呆滞，动作迟缓，肢体痿软，舌淡苔白，脉弱等临床表现。

治法：补肾填精。

方药：地黄饮子或六味地黄丸类加减。

梗死灶造成了脑神经元数量的绝对减少，神经功能受到严重损伤，导致了患者出现上述临床表现。《素问·调经论》谓："肾藏志。"提示人的精神情志活动和肾的功能有密切关系。肾精的盛衰直接关系到脑髓的盈亏，决定了大脑皮层功能的正常与否，神经元数量的绝对减少就相当于中医的肾精亏虚，要用填补肾精的方法治疗。现代中药药理学研究亦表明填补肾精的中药有修复神经损伤的作用，可改善脑损伤后的各项功能，强化了补肾填精法在脑梗死恢复期的治疗地位。

6. 舌诊

高利教授临床非常重视舌诊，认为人体脏腑、气血、津液的虚实，病邪的深浅、疾病的轻重变化都能客观地反映于舌苔，且舌苔随着正邪消长呈现相应的动态变化，舌体则是机体体质与正气及病情的客观写照。现代医学研究亦非常重视舌苔与疾病的关系，认为其可反映疾病的轻重和进退，其变化对疾病的诊断和判断预后有重要的意义。

（1）通过舌苔对脑血管病进行分期：急性期病变脑组织各种炎性因子损伤明显，舌苔多由白变为黄色且较厚，病灶较大的患者可出现黄灰苔，更甚者出现黑燥苔。若患者病程已经超过了14天，而舌苔仍呈黄厚腻苔，可认为患者炎性病灶处损伤尚未明显消退，仍属急性期，在现代常规治疗用药基础上施以清热化痰通腑泻浊中药，患者症状可能趋于好转并伴有舌苔逐渐消退的变化。

（2）结合舌象判断患者的脑梗死部位：高利教授通过长期的临床观察，发现了脑血管病患者常出现舌象的不对称性，患者肢体的瘫痪侧舌苔常较正常侧偏厚、偏黄，同侧舌体亦较对侧饱满，恢复期病灶侧舌苔多转为白腻，而肢体瘫痪侧舌苔多较对侧颜色重或较厚，提示瘫痪侧肢体经脉气血运行不畅，代谢产物堆积。如果患者出现急性脑血管病症状而临床又无确切体征，但舌象已显示特征性变化，常提示梗死灶已基本形成，应及时行头颅影像学检查，以明确脑血管病变的性质并进行相应诊疗。若患者因他疾来诊，诊查发现据舌象具备上述特点，据此多可推测患者曾有无症状性脑梗死，应做相应检查。

（3）通过舌象判断疾病的轻重和预后：因脑血管患者的舌象多随病情的变化而变化，按现代病理学规律，超早期患者舌苔多为白色或兼腻，当炎性损伤明显时多呈现黄色或黄腻，重者可见灰色或黑燥苔，若治疗有效，邪气渐退，患者舌苔多呈顺势渐变，即由黑转黄，由黄转白。若病情进入恢复期，现代病理学已进入神经修复阶段，中医理论认为此期为邪去正复阶段，故舌苔变薄，多呈白润或浅黄色。若舌象未按此顺序变化则提示病情复杂或较重，或出现了合并症。

舌象与症状体征或证候的变化基本是同步的，故观察患者舌象的变化，确能评价病情的轻重并判断预后。

（4）观察舌象推测脑血管病与胃肠道疾病的关系：脑血管病是多因素相关性疾病，与高血压、冠心病、高脂血症、糖尿病等密切相关，与地域种族亦相关。当脑卒中患者不具备已知的危险因素时，应寻找其他可能的危险因素。通过长期的临床观察与探讨，高利教授初步发现了脑卒中与国人胃肠的密切相关性，结合文献认为，从进化角度而言，中国人较西方人的胃肠道脆弱，再加上现阶段污染、饮食结构改变及压力等因素，胃肠道更容易受到损伤，受损伤后易滋生幽门螺旋菌并导致维生素、叶酸等吸收障碍并出现高同型半胱氨酸血症，幽门螺旋菌和高同型半胱氨酸血症均已被视为脑动脉硬化的危险因素。从另一角度分析，胃肠道是人体最大的内分泌和免疫器官，免疫与脑动脉硬化的相关性已得到证实；当 H 型高血压成为区别中外高血压的标志达成共识后，国人胃肠道疾病与脑血管病的相关性应不容置疑了。根据高利教授总结发现，患者舌体相关部位出现裂纹/裂沟、凹陷或隆起现象，给患者用现代检测技术做相应检查大多能证实胃肠道确切存在各类不同程度的病变或幽门螺旋菌阳性。

（5）通过舌象判断治疗效果：对于脑梗死患者的药物治疗是否有效，除观察临床体征和实验室指标变化外，亦可根据舌象来判断。如脑梗死患者治疗一个疗程后舌苔仍厚腻，应考虑用药则是否确切，将应用的中药种类或药物属性进行调整，患者证候多可出现明显好转，舌苔亦逐渐变为白而润。如脑出血患者应用甘露醇等脱水剂后，若出现舌红少津的阴虚舌象，多可提示脱水剂应用可能过量或时间过长。

（6）观察舌下静脉判断患者血瘀程度：正常的舌下两条静脉颜色呈淡紫色，不长、不宽、不屈曲，病变时常出现异常，可出现舌下静脉颜色变紫延长或呈串珠样改变。临床常根据舌下静脉血瘀程度用三分评分制，长度是舌体的 1/3 为 1 分，2/3 为 2 分，静脉至舌尖为 3 分。临床可血瘀程度决定选用活血化瘀种类或应用剂量。

六、现代医学治疗

参考美国糖尿病协会（American Diabetes Association，ADA）指南，建议临床医师采用以患者为中心的个体化治疗原则，基于糖化血红蛋白（HbA1c）预期值、药物不良反应和毒性、潜在的非糖性获益和花费等因素，为患者提供个体化的合理降糖方案。对于伴有糖尿病的缺血性脑卒中患者，严格的生活方式干预、合理的饮食结构与降脂、降压及抗血小板药物的应用同等重要。推荐意见：①缺血性卒中患者糖代谢异常的概率较高，糖尿病和糖尿病前期是缺血性脑卒中发生、复发或死亡的独立危险因素，临床医师应提高对缺血性脑卒中患者血糖管理的重视（Ⅱ级推荐，B 级证据）。②缺血性脑卒中或 TIA 患者发病后均应接受 FBG、HbA1c 监测，无明确糖尿病病史的患者在急性期后应常规接受口服葡萄糖耐量试验来筛查糖代谢异常和糖尿病（Ⅱ级推荐，B 级证据）。③对糖尿病或糖尿病前期患者进行生活方式和（或）药物干预能减少缺血性脑卒中事件，推荐 HbA1c 治疗目标为＜7%（Ⅰ级推荐，B 级证据）。④缺血性卒中患者在控制血糖水平的同时，医生还应对患者其他的危险因素进行综合全面管理（Ⅱ级推荐，B 级证据）。

我国作为卒中大国及卒中复发率最高的国家之一，卒中的预防及治疗形势十分严峻。构建卒中中心是提高我国卒中医疗质量的关键，初级卒中中心要求能为患者提供急性期的初步治疗，安全有效的给予包括组织型纤维蛋白溶酶原活化剂（t-PA）在内的治疗措施，若有卒中单元可直接将患者收入院。高级卒中中心要求能治疗复杂病例，提供高级技术治疗（如弹簧圈、支架）及关键领域训练有素的专家（神经内科、神经外科、神经放射科等）。目前卫生部已出台结合我国医疗现状的缺血性卒中质量控制指标如下。

（1）卒中接诊流程：15min 完成神经科评价；45min 内完成头颅 CT、血常规、急诊生化、凝血功能检查。

（2）心房颤动患者的抗凝治疗。

（3）3h 内的静脉 t-PA 治疗。

（4）入院 48h 内阿司匹林治疗。

（5）评价血脂水平并给予他汀治疗。

（6）评价吞咽困难。

（7）预防深静脉血栓形成。

（8）出院时处方继用阿司匹林或氯吡格雷。

（9）卒中患者的健康教育。

（10）戒烟建议或戒烟治疗。

（11）住院 1 周内接受血管功能评价。

（12）平均住院日或住院费用。

脑血管病主要治疗原则是增进脑部供血、供氧并能利用，减少梗死区或半暗带区；降低脑代谢，尤其是发热、高血糖等增高的代谢；防止并发症；预防复发。具体措施：①降低颅内压，控制脑水肿。②改善血循环，消除血栓。③促进脑细胞代谢，改善意识障碍。④增加组织细胞供氧，促进组织细胞修复。

糖尿病脑血管病治疗中需注意以下几点：

1. 血糖的控制和监测

在糖尿病缺血性脑血管病的临床治疗中，有效控制血糖水平尤为关键，血糖过高或过低，均可影响糖尿病性脑血管病的恢复和预后。适宜的血糖控制和严密的血糖监测，是糖尿病性脑血管病的治疗基础和预防糖尿病急性代谢紊乱的必要手段。胰岛素对中枢神经系统有直接的保护作用，正常血糖可以降低脑梗死体积，而高血糖或低血糖则会增大梗死体积。应用胰岛素治疗糖尿病缺血性卒中，应将血糖降至正常水平，防止低血糖的发生，还可延长再灌注时间窗，从而促进梗死区脑损伤的恢复。相比较而言，口服降糖药多不能更有效地降低血糖。当患者血糖超过 11.1mol/L 时，强调静脉滴注胰岛素，当血糖降至 8.3mmol/L 以下时，可改为三餐前皮下注射速效胰岛素和睡前予低精蛋白锌胰岛素或精蛋白锌胰岛素持续治疗，或者以胰岛素泵持续胰岛素皮下注射控制血糖。恢复期血糖的控制，原则上仍应持续应用胰岛素强化治疗，特别是餐后血糖控制不佳者，可予超短效胰岛素，既能很好地降低餐后血糖，又使低血糖发生率大大降低。

严格的血糖控制能否降低脑缺血的危险性，目前尚存在争议。英国前瞻性糖尿病研究（united kingdom prospective diabetes study，UKPDS）认为，严格控制血糖主要可以降低小血管而非大血管的并发症。另有前瞻性研究发现，平均 HbA1c 每降低 1%，各种并发症的危险性下降 21%。将血糖控制在正常水平，可显著降低糖尿病微血管并发症。因此，建议采用控制饮食、运动或药物降糖（包括胰岛素）等综合治疗将 HbA1c 控制在 7.0%以下。血糖维持的程度以中国糖尿病指南提出的意见为原则，老年糖尿病患者血糖控制目标应适当放宽，FBG<7.8mmol/L，PG 2h<11.1mmol/L 即可。此外，对于严格控制血糖尤其是接受胰岛素治疗的患者，应避免低血糖事件的发生。对于降糖药物治疗不理想者可加用具有疏肝理气、通腑泻浊作用的中成药或汤剂进行全身调理往往亦能获效。

2. 抗血小板药物

阿司匹林和氯吡格雷单药均可作为首选抗血小板药物，有证据表明，应用抗血小板药物治疗可使既往有卒中或 TIA 病史患者的卒中风险显著降低：阿司匹林（50～325mg/d）可使复发性卒中患病风险降低 13%～20%，对于急性缺血性卒中患者，阿司匹林的最低剂量应为 100mg。长期应用阿司匹林可能会增加脑出血和上消化道出血的风险，故每人应用的计量应视个体差异和具体病情而定。若出现上消化道出血，处理原则包括：①胃内灌注冰生理盐水 50～100ml 加入去甲肾上腺素 8mg；或应用凝血酶 1000～2000U 加冰生理盐水 50～100ml 口服；②使用制酸止血药物或质子泵抑制药；③补充血容量，防止休克。治疗过程中若出现有出血倾向者需停用阿司匹林或改为波立维等其他抗血小板聚集药物。临床实践表明，对于服用阿司匹林或氯吡格雷不适宜者可用中成药，如脉血康胶囊，每次 4 粒，每日 3 次；或脑血康胶囊每次 1 粒，每日 3 次；或通心络胶囊，每次 3 粒，每日 3 次，这类中成药虽不是专门的抗血小板药物，但其改善血液循环作用还是明确的。

3. 控制血压

规范的抗高血压治疗可降低卒中的患病风险。目标血压应根据年龄、种族等因素进行个体化控制。推荐使用血管紧张素转换酶抑制剂（ACEI）联合用利尿药。英国 UKPDS 报道，阿替洛尔和卡托普利两种药物都能同样有效地降低糖尿病性卒中和死亡的危险，证明降压药能有效降低 2 型糖尿病患者大血管和微血管并发症的风险。美国糖尿病学会（American Diabetes Association，ADA）推荐，所有伴发高血压的糖尿病患者均应选择 ACEI 或血管紧张素 II 受体拮抗剂（ARB）药物（可联合利尿剂）来控制血压，可有效延缓肾脏病进展。我国四项临床试验综合分析，收缩压每降低 9mmHg 和（或）舒张压每降低 4mmHg，可使卒中风险降低 36%。

在急性期，脑卒中患者会有不同程度血压升高，早期的高血压处理取决于血压升高的程度及患者整体状况，若收缩压<180mmHg，或舒张压<110mmHg，一般不需要降压治疗，以免加重脑缺血；若收缩压在 185～210mmHg，或舒张压在 115～120mmHg，也不必急于降压，应密切关注血压变化；若收缩压>220mmHg，舒张压>120mmHg 以上，应给予缓慢降压治疗，以防血压降得过低，可使用微静脉泵输注硝普钠，迅速、平稳降低血压至理想水平。建议糖尿病合并脑血管病患者的血压控制在 140/90mmHg 左右为宜。

4. 控制血脂

强化降低胆固醇水平预防卒中的研究评价了高剂量阿托伐他汀（80mg/d）对 4731 例无冠心病史患者的影响，经过 4.9 年的随访，结果显示阿托伐他汀可显著降低致命性或非致命性卒中及 TIA 的风险。美国心脏保护研究（heart protection study，HPS）前瞻性研究结果显示他汀类药物治疗能使糖尿病的终点事件（卒中、冠心病和血管重建）的危险性下降 34%，认为他汀类药物治疗可使 40 岁以上的 2 型糖尿病患者明显受益，应推荐使用。英国心脏保护研究的结果发现，用辛伐他汀可使 5963 例糖尿病患者大血管事件的发生率减少 22%，使卒中风险减少 25%。美国国家胆固醇教育计划（national cholesterol education program，NCEP）推荐，伴有糖尿病等动脉粥样硬化危险因素的患者应服用他汀类药物，通过降低血胆固醇，可使糖尿病患者脑血管事件的发生率降低。

5. 外科介入治疗

颈动脉内膜切除术对颈动脉狭窄超过 70%的患者有效。介入治疗包括颅内外血管经皮腔内血管成形术及血管内支架置入术等，其与溶栓治疗的结合越来越受到重视。目前，脑卒中患者选择 CEA（颈动脉内膜剥脱术）还是 CAS（颈动脉支架术）对颈动脉粥样硬化狭窄进行干预，其优势目前尚无定论。

附　脑出血的治疗

（一）脑出血的现代医学医治疗

1. 诊断流程

第一步：临床判断是否为卒中。

第二步：明确是否为脑出血。即行头颅 CT 或 MRI 检查以确定诊断。

第三步：评估脑出血的严重程度。根据 GCS（格拉斯哥昏迷量表）或 NIHSS（美国国立卫生研究院卒中量表）评估。

第四步：如何进行脑出血的分型。借助患者病史、体征、实验室检查、影像学检查一般即可明确。

2. 内科治疗

（1）一般治疗：生命体征监测、神经系统评估及基础用药等。

（2）血压管理：应综合管理脑出血患者血压，分析血压升高原因，再根据血压情况决定是否降压治疗（Ⅰ级推荐，C 级证据）；当急性脑出血患者血压收缩压＞220mmHg 时，应积极使用静脉降压药物；当收缩压＞180mmHg 时，可使用静脉降压药物控制血压，应根据患者临床表现调整降压速度，160/90mmHg 可作为参考降压目标值（Ⅲ级推荐，C 级证据），但快速强化降压改善患者预后的有效性还有待进一步验证（Ⅲ级推荐，B 级证据）；在降压治疗期间应严密观察血压水平的变化，每隔 5～15min 进行一次血压监测（Ⅰ级推荐，C 级证据）。

（3）血糖管理：无论既往是否有糖尿病，入院时的高血糖均预示脑出血患者的死亡和不良转归风险较高，目前认为应对脑出血后高血糖进行控制，但需进一步研究应采用的降糖药物种类及目标血糖值；低血糖可导致脑缺血损伤及脑水肿，严重时导致不可逆损害，需密切监测，及时纠正。

（4）药物治疗：由于止血药物治疗脑出血临床疗效尚未确定，且可能增加血栓栓塞风险，不推荐常规使用。

3. 外科治疗

对于大多数原发性脑出血患者，外科治疗的有效性尚不能充分确定，不主张无选择地常规使用外科或微创手术，以下情况可选择：

（1）出现神经功能恶化或脑干受压的小脑出血者，无论有无脑室梗阻致脑积水的表现，应尽快手术清除血肿，不推荐单纯脑室引流而不进行血肿清除。

（2）脑叶出血超过 30ml 且距皮质表面 1cm 范围的患者，可考虑标准开颅术清除幕上血肿或微创手术清除血肿。

（3）发病 72h 内，血肿体积 20～40ml、GCS≥9 分的幕上高血压性脑出血，可应用微创手术联合或不联合溶栓药物液化引流清除血肿。

（4）40ml 以上重症脑出血患者由于血肿占位效应导致意识障碍恶化者可考虑微创手术清除血肿。

（5）病因未明确的脑出血患者行微创手术前应行血管相关检查排除血管病变，规避和降低再出血风险。

（二）脑出血的中医药治疗

络脉损伤在糖尿病脑血管病确诊前就已存在并贯穿疾病全过程。活血化瘀是治疗总则，不能到了疾病后期才开始活血通络，应在早期即开始选用辛香疏络、辛润通络、活血通络诸法，对于减轻高血糖的损伤，延缓并发症的出现具有较高临床价值。仝小林教授认为糖尿病脑血管病总治则为：通腑活血涤痰、滋阴清热。因糖尿病的特点是血液黏稠，重点应以调理气血，解决高凝高黏血证为主。宣武医院高利教授多年的临床经验认为，临床应予以分期后辨证施治。

虽然糖尿病脑血管病脑出血发生率比较低，但中医活血化瘀法治疗脑出血有明显优势，故简介之：

1. 急性期

无论患者平素体质如何，因脑出血造成的急性损伤多呈现痰、热、瘀的证候特点，急性期总以标实为主要矛盾。

中医有"离经之血便是瘀血""故凡血证，总以祛瘀为要""瘀血不去，则出血不止，新血不生"之论述，故尽早祛除瘀血是重中之重。许多医家亦认为，脑络瘀阻是出血性中风的病理基础，血蓄于脑是出血性中风的病理核心，故治疗重点在于尽可能快速清除脑中瘀血。为强化活血化瘀法治疗脑出血的概念，高利教授根据临床和文献归纳了活血化瘀法治疗脑出血的现代医学旁证为：①在头颅 CT 问世之前，1/3 的脑出血误诊为脑梗死，用改善血液循环的办法治疗也获得很好疗效；②脑出血急性期部分病例合并腔隙性脑梗死，提示随时脑出血，但多伴有全脑或局部脑缺血；③脑出血后凝血机制启动，使血液变得黏稠；④脑出血的手术与保守治疗远期效果无显著性差异。这都为活血化瘀法治疗高血压性脑出血奠定了基础。

不少医家担心活血化瘀治疗脑出血会使血肿扩大，但事实并非如此。有学者用有同位素标记的红细胞注入患者静脉而后进行检测，在血肿内未发现有这种细胞；有学者在脑出血后 6h 内给患者做脑血管造影，未见到有造影剂从破裂的血管外溢；系列 CT 扫描显示，大多数患者出血后数小时内血肿扩大，当血肿的压力大于破裂的出血动脉压力时，物理梯度差会促使出血很快停止，早期研究又发现，在发病 6h 后约有 16% 的患者血肿扩大，而发病 24h 后血肿扩大极为罕见，最近的动态观察已经证实，脑出血患者数小时后出血即停止，若血压等影响因素得到有效控制，24h 后再出血几乎寥寥无几。

高利教授根据多年临床经验，结合现代医学数十年来在脑出血的治疗方面没有质的突破的现实，以中医相关理论为指导，以活血化瘀治疗为总则，简化中医分型，将活血化瘀治疗脑出血的用药时间窗定为 24h，用活血化瘀药为主，同时加用中药配方（院内相关协定中药处方）进行了多次的多中心临床观察，无一例因活血化瘀治疗而出现病情加重或再出血的病例。

现代中药药理学研究表明，活血化瘀药有扩张血管、改善微循环、抑制血小板聚集和释放、纠正血液流变异常、降低血黏度及血脂、抑制动脉粥样硬化形成、稳定细胞膜、保护细胞、改善脑缺血半暗带的微循环、促进脑内血肿吸收和减轻脑水肿等作用，为活血化瘀治疗脑出血从实验室角度提供了客观依据。

高利教授认为，无论缺血性或出血性脑血管病，活血化瘀法是治疗的总则。对于缺血性脑血管病而言，缺血理应活血无可非议，但对于出血性脑血管病，此法仍宜，高血压性脑出血、脑蛛网膜下腔出血、淀粉样脑血管病出血、动脉瘤破裂出血，虽然病因病理各异，均以活血化瘀治疗为要，但同时应根据诊断、病因病理和证候特点辨证施治。从中医理论分析，气虚是多种出血性疾病的病因，因"气"的主要作用之一是固摄，固摄失职则血溢脉外；"气"的另一主要作用是推动，推动无力则血行不畅，血行不畅不仅可导致缺血性脑血管病，在出血的状态下同样可因血行不畅导致合并腔隙性脑梗死，因血行不畅还可导致出血局部的代谢产物不能及时排出造成局部代谢紊乱，血行不畅更不易于吞噬细胞、小胶质细胞等进入血肿部位而把血肿清除，更不利于神经功能的恢复；浊气壅塞亦是多种疾病的病因及结局，浊气壅塞可致气血不畅，营养物质不能充斥到血脉、器官、脏腑组织，导致代谢紊乱，代谢障碍又可派生他病。

综上所述，脑出血急性期以血溢脉外为主，局部损伤及代谢障碍瘀而化热可进一步损伤脑组织，应选用具有苦寒或甘凉属性的中药为主予以治疗，如丹参、疏血通、醒脑静注射液之类中药制剂静脉滴注，对于部分出血量较小，热象证候不显著的患者主张使用血塞通、血栓通等药性平和之品，不主张用川芎、刺五加注射液之类的温热性药物，否则容易出现"火上浇油"；提倡活血化瘀的同时加用三黄汤、星蒌承气汤等化痰通腑之类的中药汤剂口服或鼻饲，以体现整体调理。

2. 恢复期

此期脑内血肿大部分基本吸收，病灶处炎性反应接近消退，神经元的数量因急性期损伤已绝对减少，代谢产物逐渐减少，受损的神经元开始修复，神经功能开始重组，此时相当于中医理论的肾精亏虚或气血不足，治疗需要充足的血运和神经营养剂，不管此时是否存在邪气，均应以补虚为主。有研究显示，某些填补肾精的药物具有修复神经损伤作用，补益气血的药物则可充盈血脉，改善全脑或局部血循环，部分益气药还有促进干细胞向神经元细胞转化的作用，有是证，用是药，共同起到修复神经元并促进神经功能重组的作用。

总之，糖尿病脑血管病与脾胃关系密切，在治疗脑梗死时定要注重调理脾胃。

糖尿病作为脑血管病的主要原因之一，病因病机较为复杂，浊气壅塞是关注的重点，此即为因，又是果，且变证多端，治法亦根据其辨证分期及分型选择不同治法。上述已对辨证分型有所论述，现将具体治则论述如下。

郁：行气开郁、健脾化痰、化湿降浊。

热：清热化痰、通利三焦、通腑泻浊。

虚：益气养阴、清上温下、活血通络。

损：滋补肝肾、温补脾肾、益气和血。

七、常用方药及对药

1. 常用方药

（1）痰火方（黄连 9g，大黄 5g，胆南星 9g，连翘 10g，淡竹叶 9g 等）：现代药理研究黄连可显著抑制脂多糖诱导的炎症反应，其提取物及黄酮成分有较强抗病毒作用；大黄具有"下瘀血、破癥瘕积聚、留饮宿食、荡涤肠胃、推陈致新、通利水谷、调中化食以及安和五脏"功效，其有效成分能抑制炎症细胞因子的产生和释放，具有抗菌消炎的功效，可减轻脑水肿、降低颅内压（类似脱水剂），具有很好的临床实用价值。此协定方多用于脑梗死急性期（炎性损伤期），临床适用于痰热证者，口服或鼻饲治疗。临床观察发现，在急性损伤期服用上述汤剂，症状体征及证候有所好转，同时血清相关炎性因子指标下降。另外，血管内介入操作及造影剂均会对血管内皮造成损伤，而中药痰火方能够降低血管内介入手术及造影剂导致的炎性反应和血液高凝状态。在痰火方的使用中，可根据患者不同情况选择不同服法，若痰热证较明显，可选择一日一剂药，若出现大便稀软，腹部不适等，可减至 3/4，或至 1/2，直到发挥通下作用而又无腹部不适为止，亦可根据患者腹实状况和病灶的炎性反应程度选择饭前或饭后服用，还可根据患者的体质状况温服或凉服。

（2）健胃醒脾方（白芷 10g，海螵蛸 10g，鸡内金 10g，浙贝母 10g，三七粉 3g 等）：高利教授认为脑血管病多与脾胃功能相关，国人脾胃多虚弱（国人各类胃肠道疾病发生率极高），临床常见很多患者在脑梗死非急性期表现为乏力气短、腹部不适、纳差等气虚痰阻的表现（部分患者可提供消化道病史），可辨证使用健胃醒脾方，同时可联合应用适量的痰湿方（法半夏 10g，陈皮 10g，佩兰 10g 等）或气虚方（生黄芪 20g，炒白术 12g，云苓 30g 等），临床需根据患者不同证候表现选择不同方剂联合加减使用。

（3）三琥散（三七粉 3g，琥珀粉 1.5g，老玉米须 30g）：三七粉性温，味甘微苦，入肝、胃、大肠经，有止血、散瘀、定痛功效。琥珀粉性平，味甘，归心、肝经，有宁心安神、活血化瘀、利水消肿功效，现代药理学研究琥珀粉的代谢产物其有效成分能透过血脑屏障。老玉米须有较好的减轻颅内水肿功效。三药合用相得益彰，能充分发挥活血化瘀、和血止血、镇静安神、利水消肿之功效。本方适用于糖尿病血管病病灶较大或脑出血、脑梗死后伴渗血的治疗。

2. 对药

（1）鸡血藤与丝瓜络："凡藤蔓之属，皆可通经入络"。藤类药物大多能理气活血、散结通络。鸡血藤味苦微甘、性温，归肝、心、肾经，色赤入血，质润行散，具有活血舒筋、养血调经的功效；丝瓜络味甘性平，入肺、胃、肝经，具有通经活络、清热化痰功效。两药相须为用，可适用于治疗糖尿病脑血管病出现的四肢麻木、肿胀、发凉、活动不利或静脉充盈者。同时可配用鲜杜仲枝条切断煮开至于木桶中，待水变温后浸泡四末，以增加活血通络之效。

（2）佩兰和泽兰：佩兰又名醒头草，味辛，性平，归脾、胃、肺经。《神农本草经》曰："主利水道，杀蛊毒，辟不祥。久服益气，轻身不老，通神明。"有芳香化湿，散浊醒脑之功效。泽兰味苦、辛，性微温，归肝、脾经。《本草纲目》曰："泽兰走血分，故能治水肿，涂痈毒，破瘀血，消癥瘕。"有活血调经、祛瘀消痈、利水消肿、利血中湿浊之功效。两药合用共奏芳香开窍，利湿化浊，提神醒脑之功效。常用于糖尿病脑血管病浊气硬塞，舌苔腻、大便黏等湿浊较明显者。

（3）三棱和莪术：《医学衷中参西录》曰："三棱气味俱淡，微有辛意；莪术味微苦，亦微有辛意，性皆微温，为化瘀血之要药。若细核二药之区别，化血之力三棱优于莪术，理气之力莪术优于三棱。"两药合用具有破血行气、消积止痛之功效。临床常用于血瘀偏重者，如舌质暗紫，舌面有瘀斑，舌下静脉迂曲延长或肌肤甲错麻木不仁者。

（4）石菖蒲和远志：《本草从新》中述石菖蒲："辛苦而温，芳香而散，开心孔，利九窍，明耳目，发声音，去湿除风，逐痰消积，开胃宽中，疗噤口毒痢。"远志在《神农本草经》中："主咳逆伤中，补不足，除邪气，利九窍，益智慧，耳目聪明，不忘，强志，倍力。"两药合用，芳香开窍，祛痰化浊。临床常用于糖尿病脑血管病头晕、头昏沉或昏昏欲睡者。

（5）动物类：虫蚁走窜善行，飞者升，走者降，能搜剔血络，攻积除坚，用于络病痰瘀交结之顽疾。高利教授善用水蛭、山甲类药物治疗血管闭塞，脑动脉狭窄等病。对于重度血管狭窄表现为血瘀证较明显者常嘱其每日进食2～3只土鳖虫（鲜者炸焦）；对于脑血管病神经元损伤较重，症状体征恢复较慢者常嘱其取猪、狗脑或兔脑烹熟配合中药间断服用；对于肢体麻木日久者，常嘱其在服用中药同时每日口服炸全蝎2～3只，均可获得不同疗效。

3. 食物

叶天士提出"络以辛为泄""久病在络，气血皆窒，当辛香缓通"。

高利教授对于糖尿病脑血管病出现腑气不通，神机失用，临床表现为头昏沉、大便干结，臭味偏大者，主张多食熟萝卜、熟大蒜，生食鲜香椿芽、香菜、苦菊、苦瓜、鱼腥草等菜蔬类配合药疗起到助消化、通腑气和清热解毒、芳香通络之作用。在后期若虚损症状明显时可用兔脑、猪脑、猪脊髓、牛脊髓等烹熟进食，以补充大脑代谢之原料，和中药共同发挥补虚损之作用。

4. 针灸

糖尿病脑血管病急性期治疗宜早不宜迟，选穴宜少不宜多。急性期多以放血配毫针针刺为主；脱证可取气海、关元、神阙隔附子饼灸法；恢复期以毫针针刺为主；后遗症期可以毫针配火针及灸穴为主。还可采用头皮针取对侧运动区相应穴位针刺，另外，可用局部穴位注射疗法。

5. 推拿和康复

推拿和康复训练等可以明显提高疗效，减轻致残程度，提高生存质量，应由有资质的专业医生进行。

6. 戒烟

多项研究表明，吸烟或被动吸烟多为首次脑卒中的明确危险因素，关于戒烟方式的选择，劝告、行为干预、药物干预及联合干预对于吸烟者戒烟均是有效的。目前对于吸烟和脑卒中复发的相关性研究还较少。值得注意的是对于年龄偏大，吸烟时间较久，每天吸烟量较大的患者，不要马上戒断以免出现戒断效应，最好使其了解吸烟对人体的危害，使其主动每天逐渐减少吸烟量直至戒断。

7. 其他

糖尿病脑血管病除了应用药物治疗以外，还应从衣、食、住、行及心理疏导等各方面对患者进行健康指导，这是中医整体观的需要，通过药物及诸法合拍，才能起到调理机体阴阳、气血并使之达到新的平衡，促进患者康复的作用。

对于糖尿病脑血管病肥胖者，应嘱其尽量少食或不食黏滞不易消化、肥甘厚味等食物；对于湿邪明显者应嘱其尽量少食或不食海产品（发物）。对于心情郁闷、胸腹胀满者除了必要的心理疏导外，可适当加用疏肝理气药。对于痰热征象明显者，应嘱其少食辛辣黏腻食品以避免其助热。

对于急性脑血管病患者出现较长时间意识障碍时，亲情抚摸及呼唤是很有必要的，视听刺激也必不可少。这些内容在患者意识障碍时虽不能感知，但持久的刺激会在大脑逐渐积累，适当时间就会由量变到质变，积累的刺激信号就可刺激大脑觉醒。

糖尿病出现肢体麻木或发凉无力，或已出现脑血管病，恰当的活动锻炼都是有益的，运动方式及程度要因人而异，需根据个人身体状况及病情程度制订合理的运动方案，以锻炼后个人的感觉为主，千万不能效仿他人。建议老年人运动以快走慢跑为主，至头身微汗为佳，若次日睡觉醒来感觉周身乏力不愿动，多提示前日的运动方式或运动量过度了。老年糖尿病或脑血管病患者恢复期不建议爬山、游泳等过度增加心脏负荷的活动。

糖尿病脑血管病患者的起居很重要，日出而作日落而息是各类人群都应遵守的共同法则，一年四季都应随太阳升起和降落的规律活动，切不可过度消耗阳气，"春夏养阳，秋冬养阴"是千真万确的古训，不可不仿。

无论是健康人或患者，有条件的坚持睡好子午觉是有益的，子午觉不但可以调整身心疲劳，亦有助于内分泌的调节。

对于各类人群而言，保持良好的心态都是必要的，"笑一笑十年少"有其无可非议的内涵，最好锻炼出发自内心的笑，笑得满面发红，周身微热最佳。

八、验 案 赏 析

1. 宣武医院神经内科中西结合脑病科病例分享

案一：患者，女性 56 岁，主因"突发头晕 10 天，加重伴恶心、呕吐 5 天"入院。

既往：2 型糖尿病、高血压、冠心病病史。

入院症见：间断性头晕，体位变化时显著，休息可缓解，伴行走不稳，偶有恶心、呕吐，呕吐物为胃内容物，大便 3～4 日/次，干燥，偏臭，小便色黄。

舌诊：黄白苔，偏厚，质润，舌体大小适中，色暗。

头颅 CT 检查：右侧基底节、放射冠、半卵圆中心及额叶腔隙性脑梗死。

TCD 提示：右侧颈内动脉终末段轻度狭窄，左侧大脑前动脉轻度狭窄，右侧椎动脉重度狭窄。

颈动脉超声：双侧颈动脉内-中膜不均增厚伴斑块，左侧颈外动脉狭窄。

实验室检查：血糖 10.76mmol/L，糖化血红蛋白 10.1%，尿糖 3+，HP（+）。

诊断：多发脑梗死，脑血管狭窄，2 型糖尿病，高血压病 3 级，冠心病。

综合诊断：多发脑梗死痰热证。

立法：祛痰定眩，通腑泄热。

基础治疗：预混胰岛素 70/30 早晚各 14U 皮下注射，阿司匹林 0.1g 每日一次，阿托伐他汀钙片 20mg，每日一次，长春西汀 20mg 静脉滴注，每日一次，醒脑静 20ml 静脉滴注，每日一次。

中药处方：黄连 6g，枳实 9g，芒硝 5g，酒军 5g，天竺黄 6g，天麻 12g，杜仲炭 15g，石决明 20g，葛根 12g，夏枯草 15g，荜茇 9g，白芷 10g。日一剂，水煎温服。

方解：方中黄连、枳实、芒硝、酒军通腑泄热，加天竺黄清化痰热，天麻、杜仲炭、石决明、葛根、夏枯草可镇静定眩，稳定血压，荜茇、白芷和胃止吐；诸药合用，共奏通腑泄热，祛痰定眩之效。

患者口服上述汤剂 3 日后头晕较前好转，大便 1 日/次，行走不稳明显减轻。

案二：患者男性，68 岁，主因"四肢无力，言语不清 14 天"入院。

既往：2 型糖尿病病史。

入院症见：四肢无力，以右侧肢体为重，伴言语不清，大便时干时稀，小便量多。

舌诊：舌苔黄白，舌体大，有齿痕。

头颅 MRI 检查：急性脑梗死（左侧基底节及左侧颞顶叶），脑萎缩。

TCD：左侧大脑中动脉轻度狭窄。

颈动脉超声：双侧颈动脉内-中膜不均增厚伴斑块。

实验室检查：血糖 6.66mmol/L，糖化血红蛋白 7.2%，尿糖 3+，HP（+）。

诊断：急性脑梗死，脑萎缩，脑血管狭窄，2 型糖尿病。

综合诊断：脑梗死脾肾两虚证。

立法：清热化痰，补益脾肾。

基础治疗：波立维 75mg 每日一次，阿托伐他汀钙片 20mg 每日一次，二甲双胍 0.25g

每日三次，格列美脲 1mg 每日一次，阿卡波糖 50mg 每日三次，静脉滴注血栓通 450mg 每日一次，桂哌齐特 320mg 每日一次，依达拉奉 30mg 每日两次。

中药处方：痰火方+健胃醒脾方。

中成药：脉血康胶囊，每次 4 粒，每日 3 次口服。培元通脑胶囊，每次 3 粒，每日 3 次口服。

方解：脉血康胶囊活血散瘀，加痰火方清热通腑化痰以治标，培元通脑胶囊补益脾肾，加健胃醒脾方健脾化湿以治本。诸药合用共奏活血散瘀、清热化痰、补益脾肾之功效。

患者药后四肢无力逐渐减轻，能缓慢行走，言语不清逐渐缓解，饮食较前改善，尿量逐渐转为正常。

案三：患者女性，56 岁，主因"发作性头晕 10 余天"入院。

既往：高血压、糖尿病病史。

入院症见：头部发蒙，无视物旋转、无饮水困难、无恶心呕吐，多梦易醒，小便正常，大便黏。

舌诊：苔白厚，质润，舌质暗淡，中有纵沟，舌体胖大。

头颅 MRI：脑内多发陈旧腔隙性脑梗死，脑白质变性。

TCD：未见明显异常。

颈动脉超声：双侧颈动脉内-中膜不均增厚伴斑块，右侧锁骨下动脉斑块。

实验室检查：糖化血红蛋白 8.0%，血糖 9.76mmol/L，尿糖+-，HP（+）。

诊断：急性脑梗死，高血压，糖尿病。

综合诊断：急性脑梗死气虚痰阻证。

立法：祛湿化痰，健脾和胃。

基础治疗：二甲双胍 0.25g 每日三次，阿卡波糖 50mg 每日三次，阿司匹林 100mg 每日一次，阿托伐他汀钙片 20mg 每日一次，静脉滴注长春西汀 20mg 每日一次，血栓通 450mg 每日一次。

中药处方：健胃醒脾方+痰湿方。

中成药：脉血康胶囊，每次 4 粒，每日 3 次口服。培元通脑胶囊，每次 3 粒，每日 3 次口服。愈风宁心滴丸，每次 12 丸，每日 3 次口服。

方解：患者主要临床表现为头晕，头部发蒙，多梦易醒，大便黏，结合其舌脉，辨证为气虚痰阻证，故予健胃醒脾方+痰湿方着重化痰，待患者痰湿之象减轻时再以健脾为主，杜绝生痰之源，患者头颅磁共振提示多发陈旧腔隙性脑梗死，脑白质变性，同时予脉血康、培元通脑胶囊以活血化瘀、补肾填精，患者既往高血压病史，予愈风宁心滴丸可达到通督活血，协同降压的目的。

患者出院时头晕较前缓解，眠安，大便正常。

2. 仝小林教授医案

案一：男，84 岁，主诉"突发失语、右侧肢体瘫痪 5 天"，神昏谵语，烦躁低热、5 天未解大便，腹部胀满膨隆。舌苔黄厚腻，脉弦硬滑数。诊断为左侧大面积脑梗死。因肺部感染、呛咳、痰多等致呼吸困难行气管插管、鼻饲饮食。既往糖尿病病史 20 余年。证属中风急性期痰热腑实证。邀余会诊。采用清热化痰通腑活血，清气化痰丸合桃核承气汤加减：胆星 15g，法半夏 15g，瓜蒌仁 30g，黄芩 15g，桃仁 30g，生大黄 30g，芒硝 30g，厚朴 30g，枳实 15g。药后 6h，排除臭秽大便甚多。神志转为安定。原方减为 1/4 量继服两天。同时服用安宫牛黄丸，每日上下午各 1 丸，连用 3 天；麝香 0.5g，每日两次。开窍醒神。3 天后患者神志恢复清醒，痰量明显减少，咳嗽反射恢复，体温正常，遂拔除气管插管。患者黄厚腻苔渐退。改为补阳还五汤，首剂黄芪 120g，3 天后加量至 240g/d，另加麝香 0.2g/d，守方治疗一个月后，患者能自行下地行走，唯语言没有恢复。此后生活基本自理，4 年后因其他疾病去世。

案二：患者身患糖尿病 20 余年，内热持续耗散脏腑气阴，损伤络脉，病情已进入虚损期，体内痰、瘀等病理产物伏留。复加感受外邪，腑气不通，热无出路，久蕴成毒，挟气血上冲于脑，神窍闭阻，故卒然昏仆，不省人事，伴高热，神昏谵语等热扰神明之象。病机主要为风火相煽，痰瘀互结。诸邪阻于脑窍，横窜经络，出现失语，喎僻不遂。当务之急是给热以出路，通腑泄热，主方以桃核承气汤荡涤胃肠积滞，导热下行，加用安宫牛黄丸清热解毒，开窍醒神；清气化痰方清化热痰，桃仁活血化瘀，消除病理产物，使经络得通，同时兼顾肺炎咳喘，解表清里。另加麝香 0.5g，麝香窍闭第一要药，古语云"通窍全凭好麝香"，非但开神窍，亦善开诸脑窍。故窍之大病，非此不能开也。通窍-中风不昏迷，开窍-中风意识障碍通窍在现代医学中包含改善微循环、减轻水肿、建立侧支循环的作用。麝香用量在中风急性期前三天 0.5～1g，每日 2 次后，可以减量为 0.1～0.2g，每日 2 次。

服药后 6h 即臭秽大便，热随之而去，神志转清，腹膨隆好转，邪气已衰退大半，药量亦是中病即减，缩减为原量 1/4，扫除余邪，通经活络，使气血运行恢复。3 日后，患者神清，风、热、痰等邪气均已消退。此时病机为邪去正虚，神志由躁转静，肌肉软弱无力，仍遗留瘀血，故用补阳还五汤补气化瘀，投以大剂量黄芪大补元气，加用小剂量活血药化瘀通络，继服一个月收功。

附注：安宫牛黄丸乃《温病条辨》方。由牛黄、郁金、犀角、黄连、黄芩、山栀、雄黄、朱砂各一两，梅片、麝香各二钱五分，珍珠五钱，金箔衣组成。每服一丸，病重体实，每日 2～3 次，小儿酌减。治疗热陷心包、中风昏迷、小儿惊厥等。

补阳还五汤《医林改错》方，此方治半身不遂，口眼喎斜，语言謇涩，口角流涎，大便干燥，小便频数，遗尿不禁。黄芪（四两，生）、归尾（二钱）、赤芍（一钱半）、地龙（一钱，去土）、川芎（一钱）、桃仁（一钱）、红花（一钱）水煎服。当中风患者高热神昏、谵语等躁瘫之象减退后，即可使用该方。

总之，我国作为卒中大国及卒中复发率最高的地区之一，卒中预防及治疗形势十分严峻，我国目前尚缺乏专门针对脑卒中患者糖尿病和糖尿病前期进行干预的大型二级预防临床研究，我国大量研究显示对 IGT 患者进行生活方式干预可显著降低远期糖尿病、心血管事件及死亡的发生风险。严格的血糖控制对于预防非梗死性冠状动脉粥样硬化性心脏病事件尤其是心肌梗死是有益的，但强化降糖治疗并没有降低全因死亡或脑卒中的风险，而且强化治疗成倍增加严重低血糖风险，因此在治疗过程中必须强调个体化调整，必须强调中西医结合，现代研究越来越强调分子诊断和靶向治疗，强调个体化治疗，对于血瘀证中医有着较好的疗效，中药可多靶点改善血管内皮功能，减轻动脉粥样硬化。

中医治病的基本思维是从宏观入手，"以偏纠偏"，利用药物的偏性，调整疾病时的偏态，以最大限度地调动体内的自我调节和修复能力。

临床上需以"态靶因果"临床辨治方略为指导，理清疾病发展态势和各阶段核心病机，并在辨证准确前提下，充分利用现代药理研究成果，针对性地选择靶向药物。"态"包括状态、态势、动态，状态是当下的存在，证为其标，态势即蕴含疾病发展的趋势，动态即连续、整体地看待疾病发展的全过程。"靶"可细分为症靶、标靶、病靶。强调标靶的目的在于吸收西医理化指标，开阔中医治疗视野，增加遣方用药的攻击点。"因"可分为病之因、态之因、症之因。病之因是引起疾病发生的原因，相对固定且规律性强；态之因与疾病发展的规律相呼应；症之因则相对灵活多变，是引起疾病表现的各种因素。关注疾病的果目的在于把握疾病的走势，对可能出现的发展变化和转归做出相应的判断，做到未病先防。

随着时代的进步，中医面临着前所未有的机遇和挑战，传统的辨证论治是中医的特点及优势之一，但在疾病完整性的认识及应用现代理化指标改善的靶向性上仍有不足。我们应提倡借鉴现代医学对疾病的诊断，按照中医思维，重新审视疾病全过程，理清疾病发展各个阶段，归纳核心病机，确定理法方药，关注疾病之前的"因态"和疾病预后的"果态"，实现对疾病的整体认识。

第七章　针灸治疗糖尿病并发症

一、刺灸法概述

针灸治疗疾病是根据脏腑、经络学说，运用四诊、八纲理论，将临床上各种不同证候进行分析归纳，以明确疾病的病因病机及病位病性，再辨证论治，进行相应的配穴处方，按方施术——或针或灸，或针灸并用；或补或泻，或补泻兼施。以通其经脉，调其血气，使阴阳归于相对平衡，从而达到防病治病的目的。

刺法是指使用不同的针具，刺入人体的穴位（或一定部位），并施以不同的手法，给予一定的刺激，从而激发经络之气，达到调整阴阳、防治疾病的目的。又根据针具和操作技术的不同分为毫针、三棱针、皮肤针、皮内针、电针、头针、穴位注射、穴位埋线等。灸法是指用艾绒和药物为主要材料，点燃后在体表的一定部位或腧穴进行烧灼、温熨，借灸火的温热刺激及药物的作用，通过经络的传导，温通经络、扶正祛邪，达到防病治病的目的。广义的灸法还包括用刺激性药物敷贴穴位以防病治病的方法，又称"天灸""药物灸"。因其独有的温热作用，多用于虚寒性疾病的治疗。无论刺法或灸法，因其具有直接或间接的创伤性，故须严格消毒，防止感染，避开皮肤有溃疡、感染、肿瘤、瘢痕、静脉曲张、过敏处；治疗过程需患者保持体位舒适，防止晕针；体质虚弱者、孕妇、产后及自发性出血倾向者不宜应用；当在后颈部、胸腹和腰背部、大血管附近、头面部及眼区针刺操作时要慎重，以防造成损伤。另外，妊娠妇女的腰骶部和下腹部、睾丸、乳头、阴部及皮薄肌少筋肉结聚处和关节处，均不宜直接灸，以免形成瘢痕。

1. 头针疗法

头针疗法主要在头部特定穴位进行针刺。主要用于治疗脑源性疾病，如脑血管意外后遗症、皮层性视力障碍、小脑性平衡障碍、皮层性多尿、遗尿、帕金森病等，也可用于某些非脑源性疾病，如腰腿痛、神经痛、耳源性眩晕、听力障碍、胃脘痛、子宫脱垂等，还可用于外科手术的针灸麻醉。禁用于囟门和骨缝尚未骨化的婴儿，头部颅骨缺损或开放性脑损伤者，头部严重感染、溃疡、瘢痕者，患有严重心脏病、重度糖尿病、重度贫血、急性炎症和心力衰竭及中风者，急性脑出血引起的有昏迷、血压过高者。

2. 腹针疗法

腹针疗法是通过针刺腹部特定的穴位以调整气机阴阳，实现人体阴阳动态平衡，从而治疗全身性疾病的一种全新的针灸疗法。该疗法治疗范围广，涉及病症多，对于过敏性疾病、炎症性疾病、胃肠疾患、内分泌及代谢疾病、绝大多数疼痛病症均有较好的效果。

3. 腕踝针疗法

腕踝针疗法主要针刺腕关节或踝关节上方特定刺激点（腕部、踝部各有六个刺激点）。腕踝针疗法具有疏通经络、调和脏腑的功能，多用于神经性疼痛及某些功能性疾患，如头痛、牙痛、关节痛、腰腿痛、月经痛、失眠、哮喘、过敏性肠炎、神经衰弱、皮肤瘙痒等的治疗。施术时，针刺方向一般向上，如病症在手足部位时，针刺方向宜向下（手足方向）。留针时，一般不作提插或捻转等行针手法。

4. 皮肤针疗法

皮肤针疗法主要通过皮肤针叩刺人体腧穴或一定部位，以激发经络功能、调整脏腑气血。根据针盘钢针数目不同分为七星针、梅花针、罗汉针等，适用于疼痛、麻木、皮肤病、目疾、胃肠病等疾患，对畏针者及小儿尤为适宜。操作时注意要用腕力弹刺，针尖要垂直上下叩打，避免斜刺、钩刺、拖刺，以达到理想治疗效果。

5. 芒针疗法

芒针是一种特制的长针，一般用较细而富有弹性的不锈钢丝制成，因形状细长如麦芒，故称之为芒针。临床应用一般以 3～6 寸长较多，8 寸以上应用较少。

芒针多用于深刺和沿皮下横刺法。特别适用于可以深刺的疾病，如神经系统疾病中的神经根炎、多发性神经炎、瘫痪、胃肠疾病，以及运动系统、精神系统、妇科等方面的疾患。

6. 三棱针疗法

三棱针疗法是用三棱针刺破血络和腧穴，放出适量血液，或挤出少量液体，或挑断皮下纤维组织，治疗疾病的方法，现代称之为"刺络放血""放血疗法"。三棱针疗法具有通经活络、开窍泻热、调和气血、消肿止痛等作用，临床上适用范围广泛，多用于实证、热证、瘀血、疼痛等，如高热、中暑、中风闭证、咽喉肿痛、目赤肿痛、顽癣、痈疖初起、扭挫伤、疳证、痔疮、顽痹、头痛、丹毒、指（趾）麻木等。操作时不可用力过猛、切勿伤及动脉。

7. 火针疗法

火针疗法是将特制的针具用火烧红针体后，灼刺人体的一定腧穴或部位，以防病治病的方法。火针法具有温壮阳气、除湿、祛风止痒、祛瘀、祛腐排脓、生肌敛疮、散结消肿、止痛缓急、消除麻木、清热泻火解毒等作用，适用于治疗痈疽、疮疡、瘰疬、痹病、阳痿、脱肛、肩周炎、神经性皮炎、胃下垂、痢疾、泄泻、痛经、疳积等疾病。操作时若针刺 3～5 分深，针刺后需消毒纱布覆盖针孔，用胶布固定 1～2 天，以防感染。

8. 穴位注射疗法

穴位注射疗法，又称"水针"，是将药液注入穴位以治疗疾病的方法，可发挥针刺和药物的双重作用。操作时注意不宜将药液注入关节腔、脊髓腔、血管内，避开神经干，以免损伤神经。同时要注意药物性能、药理作用、配伍禁忌、不良反应、过敏反应、有效期等现象，凡能引起过敏的药物，必须先做皮试，阳性反应者不可应用。

9. 穴位埋线疗法

穴位埋线疗法是指将可吸收外科缝线置入穴位内，利用线对穴位的持续刺激作用以治疗疾病的方法，多用于治疗慢性疾病，如哮喘、单纯性肥胖、胃痛、腹泻、便秘、遗尿、面瘫、颈腰腿痛、癫痫、失眠等。埋线时最好埋在皮下组织与肌肉之间，肌肉丰满处可埋入肌层，切不可将线暴露在皮肤外面。埋线后 1～5 天内由于损伤和线的刺激，埋线局部可出现红、肿、热、痛等无菌性炎症反应，一般不需处理，若渗液较多，可将乳白色渗液挤出，用 75%酒精棉球擦去，覆盖消毒敷料。

10. 耳穴疗法

耳穴疗法是指用一定方法刺激耳穴以治疗全身疾病的方法，对疼痛性疾病、炎症性病症、功能紊乱性疾病、过敏及变态反应性疾病、传染病等均有一定效果。

11. 电针疗法

电针疗法是指将针刺入腧穴得气后，在针具上通以接近人体生物电的微量电流，利用针和电两种刺激相组合，治疗疾病的方法。具有针刺和电刺激的双重作用，不仅可以节省人力，还可较准确地掌握和控制刺激量。电针有止痛、镇静、促进气血循环、调节肌张力等作用。注意：调节电流量开机时应逐渐由小到大，切勿突然增大，以免发生意外。另外，心脏病患者，应避免电流通过心脏，安装心脏起搏器者禁用。

12. 拔罐疗法

拔罐疗法是以罐为工具，利用燃烧、抽气等方法促使罐内产生负压，使之吸附于体表的腧穴或疼痛部位，通过负压、温热等作用，使局部皮肤充血、瘀血，以防病治病的方法。拔罐疗法分为留罐法、闪罐法、走罐法、刺络拔罐法、留针拔罐法、药罐法等，多用于治疗风寒湿痹、腰背肩臂腿痛、软组织扭伤及伤风感冒、头痛、咳嗽、哮喘、胃脘痛、呕吐、腹痛、泄泻、痛经、中风偏枯等，此外还可用于防病保健、解除疲劳。本法在施术时要选择肌肉丰满、富有弹性、毛发较少、无骨骼凹凸部位吸拔，以防罐体脱落。

13. 捏脊疗法

捏脊疗法是指连续捏拿脊柱部肌肤，以防治疾病的一种治疗方法，常用于治疗小儿"疳积"之类病症，所以又称"捏积疗法"，具有疏通经络、调整阴阳、促进气血运行、改善脏腑功能及增强机体抗病能力等作用。在健脾和胃方面的功效尤为突出，也可作为保健按摩的方法之一。本疗法一般在空腹时进行，饭后不宜立即捏拿，需休息 2h 后再进行。

14. 中药熏蒸疗法

中药熏蒸是以热药蒸汽为治疗因子的化学、物理综合疗法，泛用于休闲保健、康复疗养和临床治疗精神疾病的诸多方面，适合用于治疗精神疾病、类风湿病、腰酸背痛症、肩周炎、骨性关节炎、肢体功能障碍、肾衰竭等疾病。施行熏蒸疗法时应注意防止烫伤，温热感觉障碍者慎用，做完后宜补充 300~500ml 的白开水。

二、糖尿病神经源性膀胱

（一）概述

糖尿病神经源性膀胱（diabetic neurogenic bladder，DNB）是由于糖尿病神经病变累及自主神经尤其是副交感神经障碍所引起的排尿反射异常、膀胱功能障碍，主要表现为尿无力、尿潴留。中医认为该病多属"癃闭""淋证"范畴。《素问·灵兰秘典论》曰："膀胱者，州都之官，津液藏焉，气化则能出矣。"排尿通畅有赖于肾气和膀胱的气化作用，若两者气化失常，可致膀胱开阖失权，排尿障碍。患者消渴病日久，耗伤肾阴，致虚火亢盛，热灼膀胱，或久病阴损及阳，阳不化气，"无阴则阳无以化""无阳则阴无以生"，致膀胱气化不利，开阖失司；排尿通畅还依赖于三焦的气化及肺的宣降、脾的运化、肝的疏泄。水液代谢异常，可导致本病。故本病以肾虚为本，气滞、血瘀、湿阻为标。治宜补肾健脾，行气利水。

（二）治则治法

1. 针刺疗法

主穴：关元、气海、中极、三阴交、脾俞、肾俞、膀胱俞。

操作：选适当毫针，常规消毒后，由气海进针平刺透关元至中极，用泻法强刺激捻转 5min，留针 30min。三阴交行快速进针，行强刺激手法，得气后留针 30min。脾俞、肾俞、膀胱俞斜刺，行补法。

加减：尿急、尿频者加水道、秩边；排尿时间延长、排尿困难者加 S_2~S_4 夹脊穴、阴陵泉；小便淋漓不尽、尿失禁者加 T_{11}~L_2 夹脊穴。

中极、关元、气海均为任脉经穴，中极为膀胱经之"募穴"、关元为小肠经之"募穴"，针刺气海透关元至中极，具有调畅下焦水道、调整膀胱气化功能，使小便通利的功能。膀胱俞为膀胱经背俞穴，俞募同配，以疏利膀胱气机；三阴交系脾经、肝经、肾经三经交会之穴，为治泌尿系疾病之要穴。脾俞、肾俞为脾经和肾经背俞穴，以温补脾肾阳气，推动膀胱经气运行，调节膀胱功能。

2. 电针疗法

取穴：次髎、秩边、三阴交，均双侧。

操作：患者俯卧，穴区局部常规无菌操作，使用 24 号 2～4 寸针灸针，略向内下方深刺约 3.5 寸，进入骶后孔中，使触电样针感放射至会阴部；秩边深刺约 3 寸，使针感放射至会阴部；三阴交向下斜刺约 1.5 寸，局部酸胀感。然后分别连接电针仪，频率 10Hz，疏密波形，渐增大电流至患者可耐受为度，持续电针 30 min，每日 1 次。

次髎为足太阳膀胱经穴，可调理膀胱经气，从现代解剖学看，次髎穴位于 S_2 后孔，深层可经 S_2 前孔直达盆腔，骶神经丛紧贴骶骨前缘 S_2 前孔出口处走行，故深刺次髎时，针尖可直接给予骶神经丛良性刺激，从而调节膀胱功能；秩边为足太阳膀胱经穴，可疏导膀胱气机；三阴交是足太阴脾经穴，又是足三阴经之交会穴，针之可调理肝、脾、肾之经气。

3. 艾灸疗法

取穴：关元、中极、水道、肾俞、次髎、足三里、三焦俞。

操作：于以上穴位上平铺底径 1.0cm 的食用盐，应用底径 0.8cm 高 1.0cm 的艾炷隔盐灸，每穴 5 壮，每日 1 次，14 日为 1 个疗程。

小便的司职属于膀胱，正常排尿有赖于膀胱与三焦的气化功能，而肾阳是膀胱和三焦气化的原动力。取艾炷隔盐灸，引经入肾，直达病所。关元、中极为三阴经与任脉的交会穴，中极为膀胱募穴，两穴相伍，直补元阳，化气行水；水道、足三里，补益气血，疏通经络，升清降浊；灸肾俞以振奋肾经精气，灸三焦俞通调三焦气机；次髎为膀胱经穴，可行气利水，诸穴配合，可通经活络，通调气机、疏利三焦，化气利水。且次髎深处为 S_2 神经后支通过处，温灸次髎能调节腰骶自主神经功能。肾阳为一身之阳气，通过局部温煦肾阳提高全身功能。

4. 温针灸疗法

取穴：主穴取气海、关元、中极；配穴取双侧秩边、脾俞、肾俞、阴陵泉、三焦俞、三阴交、太溪。

操作：选用 0.25 mm×（25～75）mm 不锈钢毫针，根据患者体型及具体针刺穴位，直刺 1.0～3.0cm，中极直刺 0.5～1.0cm，不可深刺，针刺前嘱患者排尿 1 次，以进针后局部有酸、麻、重、胀感为得气，然后留针，将艾条切成长约 1.0 cm 小段，插在针柄上点燃，针柄下端垫以隔热硬纸板，以防艾条灰烬脱落烫伤皮肤，待艾条完全燃尽后，去除灰烬，再次行针后拔针。每日 1 次，主穴为必选穴位，配穴每次选 4～6 穴，交替选取。

温针灸是针刺与艾灸相结合的一种方法，又称针柄灸，即在留针过程中，将艾绒搓团捻裹于针柄上，每次燃烧枣核大艾团 1～3 团，或将艾条切成小段插于针柄上点燃，通过针体将热力传入穴位。温针灸具有温通经脉、行气活血的作用，适用于阳虚血瘀，气血、经络不通之证，如肌肤不仁、四肢不温等虚寒证。以上穴位采用温针灸法，可加强益气健脾、温阳补肾、通调气机、行气利水之功。

5. 梅花针疗法

叩刺部位：背部督脉及两旁夹脊、膀胱经。

操作：梅花针垂直叩刺局部皮肤，轻至中度刺激，使局部出现均匀的潮红，但不出血。

督脉为阳脉之纲，背部两侧为足太阳膀胱经，采用梅花针叩打一定部位的穴位和阳性反应区，可通过皮部、孙脉、络脉和经脉，起到调整脏腑虚实、调和气血、通经活络、平衡阴阳的目的。

6. 头针疗法

取穴：百会、足运感区（前后正中线中点旁开左右各 1 cm 向后引 3 cm 平行线）。

操作：百会 0.5 寸针直刺，足运感区 2 寸针平刺，平补平泻。

针刺百会可以宁心安神，升阳固脱。足运感区靠近足太阳膀胱经循行线上，从现代医学角度分析，该区为大脑皮质排便中枢和排尿中枢在头皮的反射区，针刺可调节排便中枢和排尿中枢，使症状得以改善。

7. 耳穴贴压

取穴：交感、肺、脾、肾、膀胱及三焦。

操作：清洁患者耳穴及其周围的皮肤，然后将胶带剪成 0.5cm × 0.5cm 大小，并在其中间放置一粒白芥子成药贴，贴于所选穴位，并用示指和拇指按压，直至有酸沉、麻木或疼痛烧灼等为止，每次选穴 2～3 个，每日按压 4 次，2 日换贴一次，两耳交替敷贴，一旦有耳贴脱落的现象需及时更换。

8. 走罐疗法

操作：患者取坐位或俯卧位，在其背部膀胱经、夹脊穴及督脉等施术部位用液体石蜡油涂擦均匀。选用中号玻璃火罐，用闪火法把罐吸拔在大椎穴上，用双手握住火罐，依次循膀胱经、夹脊穴、督脉由上而下往返推移，每条经络走罐 3～4 次，直至皮肤红润充血或出现瘀斑为度。走罐完毕，在命门、腰阳关、双侧三焦俞、肾俞、膀胱俞、次髎穴上拔罐 10min，隔日治疗 1 次。

人体背部属阳，督脉为阳脉之海，总督人体一身之阳气，沿督脉走罐可振奋阳气，达阳生阴长之功。太阳属六经之首，主诸阳之气，五脏六腑之经气皆输注于背部之太阳经。由于肾经与膀胱经相表里，且背俞穴是五脏精气输注之处，位于膀胱经第 1 线，此处腧穴与内脏最为接近，循膀胱经走罐可调补五脏，补益先、后天之本，起到补肾气、理三焦、通尿闭的功能。从现代医学观点来看，督脉和膀胱经是交感神经和副交感神经中枢所在，夹脊穴是人体交感神经链在体表的投影。因此，在背部循经走罐并配合局部拔罐确实能起到增强局部血液循环和能量代谢状态的反应，从而达到行气血阴阳、利关窍、恢复排尿功能的作用。

9. 穴位贴敷疗法

药物组成：熟地黄 30g，肉桂 15g，黄芪 30g，山茱萸 15g，炮附子 15g，怀牛膝 15g，泽泻 15g，车前子 15g。

穴位选择中极、关元、气海、肾俞、膀胱俞。上述药物研末后用姜汁调成膏状，放于敷贴内，贴于指定穴位，保留 4～6h，1 次/日。

（三）验案赏析

病案：李某，女，62 岁。主诉尿频，排尿不尽 2 个月。有 2 型糖尿病病史 12 年，间断服用降糖药物治疗，血糖控制不佳。近 2 个月来出现尿频，排尿不尽，小腹坠胀，伴纳食减少、神疲乏力。舌体胖大，舌质淡，苔白，脉细涩。实验室检查：FBG 9.8mmol/L，HbA1c 10%。尿常规：尿糖（++++），尿白细胞（+++），血肌酐正常，B 超提示膀胱残余尿量 250ml。

住院后予留置尿管，抗感染，皮下注射胰岛素降血糖等基本治疗。

同时予穴位艾灸治疗，取肾俞、气海、三阴交、阴陵泉、委中、中极、水道，用艾条悬灸穴位，距皮肤 2～3cm，每日艾灸 1 次，每次灸 15min。

治疗 10 天，拔除尿管，复查膀胱残余尿量为 150ml。2 个疗程后，排尿不尽症状消除，查膀胱残余尿量为 30ml。

三、糖尿病周围神经病变

（一）概述

糖尿病周围神经病变（diabetic peripheral neuropathy，DPN）属中医学"消渴"并发"痹证"范畴，概因消渴日久，耗阴损气，瘀血阻络而致肢体麻木不仁、疼痛发凉、肌肤甲错。《素问·痹论》云："其不痛不仁者，病久入深，营卫之行涩，经络时疏，故不通，皮肤不营，故为不仁。"糖尿病日久肾阴亏虚、脾气不足，阴损及阳以致肾之阴阳两虚，进而导致气血运行障碍和水液代谢失常，造成气滞、血瘀、痰浊闭阻于经络，肌肤失养，乃本虚标实之证。本虚包括阴虚、气阴两虚和阴阳两虚，涉及的脏腑主要在肾和脾；标实包括瘀血和痰浊的阻滞，病位在经络。故在治疗上应标本兼顾，以益肾健脾、活血化瘀、化浊通络为治则。

（二）治则治法

1. 针刺疗法

（1）取穴：躯干和头面取穴治疗，选用醒神提气理气法，取穴百会、四神聪、关元、气海、风池、膈俞、肝俞、肾俞；四肢取穴治疗，选取阳经穴位为主，上肢取穴曲池、手三里、外关、八风，下肢取穴足三里、上巨虚、丰隆、解溪、八邪。

操作：选适当毫针，常规消毒后，采用平补平泻法，进针获针感后，留针 30min 起针。每日 1 次，一周为 1 个疗程，每个疗程之间休息 2 日。

加减：血瘀络脉者配血海、膈俞；气阴两虚者配气海、复溜；阴阳两虚者配关元、命门；阴虚热甚者配内庭；湿热困脾者配商丘。

百会为督脉在头顶部重要穴位，为百脉所会，四神聪为头顶部的经外奇穴，两组穴位配合平肝安神、提气；关元、气海为任脉在小腹部的重要穴位，刺之可补益中气；风池为胆经在颅底两侧的穴位，配合血之会穴膈俞及背俞穴肾俞、肝俞可祛风养血、补益肝肾；同时局部取穴上肢曲池、手三里，为手阳明大肠经的腧穴，曲池还是此经合穴，配合上肢末端的经外奇穴八风，疏通上肢经络气血；下肢选穴足三里、上巨虚、丰隆、解溪，皆为足阳明胃经腧穴，配合足部八邪，活血化瘀，疏通经络，上下皆选阳明经腧穴，取用"治痿独取阳明"之意，针刺阳明经腧穴可鼓动阳气，温通经络。

（2）针刺六经原穴：下肢症状者取双侧冲阳穴、太溪穴（肾经输穴、原穴）、丘墟穴、太冲穴、太白穴、京骨穴（足六经原穴），上肢症状者取双侧阳池穴、合谷穴、腕骨穴、太渊穴、大陵穴、神门穴（手六经原穴）。

操作：所选腧穴以 75%乙醇溶液常规消毒后，选用 0.35mm × 40mm 毫针，针刺得气后留针，15min 后捻转行针一次，每穴行针 15s，留针 30min，每日 1 次。

糖尿病周围神经病变的特点是四肢（至少双下肢）对称性、持续性疼痛和（或）感觉异常，故该病在选穴上六经均需加以重视，原穴是脏腑原气输注、经过、留止于十二经脉四肢部的腧穴，为十二经脉维持正常生理功能之根本，主要分布在腕踝关节附近，故取手足六经在腕踝关节附近的原穴，可以起到疏通手足六经经气的作用，经气通畅则疼痛、麻木自消。

（3）针刺五输穴：各经的井、荥、输、经、合穴。

操作：常规消毒后，选取四肢病变部位的五输穴，井穴针刺放血，荥、输、经、合各穴毫针针刺。得气后留针 30min，隔日 1 次。

五输穴"井、荥、输、经、合"是十二经脉分布于肘膝关节以下的五个特定腧穴，"井"为经脉所处，"荥"为经脉所流，"输"为经脉所注，"经"为经气所行，"合"为经气所合。《素问》曰："经脉流行不止，环周不休，寒气入经而稽迟，泣而不行，客于脉外则血少，客于脉中则气不通，故卒然而痛"，反映了糖尿病周围神经病变的发病机制，而五输穴在人体的位置正处于糖尿病周围神经病变的发病部位，故针刺五输穴可以激发经络之气，促进气血运行，气血调和，经络通畅，达到通而不痛的目的。

2. 腹针疗法

取穴：主穴取引气归元（中脘、下脘、气海、关元）；辅穴取腹四关（双滑肉门、双外陵）、商曲（双）、气穴（双）、下风湿点（患侧）、下风湿下点（患侧）。

操作：引气归元及腹四关深刺，商曲、气穴中刺，下风湿点、下风湿下点浅刺。治疗每日 1 次。10 日为 1 个疗程。

腹针治疗以固本培元、活血化瘀疗法贯穿始终，主要以针刺气海、关元穴来补益肾气、培元固本，活血通络，强壮筋骨，同时选取外陵、气穴、下风湿点、下风湿下点疏通经气，驱邪外出，达到"急则治其标，缓则治其本"的目的。

3. 电针疗法

取穴：足三里、三阴交、阳陵泉、合谷、曲池、脾俞、肾俞、太溪。

操作：选用毫针，根据不同腧穴的肌肉厚薄，针刺1～1.5寸，要求患者酸麻胀感明显，在得气的基础上依据不同的虚实证型，施以相应的提插捻转补泻手法。然后选择四肢穴位，接电针仪。具体为：①足三里、三阴交；②阳陵泉、太溪；③曲池、合谷。每次取一组（双侧），三组交替使用。电针用疏密波，频率为 2Hz—10Hz—100Hz 循环，强度以患者能耐受为度，留针30min。隔日1次，每周治疗3次。

加减：血瘀络脉者配血海、膈俞；气阴两虚者配气海、复溜；阴阳两虚者配关元、命门；阴虚热甚者配内庭；湿热困脾者配商丘。

足三里为足阳明胃经之合穴，配合脾经要穴三阴交，能健脾益胃，以资生化之源，气血充盛，则肢体得以濡养。太溪为足少阴肾经原穴，肾藏精、主骨，配以筋会阳陵泉，可补肾填精，强筋健骨。曲池、合谷分别为手阳明大肠经合穴、原穴，阳明经为多气多血之经，两穴配合可通畅气血，郁邪得祛，宗筋得养。脾俞为脾的背俞穴，可健脾胃，肺之津液来源于脾胃，肝肾的精血亦赖于脾胃生化，凡十二经脉、筋骨肌肉皆需后天气血所濡养。肾俞为肾的背俞穴，刺之可滋阴补肾。《临证指南医案》谓："肾藏精，精血相生精虚则不能灌溉诸末，血虚则不能营养筋骨"。肾俞是肾中精气输注的部位，因此为补肾要穴。精血既生，则筋脉得养。

4. 艾灸疗法

（1）艾条灸：取穴肾俞、脾俞、足三里、涌泉。

操作：将艾条的一端点燃，对准施灸部位（穴位处），距 15～25mm 进行熏灸，使患者局部有温热感而无灼痛，至皮肤稍起红晕为度。对于知觉减退的患者，施灸者可将示、中两指置于施灸部位两侧来测知局部受热程度，以便随时调节施灸距离，掌握施灸时间，防止烫伤。肾俞、脾俞每穴灸 8～10min；其余各穴每穴灸 3～5min。施灸的次序及体位：先灸背部肾俞、脾俞，后四肢穴位，由上及下。体位或坐或卧，皆需平直。点定穴位后，不能变动体位及姿势。隔日治疗1次，10次为1个疗程，休息2日再进行下一疗程。

加减：上肢麻木、疼痛者加曲池、外关、合谷、后溪、手三里；下肢麻木、疼痛较甚者加三阴交、阴陵泉、阳陵泉、解溪、太溪。

艾属多年生草本植物，气味芳香，辛苦微温，辛温散寒，苦可开通，具有温经通络、行气活血之功。选取肾俞、脾俞、足三里、涌泉为主要穴位，采用温和灸法，既能温补脾肾，又能温经通络、活血化瘀，使气血通畅，经脉得以濡养。

（2）隔姜灸：取穴肾俞、脾俞、关元、中脘；上肢取阳池、曲池；下肢取阳陵泉、悬钟。

操作：选择大块新鲜生姜，切成约5分硬币厚度的大片，用针点刺数孔，放置施灸穴位上，用较粗之艾绒做成蚕豆大小、上尖下平之艾柱，放置姜片上点燃施灸，每穴灸3壮，以局部大片红晕汗出、患者觉热为度（施灸过程中应勤动勤看，防止发疱）。两组穴位隔日交替施灸，连灸 6 日休息 1 日。

肾为先天之本，内藏元阴元阳，而关元别名丹田，为一身元气之所在，为生化之源，又为足三阴经与任脉之所会，故以肾俞、关元配伍补肾固本，脾俞为脾气转输之所，气血生化之源，有补脾益营血之功，中脘为足阳明胃经募穴，又为腑会穴，与脾俞伍用补后天之本以益气行血，四穴相配扶正固本。上肢穴阳池为手少阳经原穴，曲池为手阳明经合穴，有调和营卫之效。下肢取阳陵泉，其为胆经合穴，又为八会穴之筋会，有祛湿、健胃、强壮筋骨之效，联合八会穴之髓会悬钟；诸穴合用，可达调和经脉、疏通气血之效。采用鲜姜与艾柱相结合施灸，可发挥协同作用，增强其温补脾肾、温通经络、活血逐痹之功，使气血通畅，经脉得以濡养。

5. 温针灸疗法

取穴：脾俞、肾俞、环跳、足三里、阳陵泉、三阴交、太溪、曲池、外关、合谷。

操作：常规消毒后，选用 0.35mm × 40mm 毫针，针刺得气后，在针尾上搓捏少许艾绒点燃施灸，留针 20min。每日 1 次，每星期治疗 6 次。

肾为先天之本，太溪为足少阴肾经输（原）穴，故以肾俞、太溪配伍补肾阴而治其本；脾俞为脾气转输之所，气血生化之源，有补脾益营血之功，足三里为足阳明胃经合穴，与脾俞伍用补后天之本以益气行血，四穴相配益气健脾，滋补肾阴以固其本；三阴交为足太阴脾经穴，可调脾经之气，既可健脾统血，活血化瘀，又可健脾助运，化痰祛浊。因其为足三阴之交会穴，还通肝、肾二经之气，可起到益后天并利先天之效，有助于滋补肾阴；环跳、阳陵泉、曲池、外关、合谷，调和经脉、疏通气血治其标；诸穴相配，共奏标本同治、扶正祛邪之功效。加之艾绒燃烧的热力通过针身传入体内，更增强其温通经络、活血逐痹之功。

6. 梅花针疗法

叩刺部位：局部络脉。

操作：患者坐位或卧位，术者将其病变部位皮肤严格消毒。用 2%碘酒消毒后，再用 75%乙醇脱碘。取消毒后的皮肤针在病变部位皮肤循经及局部叩刺。用中等刺激强度（患者稍感疼痛，感觉明显减退甚至消失者，以正常部位皮肤作参考），分别沿着手和（或）足的三阴、三阳经脉分属的皮部，从远端至近端，再近端至远端来回叩刺，一条经脉叩完 1 次来回后，接着叩下一条经脉，如此循环，至皮肤潮红（但无出血）即可。疗程：每周 3 次。

络脉是由经脉分出的行于浅表的支脉，《灵枢》称之为血络，络脉在循行上沿经布散，纵横交错，形成一个遍布全身内外，从大到小，成树状、网状的如环无端、流注不已的循环系统，是脏腑内外整体协调联系的重要组织结构。络脉除具有经脉共有的作用外，还有输送营卫气血、渗灌濡养周身的作用。络病学说认为，络病者，即言病邪入久，深入十五别络、孙络、浮络、血络等而发生病变，是以络脉阻滞为特征的一类疾病。皮肤针叩刺局部络脉，可调整气血、疏通经络。

7. 头针疗法

取穴：百会、调感三针（从百会穴后 2cm 处向前下约 45° 夹角线上，共三穴）、调运三针（从百会穴后 0.5cm 处向前下约 45° 夹角线上，共三穴）。

操作：头针每穴进针约 1.5 寸。进针后及出针前每穴均采用快速捻转手法捻针 30s，约每分钟 200 转，幅度前后各约 360°。

调感三针和调运三针分别位于大脑皮质感觉及运动功能投影区，针刺该穴可调整中枢神经功能，改善患者的感觉及运动功能。

8. 耳穴贴压

取穴：脾、肾、神门、皮质下、胰、胆、手、足、脑干、内分泌。

操作：用探棒寻找上穴敏感点后，对耳郭严格消毒，然后将王不留行籽贴压于耳穴上，以点压法进行按压，以灼热、刺痛或局部酸胀为度。并嘱咐患者每日按压 5 次，双耳穴位对称贴压，2 日 1 换。连续治疗 7 日为 1 个疗程。

肾、脾、胰、胆对应糖尿病病变脏腑，起到调节病变脏腑功能的作用；选用内分泌、脑干改善内分泌和调节激素功能，调节血糖，促进神经功能的恢复；选用手、足是根据耳穴全息理论，治疗相应部位麻木和疼痛，选用神门、皮质下，以调节脏腑、通络止痛。

9. 腕踝针疗法

取穴：腕踝针疗法依《实用腕踝针疗法》标准，取双上 2、下 2；对症取穴：上肢加上 1、上 4、上 5，下肢内侧加下 1、下 2，膝部加下 3，下肢外侧加下 4、下 5、下 6。

操作：按病区编号确定相同编号的进针点，针刺方向为针尖朝病端，针入皮下平刺 1~2 寸，不要求有酸、麻、胀、痛、重、热、凉等感觉，可适当留针。具体进针、留针、拔针等操作方法同体针的平刺法。1 次/日，7 次为 1 个疗程，休息 2 日后继续下一疗程。

《素问·皮部论》曰："凡十二经脉者，皮之部也。"腕踝针的分区基本与十二皮部相一致，在腕踝部分的 12 个进针点相当于十二经脉的"络穴"，故腕踝针在十二皮部属远隔取穴的浅轻刺法，有调整相应经脉之气与相联属脏腑的功能。腕踝针的上 2、下 2 穴位经过胰脏所在部位，取之则能改善胰岛功能，有效降低血糖、血脂，修复神经细胞损伤。

10. 火针疗法

取穴：内关、气海、合谷、足三里、三阴交。

操作：应用特制毫火针（直径 0.5 mm，长 25 mm），选择所刺穴位后，患者取坐位，在穴位处用安尔碘进行局部消毒，同时要给患者解释火针的感应，消除患者的恐惧心理。点燃酒精灯，左手将酒精灯端起，靠近针刺穴位，右手以握笔状持针，针刺时，要求毫针在酒精灯上加热至通红，用烧红的针体迅速刺入穴位，并快速拔出，时间大约是 0.1s，出针后用消毒干棉球按压针孔，并于针刺处覆一创可贴。隔 3 日治疗 1 次，3 次为 1 个疗程，治疗期间忌食生冷。

加减：寒凝血瘀证取穴外关、曲池、肾俞、命门、腰阳关、环跳、阳陵泉、绝骨、照海、足临泣、关元；痰瘀阻络证取穴合谷、曲池、脾俞、三焦俞、丰隆、解溪、太冲；肝肾亏虚证取穴肝俞、肾俞、承山、伏兔。

火针具有针和灸的双重作用，针刺穴位本身有调整作用，温热属阳，阳为用。人体如果阳气充盛，则阴寒之气可以驱除，故火针治疗可起到补气、驱寒助阳的作用。气海为先天元气聚会之处，主一身之疾，可调理气机、补益元气，内关为手厥阴心包经和阴维脉的交会穴，可宁心安神、理气止痛。足三里为足阳明胃经合穴，可补益后天之本以益气行血。三阴交为足太阴脾经穴，可调脾经之气，既可健脾统血，活血化瘀，又可健脾助运，化痰祛浊。因其为足三阴之交会穴，还通肝、肾二经之气，可起到益后天并利先天之效，有助于滋补肾阴。合谷为手阳明大肠经原穴，阳明经为多气多血之经，可通畅气血，郁邪得祛，宗筋得养。

11. 穴位贴敷疗法

取穴：三阴交。

药物组成：白附子、南星、半夏、苍术、卢巴子等，以松香为基质膏药制备，药物研末过 120 目筛，将松香溶化入药末中，加入适量药油使其成膏状备用。

使用方法：取杏核大一块贴敷于三阴交穴上，用胶布覆盖，每次贴敷 2 日，5 次为 1 个疗程，疗程间隔 2 日，再进行第 2 个疗程。

三阴交为足太阴脾经腧穴，是足三阴经（脾经、肾经、肝经）之交会穴，对肝、脾、肾三脏的功能具有调节作用。《针灸甲乙经》里有"足下热胫痛，不能久立，湿痹不能行，三阴交主之"作为药物穴贴治疗本病原理的记载。

12. 穴位注射

取穴：足三里。

操作：穴位局部消毒，以注射器抽取丹参注射液 1.0ml，直刺入穴位，行提插手法得气后，注射丹参药液，左右两侧交替进行，1 次/日，30 日为 1 个疗程。

穴位注射是中医特色的治疗方法，不仅具有刺激穴位的作用还可以发挥药物的治疗作用。丹参注射液具有活血化瘀的功效，可改善 DPN 的脉络瘀阻，足三里为足阳明胃经之合穴，为补益强壮要穴，可补益后天之本以益气行血。

13. 穴位埋线

取穴：足三里、三阴交。

操作：双侧足三里、三阴交穴位消毒，将长为 1.5cm 的纳米胶原线放入埋线针内，术者左手拇指、示指绷紧进针部位皮肤，右手将埋线针刺入穴位，得气后，再边推针芯边退针套，至有落空感，将纳米胶原线埋入，最后于入针孔处覆以医用滴注敷贴，24h 保持干燥，每周埋线一次。

足三里为足阳明胃经合穴，《素问·痿论》指出"阳明者五脏六腑之海，主润宗筋，主束骨而利机关""治痿独取阳明"。因足三里为阳明经穴，阳明经乃多气多血的经脉，故足三里是治疗下肢痹痛、调气行血之要穴，能健脾助运、益气行血、疏通经脉、强身保健。三阴交为足太阴脾经穴，也是足三阴经肝、脾、肾三经交会穴，针之能疏通三阴经气血、补益肝肾、健脾和胃。《针灸甲乙经》有"足下热胫痛，不可久立，湿痹不能行，三阴交主之"的记载，针刺三阴交可调和气血，通经活络，为标本兼治之穴。

14. 走罐疗法

背部走罐：患者俯卧，暴露背部，在脊柱两侧膀胱经循行线上走罐。用液体石蜡作为润滑剂，取中号玻璃火罐，用闪火法将火罐吸附于大杼穴处，随即在大杼穴至大肠俞之间、附分至志室之间上下、来回推动火罐，先一侧，后另一侧，以背部皮肤潮红或紫红为度，火罐吸附力的强度以患者无痛苦即可。走罐每隔 3 日 1 次，3 次为 1 个疗程。1 个疗程结束后，间隔 5 日，再继续下一疗程。

人体十二脏腑之背俞穴均位于背部膀胱经上，是脏腑之气输注于背腰部之处，因此背腰部膀胱经诸穴具有治疗脏腑功能失调、扶助正气、调节阴阳、抵御外邪等作用，DPN 之根本就是脏腑功能失调及正气虚弱，阴阳失调。大面积在背部膀胱经走罐，能有效刺激十二脏腑之经气，调节脏腑功能失调，调和阴阳，扶正祛邪，以治 DPN 之根本。

15. 刺络放血

取穴：上肢取少商、中冲；下肢取至阴、足窍阴。

操作：少商位于手拇指末节桡侧，距指甲角 0.1 寸；中冲位于手中指末节尖端中央；至阴位于足小趾末节外侧，距趾甲角 0.1 寸；足窍阴位于足第四趾末节外侧，距趾甲角 0.1 寸。用三棱针刺破腧穴，取适量血液 10～20 滴。本法隔日针刺 1 次。因糖尿病患者的皮肤容易感染，实施该法时必须严格无菌操作。每日 1 次，10 次为 1 个疗程。

消渴日久，阴虚内热，耗气伤阴，煎灼津液阴血，血液黏滞，血脉瘀塞则为血瘀。正如《医林改错》中所说："血受热，则煎熬成块。"瘀血不去，新血难生，则疼痛难除。"出血者，乃所以养血也"，用三棱针点刺少商等井穴可以改善局部的血液供应状况，使经脉通而不痛，益气与通络结合，治标与治本兼顾。

（三）验案赏析

案一：孙某，男，60 岁，教师。患 2 型糖尿病 20 年，近 5 年逐渐出现双侧手足麻木、怕热，时有针刺疼痛等症状，伴有失眠、烦渴、腰膝酸软，大便燥结，舌苔红、苔少，脉细。初诊时 PG 2h 19.7 mmol/L；肌电图：尺神经肘—腕运动神经传导速率 38.5 m/s，腕—C_7 F 波传导速率 47.1 m/s，肘—C_7 F 波导速率 46.8 m/s，腓总神经—踝运动神经传导速率 37.3 m/s，踝—L_1 F 波导传导速率 40.2 m/s，—L_1 F 波导速率 41.8 m/s。诊断为糖尿病周围神经病变。按治疗组方法，口服格列喹酮 30 mg，每日 3 次，使治疗期间 FBG 控制在 6.2～6.7 mmol/L；每日针刺双侧脾俞、肺俞、足三里、三阴交、阳陵泉、曲池、手三里 1 次，手法为平补平泻，针刺得气后留针 20～30 min。1 个月后，患者手足麻木、怕热症状明显好转；肌电图示：尺神经肘—腕运动神经传导速率 43.9 m/s，腕—C_7 F 传导速率 52.8 m/s，肘—C_7 F 波导速率 54.5 m/s，腓总神经—踝运动神经传导速率

49.5 m/s，踝—L$_1$ F 波传导速率 48.6 m/s，—L$_1$ F 波传导速率 50.8 m/s。各项神经传导指标均较治疗前有明显改善。随访 3 个月，症状未见再次加重。

案二：王某，女，53 岁，2011 年 6 月 5 日初诊。患者 2001 年 5 月体检时发现血糖升高，查 FBG 9.5 mmol/L，诊断为"2 型糖尿病"，予以二甲双胍等药物治疗。2 年前患者改为预混胰岛素 30R 早 14 U，晚 12 U，晨起血糖控制不佳，FBG 多在 13～15 mmol/L。刻下症：双足麻木，四肢发凉，双下肢尤甚，浮肿，怕冷，容易疲倦，气短，胸闷，大便不成形，食欲尚可，患者面色较暗，没有光泽，嘴唇较暗，体胖，舌暗，舌底瘀，舌苔白腻，脉沉弱。

西医诊断：2 型糖尿病。

中医诊断：消渴，络病，血痹。

中医辨证：脾肾阳虚，瘀血阻络。

治法：温补脾肾，活血通络。

治疗：针刺足三里、三阴交、太溪、中脘，毫针刺，平补平泻手法，针刺得气后留针 20 min，每 5 min 行针 1 次，每日针刺 1 次。针刺后隔姜灸，取穴为中脘、神阙、关元、气海、足三里、涌泉，每次取 3 个穴，每穴艾灸 15 min，以患者自觉发热，微微汗出为度。

治疗 1 次后，患者诉晨起 FBG 降为 10.6 mmol/L。经过 10 次治疗，患者晨起 FBG 降为 6.6 mmol/L，麻木感减轻 50%，下肢发凉、浮肿减轻 60%。后患者坚持每 2～3 日针灸 1 次，逐渐减少胰岛素用量，血糖控制良好，3 个疗程后双足麻木感、双下肢发凉浮肿基本消失，余无不适。

四、糖尿病胃轻瘫

（一）概述

糖尿病胃轻瘫（diabetic gastroparesis，DGP）是老年糖尿病患者消化道的常见慢性并发症之一。有 40%～50% 的糖尿病患者有早期胃轻瘫表现。糖尿病胃轻瘫属中医学"痞满""呕吐"范畴。辨证为本虚标实，虚实错杂。而老年 DGP 患者一方面元气亏损，精气不足；另一方面消渴病缠绵日久，阴损气耗，均致脾胃气虚，运化无力，升降失常，终致食积、痰湿积于中焦，气机壅滞，或久病入络，则兼瘀血阻滞胃络。本病以脾胃气虚为本，食积、痰湿、气滞、血瘀为标。治宜扶正祛邪，标本兼顾。

（二）治则治法

1. 针刺疗法

主穴：中脘、内关（双）、足三里（双）、天枢（双）、三阴交、太溪、脾俞、胃俞。

加减：痰湿盛者加行间、期门、丰隆、阴陵泉；气滞甚者加合谷、偏历；肝郁甚者加太冲。

操作：选定穴位后，先用 75% 酒精棉球常规局部消毒，用 1.5 寸毫针，快速刺入皮下，平补平泻，得气后留针 30min，每日 1 次，15 日为 1 个疗程，连续治疗 3 个疗程。

足阳明胃经多气多血，选取足阳明胃经之天枢、足三里。中脘穴是胃之募穴、八会穴之腑会，具有调中和胃、宽胸理气之功效。足三里为之合穴，"合主逆气而泄"，同时为之下合穴，"合治内腑"，可调理胃腑气机，行气和胃止痛。丰隆为之络穴，具有利湿化痰之功效。配合三阴交，可泻阳明、太阴之湿，以助脾胃运化以输布津液。天枢同时又为大肠之募穴，是大肠之气汇聚于腹部的腧穴，具有健脾和胃、调理胃肠之功能。足太阴脾经与足阳明胃经相为表里，选取足太阴脾经之阴陵泉、三阴交。其中，阴陵泉为其合穴，可运化水湿。三阴交又为足三阴经之交会穴，具有通调三阴健脾化湿利水、健脾益气养阴之功能。与天枢合用两穴能疏导阳明经气，通调肠胃，行气通便。合谷为大肠经之原穴，偏历为其络穴，两穴相配，共同推动大肠之气的传导。肾为先天之本，选取足少阴肾经之原穴太溪，又为五输穴之输穴，具有补益脾肾、鼓舞人身阳气之功。选取足厥阴肝经之太冲、行间、期门。其中太冲为之原穴，是肝经之原气输注、经过和留止的部位，具有疏肝解郁、理气止痛之功效，同时可调节肝肾之气。足太阳膀胱经之脾俞、胃俞、肝俞，补益脾胃阳气，调畅肝经气机。内关穴为络穴、八脉交会穴，通于阴维脉并与之合于胃、心、胸，具有宽胸理气、行气止痛之功效。

2. 电针疗法

取穴：中脘、梁门（左）、天枢、胃俞、足三里。

操作：患者取侧卧位，穴位定位后用 75% 乙醇消毒，用 30 号 25mm、40mm 无菌针灸针，采用单手快速进针法进针，浅层候气得气后，根据穴位所在部位及患者肥瘦不同，中脘、天枢直刺 1～1.5 寸，梁门直刺 0.5～1.0 寸，足三里直刺 1.0～2.0 寸，胃俞以 45°向后正中线的方向斜刺 0.5～0.8 寸，接上电针治疗仪的一个插头的两端，采用直流电，连续波，频率为 15Hz，强度以患者能耐受为度，通电 20min 后出针。电针 1 次/日，5次为 1 个疗程，疗程期间休息 2 日。

胃的俞募合穴相配为主，配以大肠募穴天枢、局部穴位梁门，诸穴合用具有健脾和胃、通腑降浊的功效，能明显减轻 DGP 各症状。《素问·阴阳应象大论》曰："故善用针者，从阴引阳，从阳引阴……阳病治阴，阴病治阳。"选用胃的俞募穴胃俞及中脘相配，一阳一阴，使阳气上升、浊阴下降，从而恢复中焦的升降功能。足三里，《灵枢·邪气藏府病形》说："合治内腑"，《素问·咳论》曰："治府者治其合"，下合穴是治疗六腑病症的主要穴位，而本病病位主要在胃，胃属腑，取足三里有和胃通腑、降浊止呕之功。梁门，《备急千金要方》曰："梁门主胸下积气"，《针灸甲乙经》曰："腹中积气结痛，梁门主之"，DGP 以恶心、上腹胀疼为主要症状，取梁门有对症治疗及局部取穴的作用。《玉龙歌》云："脾泄之症别无他，天枢两穴刺休差，此是五脏脾虚疾，艾火多添病不加。"天枢为大肠的募穴，DGP 者常伴有大便改变，取天枢有通调肠道的作用。诸穴合用，蕴含局部取穴配合远道取穴、辨证取穴配合对症取穴之意，共奏健脾和胃、通腑降浊之功。

3. 艾灸疗法

取穴：中脘、申脉、气海、足三里。

操作：用艾条温和灸，距离皮肤 1～1cm，每次 20min，以局部皮肤潮红为度。1 次/日，14 日为 1 个疗程，2 个疗程期间休息 2 日。

4. 隔姜温针灸疗法

取穴：中脘、关元、足三里（双）、内关（双）。

操作：先将艾条切成 2 cm 长的艾段，然后再把老姜切成 0.1 cm 厚的姜片，在姜片的中央穿一小孔以便针柄穿过。治疗时，患者平卧位，将穴位常规消毒，针刺后采用补法使之得气，然后把穿有小孔的姜片从针柄的末端穿过，使姜片贴于皮肤上，再将艾段插在针柄顶端，艾段约同针柄顶端齐平，最后在艾段靠近皮肤一端将其点燃，使针和姜片变热（其中内关穴以针刺为主，不用灸法，取平补平泻）。每穴连续灸 3 壮，每日治疗 1 次，15 日为 1 个疗程，疗程期间休息 3 日。

隔姜温针灸是将针刺和隔姜灸法融于一体，也是温针灸的进一步发展，它利用姜之温性，再助以灸火之热力，通过经络腧穴的作用，起到温阳益气、补脾益肾的功效。所选用足三里为胃经之合穴（合治内腑），中脘为腑会，两穴同用可调整肠胃功能，健胃行气。关元为常用的强壮穴，隶属任脉，针、灸合用而奏健脾益肾、补益气血之功。内关为八脉交会穴，主治胃心胸诸病，在此穴以针法为主，起到疏通三焦、降逆止呕之功。

5. 芒针疗法

取穴：中脘。

操作：选择直径 0.4mm、长 6 寸的芒针，常规消毒后施用夹持进针法，垂直缓慢进针，当患者自感针感向小腹或者两胁走窜时即为得气。得气后不行针，缓慢捻转出针。进针过程中，一旦针下搏动感明显则立即停止治疗，防止伤及腹主动脉。

加减：气血不足者加刺足三里（双侧）、三阴交（双侧）、气海，施用补法；肝郁克脾者加刺太冲（双侧），施用泻法；腑气不通者加刺天枢（双侧）、关元，施平补平泻法。

芒针细长如麦芒，由古代九针之一"长针"发展而来。芒针以其深刺有关穴位，直达病所的独特刺法而显示出卓越的治疗效果。中脘为腑之会，正当中焦部位，是三焦气机升降的枢纽，又为胃之募穴，乃胃经经气聚集之所，募治本腑。胃为水谷之海，以通为用，以降为顺，深刺该穴既能通降胃气、升清降浊，又能健中补虚。其健运脾胃通中有降，降中有升，补而不滞，有扶土抑木、健中行气之功效。

6. 耳穴贴压

取穴：脾、胃、大肠、神门、内分泌。

操作：75%乙醇消毒后，托持耳郭，用镊子夹取中心粘有王不留籽的方块小胶布，对准所选穴位紧紧贴压其上，并轻轻按揉 1～2min，每日再自行轻柔按压 3～5 次。若有对胶布过敏的患者可改用黏合纸取代。

耳穴中脾、胃穴能调整相应脏器气血运行；内分泌穴是调节内分泌紊乱的经验穴，可调节胰岛细胞功能；刺激大肠穴可促进代谢。诸穴合用，可有效地刺激耳郭的神经系统，调动淋巴反应，间接调整全身内分泌系统功能的平衡，从而达到疏理气血、调补中州，使胃肠的蠕动功能得以恢复，加快胃排空，改善患者症状的目的。

7. 穴位贴敷疗法

药物组成：苍术、茯苓、厚朴、黄芩、黄芪。

取穴：胰俞、脾俞、胃俞、天枢。

操作：每日应用穴位敷贴治疗贴（每次贴24h），周日休息。1周为1个疗程。

五、糖尿病便秘

（一）概述

糖尿病便秘属中医"便秘"范畴，"大肠者，传导之官，变化出焉"，便秘是大肠传导功能失司的重要表现。中医认为消渴患者病程迁延日久，致机体津（精）液亏乏，气血亏虚，脾肾虚寒，同时与病理产物痰湿瘀互结，致腑气不通，气机升降失常，大肠传导失司而使大便秘结。其病位在胃肠，病久累及脾肾，其病性多为本虚标实，虚实夹杂，气血亏虚为本，痰湿瘀热为标。故治疗当以调理脏腑气血，通腑顺气，调和阴阳为主。

（二）治则治法

1. 针刺疗法

主穴：天枢、上巨虚、大肠俞、胃俞、足三里、关元。

操作：采用平补平泻法，进针获针感后，留针20min起针。每日1次，1周为1个疗程，每个疗程之间休息2日。

天枢属足阳明经之穴，具有理气和胃与养胃的作用，同时它又是大肠的募穴，平补平泻又可理大肠而畅腑气。大肠俞针刺用补法，可补大肠津液而润肠通便，与天枢俞募相配，相得益彰。上巨虚为大肠经下合穴，又位于足阳明经上，取之可使胃与大肠共调，使腑气下行。

2. 电针疗法

取穴：天枢、上巨虚。

操作：天枢穴以芒针针刺，常规消毒后，刺手执针，使针尖抵触穴位皮肤，以押手配合，利用指力和腕力，压捻结合，迅速刺过皮肤。进针穿过壁层腹膜时，医生会感觉阻力突然减轻。再慢速进针，直至进针70~90mm。慢进针时，肠管可自行避开针尖，以免被刺破。进针后患者出现酸、麻、胀、重、热感时，捻针30s。上巨虚以毫针针刺，操作过程同前，进针40~50mm，两穴留针30min。出针时以消毒干棉球压迫针孔，以防出血。留针时，同侧天枢、上巨虚，接通电针治疗仪。天枢穴接阴极，上巨虚穴接阳极。选疏密波，调节电流强度，以患者能耐受为度。留针30min。每日1次，7日为1个疗程。

天枢、上巨虚属募合配穴法。募穴与下合穴相配，对腑证、实证、热证效果较好。天枢为足阳明经穴、大肠的募穴，为大肠经气募结之处。与穴位对应的腹腔内器官是大网膜和小肠。芒针深刺天枢有升降气机、斡旋上下之功。上巨虚为足阳明经穴、大肠下合穴。《灵枢·邪气藏府病形》曰："荥输治外经，合治内府。"《灵枢·本输》曰："大肠小肠，皆属于胃，是足阳明也。"糖尿病便秘患者胃排空与肠通过时间延缓，故可选取足阳明胃经之天枢、上巨虚。芒针深刺并加电针疏密波，则能振奋气血，改善代谢，提高临床疗效。

3. 艾灸疗法

取穴：神阙。

操作：协助患者取仰卧位，暴露脐部。将艾条一端点燃并对准施灸部位，距皮肤 2～3cm 处进行回旋灸、温和灸。以患者局部有温热感但无灼痛为度。灸 5～10min 至皮肤红晕为度，每日 1 次。

神阙穴为经络之总枢、经气之海，艾条灸神阙穴，以激发经气，疏通经络，促进气血运行，扶助正气，温中祛湿，使脉络畅通，脾气得运。

4. 埋针疗法

取穴：腹结穴。

操作：患者仰卧，穴位常规消毒后，取 1 号皮内针向下平刺，然后用胶布加以固定，留针 2～3 日左右侧腹结穴交替埋针。留针期间，嘱患者每天轻柔按摩针柄 2～3 次，每次 5min。

腹结穴为足太阴脾经穴位，脾主运化，腹结穴埋针结合按揉可健脾司运化，气血化生有源，排便有力。腹结穴位于腹部结肠附近，针刺腹结穴可发挥穴位的局部效应，即清大肠之燥热，生津润肠，调整脾胃功能，并可增强局部肠道的蠕动，提高肠道平滑肌的紧张性，促进肠内废物的排泄，达到治疗便秘的目的。

5. 穴位按揉

取穴：足三里、三阴交、支沟、合谷、天枢。

操作：用指按法和指揉法按揉，每穴 1～2min，以患者产生酸胀感为宜，每日 2 次。

足三里、三阴交可调理脾胃，扶助正气，生气化血，滋阴通便；支沟宣通三焦气机，通调腑气；合谷泻大肠实热；天枢疏通肠腑。

6. 穴位埋线

取穴：天枢、大横、上巨虚、大肠俞。

操作：用记号笔标记穴位，局部皮肤碘伏消毒，将 1.0 号可吸收手术缝合线剪短至 2cm 备用，选用 9 号一次性使用埋线针，按照埋线针刻度，将针芯抽出 2cm，将准备好的可吸收手术缝合线全部放入埋线针针头前端内，按照标记好的穴位，将针头快速刺入穴位，深度 2cm，患者局部有酸胀感后，迅速将针芯推向针尖部，可吸收手术缝合线被埋入穴位，出针后确认线头无外露，在埋线处以无菌敷料固定。1 周治疗 1 次，4 周为 1 个疗程。

背俞穴与募穴均为脏腑经气汇聚之所，俞募相配加强了对大肠经气的疏通与调节，同时，《难经·六十七难》曰："阳病行阴，故令募在阴"，属阳之大肠，其治在天枢。大横穴位于肠管上方，可对病变部位直接刺激；上巨虚为大肠的下合穴，"合治内腑"，进一步强化了大肠腑的传导与通泻功能。

7. 耳穴贴压

取穴：大肠、便秘点、脾、直肠下端。

操作：用王不留行籽贴压，嘱患者每日按压 5 次，每次 4～5min，隔日换贴 1 次，15 次为 1 个疗程，每次选主穴 3 个，配穴 2 个为宜。两耳交替敷贴，一旦有耳贴脱落的现象需及时更换。

加减：气秘者配肝、交感；虚秘者配肾、小肠；冷秘者配肾、肾上腺。

8. 捏脊疗法

操作：指导患者裸露脊背并取俯卧位，医生用拇指和示指将患者的皮肤捏起，沿督脉提捏向上，从长强穴至大椎穴，行至大肠俞、胃俞稍加力挟提，重复 5 遍；捏脊完成后行 3～5 遍的腰背按揉，每日 5 次。

捏脊疗法为我国一种传统的外疗法，主要为捏法，并辅以点、抚、按、弹拨、提拿等多种手法，具有广泛的临床适应证，具有安全、简便、疗效显著等临床优势，临床经验证实捏脊疗法可缓解腹痛、腹胀等症状，缩短腹泻时间，对便秘的治疗具有较为显著的临床优势。

9. 穴位贴敷疗法

中药选择和制作：大黄 30g，芒硝 40g，黄芪 30g，当归 30g，冰片 8g 五味药粉碎，研细并混合均匀，制成散剂，使用时取 6g 散剂，用 50%～75%乙醇溶液调稠，以不流淌为度，制成一元硬币大小的药饼。

取穴：单取神阙穴。

操作：嘱患者坐位或仰卧位，用清水或 75%酒精棉签清洁神阙穴（肚脐）后，将药饼贴敷于神阙穴处，以医用纱布覆盖，用医用胶带固定。持续贴敷 10 h，若出现排便，实时取下，总贴敷时间≤10 h（未解大便超过 10 h 亦即刻取下），每日更换。

穴位贴敷疗法治疗便秘由来已久，单选神阙穴时，亦被称作"脐疗"。神阙穴是人体经络之总枢，能司人体诸经百脉，具有温通散结、疏通经络之力。中药穴位贴敷中药方采用大黄、芒硝、当归、黄芪、冰片五味中药并按一定比例混合，大大增强了穴位贴敷的排便效果。

六、糖尿病腹泻

（一）概述

糖尿病腹泻属中医学"消渴""泄泻"等范畴，病位在大肠，为脾肾阳虚证，主要责之于脾、肾二脏，是由于糖尿病阴虚燥热日久，耗气伤阴，阴损及阳或年老体弱，肾阳虚衰，不能温煦脾阳，以致脾阳虚不能运化水谷，化生精微，清气下陷，水谷糟粕混杂而下所致。"久泄皆由肾命火衰，不能专责脾胃"。故治法强调大补下焦元阳，以求火旺土强，而泄泻自止。《景岳全书·泻泄》称："肾为胃关，开窍于二阴，所以二便之开闭，皆肾脏之所主，今肾中阳气不足，则命门火衰……阴气盛极之时，即令人洞泻不止也。"温肾、健脾、利湿是治疗糖尿病腹泻的基本法则。

（二）治则治法

1. 温针灸疗法

取穴：脾俞、肾俞、天枢、水道、关元、足三里、内庭、公孙。

操作：毫针行针得气后留针，将艾条切成长约 1.0 cm 小段，插在针柄上点燃，针柄下端垫以隔热硬纸板，以防艾条灰烬脱落烫伤皮肤，待艾条完全燃尽后，去除灰烬，再次行针后拔针。隔日 1 次。

加减：脾肾阳虚者加至阳、命门穴。

针灸取脾俞、肾俞健脾补肾；取天枢、水道、关元温补下焦、分清别浊；取内庭、公孙、足三里健运脾胃；取至阳、命门穴温阳补肾。温针灸可温暖中土、温畅下焦。

2. 艾灸疗法

取穴：神阙、关元、天枢、足三里。

操作：嘱患者暴露腹部及臀部，点燃药艾后悬灸上述穴位，每次温灸约 10min，每日 1 次，10 日为 1 个疗程。

艾灸神阙、关元、天枢、足三里等穴位具有调理脾胃、补虚强身、疏肝益肾、和胃化湿功效。

3. 隔姜灸疗法

取穴：神阙、中脘、气海、关元。

操作：患者取仰卧位，将姜片（直径约 3.0cm，厚 0.2～0.3cm）放于神阙、中脘、气海、关元穴上，放置艾炷（直径约 2.0cm，高约 2.5cm），点燃施灸，当艾炷燃尽后，易炷再灸，直至规定壮数（轻度 4 壮，中度 6 壮，重度 8 壮）。若患者感觉灼热不能忍受时，可用镊子上下移动姜片，灸至局部皮肤潮红为宜。每日 1 次，6 次为 1 个疗程。

隔姜灸的基本功效是温阳散寒、固肠止泻，利用生姜辛温与艾灸之热互助，姜得灸助，其辛温走窜之力增强，灸得姜助，其温补祛寒行气活血之力尤强，共奏温通经络之效。神阙穴为五脏六腑之本，具有健运脾阳、温经散寒、扶正祛邪之功；中脘、气海、关元为近端穴，隔姜灸以上诸穴，可疏调肠胃、温固下元、健脾利湿、和胃止痛，起到更加明显的补脾止泻、调和气血作用。

4. 综合疗法

主穴：中脘、足三里（双侧）、上巨虚、三阴交、神阙、天枢、肾俞、关元。

操作：选适当毫针，常规消毒后针刺各穴（除神阙），均予补法，留针 30 min。隔盐灸神阙，艾条温和灸双侧足三里，隔附子饼灸肾俞、关元，每穴 7～10 min。

大肠募穴天枢与大肠之下合穴上巨虚合用，调理肠腑而止泻；三阴交健脾利湿；中脘穴乃调理肠胃功能之主穴，针刺（均用补法）上述诸穴有健脾益胃、理气和中的功效。因灸法是治疗虚寒证之要法，《灵枢·经脉》云："陷下则灸之。"如足三里为足阳明胃经所循，双侧取穴，施以灸法，可温脾和胃、化湿止泻。灸神阙穴可温通元阳，调理胃肠气机。灸关元穴、肾俞穴可壮阳健肾，以附子灸治则助温肾补火之力。故除针刺治疗外，又配合采用灸法，神阙用隔盐灸，肾俞、命门用隔附子灸，足三里用艾条温和灸。

5. 穴位贴敷疗法

取穴：天枢。

中药粉：制附片 20g，桂枝 10g，炮姜 10g，当归 6g，诃子 6g，将以上药味烤干打粉备用。

操作：取适量配好的中药粉用少量食醋混合后调成药膏，摊在准备好的止痛膏正面，然后将药膏敷于腹部两侧天枢穴上，绷带固定后将神灯治疗仪烤于天枢穴或全腹部均可，神灯治疗时间每次 1～2h，每日 2～3 次。若病情需要，可随时加减。在第 2～3 次重复治疗时，先将上次药膏拆除，用温开水将天枢穴位局部洗净，待休息 30～60min 后，重复第 1 次药贴的方法即可。

天枢穴乃人体大肠之募穴，经络枢纽之要道，又是胃肠阴阳之总督。取中药制附片可温肾暖脾，回阳救逆；桂枝、炮姜温中散寒；当归引药归经且通经络；诃子涩肠止泻。配合神灯理疗，具有协同作用，可温肾暖脾、回阳救逆、温中散寒、调理气机，达到涩肠止泻的目的。

（三）验案赏析

病案：患者女，59 岁。2 型糖尿病病史 16 年，反复出现腹胀、腹泻，日 4～5 次，甚或呈稀水样，夜间晨起多发，无腹痛，无里急后重，口干，多饮，时有恶心，无呕吐，腰酸乏力，气短，畏寒，双下肢轻度水肿。查体：面色萎黄，神疲倦怠，腹软，麦氏点无压痛，肠鸣音正常。多次大便常规和大便培养均无异常发现，纤维结肠镜无异常发现。舌胖淡，边有齿痕，质暗，苔白腻，脉弦滑。西医诊断：糖尿病性腹泻。中医诊断：泄泻。辨证属脾肾阳虚。治以温补脾肾，固肠止泻。处方：参苓白术散加减。党参 15g，茯苓 15g，炒白术 15g，黄芪 30g，生地黄 15g，陈皮 8g，扁豆 15g，山药 15g，砂仁 8g，薏苡仁 15g，竹茹 10g，姜半夏 6g，藿香 15g，佩兰 15g。水煎服，每日 1 剂。

配合针刺中脘、天枢、肾俞、命门（各穴均予补法，留针 30 min）；隔盐灸神阙，艾条温和灸双侧足三里，每穴 7～10 min。连续治疗 10 日后，患者腹泻明显减轻，大便每日 2 次；继续治疗半个月后，大便每日 1 次，为成形便；随访 2 年，未复发。

七、糖尿病性视网膜病变

（一）概述

糖尿病性视网膜病变（diabetic retinopathy，DR）是糖尿病最常见和最严重的微血管并发症，是四大主要的致盲病之一，属中医学"视瞻昏渺""萤星满月""血灌瞳仁""暴盲"等范畴。眼为宗脉之所聚，《灵枢·邪气藏府病形》记载："十二经脉，三百六十五络，其血气皆上于面而走空窍，其阳气上走于目而为睛。"《灵枢·大惑论》曰："五脏六腑之精气皆上注于目而为之精。"故眼的生理、病理与机体的功能状态密切相关。《秘传证治要诀·三消》认为"三消久之，精血既亡，或目无视，或手足偏废如风疾"。本病为消渴病久发，肝肾亏虚，阴虚津亏而无法上承目络，因此目窍失养；阴虚日久，导致阴虚阳亢虚火上升，灼伤目中血络，血溢脉外，致视物模糊。本虚标实，虚实夹杂是本病的证候特点。治法应以益气养阴，活血化瘀，标本兼顾。

（二）治则治法

1. 针刺疗法

（1）眼针：取穴睛明、承泣、球后、太阳。

操作：患者闭目，静静仰卧。睛明穴位于面部目内眦角稍上方凹陷处，左手轻揉穴位后将眼球推向外侧固定，右手持 32 号 1.5 寸毫针，沿眼眶边缘垂直缓缓刺入 1.2 寸左右。可做小幅度轻微捻转，使患者自觉眼酸，眼球欲胀出，常有流泪，可用消毒棉球压在内眼角。承泣穴位于眼球直下眶下缘内，紧靠眶下缘缓慢直刺 0.3～0.7 寸。球后穴位于眶下缘外 1/4 与内 3/4 交界处，刺时左手轻压固定眼球，右手持 32 号 1.5 寸毫针，在眼眶与眼球之间进针，沿眶下缘从外下向内上，朝视神经孔方向刺 1.0～1.2 寸。球后穴的深部为睫状神经节，针后得气快，患者有强烈酸胀感。太阳穴在颞部，眉梢与目外眦之间向后约一横指的凹陷处。选 32 号 1.0 寸毫针，针尖略向前斜，刺入 0.8 寸，小幅度快速捻转直到针感达眼。

睛明穴又名泪孔、目内眦、泪空，它位邻眼睛，因擅治目疾，有明目之功而得名，是治疗眼病的必用之穴。《针灸甲乙经》曰："目不明……目无所见，睛明主之。"该穴又为手、足太阳，足阳明之会，会诸经之气，针刺此穴可使经气上行于目，使目有所养，视力恢复正常。球后、太阳为经外奇穴，亦为眼科要穴。以上穴位位于眼球周围，深刺针感可达眼底病变部位，以疏通经络、调和气血。上述穴位深部接近眼底，血管丰富，组织疏松，故不宜提插，以免损伤眼球及血管，出针后亦应按压穴位，以防出血。

（2）体针：体针穴方 1 取足三里、三阴交、外关、肝俞、脾俞、肾俞。体针穴方 2

取风池、曲池、合谷、血海、阴陵泉、太冲、太溪。

操作：风池用较强的平补平泻手法，针尖对准鼻尖方向直刺 0.8～1.2 寸，风池针感须扩散至颞及前额或至眼区。其余穴位直刺 1.0～2.0 寸，手法平补平泻，留针 30min。每日 1 次，15 次为 1 个疗程。

风池为胆经穴，胆经起于目内眦，风池是通达脑目络脉的重要腧穴，行气通络。足三里、血海、阴陵泉、三阴交、太溪补气养血；太冲为肝经原穴，肝开窍于目，其能疏调眼部气机。合谷为阳明经多气多血之原穴，有通调气血、清热作用；肝俞、脾俞、肾俞养血柔肝、滋阴填精。

2. 头针疗法

取穴：视区。

操作：视区，平行于前后正中线，向前后正中线后点方向平刺 0.5～0.8 寸。

3. 耳针疗法

取穴：胰腺点、胰、胆、肾、丘脑、缘中、内分泌、皮质下、口、渴点、眼、三焦。

操作：每次选用 4～5 个穴，将耳郭常规消毒，采用捻入法将撳针快速刺入耳穴，并稍加压力，使患者有酸、麻、胀或发热感。用单侧穴，每 3 日与对侧交换 1 次，每日自行按压 3 次，每次 3～5min。

4. 穴位贴敷疗法

取穴：攒竹、睛明、阳白、丝竹空、太阳、瞳子髎。

操作：嘱患者用清水清洗脸部尤其是眼周，有皮肤破损、过敏、外伤者禁用，将医用敷贴修剪成 1.5 cm×1 cm 大小，取适量以丹参、郁金、牛膝、地龙制成的膏剂均匀涂抹于敷贴中央，面积约 0.6 cm×0.6 cm，即制成药物敷贴。取眼周穴，于穴位处固定决明子一粒，再以药物敷贴覆盖其上，粘贴固定，指导患者自行用双手无名指按压穴位贴敷处，间断 2 h 左右，起到刺激穴位、中药渗透入穴的作用，每日 1 次。

八、糖尿病眼肌麻痹

（一）概述

糖尿病眼肌麻痹中医称其为"风牵偏视""神珠将反""视二为一""目仰视""视歧"等，其病因或正气不足，络脉空虚，腠理不固，风邪入络；或脾虚失健，运化失司，肌肉失于濡养；或肝风内动，挟痰上扰，以致筋脉挛急或弛缓。治疗原则以疏风通络，行气活血为主。关于眼与十二经脉的关系，《内经》中有大量论述，如《灵枢·邪气藏府病形》载："十二经脉，三百六十五络，其血气皆上于面而走空窍……其精阳气上走于目而为睛。"《灵枢·寒热病》曰："足太阳有通项入于脑者，正属目本，名曰眼系……入脑乃别，阴跷阳跷，阴阳相交。阳入阴，阴出阳，交于目内眦。"《灵枢·经筋》

说："足少阳之筋……支者，结于目锐眦为外维""手少阳之筋……属目外眦。"《灵枢·经脉》说："胆足少阳之脉起于目锐眦""三焦手少阳之脉至目锐眦。"《灵枢·大惑论》曰："五脏六腑之精气，皆上注于目而为之精。"由此可见，十二经脉都直接或间接与眼相联，与眼的关系密切，因而脏腑的生理病理状态可通过经络影响眼，是脏腑病变的外在表现，调脏腑、通经络，健脾扶正、祛风活血为针灸治疗本病的理论基础。

（二）治则治法

1. 针刺疗法

主穴：内直肌麻痹取睛明、攒竹；外直肌麻痹取瞳子髎、丝竹空、太阳、球后；上下直肌麻痹取睛明、球后、攒竹、承泣；上下斜肌麻痹取阳白、攒竹、睛明、承泣、瞳子髎；各组随证配取合谷、足三里、阳陵泉、三阴交等穴。

操作：太阳刺 8～13 mm，眼周其他穴位可刺 10～15 mm，指切进针，轻压，不捻转（此点必须注意，否则易致出血），针刺以眼睛出现酸、麻、胀感为宜，体针直刺 10～15 mm，提插捻转。每次留针 20min，每日 1 次。

加减：风邪入络者加风池、百会；气虚阻络者加脾俞、百会；肝风内动者加太阳、太冲；气滞血瘀者取膈俞、血海。

十二经脉中，手三阳经终止于头部，足三阳经起于头部，手足三阳经在头面部交接并与眼直接发生联系，"经络所过，主之所及"，眼肌麻痹以局部取穴为主，配合肝、胆、脾、肾经远处取穴，睛明、四白、太阳、攒竹、瞳子髎、丝竹空、球后为眼周局部取穴，可起到疏通眼部经脉、改善眼周循环使眼部气血充盛的作用；三阴交为足太阴脾经腧穴，具有健脾化湿、调气通络作用；足三里穴为足阳明经之合穴，具有疏通经络、调理气血作用。阳陵泉为足少阳胆经穴，为"筋会"，有疏肝解郁、通经活络作用，诸穴合用，益彰之效。

2. 雷火灸疗法

操作：患者取仰卧位，在攒竹、丝竹空、阳白、四白、太阳穴上用悬灸方法，要求灸疗部位皮肤发红，深部组织发热为宜，雷火灸的火头应该距离皮肤 2～3cm，以防烧伤。当灸条燃烧至盒口后，应将灸条推出盒身部，固定牢固后继续进行，具体方法是将盒口两侧的大头钉轻轻取下，扭开艾灸盒的底座盖，在进行雷火灸的过程中，施灸人员要时刻在患者周围，不得离开，应注意要随时吹红火头，治疗结束后盖上盒帽，收好物品，以便下次再用。

雷火灸是一种广泛应用的中医传统疗法，由多种中药（如沉香、穿山甲、干姜、茵陈蒿、木香、羌活、乳香、麝香等）制作而成，其以经络学说为依据，依照不同的中药配伍达到不同的治疗效果，可以有通经活络、消肿止痛、活血化瘀、扶正祛邪等功效。

3. 头针疗法

取穴：取额顶带后 1/3，顶枕带下 1/3，额旁 2 带。

操作：用小幅度提插泻法，在行针时嘱患者上、下、左、右转动眼球，或在眼眶周围按揉，开始针刺和拔针前各行针 1 次，每次行针 2 min，留针 1 h。

顶枕带下 1/3，额枕带后 1/3，善治眼及头部疾患，额旁 2 带具有疏肝理气、健运脾胃的功能，使肝脾之经气达于目，三带相配，共奏疏通经气、活血能络、运行气血之功，可使经气通条，脑目得养，故目视正常。

4. 针药并用

针灸治疗以疏风通络活血为治则，随证加减。眼部穴位取攒竹、丝竹空、承泣、太阳、球后、睛明、鱼腰等（每次取 2～3 个），配合风池、翳风、合谷、外关、足三里、三阴交、阳陵泉、百会等，每次取 3～5 个穴位。

药物治疗以活血化瘀、祛风通络为治则，随症加减。主药有桃仁、红花、当归、赤芍、白芍、石菖蒲、防风、僵蚕、全蝎、蜈蚣、葛根、太子参、酸枣仁、茯苓、远志、枳壳等。

（三）验案赏析

案一：孙某，女，57 岁，因复视 4 天来诊。患者 3 年前确诊为"糖尿病"，3 年来服药控制血糖，血糖控制在 7.0～9.0mmol/L。4 天前无明显诱因出现复视，于山东中医药大学附属医院眼科确诊为"糖尿病并发右动眼神经麻痹"。为求针灸治疗来诊。查体：T 36.4℃，P 78 次/分，R 18 次/分，BP 140/80mmHg。神清语明，右眼外上斜视，不能内收及向下运动，两侧瞳孔等大正圆，对光反射存在，心肺腹无明显异常，四肢肌力正常，生理反射存在，病理反射未引出。针刺取穴：阳白、四白、攒竹、太阳（右）、外关、合谷、足三里、三阴交、太溪、太冲（双）。针法：阳白、四白、攒竹、太阳、合谷、太冲平补平泻法，外关泻法，足三里、三阴交、太溪补法。疗效：针刺 4 次复视消失，继之巩固治疗 15 次而愈。

案二：江某，女，70 岁，主诉复视 3 天。既往：糖尿病病史 20 余年。查体：T 36℃，P 78 次/分，R 18 次/分，BP 140/80mmHg。神清语明，右眼外上斜视，不能内收及向下运动，两侧瞳孔等大正圆，对光反射存在，心、肺、腹无明显异常，四肢肌力正常，生理反射存在，病理反射未引出。辅助检查：FBG 7.9mmol/L，尿糖阴性。头 CT 无明显异常。眼科会诊诊断：右动眼神经不全麻痹伴右滑车神经麻痹。治疗在营养神经等对症治疗的基础上，予以针刺治疗。取穴：丝竹空、太阳、攒竹、四白、睛明、阳白、合谷、足三里。针法：丝竹空、太阳、攒竹、四白、睛明、阳白平补平泻法，合谷、足三里补法。结果：针刺 1 次后患者自感症状稍有所改善，10 次后明显缓解，15 次后基本消失。共治疗 30 次，患者复视消失，临床治愈。

九、糖尿病肾病

（一）概述

糖尿病肾病（diabetic nephropathy，DN）的主要特征如高脂血症、蛋白尿、血肌酐和尿素氮升高等，当属中医"肾消""下消""关格"等范畴，DN 的病机特点是本虚标实，虚实夹杂。本虚为脾虚、肾虚、气阴两虚渐至阴阳俱虚；标实为水湿、瘀血、痰浊、浊毒。治疗以补益脾肾治其本，分利浊毒、瘀血治其标。

（二）治则治法

1. 针刺疗法

主穴：肾俞、脾俞、关元、太溪、足三里、三阴交。

配穴：尿闭者加水道；面肿者加水沟、合谷；尿血者加大敦；咳嗽者加尺泽、太渊；腹胀便溏者加天枢、公孙；恶心、呕吐者加内关、中脘；心悸失眠者加神门、内关。

操作：穴位常规消毒，选 30 号 1～3 寸毫针，双侧取穴，针刺得气后随证施以补泻手法。每日 1 次，治疗 7 次为 1 个疗程，疗程间可间隔 3 日。

肾俞、脾俞分别为肾、脾之背俞穴，两穴合用具有补肾健脾的功效；关元为任脉与足三阴经之交会穴，系三焦元气之所发，联系命门真阳，可培补元气、调补脾肾；足三里为足阳明经之合穴，是经脉之气与脏腑之气汇合之处，具有健脾益胃、扶正培元的功效，《外台秘要》曰："三里养后天之气，灸三里可使元气不衰。"三阴交为肝、脾、肾经脉交会所在，功可健脾益肾、疏肝理血；太溪为肾经原穴，乃肾经经气渐盛的部位，也是脏腑原气经过和留止的部位，居于脉气旺盛之处，具有疏通经脉、通利三焦、补肾益阴的作用。诸穴合用，共奏健脾、补肾、活血之功效。

2. 艾灸疗法

取穴：肾俞、膈俞、气海。

操作：用清艾条行温和灸法，每穴每次 15 min。每日 1 次，每周 6 次，2 周为 1 个疗程。

3. 温针灸疗法

取穴：中脘、气海、关元、血海、足三里、三阴交；命门、脾俞、胃俞、膈俞、肾俞、三焦俞。

操作：患者取仰卧位，针刺腹部穴位，后患者取俯卧位，针刺背部穴位。仰卧位与俯卧位交替。针刺前揉按针刺穴位处肌肉，以利于其得气；毫针刺入穴位后行均匀提插捻转，以患者耐受得气为度，针刺得气后，针柄上放置 2cm 左右并燃烧着的艾节，在皮肤上隔一厚纸片，以免烫伤皮肤，留针 20min，针刺结束后揉捏放松针刺穴位部位，以缓解患者因针刺引起的肌肉紧张及不适感。每日治疗 1 次，每周治疗 6 次，1 周为 1 个疗程。

4. 耳穴贴压

取穴：胰胆、内分泌、脾、肾、膀胱。

操作：耳郭常规 75% 乙醇消毒，然后用镊子将粘有 1 粒王不留行籽的方形小胶布（0.6cm×0.6cm），对准耳穴，贴紧后以拇指和示指置于耳郭的正面和背面进行对压按揉每穴，手法由轻到重，至患者有胀、酸感或微感刺痛及耳郭发热为度。每次贴压一侧耳穴，嘱患者每日餐前按压耳穴处 1～2min，每日 3 次。每隔 3 日更换 1 次，左右耳轮换。

耳穴胰胆、内分泌具有调节内分泌、降血糖的作用；脾为后天之本，脾主运化，耳穴脾具有健脾益气之功；肾为后天之本，肾藏精，肾主命门相火，为"生命之根"，耳穴肾具有补肾固精、滋阴壮阳之功；膀胱主气化，膀胱经与肾经互为表里，耳穴膀胱益气利尿，共达益气健脾、补肾利水之功，改善早期糖尿病肾病患者之腰酸腰痛、水肿等症状。

5. 穴位埋线

取穴：脾俞、足三里、肾俞、胰俞。

配穴：血瘀证者加血海、膈俞；痰湿证者加丰隆；阴虚证者加三阴交。

操作：患者取舒适体位，常规消毒，采用注线法，使用 8 号一次性注射针头，用消毒镊子将 0.5～1cm 长 2.0 号羊肠线置于一次性注射针头前端内，快速刺入选定穴位皮下，进针深度 1～1.5cm，局部有酸胀麻感，即得气后用 30mm×40mm 一次性针灸针插入针管内，将羊肠线推入穴位后，拔出注射针头，针眼处用创可贴覆盖。6h 后可以淋浴，不影响任何活动。每 10 日穴位埋线 1 次。

6. 穴位贴敷疗法

取穴：太冲、太溪、足三里、环跳、上巨虚、意舍、气海、肾俞。

中药穴位贴敷治疗：贴敷药方为葛根 10g，丹参 10g，肉桂 10g，赤芍 10g，黄芪 10g。将调好的药物贴敷于穴位，4h 后取下，每周贴敷 2 次。

（三）验案赏析

案一：患者女，56 岁，2012 年 2 月初诊。主诉：双下肢浮肿 1 周。询问病史，既往有糖尿病病史约 9 年，口服消渴丸和二甲双胍控制血糖。现症见：双膝关节以下轻度浮肿，纳差，乏力畏寒，大便正常，小便频多，舌质淡胖，苔薄，脉沉细。来诊当日化验 FBG 6.8 mmol/L，血常规、肝、肾功能正常，B 超检查示肝、胆、胰、脾无异常，尿分析提示尿蛋白（++），血压 120/75 mmHg。西医诊断：2 型糖尿病，糖尿病肾病 II 期。中医诊断：水肿病，证属脾肾阳虚证。治疗建议患者查胰岛功能，必要时使用胰岛素，但患者拒绝胰岛素治疗。继续调整西药控制血糖，同时口服中药汤剂以益气健脾补肾利水，药物组成：黄芪 30g，五味子 10g，枸杞子 15g，益智仁 6g，甘草 3g，玉米须 30g，菟丝子 15g，沙苑子 15g，茯苓 15g，车前子（包煎）30g。每日 1 剂，分 2 次温服。同时，单煎五倍子水调后，贴敷神阙、关元穴；艾条灸足三里、关元穴等穴位；王不留行贴耳穴胰点、脾点、肾点等，间断按压刺激。治疗 5 日后，双下肢水肿减轻，食欲增加，仍小便频数，畏寒，舌质淡胖，舌苔薄，脉沉细；上药减车前子用量，加制附子 6g 以温补肾阳，继续服药 5 剂，患者症状基本缓解。嘱其坚持服药 4 周，注意饮食调理。后复查尿常规，尿蛋白消失，嘱其用黄芪 15g，玉米须 15g，泡茶长期服用以巩固疗效。

案二：刘某，女，62 岁，2002 年 8 月 23 日初诊。主诉：双下肢时有浮肿 1 年。病史：2 型糖尿病病史 13 年，长期服用格列本脲、二甲双胍、格列齐特等药，血糖未得到良好控制，空腹血糖波动在 8.7～12.6 mmol/L。近 1 年多时有双下肢浮肿，查尿蛋白（+），确诊为糖尿病肾病，服西药疗效不显。诊见：口干，神疲乏力，腰膝酸软，畏寒肢冷，双下肢浮肿，舌质暗红，边有瘀点，苔白，脉细弱。查：β_2-MG 3.69μg/ml，Uβ_2-MG 2.35μg/ml，TC 6.9 mmol/L，TG 2.03 mmol/L，HDL 0.91 mmol/L。中医诊断：水肿，消渴。西医诊断：糖尿病肾病。治则：益气养阴，补肾健脾，活血利水。取穴：肝俞、胃脘下俞、脾俞、肾俞、关元、足三里、阴陵泉、三阴交、太溪。脾俞、肾俞、关元、足三里、太溪行捻转补法；其他穴位行小幅度平补平泻捻转手法。留针 20min，每日针刺 1 次，连针 6 日后休息 1 日，共治疗 30 日，期间口服格列喹酮 60 mg/d，卡托普利 12.5 mg/d，症状基本消失，双下肢浮肿消失；查：β_2-MG 1.82μg/ml，Uβ_2-MG 1.09μg/ml，TC 5.7 mmol/L，TG 1.9 mmol/L，HDL 1.30 mmol/L，属显效。

十、糖尿病阳痿

（一）概述

消渴日久，阴损及阳，阴阳俱虚，终致下元虚惫，真火不足，瘀血阻络，发生阳痿。正如朱丹溪《兰室秘藏》言消渴患者："上下齿皆麻，牙根强硬，肿痛，四肢痿弱，前阴如冰，喜怒健忘"。肾虚为本，瘀血内阻致阳痿缠绵难愈。治疗以补肾化瘀通络为法。

（二）治则治法

1. 针刺疗法

主穴：关元、三阴交。

操作：针刺关元穴要使针感向阴茎放射，三阴交要让下肢有跳动感，并向小腹传导，余穴均采用平补平泻手法，隔日 1 次，7 次为 1 个疗程，一般针 2～4 个疗程。

加减：命门衰微者配肾俞、命门、中极；心脾两虚者配心俞、脾俞、足三里；恐惧伤肾者配肾俞、气海、神门、太溪；湿热下注者配膀胱俞、太冲。

2. 艾灸疗法

（1）温和灸：取穴气海、关元、三阴交。

操作：每次用艾条灸各 10min，每日 2 次，5～7 日为 1 个疗程。

（2）隔姜灸：取穴关元、神阙、中极、肾俞、腰阳关、命门。

操作：隔姜灸，每次选用 3～5 个穴位，每穴每次灸 3～5 壮，每日 2 次，7～10 次为 1 个疗程。

加减：心脾受损者加脾俞、心俞、足三里；湿热下注者加阴陵泉。

（3）隔盐灸：取穴神阙。

操作：取食盐适量研细，炒热纳入脐窝使与脐平，上置艾柱施灸，每次灸治 10 壮，每日 1 次，10 次为 1 个疗程，疗程间隔 3～5 日。

3. 中药熏脐

药物组成：麝香 0.1g，鹿茸、蜈蚣、人参各 0.3g，皂角、当归、白芍、甘草 4 味药提取物（水煎提取法）1g，上药共 2g 研为细末，用水调成糊状敷于脐部，施艾条温和灸 5～10min，2 日 1 次，10 日为 1 个疗程。

熏脐法，又称蒸脐法，是将药物研细末敷于脐部，上置艾柱施灸的一种方法。脐下内存元阴元阳，脐下肾间动气是十二经脉之根，五脏六腑之本。麝香性温，芳香走窜之力较强，重在开窍，无论热闭和寒闭均可应用；人参大补元气，有促性激素样作用；皂角可祛顽痰，通窍开闭；鹿茸为补肾阳、益精血之要药；蜈蚣入肝经，其走窜力最强，内而脏腑，外而经络，凡气血凝聚之处，皆能开之，可开肝经之气血郁闭，使肝经条达，疏泄正常，经络畅通，气血得行；白芍、当归养血活血，补肝柔肝，荣养宗筋，既能养血益精调和阴阳，又能防止诸药辛温走窜伤阴之弊；甘草培补后天，以后天养先天。诸药合用，气血兼顾，脏腑经络同治，有补有通，寓补于通之中。加之艾灸的作用，与之合用更能迅速宣通与振奋人体元阳之气，达到较好的效果。

（三）验案赏析

病案：马某，男，48 岁，2006 年 10 月 8 日初诊。主诉：糖尿病病史 7 年，阳痿不举 1 年余。现病史：患者于 1999 年春始患糖尿病，经中西医结合治疗，血、尿糖控制基本满意，1 年前出现阳痿不举，或偶举但临房即软，不能性交，伴腰膝酸软，曾服男宝等药治疗，鲜效。现口服二甲双胍 75mg/d，格列本脲 5mg/d，近查 FBG 6.7mmol/L。现症见：面色㿠白，阳痿，腰酸乏力，头晕耳鸣，舌质淡，苔薄白，脉沉细。辨证属肾阳亏虚。予中药熏脐法治疗：麝香 0.1g，鹿茸、蜈蚣、人参各 0.3g，皂角、当归、白芍、甘草 4 味药提取物（水煎提取法）1g，上药共 2g 研为细末，用水调成糊状敷于脐部，施艾条温和灸 5～10min，2 日 1 次，10 日为 1 个疗程，1 个疗程后症状明显好转，2 个疗程后阴茎能举持久，房事能成。随访 6 个月，无复发。

十一、糖尿病足

（一）概述

糖尿病足在中医学中归属于"消渴病足""脱疽"等范畴，病变的病理机制在于"瘀血阻络、痰浊不化"，是因为痰浊瘀血阻滞于经脉和络脉系统，这些病理产物在脉道蓄积留滞的过程中不断沉积，导致脉壁增厚；同时，沉积物对脉壁不断刺激，对脉壁组织产生浸淫、侵蚀、灼伤等病理作用，最终导致脉壁结构的损伤。治疗以化痰活血、疏通经络为法。

（二）治则治法

1. 针刺疗法

主穴：阴陵泉、三阴交、太溪、承山；阳陵泉、足三里、绝骨、昆仑。

配穴：胰俞、肾俞、脾俞、胃俞、关元、气海。

操作：两组主穴交替应用，均联合配穴，毫针直刺，提插捻转得气，每次留针 30min，每日 1 次。

2. 电针疗法

（1）局部取穴：足三里、解溪。

操作：行针得气，将足三里穴和解溪穴为一组共同连接于电针治疗仪上。波形选择连续波，频率 20Hz，每次留针 20min。

（2）夹脊穴：患者俯卧位，穴位皮肤消毒后，针刺 $L_1 \sim L_4$ 棘突下旁开 1 寸，双侧穴位，使用 1.5 寸 28 号毫针斜刺，每侧针刺 5 针，共 10 针，得气后接脉冲电疗仪，调至疏密波型（疏波 4Hz，密波 60Hz），刺激强度以耐受为度，留针 30min，每日 1 次。

夹脊穴可通背俞穴、督脉，调控脏腑的气血。肢体麻木、疼痛多是由于经络不畅引起，而夹脊穴与手阳明经筋、足阳明经筋、足太阳经筋、足太阴经筋等众处相通，可治疗由经络不通引起的肢体麻木等症状。一方面针刺夹脊穴使气血运行正常，则血瘀自除，故"通则不痛"；另一方面针刺夹脊穴可调节脏腑经络气血，脏腑经络得到温煦濡养，故"荣则不痛"。

3. 艾灸疗法

取穴：三阴交、冲阳、涌泉、阿是穴。

操作：患者取平卧位，将艾条一端点燃，对准穴位，距皮肤 2~3cm，使局部有温热感而不灼痛感为宜，每穴灸 15min，两足共操作 30min。每日 1 次，10 日为 1 个疗程，施灸时，询问患者的局部感觉，避免灼伤，并要防止艾绒脱落烧伤皮肤或烧坏衣服。

4. 耳穴贴压

取穴：神门、皮质下、交感，趾。

操作方法：患者取侧卧位，局部用 75%乙醇消毒后，用耳穴探棒进行耳穴探查，找出阳性反应点，左手手指托持耳郭，右手用镊子夹取王不留行籽贴片，对准穴位紧贴压其上，用示指、拇指于耳前后捻压。手法由轻到重、按压每个穴位约 2min，每日 3~6 次。使患者两耳发红，有酸、麻、沉胀，甚至有发热疼痛的感觉。每日按压 3~5 次，隔1～3日换1次。

（三）验案赏析

案一：患者男，54岁，患2型糖尿病13年，长期服用格列齐特疗效不理想。1992年出现视力下降，诊断为"糖尿病合并白内障"，1994年出现双下肢畏冷、跛行及多处皮肤溃疡，伴失眠、便秘，并因酮症酸中毒在某医院住院治疗，病情缓解后出院。1997年初，患者双膝以下形成39处大小不等的皮肤坏死灶，右足第五趾骨基底坏死伴局部软组织溃疡，在外科行扩创术，术后形成直径为3.5cm，深达6.0cm的深部溃疡愈。1997年10月请中医会诊，查患者精神差，双目呆滞，舌尖红，舌苔厚而黄，有瘀点，双足肿胀，呈现暗红色，皮温低，右足深部溃疡，内有较多黄色黏稠状脓液，分泌物培养为金黄色葡萄球生长，对先锋Ⅴ号敏感，FBG 18.8mmol/L，尿糖（＋＋＋＋），属气阴两虚，肾虚血瘀型。治疗上益气生津、活血祛瘀、去腐生肌。外用针刺胰俞、肾俞、脾俞、胃俞、中脘、天枢、足三里、三阴交、气海、关元、尺泽等。自配生肌散内服，药用血竭、丹参、黄边、黄芪、生地、儿茶、天花粉等。同时辅以先锋Ⅴ号6g/d，静脉滴注，共7日；格列齐特320mg/d，定期复查血糖浓度，逐渐减量至80mg/d，直至停药。溃疡部常规换药。

经40日治疗，溃疡面生肌愈合，双下肢皮肤坏死灶结痂痊愈，皮温及肤色恢复正常，能正常行走；白内障明显好转，左眼视力由0.1升至0.4，右眼视力由0.15升至0.35，精神及睡眠良好，无口渴多饮；体重增加，大便正常，血糖及尿糖均恢复正常。

案二：张某，女，52岁，2013年9月28日就诊。患者自述1个月前劳累后出现右足部疼痛，未予特殊处理，近1周以来疼痛呈加重趋势，并出现右脚发凉症状。患者曾于2010年确诊为2型糖尿病，一直口服二甲双胍控制血糖，现FBG基本稳定在6.3mmol/L，PG 2h基本稳定在8.8mmol/L。平素易饥，口渴喜饮，小便频数，偶有失眠、咽喉肿痛。现患者右侧足背部及底部疼痛，肢端发凉，足背动脉搏动减弱，右足皮温偏低，浅感觉减退，无外伤史，未诉其他特殊不适。辅助检查：右下肢血管彩超示多发散在点状回声病变，肌电图检示右下肢神经传导速度轻～中度异常，震动感觉阈值测定示中低度风险。舌红，苔薄，有瘀斑，脉细数。辨证属瘀血阻络，兼胃肾阴虚。治法：活血化瘀，温通经脉，补肾益胃。采用艾灸冲阳、涌泉两穴治疗。方法：艾条回旋灸冲阳、涌泉两穴各30min，每日1次，5次为1个疗程，并嘱患者保持足部清洁，禁用过高温度的水洗脚，避免足部损伤，注意监测血糖。

治疗1个疗程后患者诉疼痛感及发凉感均较前减轻，仍易饥、口渴、小便频数，触诊足背动脉较前搏动有力，皮温亦有所恢复。继续前法治疗2个疗程后患者诉疼痛感已基本缓解，已不觉得发凉，小便次数较前略有减少，触诊足背动脉搏动如常，皮温如常。继续巩固1个疗程后复诊，诸症愈，右下肢血管彩超示少量散在点状回声病变，肌电图检查示右下肢神经传导速度轻度异常，震动感觉阈值测定未见明显异常。嘱患者养成良好的足部护理习惯，半年后随访，患者诉未再复发。

第八章 糖尿病皮肤病变

一、概　述

糖尿病患者伴发的皮肤病变，如皮肤感染、皮肤瘙痒症、特发性大疱等，统称为糖尿病皮肤病变。糖尿病（DM）是由于胰岛素相对或绝对缺乏而引起的以慢性高血糖为主要特征的一组内分泌代谢性疾病。糖尿病发病率和死亡率高，2014 年，全球有 3.87 亿糖尿病诊断病例和 490 万例死亡病例，此外，约有 77%的糖尿病患者生活在欠发达地区。尽管糖尿病发病率很高，但是研究糖尿病皮肤病变这一并发症的数据非常有限，且临床治疗中该并发症经常被忽略或者误诊。全球不同地区的研究发现，1 型、2 型糖尿病皮肤病变的总患病率在 51.1%～97%，调查发现最常见的皮肤病变类型是感染（平均有 20.6%）的患者。我们一般认为糖尿病皮肤病变的发生是由于高血糖的毒性逐渐造成各种代谢紊乱，同时引起末梢神经和微血管病变、微循环障碍及皮肤感染等，继而出现溃疡、坏疽，甚至截肢，这些并发症导致患者反复住院，甚至死亡。糖尿病皮肤病变起病隐匿，误诊率高，并且病因复杂，种类繁多，皮肤损害表现更是多种多样，可以发生于病程的各个阶段，及早预防、诊断和治疗该并发症，对提高糖尿病患者的生活质量有重要的意义。

中医认识、治疗皮肤病的历史由来已久，虽然没有专门的皮肤科学，但是中医外科学中就包含了相关内容。1973 年马王堆出土的《五十二病方》是最早的医书，记载有创伤、冻疮、虫咬、肿瘤、皮肤病，记载了 40 多种治疗皮肤病的外用制剂，外用药已经有散剂、膏剂、水剂、醋剂、水银剂等；《内经》已经有皮肤病病名的论述；晋代葛洪的《肘后备急方》卷五、六介绍了多种皮肤病，其中描述"沙虱毒"是世界上最早关于恙虫病的记载；隋朝巢元方《诸病源候论》有"头生疮，有虫，白痂甚痒"，描述了发癣，并且指出"湿疥、疣、癣、隐疹"的症状和辨证；唐代孙思邈《备急千金要方》中记载了用丹砂、矾石、水银、石膏治疗多种皮肤病的方法和保健美容的方剂；清朝吴鞠通创立温病学说，采用疏风清热解毒、凉血治疗皮肤病，丰富了中医治疗皮肤病的方法和方药。总而言之，从《五十二病方》《内经》《金匮要略》等，到明清《外科正宗》《医宗金鉴》等有 260 余种中医外科专著几乎都有皮肤病内容，这是今天中医皮肤病学发展的基础，更是我们汲取经验，认识与治疗糖尿病皮肤病变的重要前提。古代有消渴一病，治验颇多，但是关于糖尿病皮肤病变的记载极其有限，辨证论治经验贫乏，难成体例。糖尿病皮肤病变是与糖尿病直接或间接相关的皮肤损害，虽然治疗基础都离不开糖尿病，但各种皮肤病变均有其作为疾病或症状的独立性，有其自身的致病特点、症状类型，因此借鉴前人对皮肤病的认识，有助于我们更好地找到中医药治疗糖尿病皮肤病变的正确道路。另外现代医学对于糖尿病皮肤病变尤其是代谢性皮肤病一般没有特异性的、较好的治疗方法，而中医根据辨证论治的原则，针对不同的病因及皮损表现采取相应的治疗方法，对改善或减轻糖尿病皮肤病变具有较好的疗效。

仝小林教授临证 40 余年，对糖尿病和糖尿病皮肤病变具有相当丰富的临床治疗经验。仝教授以治糖、治络、治杂为主线，从数千年中医理论积淀的消瘅、脾瘅入手，在分述糖尿病郁、热、虚、损四大阶段和络病贯穿始末的全新病机认识的同时，提出苦酸治甜、开郁清热、消膏降浊等糖尿病中医论治系列新法，师故而不泥古，大胆创新。糖尿病皮肤病变是仝小林教授提出的"糖、络、杂"病中典型而重要的组成部分，皮肤病变其病位在皮肤，具体讲我们认为是在"皮络"，皮络表浅，主要有由微、小动静脉及神经组成，具有充实腠理、营养体表、沟通内外等重要生理功能，皮肤的病变绝大多数是皮络先受损，继而出现肉眼可见的皮肤病变症状，根据病位深浅，我们将糖尿病皮肤病变分为"脉络病"和"络脉病"两大类，"脉络病"病位较深，治疗需表里兼顾，"络脉病"病位较浅，治疗多从表论治。糖尿病皮肤病变虽然病位在体表，但是治疗时还应当找到疾病发展的深层原因，正所谓治病必求于本，本在何处？曰脏腑、曰经络、曰气血、曰阴阳。在此，我们在仝小林教授治疗糖尿病皮肤病变经验的基础上，博采众家之长，寻找当前切实有效的治疗糖尿病皮肤病变的中医诊治经验，以飨读者。为方便理解与研究，我们将常见的糖尿病皮肤病变按照现代医学的研究分为以下四类：

（1）与糖尿病相关的皮肤损害（脂质渐进性坏死、糖尿病性皮肤病、糖尿病性大疱病、黄皮肤、黄色瘤、反应性穿透性胶原病、黑棘皮病、白斑病、扁平苔藓等）。

（2）感染（真菌、细菌）。

（3）糖尿病并发症引起的表皮改变（微血管病变、大血管病变、神经病变）。

（4）治疗引起的皮肤反应（胰岛素或磺脲类药物）。

从上述各类病变中，根据当前在中医临床治疗方面研究的进展，我们选出糖尿病性皮肤病、糖尿病性大疱病、糖尿病性皮肤瘙痒三种疗效确切的常见糖尿病皮肤病变，细说如下。糖尿病性皮肤病是糖尿病最常见的皮肤病变，约占糖尿病患者的50%，男性多于女性，一般无临床症状。该病的特征为下肢远端伸侧皮肤多发性色素沉着，起初病损为圆形或卵圆形暗红色丘疹，继之成为黑褐色下凹的萎缩斑。糖尿病性大疱病是糖尿病患者特有的皮肤病变，多发生于肢端，往往为自发性发生，呈紧张性清晰的水疱，有时可见血疱，多数可自愈，归属于中医"天疱疮"范畴。皮肤瘙痒可以是真菌感染，也可以是多种糖尿病并发症早期的共同症状，糖尿病患者非常多见，本书着重讨论糖尿病原发皮肤瘙痒，即指糖尿病患者无皮肤原发性损害，而以皮肤瘙痒为主要临床表现的皮肤病，严重者可出现抓痕、血痂、皮肤肥厚和苔藓样变，该病属中医"风瘙痒"范畴。糖尿病足是糖尿病患者由于合并神经病变及各种不同程度末梢血管病变而导致下肢感染、溃疡形成和（或）深部组织的破坏，该病属中医"脱疽"范畴。

二、病因病机

糖尿病性皮肤病是在糖尿病基础上发展而来的皮肤病变，所以其原始的病因病机也就是糖尿病的病因病机，糖尿病因其"三多一少"、尿糖等特异性的症状而与古代的"消渴病"联系在了一起。全小林教授紧贴临床，从实际出发，大胆创新性地提出将消渴病改为"糖络病"。因其肥瘦虚实的不同，将其分为因中满内热造成的"脾瘅"和因禀赋不足、情志内伤造成的"消瘅"。不管是"脾瘅"还是"消瘅"，其都会经历"郁、热、虚、损"四个阶段，最终都会造成对经脉和络脉的损伤，尤其以络脉为主。因为"大者为经，支者为络"，对大血管的损伤，糖尿病引起的代谢综合征只是一个因素，而对小血管、微血管的损伤，糖尿病则是典型的致病因素。络脉损伤又因其瘀堵的程度，将其分为"络滞，络瘀、络闭"。"邪之所凑，其气必虚"，如果糖尿病患者素体肺气亏损、营卫不足，则高糖"毒性"容易趋向皮肤而造成对皮肤络脉的损伤，从而发展为糖络病里的"皮络病"。

现代医学认为糖尿病皮肤病变的病因尚不明确，可能由于血糖高、排尿多，使糖尿病患者的皮肤黏膜长期处于慢性脱水、缺氧及营养不良的状态，导致他们的体表易干燥、表皮纤薄、再生能力减弱，因此，糖尿病患者容易伴发多种皮肤病变。最新的研究认为糖尿病皮肤病变的发病机制主要包括以下四个方面：①糖尿病患者的皮肤病变与血糖控制高度相关。巴西 Foo 等的一项研究表明，血糖控制不佳者中 94%会伴发一些皮肤病变，而血糖控制好的患者中只有 60%出现皮肤病变。②糖尿病通过两种机制影响人体皮肤：高血糖本身和 AGEs（晚期糖基化终末产物）。达到了病态高水平的血糖可以抑制角化细胞增殖和迁移、抑制蛋白质的生物合成、诱导内皮细胞凋亡、减少一氧化氮合成、损害细胞吞噬作用和趋化性，从而影响皮肤内稳态。除了高血糖诱导直接损害，高葡萄糖水平还诱导 AGEs 的形成。AGEs 来源于通路中的糖化蛋白质、脂类和核酸，AGEs 可以诱导活性氧（ROS）的形成、削弱 ROS 清除及细胞内外蛋白质功能，并通过 proκβ（NF-κβ）核因子通路诱导产生致炎因子。③AGEs 是参与糖尿病并发症的主要途径之一，包括皮肤病变。AGEs 改变胶原蛋白特性，降低其灵活性和溶解度，增加刚性。AGEs 也参与了糖尿病的肝纤维化发展、皮肤老化的过程，甚至是糖尿病引起的免疫抑制，免疫抑制使白细胞功能受损、生长因子产生功能障碍，从而影响皮肤并损害人体皮肤。④高葡萄糖水平也会影响体外角质细胞的正常功能，减少其增殖和分化。现代医学对于糖尿病皮肤病变的治疗策略为：①积极地控制血糖；②患者教育，积极适当的皮肤护理；③预防与控制糖尿病并发症，尤其是糖尿病周围神经病变；④干燥病、愈伤组织和脚畸形等早期并发症的预防可以避免糖尿病足的发生与发展；⑤改善糖尿病患者皮肤的生物物理性能，如提高肌肤含水量、减少干燥与脱屑等其他因素。现代医学对于糖尿病皮肤病变尤其是代谢性皮肤病一般没有特异性的、较好的治疗方法，而中医根据辨证论治的原则，针对不同的病因及皮损表现采取相应的治疗方法，对改善或减轻糖尿病皮肤病变具有较好的疗效。

1. 糖尿病性皮肤病

糖尿病性皮肤病也称胫前萎缩性色素沉着斑，是糖尿病特征性皮肤损伤，约半数患者出现该病变，常发生于老年和病程较长伴神经、肾、视网膜病变的患者，男性多见。该病与糖尿病微血管病变有关。

糖尿病性皮肤病的皮损表现为棕色、境界清楚的浅表性凹陷性萎缩，典型的皮损直径<1cm（偶可增大至 2.5cm），与磕痕类似，仝小林教授称其为"磕痕"样改变。表面光滑，有色素沉着，其色素沉着的程度与萎缩程度有关。糖尿病性皮肤病往往不对称，无痛痒。典型的皮损局限于胫前区两侧，偶见于上肢、腹部、躯干和下肢，患者易误认为是轻微外伤所致的瘢痕。最初不易被发现，开始一般表现为红色或紫色的斑丘疹或鳞屑，在 1 周内直径增至 0.5～1.2cm。然后持续存在或缓慢消退成浅表性、色素沉着性凹陷。其临床经过可变，不受血糖是否控制的影响，平均单个皮损可持续18～24 个月（但许多患者的病程并不明确）。皮损可缓慢消退，遗留无萎缩的色素沉着，亦可完全消退。而当较陈旧的皮损消退时，新的皮损可继续出现，故整个临床表现似无变化。

中医认为"有诸于内必行诸于外"，皮肤色泽的变化与脏腑气血有着必然密切的联系。糖尿病性皮肤病属于皮肤病里的色素沉着类疾病，这类疾病的发生是在长期糖尿病的基础上，导致机体肝肾不足，脾胃虚弱，皮络受损，瘀血阻滞，最终使得局部气血失和，经脉不通，肌肤失养而发为本病。

2. 糖尿病性皮肤瘙痒

糖尿病性皮肤瘙痒是糖尿病常见的并发症之一，是指糖尿病患者无皮肤原发性损害，而以皮肤瘙痒为主要临床表现的皮肤病，严重者可出现抓痕、血痂、皮肤肥厚和苔藓样变。该病属中医"风瘙痒"范畴。正如《外科证治全书》指出"痒风，遍身瘙痒，并无疮疥，搔之不止"，局限性主要见于外阴和肛门，若抓破皮肤，血痕累累称"血风疮"。本病是在糖尿病皮络损伤的基础上，因为机体肝肾不足，气阴亏虚；饮食不节，内伤脾胃，湿热中生，这些因素综合作用，使得皮肤血虚、血热、血瘀，而最终发展成为本病。

3. 糖尿病性大疱病

糖尿病性大疱病是糖尿病患者特有的皮肤病变，多发生于肢端，往往为自发性发生，呈紧张性清晰的水疱，有时可见血疱，多数可自愈，归属于中医"天疱疮"范畴。本病最常发生于四肢，尤其是四肢指（趾）远端、手背、足背，甚至是前臂、膝及胸腹等。多在不知不觉中突然发生，无痛、无任何不适。大疱很浅表，无炎症，有的吸收自愈不留瘢痕，亦有破溃感染者。糖尿病性大疱病的大水疱多呈单房性，其直径可达 1～2 cm，多数小水疱常呈簇集发生；有时大小水疱掺杂，密集出现。疱壁薄，内含清澈透明的浆液。

本病是在糖尿病基础上发展而来，糖尿病经过"郁、热、虚、损"四个阶段，使得全身气机不畅，内热中生。所生之热耗伤肝肾阴精，下焦元气受损，无以上奉，使得中气不足，脾胃运化停滞，产生内湿。内湿与内热结合，中焦湿热弥漫，湿热蕴结日久化为湿热之毒。如恰逢患者皮络损伤，营卫不足，则湿毒热毒侵袭皮络，而发为本病。

三、治 则 治 法

中医治疗普通皮肤病常以辛凉解表、利水渗湿、活血通络为法，治疗方法相对表浅。糖尿病皮肤病变有其自身特异性，病位虽在皮肤，但核心确是糖尿病引起人体内环境的改变，故治疗上的根本前提是稳定内环境，控制血糖。

仝小林教授指出，治疗糖尿病性皮肤病需注意：第一，把握患者整体情况，把皮肤症状放到糖尿病的大环境下进行治疗，控制患者血糖，对其皮肤病变釜底抽薪。第二，一旦确定患者处于糖尿病的某个阶段，即采取谨守病机、效不更方的治疗原则。第三，药物剂量拿捏恰到好处，糖尿病虽然是慢性病，但患者各个时间段的身体状况却有不同，只有掌握可这个细节，方能开出"超量药物"，以偏纠偏。

1. 糖尿病性皮肤病

本病应在辨清糖尿病性质，对糖尿病进行彻底治疗，严格控制血糖的基础上，结合患者皮肤病变的性质，以及其他症状体征，诸症合参，辨证论治。虚损者补其虚，邪实者泄其邪。

2. 糖尿病原发皮肤瘙痒

根据其病因病机，本病应在控制糖尿病的基础上，结合症状、体征，四诊合参，辨清病性、病位，分清脾瘅、消瘅。气损者益其气，阴虚者补其肝肾而益其阴；湿热内生者，宜辛开苦降，祛其湿热。血虚者，益气补血；血热者，清热凉血；血燥者，养血润燥。西医方面应避免包括饮食、环境在内的不良刺激，口服抗组胺药物及镇静催眠药，也可选用维生素 C、钙剂等。外用炉甘石洗剂、皮质类固醇激素软膏或霜剂。

3. 糖尿病性大疱病

本病应在对糖尿病进行整体治疗、控制血糖的基础上，结合病因病机，分清虚实寒热，依法辨证论治。辛开苦降以畅中焦气机，辛凉苦寒以攻毒清热，甘平甘淡以祛湿健脾。

西医方面认为轻度糖尿病性大疱病可自行吸收愈合，但仍要注意保护创面，防止感染；对严重的糖尿病性大疱病，应在严密无菌条件下，吸出疱内液体，实行无菌包扎；同时进行改善皮肤微循环和周围神经损害的治疗。

四、辨 证 要 点

本病多以气阴两虚为本，浊毒壅滞为标，常见于形体肥胖的糖尿病患者，素体阴虚与痰湿交织，生热蕴毒，阻滞气血，而致此病。因患者气阴两虚为本，气虚则无力托毒外出，阴虚内热则更助火势。浊夹毒性，多易结滞脉络，阻塞气机，壅腐气血；或毒瘀火结，灼伤血脉肌肤。虚实夹杂为常见的病机特点，病情缠绵难愈为临床特点。

本病发生后，正邪交争决定着疮疡的发展与转归。依此可将其分为三期：初期若正能胜邪，使邪热渐退，肿势局限则疾病向愈；若正不胜邪，热毒壅滞不散，热胜肉腐成脓，导致脓肿形成，即为中期。此时若正气尚足，可使脓肿自溃，脓毒外泄，使疔肿痊愈，即为后期。在初期、中期，若邪毒炽盛，又未能及时处理，或人体气血虚弱，不能托毒外出，则出现走黄、内陷等。

关于糖尿病皮肤病变的辨证论治，下文以仝小林教授的辨证方法为主线，参考诸家见解。仝教授提出在本病的临床辨证需注意以下三点：

1. 辨肿

红肿高突，根盘收束，不甚平坦多为实证、阳证；肿势平坦，散漫不聚，边界不清，阳证见之，为邪甚毒势不聚，阴证见之，为气血不充。

2. 辨痒

走窜不定，遍体瘙痒，抓破血溢，随破随收为风胜；浸淫四窜，黄水淋漓多为湿甚；皮肤瘾疹，色红灼热为热胜；皮肤变厚、干燥、脱屑，很少糜烂流水为血虚。

3. 辨脓已成未成

按之灼热痛甚，指端重按一处，其痛最甚，脓块已软，指起即复，为脓已成；按之微热，痛势不甚，肿块仍硬，指起不复为脓未成。

五、辨 证 论 治

（一）糖尿病性皮肤

本病是糖尿病典型的皮肤病变，与糖尿病本病关系密切，在辨证分型方面尚无定论。其辨证分型可参考糖尿病本病及其他皮肤病分型特点。

（二）糖尿病性皮肤瘙痒

1. 湿热蕴结证

患者常因嗜食肥甘厚腻、辛辣之品，脾虚不能运化水湿，湿邪内停，蕴久化热，湿热内生。

症状：临床表现为瘙痒反复发作，难以忍受，皮肤鲜红或暗红，常有水疱或脓疱，湿热下注常表现为外阴瘙痒，流脓，女性带下较多，色黄，可兼有纳差、倦怠乏力、口臭、舌红，苔黄腻，脉弦滑。

治法：清热化湿。

方药：四妙散或清宣止痒汤加减。

四妙散：方中苍术燥湿健脾，黄柏清热燥湿，薏苡仁祛湿热，牛膝补肝肾强筋骨，四味合用，共奏清热化湿之效。

清宣止痒汤：药用黄芩、黄连、栀子、土茯苓、地肤子等清热解毒利湿；荆芥、防风、白鲜皮、蝉蜕、白蒺藜等祛风止痒；赤芍、丹参活血化瘀；浮萍等祛风清热，诸药配伍治以宣通营卫、清热利湿。

2. 血热生风证

患者因素禀血热之体，或情志内伤，郁而化火，热伏营血，血分热甚，内耗阴血，外伤肌肤，或复感燥热之邪，血热生风所致。

症状：临床表现为瘙痒游走不定，时发时止，皮肤鲜红，抓破血溢，破损处干燥，结痂，或皮肤弥漫潮红，灼热，瘙痒剧烈，心烦，口渴，面赤，口渴不欲饮或渴饮，舌红苔薄黄或少苔，脉细数。

治法：清热凉血，润燥息风。

方药：犀角地黄汤加减。方中犀角（水牛角替代）苦寒为君，凉血清心而解热毒；生地黄甘苦寒为臣，凉血滋阴生津；赤芍、牡丹皮苦寒共为佐药，清热凉血活血散瘀，四药配伍，共成清热解毒、凉血散瘀之剂。

3. 血虚生风证

本证好发于冬季，年老体弱者或病后体虚者多见，因血虚者内不能润养五脏六腑，外不能荣华毛发肌肤，肌肤失养，卫气郁滞而引发瘙痒。

症状：临床表现为瘙痒程度不甚剧烈，但易反复，时轻时重，夜间为甚，皮肤干燥，脱屑，或肌肤甲错，严重者可见表皮剥脱和血痂，面色苍白，失眠心悸，神疲倦怠，舌淡，苔薄，脉沉细无力。

治法：养血润肤，祛风止痒。

方药：黄芪桂枝五物汤、四物汤、玉女煎加减。

黄芪桂枝五物汤：方中黄芪大补卫气，托毒外出；桂枝、白芍调和营卫；大枣、生姜配合黄芪补益中气。诸药配合可使气血充沛，营卫通利，托毒外出。

四物汤：秉承"治风先治血，血行风自灭"的原则，当归、川芎补益肝血，疏通肝气，有温升肝气之功；白芍、熟地黄、生地黄亦可补益肝血，同时温降胆火，熟地黄另有濡润肝体枯燥之功，诸药配合使得肝胆调畅、木气圆转、血行通利，而使得皮络血充毒散。

玉女煎：此方对应证型的基本病机是阴虚内热，热邪耗伤阴液，血虚生风，风动血燥而致肌肤失养，本症的病位在肺、脾、胃。玉女煎加减可清肺胃之热，养阴血，润燥，而奏祛风止痒之效。

4. 瘀血阻络证

本证四季均可发，消渴日久必有瘀象，正所谓"久病多瘀""久病入络"，王清任认为"久病入络为血瘀"，经络瘀滞，津液不能布达肌肤，肌肤失养而成瘙痒。

症状：临床表现瘙痒以受压和紧束部位为甚，瘙痒剧烈，抓痕累累，皮肤损害为紫红或发黑，或见肌肤甲错，皮色暗红，皮疹固定，常难以消退，可有刺痛，痛处固定，面色晦暗，四肢发凉或麻木，舌质暗有瘀斑或瘀点，苔少，脉细涩。

治法：活血破瘀。

方药：大黄䗪虫丸加减、黄芪桂枝五物汤、桃红四物汤加减。

大黄䗪虫丸：本方乃治疗干血劳伤的第一方，干血劳伤之病，非一日所得。所以本方适用于病程较长，病势缠绵的患者，且适合以丸方服用，不可急切，只图缓功。方中大黄、䗪虫、桃仁、干漆、虻虫、水蛭、蛴螬磨化干血；血干则气滞，杏仁以舒气滞；血干则生热，黄芩、芍药以清血热；血干则枯结，地黄以润枯结；炙甘草补中气运诸药。

桃红四物汤：四物汤配以桃仁、红花，在养血润燥的基础上可大力加强活血通络之功。本方对于血虚、血燥兼有血瘀的证型较为适合。

5. 气阴两虚证

本证常因久病体虚，劳累过度，年老体弱，或五志过极化火伤阴，或因久病耗伤阴液，气阴两虚，燥热灼津，脉络瘀阻，肌肤失养而致瘙痒。

症状：临床表现为瘙痒不甚剧烈，皮疹暗红，倦怠乏力，少气懒言，五心烦热，舌红少津，脉细数。

治法：益气养阴，祛风止痒。

方药：生脉散、益气养阴通络汤加减。

生脉散：方中人参补元气，生津液；麦冬养阴清热、润肺生津；五味子酸温，生津止渴，共奏益气养阴之效，临证随之加减。

益气养阴通络汤（自拟方）：方中黄芪益气养阴；山药健脾滋阴；苍术健脾；白蒺藜、地肤子等清热止痒，加牡丹皮与丹参凉血活血，诸药合用以益气养阴通络。

（三）糖尿病性大疱病

1. 热毒蕴结证

症状：起病急骤，皮肉红肿灼痛，溃烂流脓，大疱成批出现，鲜红糜烂，灼热，或有血疱或有渗血，红肿疼痛。伴有寒战高热、口渴欲饮、烦躁不安、大便干结、小便黄赤，舌质红绛，苔黄燥，脉弦细而数。

治法：凉血清热，利湿解毒。

方药：犀角地黄汤（《备急千金要方》）加减。

2. 湿热壅滞证

症状：头身沉重胀痛，胸闷腹胀，红斑大疱散在，成批发作偏少，糜烂流汁较多，或已结痂，病情稳定，或有增殖，稍有蔓延，大便溏薄，舌质红，苔薄黄而腻，脉濡滑数。

治法：清火健脾，利湿解毒。

方药：除湿胃苓汤（《医宗金鉴》）加减。

方中黄连清热解毒，兼以燥湿；配以苍术、白术加强苦温燥湿之功；辅以猪苓、茯苓、赤小豆加强淡渗利湿之效；茵陈清热祛湿；蒲公英清热解毒以散结；车前子甘淡利湿；怀山药益气养阴；生甘草补中解毒。诸药合用，使得肌表湿热之毒从内而解。

六、常 用 方 药

1. 仝小林教授治疗糖尿病性皮肤病的常用方剂及药对

（1）土茯苓、苦参、黄柏：治疗糖尿病性皮肤病湿热瘀毒蕴结证。

（2）龙胆泻肝汤加减：治疗糖尿病性皮肤病肝经湿热郁热证。

（3）赤芍、牡丹皮药对：治疗糖尿病性皮肤病血分热盛证。

（4）乌梅丸加减：治疗糖尿病性皮肤病寒热错杂证。

（5）干姜黄芩黄连人参汤：治疗糖尿病性皮肤病脾虚胃热、寒热错杂证。

（6）苦参、白鲜皮内服、外洗：治疗表皮湿热证。

（7）当归补血汤加减：治疗糖尿病足部皮肤溃疡。

（8）五味消毒饮加减：治疗糖尿病合并疖肿热毒炽盛证。

（9）苦参、土茯苓药对：治疗糖尿病合并疖肿湿热郁结证。

2. 其他

（1）中成药：秦艽丸，用于治诸风，瘙痒瘾疹。

（2）针灸：对外阴瘙痒者，可取会阴、双侧血海、肝俞，用异丙嗪做穴位封闭。

（3）外治：苦参酒的组成为苦参、百部、野菊花、凤眼草、樟脑。将前四种药装入大口瓶内，加入 75%乙醇（或白酒）5000ml 泡 7 日后去渣，加樟脑溶化后备用。用毛笔刷外涂。女性二阴瘙痒，外用苦参、蛇床子、石榴皮、明矾，水煎，洗患处。

　　附：糖尿病皮肤病变病因病机（图 2-8-1）

　　糖尿病皮肤病变病理改变（图 2-8-2）

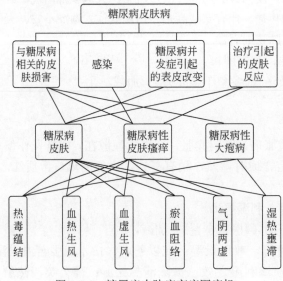

图 2-8-1　糖尿病皮肤病变病因病机

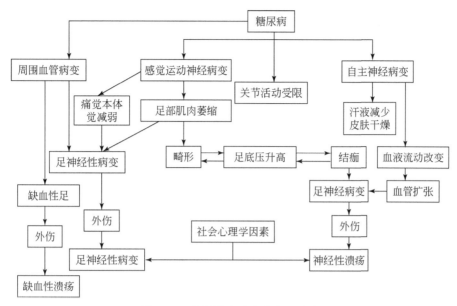

图 2-8-2　糖尿病皮肤病变病理改变

七、验 案 赏 析

1. 仝小林教授运用大黄䗪虫丸治疗糖尿病伴有肌肤甲错验案一则

病案：刘某，男，45 岁，2003 年 1 月初诊。下肢皮肤鱼鳞样改变 5 年余，血糖升高 20 年。患者 20 年前体检发现血糖升高，开始服用二甲双胍、阿卡波糖等，血糖控制尚可。自 1998 年起，出现小腿部皮肤变暗，伴斑片状脱屑，且病变范围逐渐扩大，程度渐重。刻下症：双下肢皮肤紫暗枯槁，与余处白皙光泽之皮肤对比如若两人，病变皮肤泛起片片白屑，如鱼鳞状，每日白屑大量脱落，如下鹅毛样雪，沾满衣物，患者极为苦恼。面色晦滞，双目干涩，纳眠尚可，二便调。舌暗，舌下络脉瘀闭，脉沉弦涩。西医诊断：糖尿病性皮肤病。中医诊断：肌肤甲错，糖尿病络病。中医辨证：虚劳干血，络脉瘀损证。治法：养血破瘀通络，缓中补虚。处方：大黄䗪虫丸。患者坚持服用大黄䗪虫丸 3 年，下肢皮肤紫黑、鱼鳞样改变及大量脱屑症状逐渐好转，期间曾配合散剂、汤剂调理血糖。至 2006 年 8 月，双下肢皮肤紫黑、脱屑等症状已完全治愈，双下肢皮肤白皙光洁，面色红润。

分析：糖尿病性皮肤病是糖尿病微血管病变之一，多发生于病程较长者。该患者病程已久，络脉病变经历由瘀至损的改变，沉于痼着，络脉虚损，长期失养，终致皮肤紫暗枯槁，鱼鳞状脱屑，此时若专于破瘀通络则更伤络脉，若功专养血补益则因干血不除而徒劳无益，唯养血补益与破瘀通络并重，方能收效，故以缓中补虚立法，以大黄䗪虫丸主之。大黄䗪虫丸出自《金匮要略》，为治疗虚劳干血的代表方，《张氏医通》言："夫五劳七伤，多缘劳动不节，气血凝滞，郁积生热，致伤其阴。世俗所称干血痨是也。所以仲景乘其元气未离，先用大黄、䗪虫、水蛭、虻虫、蛴螬等蠕动啖血之物；佐以干漆、生地、桃仁、杏仁,行去其血;略兼甘草,芍药以缓中补虚,黄芩开通郁热,酒服以行药势。待干血行尽,然后纯行缓中补虚收工。"糖尿病性皮肤病的形成过程相对漫长,治疗亦非短时可以收工,故需长期坚持服用。

2. 亓鲁光教授治疗气阴两虚型糖尿病伴发皮肤瘙痒病例一则

病案:代某,女,67 岁。患者 7 年前发现血糖升高,长期使用预混胰岛素 30R,血糖控制可。5 个月前无明显诱因出现双下肢皮肤瘙痒,瘙痒剧烈伴皮温增高,破溃处渗液结痂,逐渐出现全身皮肤瘙痒,在当地医院诊断为"糖尿病皮肤瘙痒伴感染",给予口服、外搽、静脉等多途径治疗,但静脉用药后皮肤出现水肿、瘙痒加重,并对异丙嗪、氨苄西林、头孢呋辛、穿心莲等多种药物过敏。入院症见:消瘦,精神不振,身倦乏力,全身散在铜钱状红色皮损,并在四肢融合成片,皮损表面脱屑、结痂,基底部轻微水肿,皮温高,阵发性瘙痒,纳少,眠差,舌红少苔,脉弦滑。中医诊断:消渴,风瘙痒(气阴两虚,热毒壅滞)。西医诊断:2 型糖尿病,糖尿病皮肤瘙痒症继发泛发性湿疹。亓教授查后给予赖脯胰岛素 5U 三餐前半小时皮下注射,临睡前甘精胰岛素 4U 控制血糖。口服中药:黄芪 30g,山药 20g,桑椹 10g,玄参 10g,野菊花 12g,鸡血藤 20g,丹参 12g,刺蒺藜 15g。2 周后瘙痒明显减轻,皮损颜色变浅,范围缩小,4 周后痊愈。

分析:亓教授强调瘙痒症应始终在糖尿病整体治疗的基础上进行,消渴虽然以阴虚燥热为特点,但临床上虚证多见,在辨证和治疗上应时时顾护正气,尤其注重补益脾气。"瘀血"是重要的病理产物,且贯穿消渴始终,皮肤局部干燥、脱屑、肌肤甲错、色素变性等都与络脉瘀阻、肌肤失养有关,与西医微血管病变、神经病变等病理变化相符,治疗上当兼顾瘀血。对于顽固的瘙痒,亓教授建议加入少许虫类药物以达到搜风通络的作用,如乌梢蛇、蝉蜕、蜈蚣等。同时可配合少许安神药物,以镇静止痒。

3. 魏子孝治疗糖尿病皮肤瘙痒症验案一则

病案:王某,男,64 岁,2009 年 9 月 10 日初诊。近来周身皮肤瘙痒明显,抓痕红色,有渗出,纳食、饮水一般,二便调,既往糖尿病病史 8 年,4 年来消瘦明显,目前服用格列吡嗪片、阿卡波糖控制血糖。血压、血脂控制较好,尿蛋白(-)。查舌红,苔黄腻,脉弦。治以清热化湿,凉血祛风。处方:犀角地黄汤合四妙散加减。药用苍术 12g,黄柏 10g,川牛膝 12g,薏苡仁 30g,生石膏(先煎)30g,升麻 12g,大青叶 15g,紫草 12g,牡丹皮 12g,赤芍 15g,白蒺藜 12g,白鲜皮 15g,荆芥 10g,苦参 10g。水煎服,日 1 剂。

二诊:2009 年 9 月 17 日。身痒有所减轻,近查 FBG 6.8mmol/L,餐后血糖 10.9mmol/L,舌红,苔黄腻,脉滑。继予前法,原方去川牛膝、荆芥,加龙胆草 10g,全蝎 6g,乌梢蛇 15g。

三诊:2009 年 9 月 17 日。仍身痒,但程度较前明显好转,另有不得眠。余无特殊。查舌红苔黄腻,脉沉。上方去薏苡仁,加白芍 15g,徐长卿 20g,首乌藤 15g。继服 7 剂以善后。

分析:四妙散出于《丹溪心法》,方中苍术、黄柏、川牛膝、薏苡仁可清热化湿,擅治湿热下注之证；犀角地黄汤源于陈延之所撰《小品方》之芍药地黄汤，后见于北宋林亿校勘本《备急千金要方》，专为热入营血而设。魏子孝老师在治疗血热生风之证时常以生石膏、升麻、大青叶代犀角以清热凉血，此为其一特色；配以紫草、牡丹皮、赤芍凉血活血、和营泄热、凉血散瘀，配以白蒺藜、白鲜皮、荆芥祛风止痒，苦参渗湿止痒，全方共奏清热化湿、凉血息风止痒之效。患者再诊时痒症减轻，说明药已中的，去川牛膝、荆芥，加用龙胆草清热化湿，全蝎、乌梢蛇搜风止痒，兼以抗过敏。三诊时，诸症好转，唯有睡眠障碍，故调整处方，再去化湿之薏苡仁，加白芍以养血和血，徐长卿以祛风止痒，首乌藤以养心安神。全方立法直中病机，照顾全面，故能获效。

4. 仝小林教授治疗糖尿病伴发颜面黄色瘤验案一则

病案：患者男，45 岁，2007 年 9 月 17 日初诊。患皮肤黄色瘤 3 年。患者于 2004 年无明显诱因出现左眼外侧眼睑点状深黄色斑块，隆起高于正常皮肤，不规则形状，表面光滑，在某院诊为"黄色瘤"，未予治疗。3 年来，皮肤病变范围在颜面不断扩散增大，同时伴 FBG 升高，波动于 6.7～7.7mmol/L。就诊时症见：双眼眼睑四周及口唇四周皮肤大面积多发增生样黄斑状改变，高于正常皮肤，不规则形状，表面光滑，伴皮肤瘙痒，黄斑按之发硬，视力模糊，双脚底发凉发麻，纳食正常，口淡无味，夜寐多梦，二便自调。舌质淡暗，苔薄白，舌下静脉增粗，脉沉细数。双下肢动脉彩超示：双下肢动脉硬化。血脂未见异常。西医诊断：黄色瘤。中医诊断：睥生痰核（湿热内蕴，痰瘀阻络）。方药：黄芩 30g，黄连 30g，生大黄 3g，干姜 15g，苦参 15g，苦丁茶 9g，茯苓 120g，党参 30g，黄芪 20g，生薏苡仁 60g，莪术 20g，28 剂。水煎服，每日 1 剂。

二诊：2007 年 10 月 11 日。上方调整，黄芪 45g，生薏苡仁 120g，莪术 30g，去党参，加全蝎 9g，僵蚕 9g，28 剂，水煎服，每日 1 剂。

三诊：2007 年 11 月 8 日。面部黄色瘤皮损减轻 50%，皮肤由粗硬逐渐变平变软，瘙痒症状消失，皮损颜色由黄色变为浅黄，疗效显著。续前方加减，以收全功，调整方药：生黄芪 30g，党参 30g，生薏苡仁 120g，莪术 30g，骨碎补 30g，肉苁蓉 30g，鸡血藤 30g，首乌藤 30g，潼蒺藜、白蒺藜各 20g，谷精草 30g，密蒙花 15g，蝉蜕 6g，僵蚕 6g，制川乌、制草乌各 15g，川桂枝 30g，30 剂，水煎服，每日 1 剂。

分析：黄色瘤又称黄瘤，是一种少见的脂类代谢性疾病，由于含有脂类的细胞在真皮或皮下组织内聚集，常在皮肤表面形成黄色的瘤状损坏，该病的皮疹形态和分布多种多样，以眼睑黄色瘤最为多见，病程大多进展缓慢，一般不能消退。部分患者伴全身代谢障碍，如血脂紊乱、糖尿病、动脉粥样硬化等。小面积者西医采用手术切除、激光、化学烧灼治疗。本例患者，病程 3 年，病情发展较快，黄瘤弥漫于颜面，实属少见，且伴随 FBG 受损及动脉粥样硬化改变，不便手术、激光等治疗，西医无特殊疗法。仝小林教授认为，患者病情初发于眼睑，是生于眼睑皮内外的柱状硬结，病属"睥生痰核"，此病名首见于《原机启微》，在《证治准绳》《审视瑶函》《张氏医通》《医宗金鉴》中均有记载。责其病机，多因先天禀赋不足，或过食肥甘，伤及中焦脾胃，脾虚则水湿运化不利，日久生痰，痰湿混结，郁久化火，病久则成瘀，为郁、热、痰、瘀合而为病。方解：以泻心汤加苦丁茶和苦参清泻中焦郁热；重用薏苡仁和茯苓利湿化痰，酌配莪术化瘀散结，三者合而治标；以党参、黄芪、干姜健脾温阳是以治本。全方药简力宏，标本兼顾，故服药仅 2 个月而取效神速，后期调整方药，以顾及动脉硬化之症，可谓防患于未然，深谋远虑。

5. 岳仁宋治疗 2 型糖尿病合并慢性湿疹验案一则

病案：杜某，男，74 岁，因"血糖升高 1 年，皮肤瘙痒半个月"于 2014 年 12 月 25 日就诊。1 年前体检时发现 FBG 9.2mmol/L，未治疗。半个月前无明显诱因出现全身皮肤瘙痒，难以忍受，影响睡眠。5 日前至当地医院就诊，诊断为"湿疹"，予以二甲双胍、马来酸氯苯那敏片、西咪替丁片、维生素 C 片及复方甘草酸苷胶囊口服治疗，但仍觉瘙痒难耐。既往有冠心病病史 20 年。刻下症：全身皮肤瘙痒，难以忍受，大片抓痕，口干，全身皮肤泛发红斑、丘疹，色暗红，双手掌色红伴鳞屑，皮损面积约 2000cm²，睡眠差，舌暗红，苔白厚腻，舌下脉络增粗，脉弦数。查：FBG 9.8mmol/L，身高 168cm，体重 70kg，BMI 24.8。西医诊断：2 型糖尿病，冠心病，慢性湿疹。中医诊断：消渴，湿疮。辨证：湿热交蒸，热入血分证。治法：清热凉血，祛风止痒。方药：犀角地黄汤加减。药用：水牛角 30g，生地黄 30g，白芍 15g，牡丹皮 20g，紫草 30g，蒺藜 30g，茜草 15g，墨旱莲 30g，防风 15g，乌梅 15g，五味子 15g，蛇床子 15g，生甘草 15g，蝉蜕 15g，4 剂，水煎服，每日 1 剂，分 3 次服。另予糖足煎剂加减（由黄芪、当归、鸡血藤、川芎、忍冬藤等 8 味药组成）外用泡手，每 2 次。同时予口服复方甘草酸苷片、白芍总苷胶囊等调节免疫、抗组胺；行手部鳞屑真菌培养以明确手部有无真菌感染。

二诊：2014 年 12 月 29 日。服药后全身皮肤瘙痒较前明显好转，因外感风寒后感头重、全身乏力，偶咳嗽，感视物模糊，全身皮肤泛发红斑、丘疹较前减少，双手掌色红、鳞屑消失，皮损面积约 1800cm²，睡眠可。辅助检查：HbA1c 8.7%。OGTT：FBG 8.62mmol/L，PG 1h 15.53 mmol/L，PG 2h 14.7mmol/L。胰岛素（INS）释放试验：空腹 INS 7.27 mU/L，INS 1h 43.35mU/L，INS 2h 42.62mU/L，INS 3h 26.72mIU/L，空腹 C 肽 0.9 × 23nmol/L，C 肽 2h 2.57 nmol/L。血常规：嗜酸粒细胞 1.26 × 10⁹/L，嗜酸粒细胞百分 23.9%。尿常规：酮体（±），LDL-C 3.42mmol /L。双手掌鳞屑真菌涂片及培养未查见真菌。动脉彩超：双侧颈总动脉分叉处、颈内动脉起始段及右侧颈外动脉起始段斑块形成，双侧下肢动脉斑块形成伴左侧股总动脉轻度狭窄。治疗上加用皮下注射赖脯胰岛素三餐前 6U、甘精胰岛素睡前 14U 控制血糖，口服阿托伐他汀 20mg，稳定斑块。中药在上方基础上加白鲜皮 15g，地骨皮 30g，6 剂。糖足煎剂加减泡手同前。

三诊：2015 年 1 月 5 日。患者诉偶有瘙痒，晨起耳鸣，有视物模糊，睡眠佳，全身泛发红斑、丘疹明显消退，有少量新发丘疹，皮损总面积约 1300cm²，舌质由暗红转为淡红，舌苔从白厚腻渐至薄白腻，舌下脉络增粗，脉弦。岳教授指出患者机体血热已清十之六七，湿邪渐化，中病即止；耳鸣、视物模糊均由肝经气血失调、瘀滞耳蜗目窍所致，故去水牛角、生地黄、白芍，减轻清热凉血之功，加用通气散调气行血、解郁开闭。处方：牡丹皮 15g，紫草 30g，茜草 15g，墨旱莲 30g，乌梅 15g，五味子 15g，蛇床子 15g，生甘草 25g，蝉蜕 15g，白鲜皮 15g，地骨皮 15g，柴胡 15g，川芎 15g，香附 15g，石菖蒲 10g，地肤子 15g，3 剂。糖足煎剂加减泡手同前。

四诊：2015 年 1 月 8 日。症状基本同前，全身散在红斑、丘疹，无新发丘疹，皮损总面积约 800cm^2，舌淡红，苔薄白腻，舌下脉络增粗，脉沉弦。FBG 7.0mmol/L，PG 2h 8～10mmol/L。中药：上方去通气散，加花椒 5g，黄连 15g，炒栀子 10g，生地黄 30g，共 14 剂。患者症状、体征基本消失，血糖控制良好，纳眠佳，好转出院。

分析：本案患者素体肥胖，喜食肥甘厚味，且久居湿地，即薛生白《湿热病篇》所载："太阴内伤，湿饮停聚，客邪再至，内外相引，故病湿热。"湿热损伤脾胃，运化失司，水湿内聚，加之风湿热邪外袭人体，气机郁滞，内不得疏泄，外不得透达；且湿为阴邪，重浊黏滞，湿热郁蒸过久，热重于湿，热邪深入血分，血分热邪炽盛，血络损伤，离经妄行，血溢于肌肤而出现斑疹密布全身；离经之血阻滞于肌肤，局部失于濡养则瘙痒；热邪灼伤阴津、湿盛困脾致津液失于输布不能上承于口，则见口干；舌脉均为一派湿热交蒸、热入血分之象。故辨证为湿热交蒸，热入血分证。热邪炽盛于血分，湿邪氤氲于气分。叶天士曰："入血就恐耗血动血，直须凉血散血"；薛生白曰："大进凉血解毒之剂，以就阴而泄邪，邪解而血自止矣"。早期岳教授选用犀角地黄汤加减，取其凉血清热解毒之功，以达凉血之目的。方中用水牛角代犀角以清心凉血、解血分热毒；生地黄凉血养阴，与水牛角相配凉血止血、滋阴养血；芍药配牡丹皮清热凉血、清热凉血、活血散瘀。《医宗金鉴》载："此方虽曰清火，而实滋阴；虽曰止血，而实去瘀，瘀去新生，阴滋火息，可为探本穷源之法也。"配伍燥湿祛风、滋阴润燥之品共奏清热凉血、祛风止痒之功。然清凉到十之六七，患者热退、斑疹渐消，不可过于寒凉，恐寒凉太过阳气衰微；后期投以多皮饮、过敏煎、二至丸合通气散加味，邪去而正安。同时外用糖足煎剂以温阳利湿、活血通络为治法治疗糖尿病手部病变，泡手 4 剂后双手掌皮色正常、鳞屑消失。岳教授指出，本病需警惕湿邪重浊黏滞，难以骤化，与热相合，如油入面，蕴蒸胶着，缠绵难解，病势缠绵，病程较长，在热势减退后谨防"死灰复燃"。故嘱患者忌辛辣、肥甘之品，规律使用降糖药物控制血糖，坚持门诊随访，以防湿疹"卷土重来"。

6. 仝小林教授治疗类固醇性糖尿病伴多发性毛囊炎验案一则

病案：王某，男，50 岁，主因血糖升高伴全身散在红丘疹 1 年余，于 2012 年 5 月 22 日在中国中医科学院广安门医院内分泌科门诊就诊。2010 年 5 月，患者无明显诱因于面部、前胸、后背出现皮肤松弛性水疱，破溃后形成广泛糜烂伴细菌感染，于秦皇岛市第二医院皮肤科诊断为"天疱疮"。遂入院治疗，予甲强龙 40mg/d 静脉滴注，联合口服甲泼尼龙 8mg/d。2010 年 6 月患者病情控制，出院后服用甲泼尼龙片 36mg/d，每隔 3 个月甲泼尼龙片日用量减少 3mg。2010 年 7 月，患者体检时发现血糖异常，于秦皇岛市第二医院复查，FBG 8.5mmol/L，PG 2h 17mmol/L。遂于内分泌科就诊，建议胰岛素治疗，予门冬胰岛素 R：早 7U，中 7U，门冬胰岛素 30R：晚 9U，血糖控制较稳定。同月，患者全身逐渐出现毛囊性红丘疹，部分发展较稳定。同月，患者全身逐渐出现毛囊性红丘疹，部分发展为脓疱，以面部、颈部、前胸、后背为甚，时轻时重，反复难愈。2012 年 5 月就诊于当地医院皮肤科，调整激素疗程，甲泼尼龙片 12mg/d 与 4mg/d 交替服用 2 个月。现患者希望中医治疗减少胰岛素用量，缓解全身症状。就诊时见：患者全身散在毛囊性丘疹，顶端有脓头，数目较多；双眼易流泪，睡眠差，梦多，乏力易疲倦，纳可，小便正常，大便黏腻不爽。舌红，苔腐腻，脉滑。既往史：天疱疮 2 年余，糖尿病 1 年余，轻度脂肪肝 5 年余，过敏性鼻炎 20 年余。个人史：自诉对刺激性气味过敏；吸烟数年，20 支/日。家族史：否认家族中成员患有同类疾病及遗传病、传染疾病、各种慢性疾病。辅助检查：FBG 6.87mmol/L，LDL 2.37mmol/L，HbA1c 6.2%。西医诊断：类固醇性糖尿病，多发性毛囊炎。中医诊断：消渴，肺风粉刺，证属湿热蕴脾。治法：清热利湿，解毒清疮。方药：葛根芩连汤加减。处方：葛根 45g，黄芩 30g，黄连 30g，金银花 30g，野菊花 30g，竹叶 30g，生大黄 6g，生姜 30g，28 剂，水煎服，每日 1 剂，分 2 次服用。嘱患者监测 FBG、PG 2h、HbA1c。

二诊：2012 年 6 月 26 日。服上方 28 剂后，患者血糖控制平稳，全身散在丘疹红肿渐消，双目易流泪症状消失，自觉疲倦乏力改善。全身散在红丘疹数目较上诊减少，无脓头，眠差、易困，偶尔乏力，纳可，二便正常。舌红，苔黏腻，脉沉滑。实验室检查：FBG 5.16mmol/L，HbA1c 5.5%。上方加清半夏 30g，苍术 15g，晚蚕沙 15g，28 剂，水煎服，每日 1 剂，分 2 次服用。调整胰岛素用量门冬胰岛素 R：早 4U，中 4U，门冬胰岛素 30R：晚 7U。甲泼尼龙片用法用量同前。嘱患者每日以生薏苡仁 1 两煮粥食用，继续监测 FBG、PG 2h、HbA1c 及血脂。

三诊：2012 年 7 月 31 日。服上方 28 剂后，血糖控制平稳，全身散在红丘疹渐消，乏力、困倦改善，纳可，二便调。舌偏红，苔腻，脉沉。实验室检查：FBG 5.10mmol/L，HbA1c 6.1%，LDL 2.77mmol/L。中药予清半夏 30g，黄连 30g，黄芩 30g，晚蚕沙 30g，苍术 15g，生大黄 6g，蒲公英 30g，生姜 30g。调整胰岛素用量：门冬胰岛素 R：早 2U，中 2U，门冬胰岛素 30R：晚 5U。甲泼尼龙片用法用量同前。嘱患者继续监测 FBG、PG 2h、HbA1c 及血脂。

1 个月后电话随访，患者将草药制成水丸早晚坚持服用，停用胰岛素，FBG、PG 2h、HbA1c 及血脂控制在正常范围。

分析：仝小林教授认为患者之前患有天疱疮，乃体内湿热毒邪雍滞所致，后接受糖皮质激素治疗，导致阴阳失衡，出现血糖升高及毛囊炎。根据患者刻下症状，全身散在红丘疹为湿热蕴结皮肤；大便黏腻不爽为湿热之邪下注；舌红，苔腐腻，脉滑，亦为湿热内盛之典型舌脉。仝教授运用中医理论四诊合参，辨为湿热蕴脾证，法当清热利湿兼以解毒消疮，以葛根芩连汤加减化裁治疗，最终取得良好的效果。患者虽然继续激素疗程，但已停用胰岛素，血糖控制平稳，皮肤症状改善，达到其治疗期望。方中葛根味甘、辛，性凉，于清热之中又能鼓舞脾胃清阳之气上升，而有生津止渴之功，《伤寒药性赋》称之"阳明之的药，脾渴可解而胃热能消"。黄芩、黄连，味苦、性寒，为清肺胃湿热的对药，能解血中糖毒。其中，黄芩功能清热燥湿，善清肺胃实热，兼顾肺肾；黄连清热燥湿，早在金元时期即被刘河间誉为治消渴的圣药，并可泻火解毒，用治痈肿疔毒。黄连用量过多易苦寒伤中，耗伤津液，葛根与黄连配伍可以制约黄连之燥性。金银花，甘寒，可清热解毒，散痈消肿，为治痈要药。野菊花，辛散苦降，其清热泻火，解毒利咽、消肿止痛力胜，亦为治外科疗痈的良药；竹叶，味甘性寒，入心经，长于清心泻火，并能清胃生津以止渴。《素问·至真要大论》曰："诸痛痒疮，皆属于心"，本品上能清心火，用治疮疡，下能利小便，给邪以出路，使热毒从小便而解；生大黄，苦降，泻下通便，导湿热外出，并能清热解毒泻火之功，用治热毒疮疡；生姜，味辛，性温，能温中散寒，佐制方中诸寒凉之品。诸药合用，共奏清热利湿、解毒消疮之功。二诊患者自述血糖控制良好，全身散在红丘疹渐消，流泪乏力等症状改善，可见初诊辨证准确，治疗方向正确，故继用前方，同时结合患者黏腻舌、沉滑脉，加以化浊之品。所以加清半夏，味辛，性温，可燥湿化痰；苍术，味辛苦，性温，苦温燥湿以祛湿浊，辛香健脾以和胃；晚蚕沙，味甘辛，性温，可和胃化湿，并善止痒，以上三者合用以化湿浊。同时嘱患者每日服用薏苡仁粥，薏苡仁药食两用，可健脾渗湿，清热排脓，现代药理研究证明薏苡仁有提高机体免疫力、镇静消炎、降血糖等功效，仝教授常用其治疗糖尿病并发皮肤病。三诊患者血糖控制平稳，全身散在红丘疹渐消，乏力困倦等症状已改善，治疗效果良好。在二诊基础上，仝教授去葛根、金银花、野菊花、竹叶，加蒲公英以清热解毒，散结消肿，并增加晚蚕沙用量（30g）以加强化湿祛浊之效。

第九章　糖尿病阳痿

一、概　　述

　　糖尿病已经成为主要的公共卫生问题。毫无疑问，随着糖尿病患病人数的增加，糖尿病并发症尤其是慢性并发症患病人数也将随之增长。与糖尿病（包括神经病、血管疾病、肾病和视网膜病变）相关的慢性并发症是非常多见，其中糖尿病阳痿因为其特殊的隐匿性、高发病率、高误诊率，以及广泛的社会心理效应等特点，尤其值得我们注意。

　　糖尿病阳痿是男性糖尿病患者常见的并发症之一，通常指阴茎不能勃起或勃而不坚而不能插入阴道进行性交。能进入阴道进行性交或偶然的暂时性勃起障碍者不在此列。由于患者讳疾忌医，勃起功能障碍（ED）长期以来未得到正确的认识与评价。随着人们对糖尿病及其并发症的关注及研究的深入，糖尿病所引起的 ED 也日益受到患者与医生的重视，糖尿病患者的阳痿发病率比正常人群高 3～4 倍，糖尿病男性患者中有 23%～75% 并发阳痿，发病率随年龄增长逐渐增高，40 岁以下糖尿病患者的发病率约为 30%，40 岁以上者约为50%，70 岁以上者可达 70% 以上。与非糖尿病人群相比较，ED 在患有糖尿病的男性中更常见，一项最新研究发现，根据选择的人群、年龄、糖尿病类型和病程持续时间的不同，糖尿病阳痿的总患病率在 32%～90%，在 12%～30% 的男性中，阳痿是糖尿病的第一症状，随后才被诊断为糖尿病。今天，糖尿病患者的寿命比以往任何时候都长，这意味着我们更容易看见晚期糖尿病并发症的发展与出现，考虑到世界人口的全球老龄化，糖尿病的发病率不断升高，未来将会有更多的男性患有糖尿病阳痿。正因为糖尿病阳痿人群的逐渐扩大、人们生活生理心理需求的不断增加，并且考虑到阳痿可能是糖尿病和高血压发病的早期标志，及其与心血管疾病的高度相关性，糖尿病阳痿需要我们高度地关注、积极评估与治疗。

　　阳痿一病属于中医学范畴，临床表现为阳事痿弱不举，在性生活时，阴茎不能勃起或勃起不坚或坚而不久，不能完成正常性生活，或阴茎根本无法插入阴道进行性交，阳痿又称"阳事不举""阴痿""阴器不用""宗筋弛纵"等，是最常见的男子性功能障碍性疾病。而糖尿病阳痿即现代医学所诊断的糖尿病勃起功能障碍（DED），糖尿病勃起功能障碍为糖尿病继发的阴茎勃起功能障碍（ED），本病以糖尿病代谢异常所致男性阳事痿而不举，或临房举而不坚，或坚而不久，不能进行满意的性生活为特征，且阴茎持续不能达到和维持足以进行满意性生活的勃起，时间超过 6 个月方可诊断。

　　中医学对阳痿的认识由来已久。"阳痿"名词最早见于《景岳全书》之"阳痿"篇，《素问·阴阳应象大论》和《灵枢·邪气藏府病形》称其为"阴萎"，《灵枢·经筋》称其为"阴器不用"，在《素问·痿论》中又称为"筋痿"："思想无穷，所愿不得，意淫于外，入房太甚，宗筋弛纵，发为筋痿。"《内经》把阳痿的病因归之于"气大衰而不起不用""热则纵挺不收""思想无穷，所愿不得"和"入房太甚"，认识到气衰、邪热、情志和房劳可引起本病。《诸病源候论·虚劳阴痿候》曰："劳伤于肾，肾虚不能荣于阴器，故痿弱也"，认为本病由劳伤及肾虚引起。《济生方·虚损论治》中提出真阳衰意可致阳事不举。《明医杂著·男子阴痿》指出除命门火衰外，郁火甚也可致阴痿。至明《景岳全书》立"阳痿"篇，始以阳痿名本病，该书论述其病因病机和治疗都较全面。而对消渴病久引起阳痿的发病机制，中医也有较系统的论述，《古今录验方论》消渴病中曰："渴饮水不能多，但腿肿脚先瘦小，阴痿弱，数小便者，此是肾消病也"，提出了在肾消病时可出现"阴痿弱"的症状。明代赵献可在《医贯》论述消渴病时亦云："或小便频数，或白浊阴痿"，这里的"阴萎"即指勃起功能障碍。

近代以来，尤其是改革开放之后，中医学在国家政策的扶持下逐渐兴盛起来，研究人员与科研能力都逐步攀高，在现代医学的补充下，中医对糖尿病阳痿的认识也越来越全面，在此背景下，仝小林教授深入临床40余年，对糖尿病和糖尿病阳痿拥有丰富的治疗经验与创新认识，著有《糖络杂病论》一书，更是汇聚总结了仝小林教授对于糖尿病中医理论的全新思考。全书以治糖、治络、治杂为主线，从数千年中医理论积淀的消瘅、脾瘅入手，在分述糖尿病郁、热、虚、损四大阶段和络病贯穿始末的全新病机认识的同时，提出苦酸治甜、开郁清热、消膏降浊等糖尿病中医论治系列新法，师故而不泥古，大胆创新。糖尿病阳痿从现代医学来说其核心病机是血管内皮障碍，根据临床经验与研究，仝小林教授认为糖尿病阳痿可从"络"论治，《糖络杂病论》一书中仝教授正式系统提出了"糖尿病络病"的新概念，并广泛应用于临床，收效桴鼓。络病学说始于《内经》，至清朝叶天士明确提出"久病入络"和"久痛入络"的观点，形成了较为系统的络病理论。经络是经脉与络脉的总称，经脉是主干，络脉为分支（络脉既有十五别络、孙络、浮络和血络之分，又有阴络、阳络、脏络、腑络及系络和缠络之异，各支各类彼此连接，犹如网络，纵横交错，遍布全身，内络脏腑，外联肢节，成为沟通机体内外、保障脏腑气血灌注的功能性网络，也是协调机体内外环境统一和维持机体内稳态的重要结构。络脉有常有变，常则通，变则病，络病即是以络脉阻滞、闭塞为特点的一类病证，其主要临床表现包括疼痛、痹证、麻木、痿废、瘫痪等。显而易见的是，"阳痿""阴痿""阴器不用""宗筋弛纵"等亦属于"络病"范畴，因此以络病理论治疗糖尿病阳痿具有指导意义。

二、糖尿病阳痿的病因病机

（一）现代医学认识下的病因病机

现代医学认为糖尿病患者勃起功能障碍的病因学是多因素的，糖尿病可能与抑郁有关，这可能导致性欲降低和性交能力降低。糖尿病还可引起减少流向阴茎的血流的血管病变。内皮功能障碍可导致级联中产生勃起所需的一氧化氮（NO）合成减少。归因于糖尿病的感觉神经病可以导致减少的性刺激和开始勃起的认知过程。最后，性腺功能减退可能导致糖尿病患者性欲的减少。在个体患者中，多种因素共同作用以产生勃起功能障碍。

认识糖尿病勃起功能障碍的病理机制之前，我们先具体认识一下阴茎勃起与痿软的生理机制：阴茎勃起需要松弛海绵体平滑肌。而来源于副交感神经和非肾上腺素能的非胆碱能神经物质的扩散可以促进血管和海绵体松弛及血流量和海绵体内压力的增加，导致勃起。NO 是这个过程中最重要和有效的血管扩张剂。在阴茎中，NO 通过 eNOS 活化产生，由去甲肾上腺素和钙进入细胞介导。有两种细胞内途径可以用于松弛海绵体平滑肌：鸟苷酸环化酶（GS）/ cGMP 和腺苷酸环化酶/ cAMP 途径。第一种，称为 NO / cGMP 途径，导致 NO 扩散到海绵体相邻的平滑肌细胞，其中它结合可溶性鸟苷酰环化酶（GC），催化从鸟苷三磷酸（GTP）到 cGMP 的传代；并通过减少的胞质 Ca^{2+} 和增加血液流入海绵体来诱导阴茎勃起。第二种涉及前列腺素 E1（PGE1），它激活腺苷酸环化酶，催化腺苷一磷酸（AMP）转化为 cyclicAMP（cAMP），它也减少细胞内 Ca^{2+}。cGMP 和 cAMP 水平都由磷酸二酯酶（PDE）酶调节，这使得它们各自转变为 5'GMP 和 5'AMP。磷酸二酯酶-5（PDE-5）是存在于 NO/cGMP 途径中的酶，其有助于调节平滑肌细胞松弛和勃起过程。它在海绵体中强表达，来催化 cGMP 变成无活性代谢物 5'GMP 的水解。参与阴茎勃起的第三种机制是磷脂酰肌醇 3-激酶（PI3-激酶）途径，其减少酶的钙需求并增加 NO 产生。

　　在上述阴茎勃起过程中任何一环的缺失或减弱，甚至包括生理机制之外的心理机制的异常，均会导致勃起功能障碍的发生，而与健康人相比，糖尿病患者更容易发生勃起环节的缺失。具体来讲，机制包括如下几个方面：勃起功能障碍与神经源性、血管生成、内分泌和代谢、药物诱导和心理等因素的共同作用密切相关，它可以被分类为心因性、器质性和混合型三类。在糖尿病患者中，高血糖与增加的氧化应激相关，由于晚期糖基化终产物（AGEs）、己糖胺和蛋白激酶 C（PKC）的过量产生和多酚途径的增加的刺激。活性氧物质（ROS）的增多是血管和微血管并发症（包括神经病）发展的背后原因。内皮功能障碍是由于复杂的集合事件，如减少 NO 和增加血栓形成因子如组织因子和纤溶酶原激活物抑制剂-1 的产生或增加 ET-1 诱导，血栓形成和血管收缩，而增加核因子κB（NF-κB）和激活蛋白-1（AP-1）导致组织炎症。神经病变是诱导勃起功能障碍影响所有水平的神经系统和勃起过程的相关致病因素。而微血管病变，特别是糖尿病肾病是糖尿病大血管病患者勃起功能障碍的一个重要因素。高血糖在勃起功能障碍的病理生理学中具有重要作用，促进了这一系列事件的最终发生，产生了一种"糖尿病性勃起功能障碍壁"，最终导致勃起功能障碍的发生（图 2-9-1）。

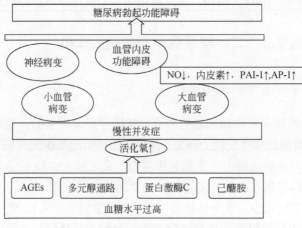

图 2-9-1　糖尿病勃起功能障碍的病理机制

简言之，血管组织改变是糖尿病阳痿的病理学基础，糖尿病患者的大血管病变直接使阴茎血流灌注不足，加上微血管病变的协同作用，导致海绵体组织缺血、缺氧，进而引起海绵体超微结构的破坏，如平滑肌减少、纤维化增加和白膜破坏等，从而促进糖尿病阳痿的发生发展。同时糖尿病周围神经病变亦可以对勃起功能造成影响，男性勃起功能调控需要交感、副交感、躯体感觉和中枢神经系统等共同参与，且每一环节都可以受到糖尿病的影响。

（二）中医认识下的病因病机

1. 发病因素

中医学对阳痿的发病因素认识很早，在《灵枢·邪气藏府病形》文中有"肾脉……大甚为阴痿"的记载，"阴痿"即今日之阳痿。《诸病源候论》《外台秘要》等古籍中即已有阳痿病因、病机、症状、治疗及预后等的相关论述。如《诸病源候论·虚劳阴痿候》记述："肾开窍于前阴，若劳伤于肾，肾虚不能荣于阴器，故痿弱也。"糖尿病阳痿即中医消渴病兼证"阳痿"。其发生系消渴日久，兼恣情纵欲、劳伤心脾、情志不遂、嗜好烟酒肥甘等，致湿瘀内阻，气血不畅，气血生化不足，肾虚精亏，宗筋失养，作强不能，阳事不举。

现在我们多认为糖尿病阳痿的发病因素主要有两点：一是禀赋不足，劳伤久病：先天不足，恣情纵欲，房事过度，或手淫、早婚，精气虚损，命门火衰；糖尿病日久耗伤气血阴液，久病损伤脾胃，气血化源不足，肝肾亏虚，以致宗筋失养而成。二是七情失调，饮食不节：糖尿病患病日久，长期精神压抑，情志不遂，忧思郁怒，肝失疏泄，宗筋所聚无能，乃成阳痿；或过思多虑，损伤脾肾，气血不足，宗筋失养，则阳事不举；或过食醇酒厚味，脾胃运化失常，聚湿生热，湿热下注，经络阻滞，气血不荣宗筋乃成阳痿。其病位在宗筋，主要病变脏腑为肝、脾、肾。病理性质有虚实之分，且多虚实相兼。肝郁不疏、气滞血瘀、湿热下注属实，多责之于肝；阴阳两虚、心脾亏虚属虚，多与脾、肾有关。其基本病机为肝、脾、肾受损，气血阴阳亏虚，阴络失荣，经络失养导致宗筋不用而成。

2. 病机及演变规律

对消渴病久引起阳痿的发病机制，中医也有较系统的论述，《古今录验方论》消渴病中曰："渴饮水不能多，但腿肿脚先瘦小，阴痿弱，数小便者，此是肾消病也"，提出了在肾消病时可出现"阴痿弱"的症状。明代赵献可在《医贯》论述消渴病时亦云："或小便频数，或白油阴痿"，这里的"阴痿"即指勃起功能障碍。

本病的基本病机为肝、脾、肾受损，气血阴阳亏虚，阴络失荣，经络失养导致宗筋不用而成。一是糖尿病日久，肾虚精亏，真阳衰微，则宗筋无以作强；肝失疏泄，气机阻滞，血不达宗筋，则宗筋不聚；思虑伤脾，脾失运化，气血生化乏源，宗筋失养。二是糖尿病日久不愈，常因实致虚。如湿热下注，湿阻阳气，可致脾肾阳虚之证；湿热灼伤阴精，或肝郁化火伤及肝肾，而成肝肾阴虚之证。三是糖尿病日久不愈，亦可因虚致实。虚损之脏腑因功能失调而产生各种病理产物，如脾虚痰湿内生，或久病入络夹瘀，可致脾虚夹湿夹痰、肾虚夹痰夹瘀之证。常因欲求不遂，抑郁不欢，久之多兼夹肝郁不舒之实证，以致病情更加错综复杂。

三、糖尿病阳痿的治疗

（一）一般治疗

本病辨治要点在于把握糖尿病治疗和勃起功能障碍治疗的关系，糖尿病是本，勃起功能障碍是标，当治病求本；还须把握降糖与治痿的主次关系，有效控制血糖是治疗本病的前提。而改善血运，调节局部的血管神经的功能状态是关键。本病有虚实之分，或虚实夹杂，故治疗应首辨虚实。标实者需区别气滞、湿热、血瘀；本虚者应辨气血阴阳虚损之差别及病变脏器之不同；虚实夹杂者，先别虚损之脏器，再辨夹杂之病邪。其治疗原则：实证者，肝郁宜疏通，湿热应清利，血瘀宜活血；虚证者，肾虚者宜温补，结合养精；心脾血虚当调养气血，佐以温补开郁；虚实夹杂者需标本兼顾。

中医治疗也提倡综合治疗，包括饮食调节，做到饮食有节，不可以酒为浆、过食肥甘，以免湿热内生，酿成此患。平素应多食新鲜果蔬、高蛋白饮食等，尤其是对本病有益的诸如枸杞子、韭菜子、鹌鹑蛋、鸽子蛋等。也要做到起居有常，增加户外活动，保持精神愉悦，情绪开朗，清心寡欲，加强体育锻炼，增强体质，提高抗病能力，以助本病的康复。根据个体情况，适当辅以推拿按摩、针灸等康复治疗手段。

（二）西医治疗

糖尿病阳痿的治疗方法包括代谢紊乱的纠正和可能存在的性腺功能减退的治疗。在有条件的情况下应当是团队合作，最好包括性医学专家。多数情况下，夫妇的心理支持和咨询也很有必要。一般治疗糖尿病阳痿我们推荐更健康的生活方式，同时改善血糖、血脂和血压控制，并重新仔细评估患者的常用药物。具体治疗包括作为一线疗法的 5 型磷酸二酯酶抑制剂（PDE-5），这是一个高效、安全的糖尿病男性 ED 的一线治疗选择，PDE-5 抑制剂通过抑制海绵体中循环鸟苷酸（cGMP）的代谢而起作用。性刺激后，阴茎海绵体中的一氧化氮与鸟苷酸环化酶受体结合，导致 cGMP 水平升高。cGMP 的积累导致血管舒张和增加血液流入阴茎的海绵状组织，导致勃起。通过抑制 cGMP 的代谢，PDE-5 抑制剂可以诱导勃起的产生和维持，而且 PDE5 抑制剂还被证明不仅对男性有效，对患有性唤起障碍的糖尿病妇女同样有效。真空收缩装置和海绵体内或尿道内应用血管活性药物是二线治疗，血管手术很少考虑。在前述治疗取效不佳的情况下，阴茎假体植入是患有严重 DED 男性最后一个有效的选择。在性腺功能减退的男性，睾酮替代疗法应该是最初的治疗，睾酮可以增加 PDE-5 抑制剂在无反应者中的作用，而在超重或肥胖患者中，减肥可能会有所帮助。最佳化血糖控制，糖尿病其他并发症的管理和生活方式的改变对所有患者都是至关重要的。由于阳痿和糖尿病对男性的自尊产生负面影响，并容易产生抑郁和焦虑情绪，在药理治疗之前和期间引入心理干预也是很有意义的。

四、辨 证 论 治

（一）辨证分型

现代医学对于糖尿病勃起功能障碍的治疗首先要明确是心理性的还是器质性的。而我们中医治疗糖尿病阳痿，首先要分辨是因虚致痿还是因实致痿。因实致痿常见的原因有湿热、气滞和血瘀，临床要审证求因，施以祛湿、理气、活血等不同治法。因虚致痿方可使用补肾壮阳药，但要注意补阳药物多燥热，易损伤阴津，恐会加重糖尿病病情。根据临床经验，我们将常见的糖尿病阳痿患者总结为五种：肝气郁结型、气滞血瘀型、肝经湿热型、心脾两虚型和阴阳两虚型。

1. 肝气郁结证

症状：阳事不起，或起而不坚，情志抑郁，喜叹息，或烦躁易怒，胸胁或少腹胀满，舌质红，苔薄白，脉弦。

肝气郁结证是糖尿病勃起功能障碍常见临床证候，可见于阳痿发生的早期或病情进展过程的任何阶段，与情绪有直接关系，以情志抑郁，喜叹息，或烦躁易怒，口苦、胸胁苦满、脉弦为诊断要点。

2. 气滞血瘀证

症状：阳痿不举，龟头青暗，或见腰、小腹、会阴部位刺痛或不适，舌质紫暗或有瘀斑瘀点，脉弦涩。

气滞血瘀证是器质性糖尿病勃起功能障碍的常见临床证候，可见于阳痿发生的中、晚期，也可见于阳痿的初期，血瘀是其证候特点，以龟头青暗，舌质紫暗或有瘀斑瘀点，脉弦涩为诊断要点。

3. 湿热下注证

症状：阴茎痿软，勃而不坚，阴囊潮湿气臊，下肢酸重，尿黄，或胁胀腹闷，肢体困倦，泛恶口苦，舌红苔黄腻，脉弦数或滑数。

湿热下注证可出现于阳痿的任何过程，多见于泌尿、生殖系统炎症过程，下焦湿热证候为特点，以阴囊潮湿气臊，尿黄，舌红苔黄腻，脉弦数或滑数为诊断要点。

4. 心脾两虚证

症状：阳痿不举，精神不振，失眠健忘，胆怯多疑，心悸自汗，纳少，面色无华，或失眠多梦，食少纳呆，腹胀泛恶，舌淡，苔薄白，脉细弱。

心脾两虚证可出现于阳痿的任何过程，以中、晚期为多见，是因思虑过度，耗伤心脾，气血亏虚而致，以精神不振，失眠多梦、健忘，心悸自汗，面色无华，脉细弱为诊断要点。

5. 阴阳两虚证

症状：阳事不举，遗精早泄，眩晕耳鸣，神疲，畏寒肢冷，五心烦热，心悸腰酸，舌瘦质红，少津，脉沉细数。

阴阳两虚证见于阳痿的晚期阶段，表现为体质虚弱，正气不足，阴阳双亏的证候特点，以遗精早泄，眩晕耳鸣，神疲乏力，畏寒肢冷，五心烦热，心悸腰酸，脉沉细数为诊断要点。

证型分类是糖尿病阳痿中医辨证论治的关键，糖尿病阳痿证候错综复杂，同一患者在疾病的不同阶段可呈现不同证候，具有证候个体化、动态演变的特点，临床中可不同证候互相交织，多证兼见，临证时应结合患者情况具体进行辨证应用，不可拘泥。

（二）常用方药

1. 方剂推荐

（1）肝气郁结证

治法：疏肝解郁，行气振痿。

方药：逍遥散（《太平惠民和剂局方》）加减。柴胡、当归、白芍、白术、茯苓、生姜、薄荷。

加减：急躁易怒、口干口苦、目赤尿黄者，去生姜，加牡丹皮、栀子、龙胆草；胸胁胀满者加香附、川芎。

（2）气滞血瘀证

治法：行气活血，通络起痿。

方药：少腹逐瘀汤（《医林改错》）加减。小茴香、干姜、延胡索、当归、川芎、肉桂、赤芍、生蒲黄、五灵脂。

加减：会阴刺痛甚者加三棱、莪术；阴茎举而不坚者加九香虫、蜂房、蜈蚣（研末冲服）、阳起石等；阴部发冷者加附子、淫羊藿、补骨脂、鹿茸。

（3）肝经湿热证

治法：清热化湿。

方药：龙胆泻肝汤（《兰室秘藏》）加减。龙胆草、黄芩、栀子、泽泻、车前子、生地黄、当归、柴胡。

加减：阴部瘙痒、潮湿甚者加地肤子、蛇床子。

（4）心脾两虚证

治法：补益心脾。

方药：归脾汤（《济生方》）加减。党参、龙眼肉、白术、黄芪、当归、茯神、酸枣仁、木香、远志。

加减：夜寐不酣者加首乌藤、合欢皮；腹胀泛恶，痰湿内盛者加半夏、厚朴、竹茹。

（5）阴阳两虚证

治法：阴阳双补，通络振痿。

方药：二仙汤（《中医方剂临床手册》）加减。仙茅、淫羊藿、巴戟天、当归、黄柏、知母。

加减：滑精频繁，精薄清冷者加覆盆子、金樱子、益智仁。

2. 药对推荐

（1）淫羊藿配蜈蚣粉治疗阳痿不育：淫羊藿又名仙灵脾，味辛、甘，性温，归肾、肝经。《神农本草经》载其"主阴痿绝伤，茎中痛，利小便，益气力，强志"。《玉楸药解》解其功效："荣筋强骨，起痿壮阳。滋益精血，温补肝肾，治阳痿不举，阴绝不生。消瘰疬，起瘫痪，清风明目，益志宁神"。《本经逢原》载："淫羊藿手足阳明三焦命门药也。辛以润肾，温以助阳。"《中国药典》（2010 年版）论述淫羊藿味辛、甘，性温，归肝、肾经，功能补肾阳、强筋骨、祛风湿，用于肾阳虚衰、阳痿遗精、筋骨痿软、风湿痹痛、麻木拘挛、绝经期眩晕等症。

《广嗣纪要·择配篇》记载"五不男"之"漏，精液不固，常自遗泄；怯，阳痿"，均因肾中阳气不足，摄纳无权，鼓动无力。又《辨证录》记载："凡男子不能生育有六病，六病何谓？一精寒，二气衰，三痰多，四相火盛，五精稀少，六气郁。"精寒是指下焦虚寒，命门火衰，排除精液温度低，甚则"冷如冰铁"，难使女方受孕；气衰是指体内精微物质不足，尤其是肾气不足，肾气衰则肾精产生的内在动力不足，影响生育。可见命门火衰、肾气不足是导致男子不育的主要病机。仝小林教授认为，淫羊藿为温补命门之圣药，直入命门补肝肾之精气不足；蜈蚣性散走窜，通经逐邪，开气血之郁闭，两药相合，则填精之源，搜精之路，行气通络，共奏活血起痿之功。现代研究表明，淫羊藿黄酮苷具有促性腺激素释放作用，可增强雄性大鼠的精液分泌。经淫羊藿苷治疗后，勃起功能障碍大鼠的勃起功能显著改善，这种功能改善与一氧化氮合酶（eNOs）的表达增加有相同的趋势，提示淫羊藿苷可能通过恢复 eNOs 的表达来改善勃起功能。仝教授指出，两者相合虽生阳功伟，然淫羊藿性温燥，蜈蚣性走窜，皆易耗伤阴血，当适当配伍滋阴补血类药物同用。

（2）蜈蚣配当归治疗糖尿病阳痿：蜈蚣与当归乃治疗糖尿病勃起功能障碍之经验药对。诸药合用，针对本病患者病程长、并发症多等特点进行全面诊治，故收佳效。肝气郁滞与糖尿病的病机密切相关，临床上糖尿病患者勃起功能障碍多与肝气不舒有关，且两者可互为因果，肝气不舒、情志失调可诱发并加重勃起功能障碍。蜈蚣辛温有毒，归肝经，其力猛性燥，善走窜通达，通经逐邪，开肝经之气血郁闭，使肝气条达，疏泄正常，经络畅通，气血得行，具有较强的疏肝通络作用，在临床上应用于治疗男性勃起功能障碍等性功能障碍方面颇具疗效。现代药理研究证实，蜈蚣煎剂具有改善微循环，使微血管开放数显著增加、使微血管口径增大等作用，从微血管方面阐述了蜈蚣用于治疗糖尿病勃起功能障碍的作用机制。当归甘辛温通，为补血活血之要药，尚有化痰之功，佐蜈蚣以养血活血，补肝柔肝，荣养宗筋，既能养血益精调和阴阳，又能制蜈蚣辛温走窜伤阴之弊，与蜈蚣共奏行气通络、活血起痿之功。两药配伍，临床治疗糖尿病勃起功能障碍，每收佳效。

3. 中成药推荐

糖尿病勃起功能障碍消渴病久积损，兼恣情纵欲、劳伤心脾、情志不遂、嗜好烟酒肥甘等，导致湿瘀内阻、气血不畅、气血生化不足、肾虚精亏、宗筋失养、作强不能、阳事不举。病因分虚实，包括肾虚、脾虚、肝郁、血瘀等多种因素。实证者，肝郁宜疏通，湿热应清利，血瘀宜活血。虚证者，肾虚宜温补，结合养精；心脾血虚当调养气血，佐以温补开郁。虚实夹杂者需标本兼顾。针对临床上糖尿病阳痿不同的证候分型，我们推荐如下有临床研究的几种中成药作为选择。

（1）疏肝益阳胶囊：药物组成为蒺藜、柴胡、蜂房、地龙、水蛭、九香虫、紫梢花、蛇床子、远志、肉苁蓉、菟丝子、五味子、巴戟天、蜈蚣、石菖蒲。

功能主治：疏肝解郁，活血补肾。用于肝郁肾虚和肝郁肾虚兼血瘀证所致功能性阳痿和轻度动脉供血不足性阳痿，症见阳痿，阴茎萎软不举或举而不坚，胸闷善太息，胸胁胀满，腰膝酸软，舌淡或有瘀斑，脉弦或弦细。

用量用法：口服。每次 4 粒，每日 3 次，4 周为 1 个疗程。

注意事项：①感冒期间停用。②治疗期间禁止酗酒及过度吸烟，避免一切过度精神刺激。③出血性疾病患者慎用。

（2）通心络胶囊：药物组成为人参、水蛭、全蝎、土鳖虫、蜈蚣、蝉蜕、赤芍、檀香、降香、乳香、酸枣仁、冰片。

功能主治：通络止痛。用于冠心病心绞痛属心气虚乏、血瘀络阻症，症见胸部憋闷、刺痛、绞痛、固定不移、心悸自汗、气短乏力、舌质紫暗或有瘀斑、脉细涩或结代。亦用于气虚血瘀络阻型中风病，症见半身不遂或偏身麻木，口舌㖞斜，言语不利。

用量用法：口服。每次 2～4 粒，每日 3 次。

注意事项：①出血性疾患，孕妇及妇女经期及阴虚火旺型中风禁用。②个别患者用药后可出现胃部不适或胃痛。服药后胃部不适者宜改为饭后服用。

（3）七味消渴胶囊：药物组成为黄芪、蚕蛾、黄精（酒制）、枸杞子、葛根、天花粉、大黄（酒制）。

功能主治：滋阴壮阳，益气活血，用于消渴病（2 型糖尿病，阴阳两虚兼气虚血瘀证）。

用量用法：口服。每次 4 粒，每日 3 次，疗程 2 个月。

注意事项：①使用本品期间，注意定期复查血糖。②根据病情需要，本品可与西药口服降糖药合并使用。

（4）百令胶囊：药物组成为发酵冬虫夏草菌粉（CS-C-Q80）。

功能主治：补肺肾，益精气。用于肺肾两虚引起的咳嗽、气喘、咯血、腰背酸痛；慢性支气管炎的辅助治疗。

用量用法：口服。每次 5～15 粒，每日 3 次。慢性肾功能不全：每次 10 粒，每日 3 次；疗程 8 周。

注意事项：忌辛辣、生冷、油腻食物。

（5）复方玄驹胶囊：药物组成为黑蚂蚁、淫羊藿、枸杞子、蛇床子。

功能主治：温肾，壮阳，益精。用于肾阳虚型，症见神疲乏力，精神不振，腰膝酸软，少腹阴器发凉，精冷滑泄，肢冷尿频，性欲低下，功能性勃起功能障碍等。亦可用于改善类风湿关节炎肾阳不足、风寒痹阻证引起的关节疼痛、肿胀症状。

用量用法：口服。每次 3 粒，每日 3 次，疗程 4 周。

注意事项：①阴虚火旺患者慎服，有药物过敏史、过敏体质者在医师指导下服用。

②恶心、呕吐、头晕等不适症状者，饭后、减量服用，或遵医嘱。

（6）健阳胶囊：药物组成为蜈蚣粉、淫羊藿提取物粉、甘草提取物粉、蜂王浆。

功能主治：补肾益精，助阳兴痿。用于肾阳虚型，症见神疲乏力，精神不振，腰膝酸软，少腹阴器发凉，精冷滑泄，肢冷尿频，性欲低下，功能性勃起功能障碍等。

用量用法：黄酒或温开水送服。每次 3 粒，每日 2 次，早晚服，疗程 30 天。

注意事项：①忌房事过度和生冷，防止身受寒湿及过度劳累。②肝、肾功能不全者慎用。

五、其　　他

针灸在糖尿病阳痿治疗中可发挥一定的作用，针灸治疗可改善患者焦虑抑郁状态，提高机体的抗病能力。

（1）取穴神阙、气海、关元、肾俞、命门、百会、太溪、足三里。前三穴用灸法，余用针刺施以补法，使腹部穴热感传至阴部。

（2）主穴取大赫、命门；配穴取足三里、气海、关元。操作采用"探刺感传法"，随意轻微使捻转，使针感传向阴茎；取"烧山火"补法，做龙眼推使，完毕，左手拇、示指用力夹住针柄上端，不使针向回松动，以右手拇指指甲从上向下刮动针柄。退针时，用左手拇、示指向下轻压，待针下松弛时，右手将针快速撤出，急速揉按针孔。

（3）主穴取中极、归来、大赫；配穴取风池、内关。操作：针刺中极、归来、大赫时，需使针感传至尿道；针刺风池时，应使针感放射至整个头部。适用于各型患者。若命门火衰者，加腰阳关、命门、关元；心脾受损者，加脾俞、足三里、神门；肝气郁结者，加肝俞、太溪、阳陵泉；惊恐伤肾者，加心俞、志室、神门；湿热下注者，加足三里、膀胱俞、丰隆（图 2-9-2）。

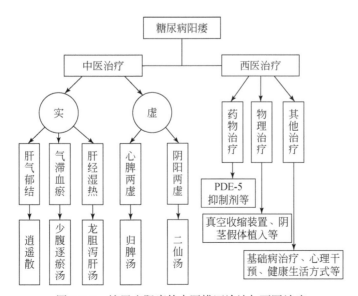

图 2-9-2　糖尿病阳痿的中医辨证论治与西医治疗

六、验 案 赏 析

1. 仝小林从络辨治阳痿验案一则

病案：牛某，男，46岁。2008年2月28日初诊。主诉：阳痿2年。患者2年前患"高血压脑出血"，此后出现阳痿、阳事不举，并遗留左侧肢体活动不利。语言謇涩、记忆力下降。刻下症见：阳痿，阳事不举；左侧肢体活动不利，语言謇涩，记忆力差；夜尿频数（每晚7～9次），足趾间有溃疡；舌暗红，舌下络脉瘀滞，苔厚，脉沉。高血压病史5年（服用福辛普利钠、非洛地平缓释片），2型糖尿病病史1年、糖尿病肾病半年（服用格列美脲、阿卡波糖），血脂紊乱5年（服用辛伐他汀）；血压150/90mmHg；实验室检查：血肌酐（Cr）108.7μmol/L，血尿素氮（BUN）11.4mmol/L，尿酸（UA）500μmol/L，尿微量白蛋白380mg/L，三酰甘油（TG）2.59mmol/L，糖化血红蛋白（HbAlc）6.0%。

西医诊断：勃起功能障碍，2型糖尿病，糖尿病肾病，糖尿病足，高血压（3期），脑出血后遗症期，血脂紊乱。中医诊断：阳痿，消渴，中风（中经络）。

辨证：肾气亏损、气虚血瘀、肾络瘀阻。治法：塞因塞用，锁泉涩精，疏通肾络，辅以益肾涵肝。方以水陆二仙丹合抵当汤加减，待肾气得以固摄，肝阳得以平潜后，再以补阳还五汤合抵当汤补气活血、疏通肾络。处方：柴胡9g，黄芪50g，天麻13g，钩藤（后下）30g，生大黄3g，水蛭粉（分冲）3g，金樱子30g，芡实30g，五谷虫30g，红曲12g，威灵仙30g，当归15g。每日1剂，水煎，早晚分服。同时停用福辛普利钠和辛伐他汀。

二诊：2008年4月28日。症状基本同前。舌暗、边有齿痕、苔薄白腻，脉沉弱。血压130/80mmHg；实验室检查：Cr 77μmol/L，BUN 7.1mmol/L，TG 3.12mmol/L，UA 347μmol/L，尿微量白蛋白55.1mg/L，HBA1c 5.5%。中药汤剂继服上方，西药予格列美脲、阿卡波糖片继服。

三诊：2008年10月20日。患者以上方随症加减服药半年。阳痿好转，偶可勃起但举而不坚，夜尿次数明显减少（每晚2～3次），足趾间溃疡基本愈合，肢体及语言功能有所改善，舌略暗、苔薄白，脉沉弱；血压110/80mmHg；实验室检查：Cr 88μmol/L，BUN 5.3mmol/L，TG 2.2mmol/L，UA 317μmol/L，尿微量白蛋白17.3 mg/L，HBA1c 3.9%。患者肾气得以固摄、肝阳平潜，故治以补气活血、疏通肾络、祛瘀生新，方以补阳还五汤合抵当汤加减处方：黄芪30g，赤芍30g，川芎15g，地龙30g，当归30g，生大黄3g，水蛭粉（分冲）3g，天麻13g，每日1剂，水煎，早晚分服，停用格列美脲、阿卡波糖片。

四诊：2009年4月20日。患者以上方随症加减服药半年，阳痿好转，可以勃起但举而不坚，各项指标平稳，血压、血糖正常。原方黄芪加量至120g。

五诊：2009年8月30日。患者坚持以上方随症加减服药，目前阳痿症状消失，13天前恢复性生活，半身汗出，夜尿1次，记忆力较前恢复。血压120/80mmHg；实验室检查：Cr 46.5μmol/L，BUN 4.8mmol/L，TG 2.4mmol/L，UA 294 μmol/L，尿微量白蛋白 58mg/L，HBA1c 6.3%（各项指标基本正常，原方改为丸药，以调理善后）。

分析：本例患者中风后出现阳痿，乃因肝肾不足、肝阳上亢致卒中、偏瘫后，虚、瘀互结，气虚鼓动无力，血瘀滞于经脉，痹阻于络脉，络脉失于温煦、濡润；肝肾亏损，髓亏筋痿，络脉虚而不荣，导致四肢百骸、宗筋、外肾（包括阴茎）缺乏气血之温煦充养而有筋脉弛缓、软弱之变，故治宜补气活血通络、温煦濡养宗筋。但因患者病情极为复杂，患有多种慢性疾病，首诊突出表现为夜尿频多、精微泄漏等肾气亏损、封藏不固、开阖失司之证，急则治标，故治疗首务当塞因塞用、锁泉涩精，以防止精微流失进一步损伤肾络，同时益肾涵养肝木、疏通肾络、平肝潜阳以治本，待肾气得以固摄、肝阳得以平潜后，再予补气活血、疏通肾络、祛瘀生新、温煦濡养宗筋。

本例治疗分两个阶段：第一阶段急则治标，以水陆二仙丹塞因塞用，防止精微泄漏，先后用对药天麻与钩藤、牛膝与地龙控制血压、平肝潜阳，以抵当汤通肾络、活血化瘀，黄芪补气收蛋白（期间逐渐停用降糖、降压、降脂等全部西药），前后服药约 7 个月，夜尿明显减少，血压平稳，各项指标控制良好。第二阶段治本，以补阳还五汤为主补气活血，辅以抵当汤通肾络、活血化瘀，其中黄芪用量逐渐加至四两（120g），患者服药一年半，阳痿治愈，恢复性生活，且血压、血糖、血脂等指标均控制满意。

本案突出体现了仝小林教授治疗疑难复杂病证的经验之处。①必伏其所主，而先其所因，仝师辨治疑难复杂病证强调辨证施治，治病求本，审证求因，病情复杂时，必须抓住重点，抓住主要矛盾，击中要害。本案患者阳痿源于中风，其所因为气滞血瘀，病位在经络，故从络论治，全程以抵当汤、生大黄、水蛭粉活血化瘀、疏通肾络，并以补阳还五汤益气活血、化瘀通络。②从络辨治：包括通络法和补络法。通络法以疏通流畅为要，以地龙、水蛭粉等虫类药搜邪剔络、疏通络脉；补络法以黄芪、当归、牛膝等补益气血，通过补络而达通络的目的。③重剂起沉疴：仝师临证一般重用生黄芪（本例用至 120g）大补元气，令气旺血行，合当归为当归补血汤，通过补益而达到祛瘀通络的作用。④"有急有缓，有主有次，急则治标，缓则治本"：以本案为例，先针对糖尿病肾病以塞因塞用法治标，防止肾络受损，再以补气活血通络法缓图，同时加减用药治疗患者所患糖尿病肾病、高血压、血脂紊乱等慢性病。现代药理学研究证明，补气活血药物大多有扩张血管、改善微循环、降低血液黏稠度、溶解栓塞、软化血管、增强心脏射血、提高机体免疫功能、抗衰老及提高性功能的作用。

2. 仝小林辨证论治糖尿病阳痿湿热下注型验案一则

病案：胡某，男，39 岁，2009 年 4 月 8 日初诊。性功能低下 1 年，血糖升高 8 年。现病史：2001 年因嗜睡就诊，查尿糖（++++），住院治疗，当时服用阿卡波糖、瑞格列奈，间断服用。血糖控制不理想。FBG 16～17mmol/L。2008 年开始注射胰岛素，现用预混胰岛素，早 19～20U，晚 18U，现 FBG 7～8mmol/L。PG 2h 12～13mmol/L，刻下症：性欲低下，性功能减退，每月最多 1 次房事，每次不足 1min。乏力，腰酸痛，口干，口渴，视力下降，双足跟痛，左足部皮肤色深红。纳眠可，二便调。身高 174cm，体重 80kg，BMI 26.42。苔黄腻，根部厚腻，舌底瘀，脉略滑。辅助检查：2009 年 3 月 30 日查：GLU 7.3mmol/L，TG 2.14mmol/L，CHO 6.34mmol/L，LDL 4.58mmol/L，UA

335μmol/L，24h 尿蛋白定量 150mg，HbA1c 6.4%。

西医诊断：糖尿病勃起功能障碍。中医诊断：脾瘅，阳痿。

中医辨证：痰热伤阴，湿热下注。处方：小陷胸汤合三妙丸加减。清半夏 15g，黄连 30g，瓜蒌仁 30g，怀牛膝 30g，黄柏 30g，生山楂 30g，红曲 9g，三七 9g，酒大黄 6g。

二诊：2009 年 4 月 22 日。口干口渴基本消失，乏力减轻，足部皮肤颜色变淡，腰酸痛，双足跟痛未改善，仍性功能低下，怕热，舌红，苔薄黄，舌底瘀，脉弦数，查：FBG 5.3～7.7mmol/L，PG 2h 8.3～9.6mmol/L。处方：知母 15g，黄柏 15g，熟地黄 30g，山萸肉 30g，云茯苓 30g，泽泻 30g，牡丹皮 15g，炒杜仲 60g。

三诊：2009 年 5 月 27 日。腰酸、足跟痛减轻 50%，性功能改善，本月内行房事 2 次，每次可坚持 2min。手足心热，盗汗，纳可，二便正常。二诊方去云茯苓、泽泻，加淫羊藿 30g，仙茅 30g，知母改为 30g。

四诊：2009 年 7 月 29 日。腰酸好转 80%，足跟疼痛已消失，性功能明显改善，乏力消失，左踝皮肤肤色基本恢复，无痒痛，二便调，眠安。调整处方：知母 30g，黄柏 30g，山萸肉 30g，肉桂 30g，仙茅 30g，淫羊藿 30g，枸杞子 30g，五味子 30g，制成水丸，每次 9g，每日 3 次，服 3 个月。

五诊：2009 年 10 月 28 日。性功能恢复正常，每周 1～2 次，每次 8min 左右。腰酸痛消失，体力较前明显恢复。

分析：本有痰热、湿热内蕴，痰脂充溢，则形体肥胖；痰热上蒸，见舌苔厚腻湿热下流，蕴阻血脉，则足痛、皮色变红；邪热伤阴，故见口干口渴；后因湿热日久伤筋，《素问·生气通天论》曰："湿热不攘，大筋软短，小筋弛长，软短为拘，弛长为痿。"久之肾精亏损，肾气不足，以致阳痿不举，房事不用。痰热、湿热是始因，故初诊应清痰热，利湿热，以小陷胸汤合三妙丸为主方专于清利，邪得去则正气方可复其位，为下一步益肾填精做准备。其中黄柏清下焦湿热，怀牛膝利湿热从下行，此处去知母，是虑其滋腻之性。另加生山楂、红曲消脂降浊；痰湿蕴阻，致血脉不利，故又加酒大黄、三七疏通血脉，活血化瘀。二诊，舌苔转薄，痰热已化，而显露肾虚火旺征象，故以知柏地黄丸原方清相火，益肾阴，因腰酸痛甚，故又加炒杜仲补肾强筋骨。三诊，痰热、湿热基本已去，阳痿较前改善，但见手足心热、盗汗等肾虚火旺之象，此时治疗重在填肾精、滋肾阴、平相火，以补为主。故去云茯苓、泽泻，留牡丹皮泻相火，将知母增至 30g 增加滋肾清火之力，同时又合二仙汤仙茅、淫羊藿（又名仙灵脾，故称二仙汤）补肾，此方是张伯讷教授 20 世纪 50 年代创制的名方，研究表明，仙茅、淫羊藿均有雄性激素样作用，可提高老年雄性大鼠血浆睾酮含量，促进未成年动物生殖器官的发育，促进阴茎勃起功能等，对雄性生殖系统、内分泌系统具有促进作用及延缓性腺衰老的作用，同时对雌性动物的性腺轴功能具有调节作用，临床中常用治男性不育症、精液异常、阴茎勃起功能障碍等男性生殖系统疾病，故此处合用此两药专治其阳痿不举。四诊，病已好转大半，故可改制为水丸。仍以黄柏、知母、山萸肉滋肾清火，以仙茅、淫羊藿强肾壮阳，合肉桂温补少火，枸杞子滋补肾阴，同时增强性功能。厥阴肝经绕阴器，肝经筋脉软散不用，亦致阳痿不举，且肝肾本是同源，故补肾强壮亦需益肝柔筋。五味子，味酸，入肝经，酸能收敛，补肝柔肝，故加五味子是肝肾同治。至五诊，性功能恢复正常，治收全功，可转以调治血糖为主。

3. 李显著教授治疗糖尿病阳痿经验

病案：王某，男，40岁，2010年1月7日初诊。病史：患2型糖尿病，确诊1年，近6个月出现阳痿、早泄，现胰岛素治疗中。诊见：时腰酸，偶见肢体不温，舌暗红、舌面有少许裂纹，脉沉细。诊断为糖尿病阳痿。治当滋补肝肾，填精起阳。处方：桑螵蛸30g，生地黄25g，茯苓20g，山茱萸、山药、阳起石、淫羊藿、知母、枸杞子、菟丝子各15g，生龙骨、生牡蛎各25g，7剂，每日1剂，水煎，分2次服。

二诊：2010年1月14日。阳痿症状明显减轻，腰酸减轻，口干不多饮，舌暗红、舌面有少许裂纹，脉细。在上方基础上去生龙骨、生牡蛎，加芡实、刺猬皮、通草各15g，水蛭10g，7剂，如法煎服。

三诊：2010年1月21日。阳痿明显减轻，房事时间延长2倍，无腰酸，舌暗红、舌面裂纹减少，脉细。处方：鹿角胶（烊服）40g，桑螵蛸30g，生地黄25g，山茱萸、分心木、阳起石、淫羊藿、知母、枸杞子、菟丝子、芡实、通草各15g，刺猬皮30g，水蛭10g，7剂，如法煎服。

四诊：2010年1月28日。阳痿早泄明显减轻，舌稍暗，脉缓。处方：鹿角胶400g，桑螵蛸300g，生地黄250g，山茱萸、分心木、阳起石、淫羊藿、知母、枸杞子、菟丝子、芡实各150g，炒刺猬皮300g。上12味研为细粉，备用。每服3g，每日3次，温开水调服。

服散剂治疗3个月后，舌淡、苔薄，脉缓，阳痿早泄痊愈。

分析：糖尿病阳痿病属下消，为肝肾亏虚，虚实夹杂之证。治疗应当通、补、涩并用。方中刺猬皮苦涩敛降，入肾经，涩精止遗，为治疗遗精早泄良药；淫羊藿补肾壮阳，为温肾强阳起痿良药；桑螵蛸、分心木固肾涩精；生地黄、山茱萸滋补肝肾；该病肾精不足，肾阳亏虚，治疗又当以调养奇经为主，方以三鹿二子汤（鹿茸、鹿角胶、鹿角霜、沙苑子、枸杞子）加减，三鹿入督脉，温通督脉之精室，温补督脉之精血，三鹿并用功用各异，"鹿茸壮督脉之阳，鹿霜通督脉之气，鹿胶补肾脉之血"（叶天士）；由于糖尿病阳痿为本虚标实之证，治疗时当选择祛湿兼利窍或化瘀兼通窍之品，以祛除阻滞精窍之瘀浊。通草善治"阴窍涩而不利，水肿闭而不行"（《绀珠经》），"可通理三焦水道及周身窍穴，无所不达"（《医林纂要》）；水蛭为虫类搜剔之品，最善剔除窠臼瘀浊。糖尿病阳痿为渐进性，常随着糖尿病的加重而加剧，病机复杂，虚实夹杂，后期亦可出现心肾不交之证，故治疗中，当重视培补先天这一关键，并贯穿于治病始终，再则重视除湿、祛瘀等标实的治疗。在临床用药中应谨守病机，辨证论治，因人而异，以体现中医整体观念思想。

4. 张宗礼辨治糖尿病阳痿验案一则

病案：王某，男，42岁，2010年7月8日初诊。患者主诉2型糖尿病史12年，平素因工作原因，饮食及用药不规律，近年来间断服用瑞格列奈、阿卡波糖等药物，血糖控制欠佳，FBG 在 8～12 mmol/L，PG 2h 在 12～18 mmol/L。2 年前患者开始出现性欲减退，1 年来出现阳痿。就诊时患者神疲、倦怠乏力、阴茎疲软、无晨勃、双下肢麻木、畏寒，纳寐可，小便清长、大便微溏，舌质淡暗、苔薄白、脉沉而无力。体检：BP 130/80 mmHg，P 66 次/分，律齐，心脏各瓣膜听诊区未闻及病理性杂音，双下肢不肿，双足背动脉搏动减弱；10g 尼龙单丝检查示保护性感觉缺失；音叉检查振动觉缺失，FBG 9.42 mmol/L，PG 2h 14.5 mmol/L，尿常规 GLU（++），肝肾功能（-），IIEF-5 问卷评分 11 分。

中医诊断：消渴，阳痿（命门火衰、瘀血阻络证）。西医诊断：2 型糖尿病，糖尿病勃起功能障碍，糖尿病周围血管病变。

治法：温肾壮阳，活血通络。处方：仙茅、淫羊藿、阳起石、菟丝子、丹参、川牛膝各 15g，枸杞子 30g，三棱、莪术、九香虫、郁金各 10g，蜈蚣 3 条，柴胡 6g，7 剂，水煎服，每日 1 剂，早晚分服。西药：盐酸二甲双胍 0.5g，每日 3 次；阿卡波糖 100mg，每日 3 次。并嘱患者糖尿病饮食及运动疗法，放松心情，舒展情志。

二诊：2010 年 7 月 15 日。患者神疲、倦怠乏力好转，晨起出现阴茎勃起，双下肢麻木、畏寒减轻，纳寐可，二便调，舌质淡暗，苔薄白，脉沉而无力。FBG 7.8 mmol/L，PG 2h 11.2 mmol/L；尿常规 GLU（++）。效不更方，前方继续给予 14 剂。

三诊：2010 年 7 月 29 日。患者述近日神清气爽，体力尚可，阴茎疲软明显改善，双下肢畏寒消失，仍觉麻木、口干，纳寐可，二便调，舌质淡暗、少苔，脉沉。FBG 7.0 mmol/L，PG 2h 10.5 mmol/L，尿常规（-）。前方加生地黄、山萸肉各 30g。

四诊：2010 年 8 月 26 日。患者阴茎疲软进一步改善，已能完成性生活，双下肢麻木亦好转，纳寐可，二便调，舌质淡暗、苔薄白、脉沉。FBG 6.8 mmol/L，PG 2h 10.1 mmol/L；尿常规（-），IIEF-5 问卷评分 23 分。仍以原方加减，继续巩固治疗 1 个月，诸症皆除。

分析：张宗礼教授认为糖尿病勃起功能障碍属中医学"消渴""阳痿"范畴，对本病多从"虚、瘀、湿、郁"四个方面着手进行辨证论治，取得了较好的临床疗效。本例患者消渴病程较长，累及肾阳，命门之火渐衰，宗筋失于温煦，发为阳痿。而患者舌质淡暗，双下肢麻木，又兼瘀血之象。故组方以温肾壮阳之品为君，辅以活血通络为臣，柴胡、郁金疏肝解郁，引经以为佐使。三诊时患者口干，考虑患者阴不济阳，故加大剂生地黄、山萸肉以补其阴。如《傅青主男科》云："此症乃平日过于削，日泄其肾中之水，而肾中之火，亦因而消亡，盖水去而火亦去，必然之理，有如一家人口，厨下无水，何以为炊，必有水而后取柴炭以煮饭，不则空铛也。"以阴中求阳，则患者诸症皆除。

5. 王东从消渴并阳痿论治糖尿病勃起功能障碍验案一则

病案：王某，男，33 岁，已婚，2012 年 6 月 24 日初诊。患者诊断为 2 型糖尿病 2 年，半年前出现行房时阴茎举而不坚，坚而不久，屡服用壮阳滋阴药物，效果不显著。现症见：行房时阴茎不能完全勃起，或勃起时间不长，性欲减退，阴囊潮湿，下肢酸重乏力，时有胸胁不适，口苦纳差，小便黄赤，大便干结，舌红苔黄腻，脉弦数。ⅡEF-5 量表 13 分。

中医诊断：阳痿（证属肝经湿热）。西医诊断：糖尿病勃起功能障碍。

治法：清热利湿。处方：龙胆泻肝汤加减。龙胆草 10g，黄芩 6g，栀子 6g，黄柏 6g，泽泻 10g，车前子 10g，薏苡仁 10g，苍术 10g，山药 15g，白蔻仁 6g，石菖蒲 6g，当归 10g，生地黄 10g，牛膝 10g，牡丹皮 6g，蛇床子 10g，菟丝子 10g，巴戟天 6g，炙甘草 6g，10 剂，水煎服，每日 1 剂。

二诊：2012 年 7 月 6 日。患者诉阴茎勃起较前有力而且时间延长。IIEF-5 量表 15 分，口苦症状减轻，已无小便黄赤、大便干结症状。舌红苔白腻，脉弦。前方去栀子、白蔻仁、泽泻，加牛膝 15g，继服 10 剂。

三诊：2012 年 7 月 18 日。患者诉阴茎勃起较前有力而且时间延长。IIEF-5 量表 20 分。下肢酸重乏力减轻，二便正常。舌红，苔薄白，脉滑。上方减龙胆草、黄芩，嘱其继服约 1 个月。

半年内随诊诉行房满意。

分析：从中医角度看，糖尿病勃起功能障碍属于消渴病后并发阳痿。早在《内经》中就对两者进行了详细描述，但消渴并阳痿的记载却并不多。传统医学认为，消渴并阳痿的基本病机为肝、肾、脾受损，经络失畅；或气血阴阳亏虚，阴络失荣。我们认为消渴并阳痿，主要是脾失健运后，损伤脾土，肝木乘脾，肝疏泄失常，郁而化热，脾土不运化水湿，使得湿热胶结，下注肝经，造成阳痿不举；脾失健运，气血生化乏源，不充养肾精肾气，造成肾阴阳亏虚，先后天之精均不能充养宗筋，会引起阳痿不起。由此可见，消渴并阳痿可分为虚实两端，实证由肝经湿热导致，虚证由肾阳虚衰导致，故临证先辨虚实，兼顾脏腑，方可收效。实而泻之，虚而补之。针对肝胆湿热导致的实证，采用清利肝经湿热，辅以健脾运势之法，对因肾阳虚衰导致的虚证，采用温肾助阳，辅以健脾化生气血之法，结合多种疗效，共同奏效。

本病案属典型的消渴并阳痿的肝经湿热证，虽消渴为阴虚燥热为主，但滋阴润燥则湿不去，是故以除湿祛热为先，兼顾滋阴。龙胆泻肝汤出自《医方集解》，方中龙胆草，泻火除湿为君药。黄芩、栀子、黄柏、泽泻、车前子清热利湿，但是前药苦燥渗利伤阴，故用量小。山药健脾，牛膝、牡丹皮活血，薏苡仁、苍术健脾去湿，当归、生地黄补益阴血，白蔻仁、石菖蒲化湿，菟丝子甘平，平补肝肾，巴戟天补肾祛湿，蛇床子既温肾又燥湿。炙甘草调和诸药。诸药合用，共奏清热利湿、兴阳起痿之效。复诊时热去湿留，故减清热药，减消湿邪。

6. 韩振启运用六味地黄汤加味治疗糖尿病性阳痿病案一例

病案：患者男，48 岁，2010 年 6 月 6 日入院。糖尿病病史 6 年，服格列齐特、二甲双胍，血糖控制不佳。头痛 3 年，无呕吐。双脚间断性浮肿及疼痛 20 年。双眼视物模糊半年。性功能减退 1 年。全身疲劳乏力，四肢酸软，睡眠不佳，舌微红，苔白，脉弦细。实验室检查：馒头餐试验 FBG 7.8 mmol/L，PG 1h 13.4mmol/L，PG 2h 18.3mmol/L，PG 3h 10.6mmol /L，HbA1c 8.7%，尿微量白蛋白排泄率 114μg/min，UA 611μmol/L。

诊断：2 型糖尿病并肾病三期，视网膜病变；糖尿病性功能障碍；痛风待查。

治则：滋肾阴，壮肾阳，祛风，活血，化瘀。方剂：六味地黄汤加味。药物：山药

60g，山茱萸 20g，茯苓 20g，泽泻 12g，牡丹皮 15g，熟地黄 20g，枸杞子 30g，菊花 12g，淫羊藿 12g，金毛狗 12g，肉苁蓉 15g，巴戟天 12g，丹参 30g，川芎 15g。每日 1 剂，水煎分 2 次服用。

西医治疗：使用胰岛素、二甲双胍控制血糖，FBG 控制 7mmol/L 以内，PG 2h 控制在 10mmol/L 以内。服上药 5 日，性功能基本如常。继服上药 10 日，尿微量白蛋白排泄率 15μg/min，上述症状好转出院。出院后继续服用上药（去金毛狗、菊花、川芎，加五味子 3g，桂南 6g），3 个月。3 个月后回访，糖尿病性功能障碍恢复正常。

分析：韩振启经过 40 多年的临床经验总结出治疗糖尿病阳痿必须先从肾着手。肾，五脏之一，与膀胱为表里。主藏精、主水、纳气，为先天之本。肾主水，合三焦、膀胱二腑主津液，与肺、脾两脏共同参与体内水液的代谢和调节，为人体水液代谢的重要器官。肾合骨，精能生髓，髓通于脑。脑、髓、骨的生长和功能与肾气有密切并系。肾寄命门之火，一水一火，存"水火之脏"之称。肾上连肺，为元气之根，主纳气。上开窍于耳，下开窍于二阴，司二便。肾精化生之气，指肾脏的功能活动与人体的生长、发育及性功能的活动密切相关。

六味地黄汤为补阴之方，补五脏之阴以纳于肾也。脏阴亏损，以熟地黄为君，大滋肾阴，壮水之主；山茱萸之色赤入心，味酸入肝，从左以纳于肝；山药之色白入肺，味甘入脾者，从右以纳于肾。又用三味通腑者，恐腑气不宣，则气郁生热，以至消烁脏阴，故以泽泻清膀胱，而后肾精不为相火所摇；又以牡丹皮清血分中热，则主血之心，藏血之肝，俱不为火所烁矣；又以茯苓清气分之热，则饮食之精，由脾输肺以下降，亦不为火所烁。四脏之真阴无所耗损，得以摄纳精液，归入肾脏，肾受诸脏之精液而藏之。将山茱萸、山药两味分看，一入心肝，一入肺脾，既极分明，而气味又融洽。将熟地黄、山茱萸、山药三味总看，既能五脏兼入，不致偏倚，又能将诸脏之气，尽行纳入肾脏，以为统摄脏阴之主，而不致两歧。至泽泻、茯苓、牡丹皮与三补对看，其配合之妙，亦与三补同法。真阴不足，而火热上炎者，宜用六味地黄丸壮水之主，以镇阳光，也就是补水以济火的方法，如血虚阴衰，则以熟地黄为君，滑精则以山茱萸为君，小便淋涩，则以泽泻为君，心血不足以牡丹皮为君，小便或多或少，或赤或白则以茯苓为君，皮肤干涩则以山药为君。

综上所述，韩振启认为治疗糖尿病勃起功能障碍必须先补肾，总的治疗原则为补肾阴壮肾阳。选择六味地黄汤为主方滋补肾阴，并增加壮肾阳之药壮肾阳，药物：山茱萸、巴戟天、淫羊藿、肉苁蓉、菟丝子、枸杞子等。既治肝肾阴虚引起的阳痿，又治肾阳亏虚引起的阳痿。当然有阴八味阳八味之说，又有柴芍地黄汤、归脾汤加地黄汤之名。总之，中医治病着重于辨证论治、理法方药。

第十章　糖尿病神经源性膀胱

一、概　　述

糖尿病是严重威胁人类健康的常见疾病。糖尿病神经源性膀胱（diabetic neurogenic bladder，DNB）是糖尿病引起的泌尿系统并发症，传统上又称糖尿病膀胱病（DCP）。本病多发生于病程长、血糖控制差的患者，40%～85%的糖尿病患者可并发 DNB。传统认为 DCP 早期的主要特征为膀胱充盈感觉迟钝、逼尿肌收缩力减弱及残余尿增加。而膀胱过度活动也困扰着 DCP 早期患者，近年有报道在糖尿病患者中，22.5%存在膀胱过度活动的症状。因其发病隐匿，早期患者无明显症状，不易引起患者的重视，常导致延误就诊，后期出现不同程度的尿频、尿失禁、排尿不尽等症状，常并发尿潴留及泌尿系感染、肾积水，甚至肾功能损害、肾衰竭，病情严重者需膀胱造瘘，严重影响患者的生活质量，甚至威胁患者生命。古籍中无论对消渴还是癃闭、淋证都进行了详细的论述，但未对"消渴"合并"癃闭""淋证（劳淋）"进行论述。根据症状中医学认为该病多属"消渴""癃闭""淋证（劳淋）"范畴。目前对 DNB 的机制不完全清楚，但了解本病的机制有利于指导临床治疗。

1. 临床表现

早期症状隐匿，仅表现为排尿间隔延长，夜尿次数减少，或轻微排尿困难，有少量残余尿。晚期排尿间隔及排尿时间延长，排尿困难，排尿后有滴尿现象，甚至尿潴留、尿失禁。

（1）症状：小便不利甚或点滴不出。小腹胀满或胀痛。小便不甚赤涩，但淋漓不已或张力性尿失禁。

（2）体征：耻骨上触诊饱满或充盈，有包块，叩诊呈浊音。

2. 临床检查

（1）尿动力学检查：示最大尿流量（UF）；膀胱容量增大；膀胱收缩能力早期可见反射亢进，晚期则无反射、残余尿量增加。膀胱压力容积（CMG）测定，逼尿肌无反射，多数患者膀胱内持续低压力。尿流动力学参数是评价膀胱功能的客观指标，能够反映患者的病情变化与程度。早期尿流动力学检查对于 DNB 的诊断与病情评估具有重要意义。

（2）B超检查：可见膀胱残余尿量增加。

（3）尿常规检查：可见红白细胞、清蛋白尿、血清铁蛋白。

二、病因病机认识

（一）西医认识

近年来，对 DNB 的病理机制的研究不断增加，主要由神经源性、肌源性、膀胱尿路上皮的改变导致。

1. 神经病变

膀胱功能的神经调控涉及自主神经与躯体传入与传出神经之间复杂的相互作用过程。尿道括约肌包括横纹肌和平滑肌，尿道横纹肌主要是由躯体神经（阴部神经）支配。膀胱、尿道平滑肌主要由交感神经和副交感神经支配。Liu 等对糖尿病大鼠膀胱的研究表明，膀胱中神经的分布密度，不管在肌层还是黏膜/黏膜下，均明显低于正常大鼠。同时，神经纤维脱髓鞘的改变、神经轴突变性也会导致膀胱传入神经纤维的传导功能受损。由于神经病变导致神经传导速度减慢，膀胱的容量感觉功能受损，排尿反射异常，最终导致排尿无力、尿潴留等症状。DNB 神经病变主要与神经生长因子、氧化反应、前列腺素、糖代谢异常。

（1）神经生长因子（NGF）：是一种多肽物质，主要存在于交感神经，是维持周围神经正常功能的重要细胞因子，在各种疾病导致的神经系统的变性与修复过程中起重要作用。糖尿病状态下膀胱及背根神经节内 NGF 的水平显著下降，是 DNB 病变的一个重要促成原因，且 NGF 下降的水平与膀胱容积及残余尿量的增加密切相关。在糖尿病动物模型中，NGF 水平在膀胱组织中显著下降，同时在从靶器官到感觉神经元轴突的反向转运中其水平亦下降，神经节细胞中的 NGF 受体（p75NTR）亦显著减少，从而引起腰骶神经节（$L_5 \sim S_1$）中 NGF 表达显著下降。NGF 的减少引起膀胱感觉神经的损伤，膀胱顺应性增强，弱化了膀胱的收缩功能，最终导致膀胱容量及残余尿的增加。

（2）氧化应激：是由于自由基的增加及抗氧化剂的减少造成的氧化剂相对超负荷而产生氧化应激。过多的自由基不但对细胞膜磷脂上有细胞毒作用，同时还能进入细胞内造成线粒体酶损伤和 DNA 的断裂。

（3）前列腺素：是一种重要的细胞生长和调节因子，在排尿反射中扮演重要的角色。尿路上皮和平滑肌合成 PGE_2，并与受体 E1、E3 等特异性结合，参与膀胱的排尿反射；另外，可以直接激活膀胱组织中辣椒素敏感性神经纤维即 C 纤维引起排尿反射。通过检测糖尿病膀胱功能障碍的大鼠尿液中的 PGE_2，发现 PGE_2 水平明显下降。可见 DNB 会导致细胞分泌 PGE_2 损失过多，从而影响膀胱的敏感性，引起膀胱功能障碍。

（4）糖代谢异常：也是糖尿病神经损害的重要因素。多羟基化合物途径是高血糖引起糖尿病并发症的可能生物化学机制。外周神经中含有醛糖还原酶，葡萄糖在醛糖还原酶的作用下，经过多羟化合物途径可转化为山梨醇；并且此酶活性随血糖升高而增强。在糖尿病中，醛糖还原酶使得神经内的山梨醇大量蓄积，直接或间接地引起神经损害。大量的山梨醇减少神经、血管小球的肌醇合成，降低磷酸肌醇的代谢及 Na^+, K^+-ATP 酶的活性，从而使膀胱肌肉收缩受到抑制。在 DNB 发生、发展中醛糖还原酶通过多羟基化合物途径参与了相应的致病过程。

2. 肌源性病变

研究表明，DNB 早期逼尿肌细胞发生代偿性增生，细胞间质及胶原成分较正常状态明显增多，而随着病情进展，代偿作用难以维持生理功能状态，继而表现为逼尿肌萎缩，逼尿肌纤维降低或者逐渐消失，仅保留弹性纤维与胶原成分，导致膀胱壁变薄、肌力降低，故导致膀胱排尿功能障碍。高糖可导致线粒体中 ROS（活性氧）增多，氧化应激促进了膀胱平滑肌细胞的蛋白降解，诱导细胞凋亡。到了糖尿病晚期，逼尿肌细胞萎缩，并且数量上减少直至消失，仅可见胶原和弹性纤维，菲薄的膀胱壁变成无张力的囊状结构，最终使得逼尿肌的功能丧失。同时，逼尿肌收缩力改变还与神经递质释放、钙离子通道活性和对钙敏感性的改变有关，有研究发现，如 Na^+，K^+-ATP 通道和 Ca^{2+}-ATP 通道离子泵在糖尿病大鼠中均受到了损害，从而影响了平滑肌收缩力的改变。

3. 膀胱尿路上皮病变

膀胱尿路上皮细胞在沟通内外环境、调节膀胱、渗透压等起重要作用。尿道上皮覆盖着具有减少细菌黏附作用的硫酸化糖胺聚糖层，长期处于高血糖状态的患者一旦发生感染，尿道上皮的这层防御屏障将被破坏，有毒物质继而侵犯上皮下组织，最终引起尿频、尿急、尿痛的膀胱刺激征。研究发现，尿路上皮对尿素和离子起隔离作用，同时也是控制膀胱功能的感受器。在糖尿病小鼠模型中，发现尿路上皮质量会增加，同时尿路上皮相关受体表达和神经传递介质的释放也在发生改变，导致尿路上皮对泌尿肌细胞和神经末梢的双向沟通出现异常，造成 DBD 症状的出现。最近，通过电子显微镜研究发现，糖尿病老鼠的尿路上皮会随着时间的变化发生脱落和再生，期间将出现膀胱黏膜屏障保护的缺失；在整个发病过程中多元醇通路醛糖还原酶、神经生长因子、音猬因子等 mRNA 表达上调；最后机械感受，尿路旁分泌、自分泌信号通路均会出现显著上调。这些研究均表明，糖尿病可引起屏障功能的缺失，尿路上皮机械感受、细胞信号通路的改变，从而导致膀胱不稳定、活动过度，同时还有可能通过改变传入神经末梢的活动性来影响膀胱的感觉功能。

附：糖尿病神经源性膀胱的西医发病机制（图 2-10-1）

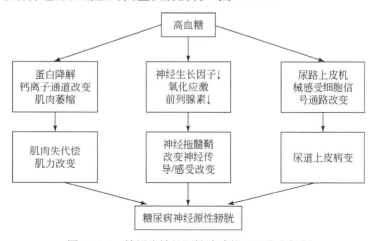

图 2-10-1 糖尿病神经源性膀胱的西医发病机制

（二）中医认识

情志不畅、饮食不节（过食辛辣肥甘、嗜烟嗜酒）、劳倦内伤，加之禀赋虚弱等均可导致肝郁气结或脾郁不畅，郁久积热，胃肠积热，肝火旺盛，伤阴化燥，而成消渴；消渴日久，伤阴耗气，气阴两虚；阴损及阳，阴阳俱虚，使中气下陷或命门火衰，不能蒸腾气化，导致膀胱气化无权；久病入络，络脉郁阻，虚损并见，变证丛生。因此，在消渴的各个阶段均可形成淋证或癃闭，即 DNB 的表现。

本病的病机是"本虚标实，虚实夹杂"，膀胱气化不利，开阖失司。本虚以脾肾亏虚为主，标实为气郁、血瘀、水停、湿热。小便的通畅，依靠三焦气化功能的正常发挥。三焦气化主要依赖肺的通调、脾的转输、肾的气化来维持，同时需要肝的疏泄来协调。其病位在膀胱，但与肾、脾、肺、三焦等脏腑相关。消渴日久，耗气伤阴，阴损及阳，阴阳亏虚；肾阳不足，命门火衰，气化不及膀胱，则气化失司；肺热壅盛或伤阴，气不布津，通调失司；中气不足，脾失运化，升降失调，湿热下注；久病入络，脉络瘀阻，血行不畅，瘀血内停，则导致膀胱气化失常，开阖失司。

仝小林教授认为消渴的各个阶段均可形成淋证或癃闭，具体病理演变过程主要通过以下三种阶段：

（1）肾阴亏虚为本，湿热瘀血为标。消渴病日久，肾阴亏虚，虚火亢盛，热灼膀胱则小便赤涩，淋沥不已；肾阴亏损，肾精不足则水火不济，心火偏亢而五心烦热；烦劳伤肾，肾精不固，湿热下注而见腰膝酸软、小便涩痛。本病以肾阴亏虚为本，湿热瘀血为标。

（2）脾肾阳虚，湿热留恋。消渴病多为中老年患者，病情迁延日久，阴气亏损，阴损及阳，命门火衰，肾阳不能蒸腾温煦，膀胱气化失常。正虚之后，复感微邪或遇劳即发为本病。

（3）肺肾气虚疏泄不利。消渴耗伤肺阴，津液无以敷布，水液不能宣降而下输膀胱，州都失气化之职而小便涩滞发为本病。情志不遂，肝失疏泄，则气机升降失调，气滞湿阻，或气滞不行，瘀浊阻滞发为本病。

附：糖尿病神经源性膀胱的中医发病机制（图 2-10-2）

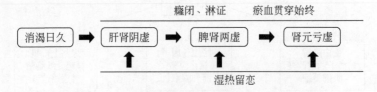

图 2-10-2 糖尿病神经源性膀胱的中医发病机制

三、鉴 别 诊 断

1. 癃闭与关格鉴别

两者都有小便量少或闭塞不通，但关格是小便不通与呕吐并见的症状，常伴有皮肤瘙痒、口中尿味、四肢抽搐，甚至昏迷等症状；而癃闭不伴有呕吐，部分患者有水蓄膀胱之证候。癃闭进一步恶化，可转变为关格。

2. 癃闭与转胞鉴别

转胞为脐下急痛、小便不通证，或有呕吐，为妇科病范畴，因妊娠胎气下压膀胱。癃闭以排尿困难、小便量少为特点，无脐下急痛等表现。

3. 癃闭与水肿鉴别

两者均有小便不利，小便量少，但水肿是体内水液潴留，泛溢于肌肤，无水蓄膀胱之证候，而癃闭为水蓄膀胱之证候。

四、治 则 治 法

（一）中医

治疗 DNB 要标本兼顾，积极治疗原发病，控制血糖水平。辨证论治着重疾病之主证，是在纵观疾病本身病机的演变过程及发展趋势，瞻前顾后的治病思维，以动态的眼光看待疾病的发展过程，以及患病之人后得出整体性结论。根据患者的体质，分清虚实偏盛之态，集中力量解决主要矛盾；气郁是其发病的始动因素，气郁、水停进一步发展，血瘀证的出现不可避免；消渴日久，则脏腑亏虚，累及肺、脾、肾，脾肾亏虚，肺气瘀闭，命门火衰；治疗当予急则治其标，缓则治其本；补肾培元、通阳化气，健脾益气、通阳助运，益气活血、通利下焦，清热利湿、通利膀胱。同时，活血化瘀应贯穿始终，血瘀是糖尿病并发症产生的关键，糖尿病患者多数存在血液黏稠度增高、血脂高及血小板聚集率增高这些因素，易造成全身血管损伤病变、血液瘀滞，糖尿病自主神经病变也不例外，故应活血化瘀贯穿始终，从而达到预防疾病的目的。

1. 补肾培元，通阳化气，升举阳气

消渴日久，久病及肾，阴损及阳，导致肾阳不足，脾阳失于肾阳资助，脾阳亏虚，中气下陷，终致脾肾亏虚。肾阳失气化之力，肾精失鼓舞之力，则膀胱气化无力，开阖失司。《素问·灵兰秘典论》云："膀胱者，州都之官，津液藏焉，气化则能出矣。"《灵枢·口问》曰："中气不足，溲便之为变。"治疗应给予温补脾肾，通阳化气，升举阳气。常用方药：济生肾气丸、金匮肾气丸、补中益气汤等温补补脾肾，通阳化气。

2. 补气活血，行气利水

"久病多虚，久病多瘀"，消渴日久，脏腑功能失调，气血亏虚。气虚则运血无力，血流不畅，可致血瘀；气虚无力生血，血少脉涩亦致血瘀；血因气虚而瘀，气因血瘀而滞；血瘀既是病理产物，也是致病因素，形成恶性循环。瘀血内阻于膀胱，加重膀胱气化不利，使疾病缠绵难愈。常用方药：五磨饮子、桃核承气汤、猪苓汤、五苓散、补中

益气汤等。

（二）西医

1. 改善和修复神经类药物

降低神经损害和促进神经再生是治疗 DCP 的有效措施。持续高血糖患者膀胱内的神经生长因子合成减少，同时作用于腰骶背根神经节的神经生长因子亦缺乏，最终引起患者膀胱功能障碍。

甲钴胺（弥可保）能促进神经的修复和再生，改善糖尿病性自主神经病变；本药可以参与物质的甲基转换，以及核酸、蛋白质和脂类的代谢，并可以进入神经细胞中促进卵磷脂、核酸、蛋白质的合成，刺激轴突再生，修复损伤的神经，改善糖尿病神经病变的症状，增加神经传导速度。

2. 抗胆碱能药物

抗胆碱能药物的抗毒蕈碱效应是治疗膀胱过度活动症的基础。糖尿病患者的 DSM 的毒蕈碱受体密度增加，以及对钙离子的高度敏感性，使糖尿病患者 DSM 的毒蕈碱效应异常亢进。抗胆碱能药物就是通过拮抗乙酰胆碱作用于 DSM 细胞上的 M2、M3 受体，从而减少逼尿肌的收缩并控制其不自主收缩，而不影响正常排尿。常用药物：托特罗定、索利那新、曲司氯铵等。

3. 硫辛酸

硫辛酸是强效抗氧化剂，能够清除氧自由基，再生抗氧化物质，从而减弱氧化应激效应，修复神经病变。研究表明，硫辛酸可抑制由脊髓损伤诱导的氧自由基的产生、脂质过氧化及 DNA 损伤，同时可通过增加 Na^+-K^+-三磷腺苷酶的活性，使得周围神经能量消耗的主要通路恢复，这对于小神经纤维的神经传导尤为重要。改善支配膀胱的交感及副交感神经的神经传导，从而减轻神经功能损害，对神经源性膀胱有治疗作用。

4. 莫沙比利

莫沙必利是一种选择性 5-羟色胺 4（5-HT4）受体激动药，它能够改善患者体内乙酰胆碱的水平，帮助机体分泌乙酰胆碱。莫沙必利可以提高纵行平滑肌的振幅及它的收缩频率，并且对 5-羟色胺不同受体发生多种作用从而实现了促动力效应，降低患者的排尿次数，促进患者膀胱逼尿肌加强收缩强度，减少患者膀胱内的剩余尿量，改善患者的临床不良症状。

5. 黄连素

黄连素通过同时增强突触前神经递质的释放和突触后嘌呤传导调节的反应，增加突触前膜乙酰胆碱释放，促进逼尿肌收缩，减少残余尿。

6. 康复训练

膀胱控制训练：①水出入量控制训练：建立定时、定量饮水和定时排尿的制度，这是各种膀胱训练的基础措施。②膀胱括约肌控制力训练：常用盆底肌肉练习法，即主动收缩耻骨尾骨肌（肛门括约肌），每次收缩持续 10 s，重复 10 次，3～5 次/日。③排尿反射训练：发现并诱发"触发点"，以通过反射机制促发逼尿肌收缩，进行主动排尿。常用的诱发排尿反射"触发点"的方法有轻叩耻骨上区、牵拉阴毛、摩擦大腿内侧、挤压阴茎龟头等。④代偿性排尿方法训练：为通过手法和增加腹压等措施促进排尿的方法，主要包括 Valsalva 屏气法、Crede 手法。⑤在上述方法不能充分使膀胱排空时，可以采用清洁导尿的方式间歇性排空残余尿。膀胱区按摩：操作者（或指导患者）用手掌心置于其腹部膀胱区向左右轻推揉 3～5min，待腹肌松弛后再至膀胱最高点向下做顺时针按摩 5～10 min。

7. 手术疗法

膀胱造瘘术是常见的手术疗法。

8. 电刺激疗法

电刺激疗法主要有经皮膀胱电刺激疗法、神经电刺激疗法及超短波疗法。

五、辨　　证

（一）辨证要点

1. 辨虚实

疾病当辨虚实，初病多实，久病多虚或虚实夹杂。

实者小便不利或小便点滴不出，小腹疼痛胀满。膀胱湿热，小便不利疼痛，灼热，甚或点滴不出，小腹胀痛。膀胱血瘀水停，小便细数，尿如细线或点滴而下，兼有小腹疼痛，痛有定处，舌质紫暗，或有瘀斑，脉细涩。

虚者小便不利，淋沥不已，神疲乏力，腰膝酸软，时作时止，遇劳即发，舌质淡白，脉沉细。

2. 辨脏腑

本病病位在膀胱，消渴日久，常累及肺、脾、肾。

病位在肾。肾阴虚损，膀胱开合不利，症见小便滴沥不通，尿少色赤，头晕目眩，腰膝酸软，五心烦热，口燥咽干，神疲倦怠，夜寐遗精，舌红苔薄，脉细数；肾阳亏虚，命门火衰，气化不及州都，症见小便不通或滴沥不爽，尿有余沥，面色白，神疲肢冷，舌淡胖，脉沉细无力。

病位在脾。消渴日久，耗伤中气，中气下陷，升降不调，运化失司，症见欲小便而不得出，或尿量少而不爽，小腹坠胀，气短，语声低微，精神疲乏，食欲不振，舌淡，脉细弱。

病位在肺。消渴日久，耗伤气阴，肺气瘀闭，则小便不利甚或点滴不出，胸闷憋气，胸胁胀满，情志抑郁，舌质红或暗红，苔薄或薄黄，脉弦。

（二）辨证分型

1. 膀胱湿热证

小便不利疼痛，甚或点滴不出，小腹胀痛，尿道灼热疼痛，口苦咽干，舌质红，苔黄腻，脉滑数。

2. 血瘀水停证

小便不利甚或点滴不出，小腹刺痛胀满，舌质紫暗，脉细或涩。

3. 血瘀水停证

小便不利甚或点滴不出，神疲肢冷，遇寒加重，得温则缓，腰膝酸软，舌质淡，苔白，脉沉。

4. 脾肾亏虚证

小便不甚赤涩，但淋漓不已，时作时止，遇劳即发，腰酸膝软，神疲乏力，舌质淡，脉细弱。

5. 肺气郁闭证

小便不利甚或点滴不出，胸闷憋气，胸胁胀满，情志抑郁，舌质红或暗红，薄或薄黄，脉弦。

6. 燥热伤阴证

小便滴沥不通，尿少色赤，尿失禁时有发生，头晕目眩，腰膝酸软，面色潮红，五心烦热，潮热盗汗，口燥咽干，神疲倦怠，夜寐遗精，舌红苔薄，脉细数。

六、常用方药

（一）方剂

1. 济生肾气丸

功效：温补肾阳，利水消肿。

主治：肾阳不足，水湿内停。

药物组成：制附子、白茯苓、泽泻、山茱萸、山药、车前子、牡丹皮、肉桂、川牛膝、熟地黄。

2. 右归丸

功效：温补肾阳，填精益髓。

主治：肾阳亏虚，命门火衰。

药物组成：熟地黄、山药、山萸肉、枸杞、鹿角胶、菟丝子、杜仲、肉桂、制附子、当归。

3. 滋肾通关丸

功效：通利小便。

主治：膀胱湿热，耗伤肾阴。

药物组成：肉桂、知母、黄柏。

4. 金贵肾气丸

功效：补肾助阳。

主治：肾阳不足证。

药物组成：熟地黄、山药、山萸肉、牡丹皮、茯苓、泽泻、制附子（先煎）。

5. 补中益气汤

功效：补中益气，升阳举陷。

主治：中气下陷证。

药物组成：黄芪、党参、白术、升麻、当归、肉桂、柴胡、泽兰、王不留行、桂枝、炙甘草。

6. 知柏地黄丸

功效：滋阴降火。

主治：阴虚火旺证。

药物组成：知母、黄柏、山药、牡丹皮、泽泻、山茱萸、茯苓、熟地黄。

7. 五磨饮子

功效：行气降逆，宽胸散结。

主治：七情郁结，脘腹胀痛。

药物组成：木香、沉香、槟榔、枳实、乌药。

8. 清肺饮

功效：宣肺降气，通利小便。

主治：肺气郁闭证。

药物组成：麦冬、茯苓、车前子、沙参、黄芩、桔梗、柴胡、栀子、冬葵子、通草、猪苓、桑白皮。

9. 五苓散

功效：利水渗湿，温阳化气。

主治：膀胱蓄水证。

药物组成：猪苓、泽泻、白术、茯苓、肉桂。

10. 猪苓汤

功效：利水渗湿，清热养阴。

主治：水热互结证。

药物组成：猪苓、茯苓、泽泻、阿胶、滑石。

11. 桃核承气汤

功效：泻热逐瘀。

主治：下焦蓄血证。

药物组成：桃仁、大黄、桂枝、芒硝、炙甘草。

12. 八正散

功效：清热泻火，利水通淋。

主治：湿热淋证。

药物组成：滑石、车前子（另包）、白茅根、丹参、萆薢、石韦、泽泻、龙胆草、黄柏、苍术。

（二）常用药对

1. 葶苈子、竹叶

葶苈子味苦、辛，性大寒，善泄肺平喘，利水消肿，《名医别录》曰："下膀胱水，伏留热气，皮间邪水上出，面目浮肿。身暴中风热痱痒，利小腹。"竹叶味甘、淡，性寒，善清心泻火，除烦，利尿，《本草纲目》曰："去烦热，利小便，清心。"仝小林教授常用葶苈子和竹叶组合宣肺利水。葶苈子宣降肺气，竹叶渗湿利尿。

2. 琥珀粉、大黄

琥珀粉味甘，性平，活血化瘀，利尿通淋，《名医别录》曰："主安五脏……消瘀血，通五淋。"大黄味苦，性寒，泄下攻积，活血通经。两药合用常用于治疗下焦瘀血，琥珀粉散瘀止血，利水通淋；大黄消散下焦瘀血。

3. 橘核、荔枝核、沉香粉

橘核味苦，性平，善理气散结、止痛；荔枝核味辛、微苦，性温，行气散结，散寒止痛；沉香粉行气止痛。三药合用疏膀胱郁气，此类药取类比象，核之形状似男子外生殖器，选择这类药治疗生殖系统及泌尿系统疾病，往往药到病除。

4. 黄芪、大黄、葶苈子

黄芪味甘味温，补气健脾，升阳举陷，利水消肿；大黄活血化瘀、通腑气；葶苈子降肺气。仝小林教授认为消渴日久，常有气血亏虚，气机不畅，常用黄芪、大黄、葶苈子治气，黄芪补中气，葶苈子降肺气，大黄通腑气。

5. 水蛭粉、三七

水蛭粉破血通经，逐瘀消癥，《神农本草经》曰："主逐恶血，瘀血，月闭，破血逐瘀，无子，利水道。"三七化瘀止血，活血定痛，有止血不留瘀、化瘀不伤正之特点。临床常两药组合或单用，广泛应用于各种瘀血病证的治疗，常用剂量 3g 分冲，水蛭粉应在 75℃水温下冲服。

七、验 案 分 析

案一：沈某，女，58 岁，2006 年 12 月 20 日初诊。发现血糖升高 11 年，排尿困难，已站立小便 2 年。11 年前因冠心病住院治疗，发现血糖升高。出院后一直规律使用胰岛素，FBG 10～13mmol/L，PG2h 11～23mmol/L。2 年前因与家人发生争执后出现尿潴留。在当地医院检查膀胱残余尿 B 超未见异常，亦排除泌尿系感染，最终诊断为"糖尿病神经源性膀胱"，予以甲钴胺、前列地尔等营养神经、改善血液循环药物治疗，未见好转。患者四处求医未果，故来求治。初诊症见：无排尿意识，排尿无力，只能站立排尿，蹲着无论如何不能排尿，痛苦异常。无尿急，无尿痛，无尿失禁。口干，口不渴，大便时干时溏。舌暗淡，苔薄白，脉沉细弦。既往高血压病史 3 个月，规律服用降压药物，血压控制良好。半年前患腔隙性脑梗死，未留后遗症。身高 164cm，体重70kg，BMI 26。

西医诊断：糖尿病神经源性膀胱。中医诊断：脾瘅，癃闭，脉痹。

治法：益气活血通络，化瘀利尿。处方：自拟方。黄芪 30g，桂枝 9g，橘核 15g，荔枝核 15g，琥珀粉 3g，沉香粉 3g，葶苈子 30g，竹叶 15g，生大黄 3g。

患者服药 14 剂后，恢复排尿感，可蹲位排尿，尿量正常。患者回家乡后继服上方14 剂，2 个月后随诊，已完全恢复正常。

分析：患者因气而发病，病久气郁及血，水道不畅，病在气、水、血。患者糖尿病病程已达 11 年，但血糖控制一直不够理想，高血糖损伤神经的正常结构及功能，为后期并发症的出现埋下了隐患。仅仅一次争执就成为了发病的导火索，此即因气诱发，气郁致使膀胱气滞，通调水道失司，水津输布异常，反过来更加重气郁，气郁日久必血瘀，水瘀交结，壅遏于膀胱，终致患者不能蹲尿，只能站立排尿长达 2 年之久，饱受煎熬。气郁、水停、血瘀三者互相影响，互为因果。

遣方用药如同调兵遣将，兵贵神速，药贵对证。突出矛盾必然重点解决。行气、利水、祛瘀三方兼顾，重在行气。治气：黄芪补中气；葶苈子降肺气；生大黄通腑气；橘核、荔枝核、沉香粉疏膀胱郁气。治血：琥珀粉散瘀止血，利水通淋；生大黄：消散下焦瘀血。治水：葶苈子、竹叶宣肺利水。上中下三焦并治，补中有泄，予邪以出路，气盛则水津四布，瘀血消散。值得一提的是，取用橘核这味药有着特殊的含义，橘核为橘的种子，云：生于淮南则为橘，生于淮北则为枳。橘与枳归属同类，但生长环境不同，分处南北两方。朱丹溪谓枳实具有"冲墙倒壁"之功，现代药理研究显示枳实具有收缩平滑肌的作用，显然现代药理研究阐明了对证用药的机制所在。橘与之相比略逊一筹，但理气散结之功亦不可小觑。并用橘核与荔枝核，旨在取类比象，核之形状似男子外生殖器，选用这类药治疗生殖系统及泌尿系统疾病，往往药到病除。同时患者半年前曾患腔隙性脑梗死，脑部小血管已经显示出血瘀症状，不难想象身体其他部位的小血管网络亦不可避免将要或者已经遭遇相同的命运，运用琥珀粉及生大黄有消未起之患的妙处，在血瘀尚不明显的阶段及早活血散瘀，既祛邪于萌芽状态，又遏制疾病进展。

案二：项某，女，20 岁，2008 年 3 月 20 日初诊。发现血糖升高 6 年，排尿困难 3 年。6 年前患者出现典型"三多一少"症状，查 FBG 21mmol/L，在当地医院诊断为"1 型糖尿病"，开始皮下注射胰岛素。现胰岛素用量为预混胰岛素 30R 早 14U，晚 14U，FBG 控制在 5～6mmol/L。近 3 年患者逐渐出现小便困难，腰痛，四肢麻木，疼痛，查肌电图示神经性损害，传导速度下降，膀胱 B 超示残余尿 60ml，诊断"糖尿病神经源性膀胱、周围神经病变"，现口服呋喃硫胺、卡马西平、甲钴胺片、胰激肽原酶肠溶片等药治疗，症状无明显改善。初诊症见：排尿困难，腰痛，四肢麻木、疼痛，大便 4～5 日一行，排便无力，时有头晕，乏力，眠差。既往体健。月经 4 个月未至。舌暗淡，苔厚，舌下络滞，脉沉细弦数。身高 160cm，体重 40kg，BMI 15.63。

西医诊断：糖尿病神经源性膀胱，周围神经病变。中医诊断：消渴并病，癃闭。

中医辨证：气虚血瘀证。治法：益气养血通络，活血化瘀利尿。处方：自拟方。黄芪 120g，桂枝 45g，白芍 45g，鸡血藤 30g，琥珀粉（分冲）3g，三七粉（分冲）3g，熟大黄（单包）6g，水蛭粉（包煎）15g。

二诊：2008 年 4 月 20 日。患者服药 1 个月，诉服药 7 剂后，小便困难改善，但仍不正常，大便 2～3 日一行。上方水蛭粉增至 30g，加橘核、荔枝核各 9g。服药 1 个月后，患者小便情况已基本恢复正常，B 超示残余尿量 6ml。

分析：该患者病程较长，形成了久病必虚、久病多瘀、久病入络的病理变化。故出现乏力，舌质紫暗，舌下络滞，肢体麻木刺痛等虚损、瘀血征象。气虚则水停，血液运行不畅，膀胱气化不利，出现小便困难等症状。该患者气虚症状明显，予大剂量黄芪补中益气；桂枝温通阳气；琥珀粉、鸡血藤、水蛭粉、三七粉活血化瘀；熟大黄通腑气，消散下焦瘀血；橘核、荔枝核，疏膀胱郁气。

案三：王某，男，54 岁，2008 年 11 月 12 日初诊。发现血糖升高 2 年，排尿不畅 1 年。2006 年，患者无明显诱因出现全身乏力，住院治疗发现 FBG11mmol/L，初步诊断为"糖尿病"，开始服用二甲双胍、浏阳降糖灵等。2007 年 10 月 22 日因尿不尽，尿流量变细在北京大学第一人民医院住院治疗，诊断为"神经源性膀胱，前列腺囊肿"。现症见：小便不畅，排尿无力，尿流变细，小腹胀痛，排尿时明显。舌暗红，舌体胖大，边有齿痕。苔黄厚腻，脉弦滑数。既往脂肪肝 2 年。身高 172cm，体重 75kg，BMI 25.4。

西医诊断：糖尿病神经源性膀胱，前列腺囊肿。中医诊断：脾瘅，癃闭。

中医辨证：下焦湿热，包络闭阻证。治法：清利湿热，活血通络利尿。处方：滋肾通关丸加减。黄柏 30g，知母 30g，川桂枝 30g，橘核 30g，荔枝核 30g，琥珀粉（分冲）3g，三七 3g，酒大黄 3g，生姜 3 片。

二诊：2008 年 12 月 15 日。服药 30 剂，小便不畅，排尿无力缓解 70% 左右。现睡眠差，多梦，早醒，耳鸣如蝉，安静时明显，腰酸不适。上方加葛根 60g，山萸肉、肉桂各 30g。

三诊：2009 年 2 月 2 日。服药 40 余剂，小便基本正常，耳鸣消失，睡眠明显好转。

分析：下焦湿热，血行不畅，滞而为瘀，湿、热、瘀三者互结于膀胱包络，致膀胱无法正常行使气化之职，而小便不畅、尿流变细等。故以清利湿热，活血通络以利尿。滋肾通关丸出自《兰室秘藏》，李东垣释："热在下焦而不渴，是绝其流而溺不泄也，须用气味具厚，阴中之阴药治之，《素问》云：无阳则阴无以生，无阴则阳无以化。又云：膀胱者州都之官，津液藏焉，气化则能出矣。无液癃秘，是无阴则阳无以化也，须用知蘗大苦寒之剂，桂一钱为引，服之须臾，前阴若刀刺火烧，溺如涌泉而愈。"此处黄柏清下焦湿热、火热，以川桂枝易肉桂，重在化膀胱腑气；橘核、荔枝核、琥珀粉、三七、酒大黄理气活血通络，化瘀利尿。二诊，出现耳鸣、腰酸、眠差等肾之阴阳失调，清阳不升之象，故加葛根升阳，舒筋络，山萸肉、肉桂调补阴阳。至三诊，持续 1 年余排尿不畅症状已基本痊愈。

八、名老中医治疗糖尿病神经源性膀胱的经验

吕仁和教授认为糖尿病神经源性膀胱是因消渴病（糖尿病）治不得法，肝肾亏虚、心脾受伤、经脉失养所致，临床上常采用辨病论治、分期辨证论治和分型辨证论治。辨病论治宜用益气养阴、行气化痰、活血通脉法；组方"止消通脉饮"治疗糖尿病及其并发症患者 885 例，显示该方药对多种糖尿病神经、血管并发症有较好疗效。方用黄芪、玄参益气养阴；枳实行气化痰；葛根、莪术、大黄活血通脉，兼有解郁化痰、清热行滞之功。临证时根据病情灵活调整：有热者，表热用金银花、连翘解表清热，里热用黄连、大黄苦寒直折；阴伤者，护阴用芍药、鳖甲，养阴用生地、玄参；气滞者，升提用升麻、桔梗，降气用旋覆花、代赭石，通上焦用川芎、葛根，行中焦用香橼、佛手，理下焦用荔枝核、橘核，导滞用枳壳、枳实；瘀阻者，轻证用玫瑰花、川芎，中证用桃仁、红花，

重证用三棱、莪术；水瘀互结者用泽兰、水红花子，络脉瘀结者用全蝎、蜈蚣。分期辨证论治在早期肝肾阴虚、气机郁滞，宜疏利气机、滋补肝肾，常用四逆散加减治疗；中期中气下陷、脾肾两虚，宜补中益气、健脾益肾，常用补中益气汤加减；晚期肾元受损、气化无权，宜温补肾元、助阳化气，常用济生肾气丸加减。分型辨证论治依据本虚（肾气不足、脾气不足）和标实（肝气郁滞、湿热壅结），分别采用补肾培元、通阳化气，健脾益气、通阳助运，疏肝理气、通利下焦，清热利湿、通利膀胱等方法，肾气不足者用济生肾气丸加减，脾气不足者用补中益气汤合春泽汤加减，肝气郁滞者用四逆散加味，湿热蕴结者用四妙丸和八正散加减。同时，注重对患者多项临床指标的监测及患者心理状态的调整，临床取得了较好的疗效。

林兰教授认为糖尿病神经源性膀胱以肾阴亏虚为本，湿热瘀血为标；脾肾阳虚，湿热留恋；肺肾气虚，疏泄不利。根据糖尿病神经源性膀胱的病机特点，临床辨证论治宜确立主要累及脏腑，抓关键病位，灵活辨证论治。结合传统五淋划分及本病病位病性，辨证论治如下。气淋者，治宜补中益气，化气通淋，方选补中益气汤加减：黄芪 15g，白术 10g，陈皮 6g，升麻 5g，柴胡 6g，党参 12g，甘草 6g，当归 10g。劳淋者，治宜养阴补肾，清热通淋，方选知柏地黄汤加减：知母、黄柏各 10g，生地 15g，山药 12g，山萸肉 6g，泽泻 10g，牡丹皮 8g，车前子（包）10g。阴虚癃闭者，治宜滋肾通关，方选滋肾通关丸加减：知母、黄柏各 10g，肉桂 3g，龟板 12g。外用葱白 50g 捣烂，加麝香 0.3g 外敷关元、中极穴。阳虚癃闭者，治宜温补肾阳，通利膀胱，方选寄生肾气丸加减：熟地黄 12g，山药 15g，茯苓、泽泻各 10g，附子 6g，肉桂 4g，车前子（包）10g，山萸肉 8g，牛膝、杏仁各 10g。

唐红教授总结唐红主任医师治疗糖尿病神经源性膀胱的临床经验，唐师归纳糖尿病膀胱病的病因病机为肾阳不足，脾肾亏虚，血瘀水停。确立温补肾阳，健脾益气，佐以活血利水为主的治疗大法。肾阳不足，温化不利，治疗以温补肾阳，通阳利水为主，方拟金匮肾气丸加减。脾气亏虚，膀胱失权，治疗以补气健脾利水为主，方拟无比山药丸。血瘀下焦，水停癃闭，治疗以活血利水为主，方拟抵当汤合五苓散。

九、名老中医案例

1. 唐红医案

案一：唐某，女，80 岁，2014 年 9 月 30 日初诊。患者有糖尿病病史 12 年，近 1 年来患者无明显诱因下出现尿排出无力，曾至某三甲医院就诊，使用弥可保等治疗，疗效欠佳。就诊时，患者排尿无力，少腹胀满；面色白，神疲乏力，腰膝酸软，舌淡苔薄白，脉细无力。

西医诊断：糖尿病膀胱病。中医诊断：消渴后合并癃闭。

中医辨证：脾肾阳虚。治疗：温补肾阳，健脾益气。内服汤剂：金匮肾气丸加减。

处方：熟附子 6g，桂枝 12g，熟地黄 12g，山萸肉 12g，山药 15g，泽泻 9g，茯苓 15g，黄芪 30g，菟丝子 15g，鸡血藤 9g，桑枝 9g，丹参 9g。每日 1 剂，水煎，分早晚两次服用。并予以膀胱功能恢复训练。

二诊：2014 年 10 月 15 日。患者自觉排尿不畅缓解，少腹胀满减轻，最近夜尿稍多，至 3 次，其余症状有所好转，舌淡苔薄白，脉细。上方加益智仁 12g，乌药 9g。

三诊：2014 年 11 月 5 日。患者排尿已较顺畅，无明显少腹胀满，其余症状明显减轻，舌淡，苔薄白，脉细。上方减桑枝、丹参继服。

随访 6 个月，未复发。

分析：此患者消渴日久，阴损及阳，导致阴阳两虚，膀胱为州都之官，其排泄功能依靠肾的气化功能，如肾气化不利，则小便不出，且患者年老体衰，脾胃虚弱，不能鼓动气血运行，以致脉络瘀阻。方中以少量桂枝、附子为君药，意在微微补火以鼓舞亏虚的肾中阳气。又用熟地黄补肾生精，配伍山萸肉、山药补肝养脾益精。泽泻、茯苓利水渗湿，诸药合用，助阳之弱以利水，滋阴之虚以生气，使肾阳振奋，气化复常，则病痛自去。在金匮肾气丸基础上又重用黄芪大补脾胃中气以推动血液运行，且可利尿消肿；菟丝子甘辛微温，既可滋补肾阳，又可益肾阴；鸡血藤、桑枝、丹参活血通络。二诊加益智仁、乌药取其温肾缩尿之效。整体组方以温补肾阳，益气活血为主。肾气化则小便出，气血行则脉络通，故诸症自愈。

案二：徐某，女，63 岁，2013 年 12 月 12 日初诊。糖尿病病史 15 年，1 年前开始出现排尿不畅，并偶有尿失禁。近 3 个月以来排尿困难明显加重，伴膀胱部位胀痛不适，夜间入睡后常有遗尿。舌淡，黯紫，舌下络脉曲张紫暗，苔白微滑，脉沉涩。

西医诊断：糖尿病膀胱病；中医诊断：消渴后合并遗尿、癃闭。

中医辨证：血瘀水停；治疗：活血化瘀，利水通淋。处方：地龙 9g，水蛭 3g，猪苓 9g，白术 9g，茯苓 9g，泽泻 6g，桂枝 6g，泽兰 15g，益母草 15g，制大黄 9g，黄芪 9g，甘草 3g。每日 1 剂，水煎，分早晚 2 次服用。并予患者膀胱功能恢复训练。

用上述治疗 1 个月后患者排尿明显好转。3 个疗程后，自觉排尿无异常。

分析：糖尿病神经源性膀胱是糖尿病并发的支配膀胱神经末梢的自主神经病变，主要表现为排尿异常。根据中医理论，本病属于"癃闭"或"遗溺"的范畴，其主要病机为膀胱气化失常，失于通利和束约尿液。唐容川在《血证论》中指出"病水者，亦未尝不病血也"，而且神经源性膀胱也多发生在糖尿病数年之后，"久病入络"，血瘀下焦，膀胱气化不利而出现癃闭、遗尿交替，或同时出现，所以用抵当汤合五苓散加减，意在以激发膀胱气机，使尿液得气化而行。

2. 陈筑红医案

病案：卢某，男，65 岁，主因"排尿困难 1 周"于 2007 年 10 月 5 日就诊，现症：排尿困难，每日尿量 200～300ml，不能自主排尿，小腹憋胀感明显。既往有高血压病史 40 年，血压控制尚可。B 超提示：双侧肾盂轻度积水，前列腺增生，膀胱残余尿量 621ml。故以"尿潴留，前列腺增生"收住泌尿外科。体格检查：T 36℃，P 60 次/分，R 18 次/分，BP 170/80mmHg。神志清楚，发育正常，营养中等，脱水貌，全身皮肤未见出血点，浅表淋巴结不肿大，无皮下结节，无水肿，巩膜无黄染，颈软，气管居中，甲状腺不大，无颈静脉怒张，胸廓对称，两肺呼吸音清晰，心界不大，心率 60 次/分，心律规则，心音中等，未闻及病理性杂音。舌质红、苔薄黄腻中剥，脉滑。专科检查：小腹膨隆，压之有排尿感，膀胱区叩诊浊音，肛诊前列腺增大约Ⅱ度，质韧，表面光滑无压痛，右叶较大，中央沟变浅，肛门括约肌无松弛。实验室检查：血清生化检查示肌酐（Scr）245.5μmol/L，尿素（UN）21.8mmol/L，尿素氮（BUN）21.8mmol/L，尿酸（UA）567.1μmol/L，总胆固醇（TC）5.72mmol/L，低密度脂蛋白胆固醇（LDL-C）3.93mmol/L，K^+ 5.41mmol/L，Na^+ 145.5mmol/L，葡萄糖（GLU）34.38mmol/L，动脉血二氧化碳总量（TCO_2）25mmol/L；尿常规：白细胞（WBC）（+++），尿糖（++++），酮体（+++），潜血（+++）；镜下白细胞（WBC）3～4 个/HP，红细胞（RBC）8～10 个/HP；血常规：WBC 9.12×10^9/L，RBC 4.94×10^{12}/L，血红蛋白（Hb）150g/L，血小板（PLT）269×10^9/L，中性粒细胞（N）0.89，淋巴细胞（L）0.08。

治疗经过：泌尿外科予留置导尿、抗前列腺增生、抗感染等治疗，因患者血糖较高，请内分泌科会诊。追诉病史，患者近 4 个月渴饮、多食症状明显，体重下降 10kg，考虑糖尿病高渗综合征合并酮症酸中毒，遂转入内分泌科继续治疗。生化：血气分析：pH 7.46，$TCO_2$31mmol/L，剩余碱（BE）-0.9mmol/L；HbA1c 14.3%，空腹血浆 C 肽 1.41ng/ml，餐后 2h 血浆 C 肽 2.0ng/ml。

中医诊断：消渴（阴虚热盛），癃闭（气滞血瘀）。西医诊断：糖尿病高渗综合征合并酮症酸中毒，急性肾衰竭，梗阻性肾病?尿潴留，前列腺增生，泌尿系感染，高血压 2 级（极高危），高脂血症。

中医辨治以滋阴清热为主，加以活血化瘀利水之品。玉女煎化裁：生地黄 30g，生石膏（先煎）30g，知母 15g，麦冬 20g，川牛膝 10g，王不留行 15g，天花粉 20g，刘寄奴 10g，益母草 15g，泽兰 15g，苍术 15g，玄参 20g；西医继续补液、降糖、消酮、留置导尿、抗前列腺增生、抗感染等。

经治好转，复查血清生化检查：Scr 67.6μmol/L，UN 3.4 mmol/L，BUN 3.4 mmol/L，K^+ 5.34mmol/L，Na^+ 138.9mmol/L，GLU 5.6mmol/L。B 超复查：前列腺体积4.2cm×3.4cm×3.2cm，膀胱残余尿量 11ml。于 10 月 26 日和 11 月 6 日两次试予拔除尿管，但患者仍复出现自主排尿困难，尿潴留。尿动力学检查提示：最大尿道压及最大尿道闭合压力正常，功能性尿道压及前列腺尿道长度略长，膀胱感觉欠佳，顺应性降低，稳定性良好，排尿期逼尿肌-括约肌协同失调。诊断：神经源性膀胱功能降低。综合考虑患者急性肾衰竭病因属梗阻性肾病，致病因素除前列腺增生外，主因应是神经源性膀胱所致尿潴留。外科建议行"耻骨上膀胱造瘘术"，但患者不愿手术。为探讨下一步治疗方案，故开展病例讨论。

经讨论后，采用中西医结合保守治疗。西医治疗继予降糖、留置导尿、抗前列腺增生等；中医治疗方药：桂枝 12g，知母 15g，川牛膝 10g，泽兰 15g，益母草 15g，黄柏 10g，王不留行 10g，刘寄奴 15g，苍术 15g，玄参 20g，海藻 15g，穿山甲（先煎）20g。同时配合针灸治疗，取穴：三焦俞、膀胱俞、肾俞、天枢、水道、中极、足三里、阴陵泉、三阴交、百会，平补平泻，留针 30min。针法：毫针、腕踝针、电热针、芒针。用药 1 周，此后患者有排尿感，症状缓解。复察患者舌象为舌质淡红略暗、苔薄白，脉弦细。调整方药以温经通络、祛瘀散结为主，药用：桂枝 15g，川牛膝、怀牛膝各 12g，王不留行 10g，刘寄奴 15g，海藻 15g，穿山甲（先煎）20g，麻仁 15g，槟榔 15g，红花 10g，莪术 10g，百合 30g，乌药 15g。11 月 16 日拔出尿管，患者自主排尿规律，观察数日无特殊不适，24 小时尿量为 1800～2400ml。肾功能正常，血糖控制良好，FBG 6.4mmol/L，早餐后 PG 2h10.0mmol/L。于 2007 年 11 月 25 日痊愈出院。2008 年 7 月随访患者排尿正常。

DI SAN BU FEN

第三部分
临床及机理研究

糖尿病的三级预防是指延缓已发生的糖尿病并发症的进展、降低致残率和病死率，并改善患者的生存质量。随着我们生活方式的改变和老龄化进程的加速，糖尿病并发症的患病率正呈现快速上升的趋势，此时，三级预防就显得尤为重要。最新版的糖尿病防治指南中显示，血糖控制、血压控制、血脂控制和阿司匹林的使用仍是目前 2 型糖尿病防治三级预防的主要策略，暂缺乏更具针对性的治疗。

　　我们从 2012 年开始，逐渐进行中医药干预糖尿病并发症的临床及机制研究，取得了一定的效果。我们的研究主要分三个步骤：首先是效方探索阶段，通过动物实验和病例报道，初步探索有效方剂的机制和疗效；其次是循证研究阶段，通过回顾性研究和随机对照试验，从循证角度更准确地探索中药方剂治疗糖尿病并发症的疗效；最后是机制研究阶段，通过基因组学、转录组学、代谢组学、蛋白质组学等手段，以人群研究为基础，探讨中药干预糖尿病并发症的确切机制。

　　未来的研究方向，需着眼于高级别证据的循证研究及机制研究上，力求为糖尿病的三级预防提供更多更有效的治疗手段。

第一章　效方探索阶段

研究一、糖胃安方对 STZ 诱导的 1 型糖尿病大鼠小肠生物力学重构的影响机制

（一）介绍

临床证明糖胃安方对糖尿病胃轻瘫有显著疗效。但是糖胃安方改善血糖程度有限，提示其对糖尿病胃轻瘫的治疗可能通过其他机制发挥作用。我们之前研究证实糖胃安方能改善糖尿病（diabetes mellitus, DM）状态下小肠形态学及生物力学重构，然而对于糖胃安方干预小肠生物力学重构的机制尚不十分明确。

小肠的生物力学特性与其生理功能密切相关。大量研究表明 DM 状态下胃肠道生物力学特性发生重构，其在糖尿病胃肠病变中发挥重要作用。Zhao 等进行了一系列研究发现，DM 小肠管壁的硬度随发病时间延长而增加，且小肠肠壁的黏弹性也发生了变化，证实 DM 发展过程中肠壁结构和生物力学特性都发生了重构。为深入探讨糖胃安方对链脲佐菌素（streptozotocin, STZ）诱导的 1 型 DM 大鼠小肠生物力学重构的影响机制，本研究将小肠结构及生物力学重构作为重点的评价指标，这些指标将通过测量小肠肠壁的组织形态学，小肠零应力状态下的展开角、残余应变和应力-应变分布的变化来获得。

晚期糖基化终末产物（advanced glycation end-products, AGE）为糖的醛基或羰基与蛋白质的氨基基团发生非酶促反应所形成的稳定的共价化学物质。高血糖能加速 AGE 在组织中的聚集。AGE 受体（receptor of AGE, RAGE）是免疫球蛋白超家族的一种跨膜受体，其可与 AGE 亲和。AGE 及其受体在胃肠中分布的研究很少见。Ling 等发现 AGE 在胃及小肠有表达并定位于上皮细胞。我们前期研究证明 STZ 所致 DM 大鼠小肠和结肠的 AGE 和 RAGE 表达增加。故长期高糖状态引起的胃肠组织非酶糖基化可能是 DM 胃肠道重构的一个重要机制。因此我们推测糖胃安方改善 DM 状态下小肠形态学及生物力学重构的作用可能部分是通过改善肠道组织 AGE 和 RAGE 的过表达而发挥作用的。

本研究的目的是探讨糖胃安干预研究糖尿病性小肠组织形态学和生物力学重构的作用机制。

（二）材料和方法

1. 实验动物

Wistar 雄性大鼠 40 只（北京华阜康生物科技股份有限公司，质量合格证编号：SCXK

京 2009-007），体重 180～220g。动物饲养在 SPF 级实验室。环境温度 22～25℃，湿度（55±5）%，12/12h 光照黑暗循环，自由获取食物和饮水。

2. 主要实验试剂和仪器设备

试剂：链脲佐菌素（美国 Sigama 公司产品）；一和二水合柠檬酸三钠，水合三氯乙醛（国药集团化学试剂有限公司）；大鼠糖化血清蛋白（GSP）果糖胺法试剂盒（南京建成公司提供）。

主要仪器设备：数码摄像机（日本索尼公司，型号：HDR-XR100e）；数码相机（日本尼康公司，型号：P330）；压力传感器（北京新航兴业科贸有限公司，型号：YP100）；强生血糖仪、稳豪血糖试纸（强生医疗器材有限公司）。

3. 方法

（1）糖尿病大鼠造模：造模前 12h 大鼠禁食不禁水。STZ 溶于 0.1mmol/L 的柠檬酸钠缓冲液（pH 4.5）中，配置成浓度为 1%的溶液。按 65mg/kg 的剂量腹腔一次性注射，72h 后用快速葡萄糖分析仪测定 FBG 值，≥16.9 mmol/L 者为 DM 造模成功。

（2）实验动物分组及药物干预：8 只正常大鼠为空白对照组（CON，无菌饮用水灌胃）；STZ 造模后 32 只大鼠随机分为四组：模型组（DM，无菌饮用水灌胃）；给药组，糖胃安方按所含原药材量又分为三组，高剂量组：15g/（kg·d）；中剂量组：10g/（kg·d）；低剂量组：5g/（kg·d）。各组均灌胃 8 周，每日 1 次。每周记录 1 次体重。

（3）药物制备及化学成分分析：糖胃安方由枳实、党参、炒白术、酒大黄组成（中国中医科学院广安门医院提供），制备成浸膏，临用前稀释。化学组成采用超高效液相色谱-四极杆飞行时间质谱法测定，其主要成分包括柚皮苷、新橙皮苷、党参炔苷、白术内酯和大黄素。

（4）检测方法

1）糖代谢指标检测：血糖，给药后第 4 周和 8 周末尾静脉采血测定 FBG 值；糖化血清蛋白，末次给药后，腹主动脉取血，果糖胺法检测。

2）小肠生物力学实验检测：实验 8 周后大鼠水合三氯乙醛麻醉，取长 5cm 中段空肠。生理盐水轻洗后置于含有 Krebs 生理液实验槽内（充有 95%氧气和 5%二氧化碳气体）。Krebs 液组成（mmol/L）：NaCl，118；KCl，4.7；$NaHCO_3$，25；NaH_2PO_4，1.0；$MgCl_2$，1.2；抗坏血酸，0.11。

肠道被动生物力学特性试验：肠段用罂粟碱处理 30min 后，连续三次梯度充压，压力 0～9cmH_2O 水柱。摄像机以每秒 20 帧的速度记录肠管外径的变化，压力传感器记录相应压力变化。

获取无载荷和零应力状态：取空肠中段连续横切四个 1～2mm 宽的圆环，数码照相机摄取无载荷状态图像。然后将肠环从肠系膜对侧剪开，平衡 1h 后，再摄取零应力状态图像。

（5）数据分析

1）展开角和小肠肠壁残余应变分析：展开角为肠环剪开平衡后其展开角度的大小。

肠壁残余应变是指肠环被剪开后，由于肠壁内原有应力的释放，肠壁的内外侧所产生的形变。利用软件（SigmaScanPro4.0, Sigma, SanRafael, Calif, USA）测量零应力和无载荷状态下的每个样品的内外周长、壁厚及展开角。并通过公式（1）和（2）计算内外残余应变。其中 C 为周长，下标 i 为内（即黏膜侧），o 为外（即外膜侧），n 为无载荷状态，z 为零应力状态。

内残余应变：
$$E_i = \frac{\left(\dfrac{C_{i-n}}{C_{i-z}}\right)^2 - 1}{2} \qquad (1)$$

外残余应变：
$$E_o = \frac{\left(\dfrac{C_{o-n}}{C_{o-z}}\right)^2 - 1}{2} \qquad (2)$$

2）被动应力应变曲线分析：应力为组织单位面积上所承受的力；应变为组织受力后所引起的形变。应变用于描述组织受力后的变形能力。通过获得无载荷、零应力和压力状态下的形态学数据，并通过公式（3）和（4）计算在一定压力下肠壁周向 Green's 应变和 Kirchhoff's 应力。其中 ΔP 是压力，r_{i-p} 是内半径，r_{o-p} 是外半径，h_p 是壁厚，λ_θ 是周向伸长比。

周向 Green's 应变：
$$E_\theta = \frac{\lambda_\theta^2 - 1}{2} \qquad (3)$$

周向 Kirchhoff's 应力：
$$S_\theta = \frac{\Delta P r_{i-p}}{h_p \lambda_\theta^2} \qquad (4)$$

4. 晚期糖基化终末产物及其受体免疫组织化学染色

（1）抗体和试剂：抗 AGE 抗体（ab23722）为兔多克隆抗体（购自美国 abcam 生物有限公司）；抗 RAGE 抗体（ab3611）为兔多克隆抗体（购自美国 Abcam 生物有限公司）；第二抗体为北京中杉金桥生物技术有限公司的 PV-6000。

（2）组织处理：组织 10%中性福尔马林缓冲液固定 24h 以上。乙醇逐级脱水、透明、浸蜡，石蜡包埋，切片。组织切片用免疫组织化学染色（见后）和 HE 染色。采用双盲法评价肠壁各层的厚度和面积。

（3）免疫组织化学染色方法：详细染色方法见参考文献。

1）AGE 免疫组织化学染色：3%过氧化氢-甲醇溶液抑制内源性过氧化物酶。滴加第一抗体（稀释度为 1∶300），在 4℃ 冰箱内孵育过夜。用 PBS（0.01 mol/L）充分洗涤 3 次，每次 3min，滴加第二抗体，37℃ 15min。经 PBS 充分洗涤 3 次，每次 3min，滴加新鲜配制的 DAB，室温下显色 2 min。

2）RAGE 免疫组织化学染色：抗 RAGE 抗体为兔源性多克隆抗体，其合成肽序列对应的大鼠 RAGE 的氨基酸 362～380。3%过氧化氢-甲醇溶液抑制内源性过氧化物酶。第一抗体稀释度为 1∶200。其余步骤与 AGE 免疫组织化学染色相同。AGE 及 RAGE 染色阳性区域均为棕黄色。而在阴性对照中并未出现，说明染色为特异性染色。

（4）分析方法：根据 AGE 及 RAGE 染色阳性棕黄色在组织中的分布，在相同条件下对切片进行图像采集，每张切片分别在 100 倍和 200 倍视野下分别于绒毛、腺窝、黏膜及肌层随机选取视野，拍摄出来的图片利用 NIS-Element 软件进行分析，并确定 AGE 及 RAGE 染色部分所占该层组织的染色阳性面积比例。

5. 统计学处理

采用 SPSS16.0 软件作统计分析，实验数据符合正态分布，以均数±标准差（mean±SD）表示，多组资料间比较采用单因素方差分析（One-Way ANOVA）。应力应变曲线用公式 $S = (S*+b)e^{a(E-E*)} - b$ 进行拟合，所获得常数 a 和 b 用于应力应变数据的统计学评价。采用线性回归分析检验 AGE 及其受体表达与形态组织学和生物力学重构参数的关系。当 $P<0.05$，认为差异具有统计学意义。

（三）结果

1. 一般状况

（1）各组大鼠体重比较（图 3-1-1）：DM 造模后，大鼠体重迅速下降。给药后，模型组和各治疗组体重体重无明显增加，提示糖胃安方无明显升高 DM 大鼠体重的作用。

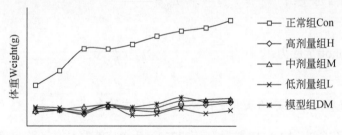

图 3-1-1　各组大鼠体重变化曲线

（2）糖代谢指标比较（表 3-1-1）：DM 造模后，动物空腹血糖水平和糖化血清蛋白比正常组迅速升高，差异有统计学意义（$P<0.01$）。与模型组比较，糖胃安治疗组血糖变化无统计学差异（$P>0.05$），但糖胃安治疗组糖化血清蛋白下降，差异有统计学意义（$P<0.01, P<0.05$）。

表 3-1-1　各组大鼠空腹血糖（FBG）和糖化血清蛋白（GSP）比较（$\bar{x}\pm s$, FPG:mmol/L;GSP:μmol/L）

组别	例数	治疗前 FBG	4 周后 FBG	8 周后 FBG	GSP
Con	6	4.51±0.17	4.95±0.20	4.41±0.11	187.88±3.27##
H	7	23.09±2.16**	27.95±1.83**	26.27±2.75**	246.96±31.04#
M	7	21.75±0.92**	29.18±1.31**	27.23±1.33**	208.39±11.51#
L	6	23.61±1.75**	28.21±1.65**	28.48±1.44**	246.84±15.11#
DM	6	23.04±2.33**	24.49±2.63**	28.19±1.07**	315.03±29.51**

注：与正常组比较（vs control group），**$P<0.01$；与模型组相比（vs DM group），#$P<0.05$，##$P<0.01$。

2. 肠壁厚度及肠壁横截面积

如表 3-1-2 所示，与正常组比较，模型组、治疗高、中、低剂量组无载荷肠壁厚度和肠壁横截面积显著增加（$P<0.05$，$P<0.01$）；与模型组比较，治疗高、中、低剂量组无载荷肠壁厚度和肠壁横截面积显著降低（$P<0.05$，$P<0.01$），治疗低剂量组无载荷肠壁厚度亦显著降低（$P<0.01$）。提示糖胃安方有抑制肠壁增生、改善形态学重构的作用。

表 3-1-2 各组大鼠肠壁厚度，肠壁横截面积，展开角，内残余应变和外残余应变比较（平均值±标准差）

组别	例数	肠壁厚度（mm）	壁横截面积（mm²）	展开角（度）	内残余应变	外残余应变
Con	6	1.12±0.02##	14.83±0.72##	69.76±2.74##	−0.22±0.01	0.24±0.04
H	7	1.38±0.03**##	17.54±0.81*#	75.18±3.98#	−0.27±0.01	0.41±0.04
M	7	1.42±0.04**##	17.48±0.70*#	85.11±4.52*	−0.25±0.02	0.30±0.04
L	6	1.52±0.05**##	20.18±0.68**	91.56±3.74**	−0.25±0.02	0.55±0.05#
DM	6	1.87±0.07**	19.66±0.66**	91.85±2.70**	−0.27±0.02	0.26±0.04

注：与正常组比较（vs control group），*$P<0.05$，**$P<0.01$；与模型组相比（vs DM group），#$P<0.05$，##$P<0.01$。

3. 展开角和残余应变

如表 10 所示，与正常组比较，模型组、治疗中、低剂量组展开角显著增加（$P<0.01$，$P<0.05$），而高剂量组展开角无显著增加（$P>0.05$）；与模型组比较，治疗高剂量组展开角显著降低（$P<0.05$）。残余应变各组无显著差异。

4. 应力应变分析结果

如图 3-1-2 所示，与正常组比较，模型组空肠的应力应变曲线左移，表明肠壁变硬；与模型组比较，糖胃安方治疗组空肠的应力应变曲线右移，表明肠壁硬度降低，提示在 DM 状态下，空肠管壁黏弹性降低，硬度增加；而糖胃安方有抑制肠壁变硬的作用。

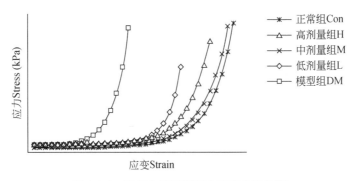

图 3-1-2 各组大鼠空肠应力应变关系比较

5. 小肠组织学测量结果

如表 3-1-3 所示，与正常组比较，模型组、治疗高、中、低剂量组小肠绒毛、腺窝、肌层和全层厚度均增加（$P<0.05$，$P<0.01$）；与模型组比较，治疗高剂量组小肠绒毛、腺窝、肌层和全层厚度均显著降低（$P<0.05$，$P<0.01$）。

表 3-1-3　小肠组织学测量结果（$\bar{x} \pm s$, μm）

组别	绒毛	腺窝	黏膜下层	肌层	总壁厚
Con	405.14±12.19##	139.96±3.10##	21.35±2.03	87.46±1.91##	683.04±20.39##
H	462.94±17.14*##	146.12±5.30##	20.61±1.14	80.50±2.92##	775.44±25.99##
M	571.99±23.02**	167.25±7.85**	19.34±1.28	99.33±3.26	842.85±31.75*
L	559.76±30.39**	179.86±4.63**	21.92±1.09	101.64±6.85*	867.99±52.51**
DM	567.20±15.85**	170.01±7.41**	21.08±1.24	107.31±4.51**	811.61±36.60**

注：与正常组比较（vs control group），*$P<0.05$，**$P<0.01$；与模型组比较（vs DM group），##$P<0.01$。

6. 小肠 AGE 表达结果比较

AGE 在空肠壁组织中的分布结果如图 3-1-3 所示，主要分布在黏膜下层、小肠绒毛及腺窝上皮细胞；肌层和神经丛未见明显染色。小肠绒毛上皮细胞的腔面比基底部染色强，腺窝上皮细胞基底部染色更强。各组黏膜下层染色无显著差异。与正常组相比，模型组小肠绒毛和腺窝上皮细胞染色均增强，其中小肠绒毛上皮染色显著加强，差异有统计学意义（$P<0.01$）；与模型组相比，经糖胃安高、中剂量治疗组干预后，小肠绒毛，腺窝上皮细胞和肌层 AGE 表达下降，其中小肠绒毛上皮细胞 AGE 表达显著下降，差异有统计学意义（$P<0.01, P<0.05$），见表 3-1-4。

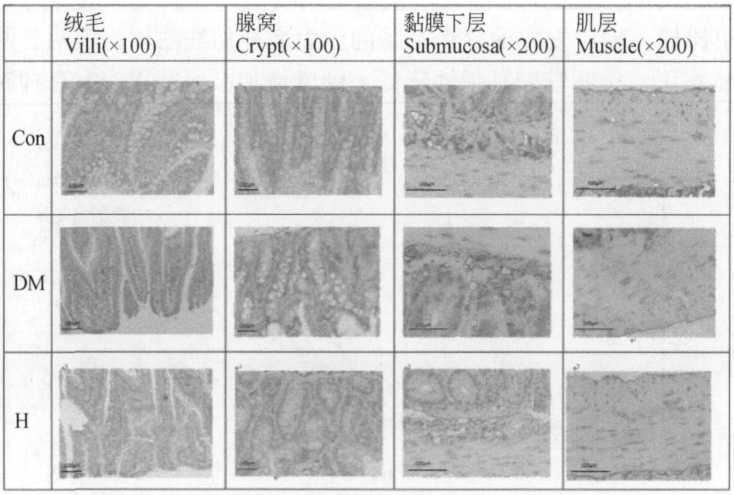

图 3-1-3　空肠晚期糖基化终末产物免疫组织化学染色

表 3-1-4 空肠肠壁晚期糖基化终末产物免疫组织化学染色分布和强度比较（$\bar{x} \pm s$）

组别	绒毛	腺窝	黏膜下层	肌层
Con	6.73 ±0.69##	8.14±1.19	10.50±0.98	3.89±0.40
H	10.14±0.75#	9.73±1.18	10.00±1.06	3.17±0.41
M	8.68 ±1.03##	8.32±1.65	10.67±1.15	3.45±0.41
L	14.45±1.80**	8.34±1.24	9.26±0.76	3.12±0.41
DM	16.66±1.93**	11.48±1.20	12.18±0.87	4.87±0.67

注：正常组比较（vs control group），**$P<0.01$；与模型组相比（vs DM group），#$P<0.05$，##$P<0.01$。

7. 小肠 RAGE 表达结果比较

RAGE 在空肠壁组织中的分布如图 3-1-4 所示，广泛分布在小肠绒毛、腺窝上皮细胞、肌层平滑肌细胞及神经节内的神经细胞。其在细胞内为均匀性分布，小肠绒毛上皮细胞染色强度强于腺窝上皮细胞。与正常组相比，模型组腺窝上皮细胞、黏膜下层染色显著加强，肌层染色明显下降，差异有统计学意义（$P<0.01$）；与模型组相比，经糖胃安治疗组干预后，绒毛和腺窝上皮细胞及黏膜下层 RAGE 表达下降。其中经糖胃安高、中剂量治疗组干预后，腺窝上皮细胞 RAGE 表达显著下降，差异有统计学意义（$P<0.01$，$P<0.05$），见表 3-1-5。

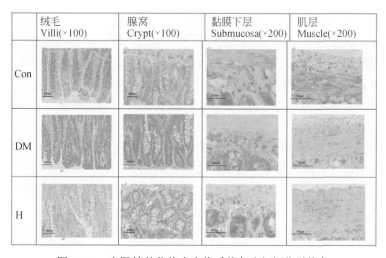

图 3-1-4 空肠糖基化终末产物受体免疫组织化学染色

表 3-1-5 空肠肠壁糖基化终末产物受体免疫组织化学染色分布和强度比较（$\bar{x} \pm s$）

组别	绒毛	腺窝	黏膜下层	肌层
Con	11.74±2.18	7.93±1.45##	4.56±0.85##	7.27±2.72##
H	9.87±2.96	9.43±1.29##	7.25±1.17	4.09±1.17*
M	12.17±3.18	9.66±0.88#	7.83±1.13	2.22±0.33*

续表

组别	绒毛	腺窝	黏膜下层	肌层
L	6.08 ± 1.26	$12.37 \pm 1.95^{*}$	$8.72 \pm 1.64^{*}$	$2.79 \pm 0.58^{*}$
DM	17.59 ± 4.02	$15.88 \pm 1.67^{**}$	$10.16 \pm 0.83^{**}$	$2.49 \pm 0.41^{**}$

注：正常组比较（vs control group），$^{*}P<0.05$，$^{**}P<0.01$；与模型组相比（vs DM group），$^{\#}P<0.05$，$^{\#\#}P<0.01$。

8. AGE-RAGE 与其他参数相关分析结果比较

线性回归分析表明 AGE 及其受体在空肠各层的表达与形态学和生物力学参数有相关性。AGE 在小肠绒毛的表达与大鼠质量（相关系数 R 为 0.76，P 为 0.011）、空腹血糖（R 为 0.85，P 为 0.002）、糖化血清蛋白（R 为 0.662，P 为 0.037）、小肠壁厚（R 为 0.75，P 为 0.008）、横截面积（R 为 0.78，P 为 0.005）及常数 a（R 为 0.73，P 为 0.016）相关；AGE 在黏膜下层的分布与横截面积（R 为 0.61，P 为 0.047）、常数 b（R 为 0.73，P 为 0.016）相关。RAGE 在腺窝的分布与大鼠质量（R 为 0.69，P 为 0.028）、空腹血糖（R 为 0.68，P 为 0.03）、展开角大小（R 为 0.84，P 为 0.001）相关；RAGE 在黏膜下层的分布与横截面积（R 为 0.66，P 为 0.027）和常数 a（R 为 0.70，P 为 0.025）相关。

（四）讨论

实验研究表明，DM 可致胃肠道发生形态学及生物力学重构。本研究进一步证实 STZ 所致 DM 大鼠的小肠发生了形态学及生物力学重构，并进一步证实糖胃安方干预后可部分恢复上述变化。在此基础上，本研究发现小肠生物力学重构与 AGE 及其受体表达相关，同时表明糖胃安方能部分改善 AGE 及其受体在小肠壁组织中的表达。因此本研究为进一步阐释糖胃安方治疗糖尿病胃肠病变的作用机制提供了依据和支撑。

本研究进一步证实由 STZ 诱导的 1 型 DM 大鼠的小肠组织发生了形态学和生物力学重构。组织形态学改变表现为肠壁厚度和横截面积增加；肠壁各层组织增生增厚。生物力学重构则表现为展开角增大、残余应变绝对值增加及应变-应力曲线左移，肠壁弹性减弱，硬度增加。经糖胃安方干预后，血糖变化虽不明显，但其形态学和生物力学重构部分恢复，提示糖胃安方治疗有改善组织形态学和肠壁被动生物力学特性重构、降低肠壁硬度的作用。DM 状态下小肠肠壁形态重构能够改变肠壁内机械敏感性传入神经末梢相对位置，而生物力学重构将改变管壁内机械敏感性传入神经末梢周围应力分布，两者影响胃肠道运动和感觉功能。糖胃安方干预后可部分逆转 DM 所致小肠形态学和生物力学特性的改变，可能与其改善 DM 胃肠动力和感觉功能失调有关。

AGE 与 DM 并发症的发生、发展有着密切联系。研究显示，组织中累积的 AGE 会改变基质蛋白的结构和功能。我们已有研究证实，STZ 诱导的 DM 大鼠小肠与结肠的 AGE 及其受体表达上调，且初步表明胃肠组织非酶糖基化可能是糖尿病胃肠道重构的一个重要机制。因此我们推测，糖胃安方可能是部分通过抑制 AGE 在小肠肠壁的沉积和 RAGE 的表达的机制达到其改善 DM 小肠肠壁的生物力学特性重构的作用。我们已有研究证实经糖胃安方干预，RAGE mRNA 在小肠组织中的水平有所降低。本研究表明，经糖胃安方（特别是中高剂量）的干预后，AGE 和 RAGE 在小肠各层组织中的表达，特别是 AGE 在小肠绒毛上皮细胞的表达和 RAGE 在小肠黏膜腺窝上皮细胞的表达明显减弱。相关分析表明 AGE 和 RAGE 在小肠各层分布与血糖水平、糖化血清蛋白、形态学参数和生物力学参数具有不同程度的相关性。因此，本研究表明，DM 大鼠小肠重构与组织异常的 AGE 过度沉积及其受体的过度表达密切相关，糖胃安方可部分通过改善 AGE 及其受体表达的途径来达到恢复 DM 大鼠胃肠形态学及生物力学重构作用。

AGE 及其受体在 DM 肠黏膜的表达上调可能也会影响黏膜细胞膜的功能及消化酶的活性。众所周知，多种消化酶分布在小肠绒毛的刷状缘，因此糖基化能够改变小肠绒毛刷状缘膜消化酶的活性。AGE 可通过其受体途径发挥其作用，当 AGE 与其受体结合后可以激活多种细胞信号通路。因此，糖胃安方抑制 AGE 及其受体在 DM 胃肠道组织中的表达，可保护小肠上皮细胞功能，是其改善 DM 胃肠功能障碍的机制之一。

糖尿病胃肠病变作为糖尿病常见并发症之一，严重影响患者的生活质量。目前临床诊治过程中，停药后复发率较高，易导致病情的发展恶化。因此，亟待深入研究糖尿病胃肠病变的机制，并寻求有效的防治措施。本研究发现糖胃安方能够部分恢复 STZ 诱导 DM 大鼠小肠肠壁形态学及生物力学特性的重构，降低肠壁的硬度，改善 AGE 及其受体在小肠各层组织的表达，从而达到其部分改善 DM 胃肠功能障碍的作用。研究进一步探究了中草药对糖尿病胃肠道的作用机制，为临床中糖尿病胃轻瘫等胃肠功能障碍的治疗，降低患者复发率，提高生活质量拓展新的参考与思路。

（五）点评

本研究通过 STZ 以 65mg/kg 的剂量腹腔一次性注射 Wistar 雄性大鼠制造模型，造模成功后分为模型组，给药高、中、低剂量组，以及空白对照组。给药 8 周后行小肠生物力学实验检测，结果显示，高剂量糖胃安方能降低 T1DM 大鼠的糖化血清蛋白含量、肠壁厚度、肠壁横截面积及展开角，同时具有改善 T1DM 大鼠小肠晚期糖基化终末产物（AGE）及其受体（RAGE）的表达作用，线性回归分析显示，AGE 与 RAGE 表达与形态学、生物力学参数具有相关性，这可能是高剂量糖胃安方能够部分恢复 T1DM 大鼠小肠肠壁形态学及生物力学重构的作用机制。该研究设计严谨，通过动物实验初步探索了中药复方干预糖尿病胃肠病变的作用机制，为进一步的人群研究提供了实验基础。

研究二、中药治疗糖尿病肾脏疾病 7 年的病例报告

（一）前言

2013 年，全球 20～79 岁成年人的糖尿病患病率为 8.3%，估计到 2035 年，全球将有近 5.92 亿人患糖尿病。随着糖尿病的发病率越来越高，糖尿病肾脏疾病（DKD）——糖尿病的微血管并发症之一的发病率也越来越高。据统计，在发达国家，糖尿病肾脏疾病是导致终末期肾病的最主要因素，约 50% 的终末期肾病患者由 DKD 所致，而且

由于 DKD 常常并发心血管疾病并最终发展为 ESRD，其治疗的费用相当昂贵。然而，临床上治疗 DKD 的疗效确不尽人意且不良反应明显，因而寻求更有效，安全的治疗方案显得尤为重要。本次病例报告中，我们以中药治疗为主，长达 7 年之久，取得显著的临床疗效。

（二）病例介绍

女性患者，72 岁，因诊断为糖尿病肾脏疾病而就诊于内分泌门诊，就诊时血糖控制平稳，服用厄贝沙坦，以夜尿多，下肢凉，夜间抽搐，乏力为主诉。辅助检查：BUN 13.6mmol/L，Cr 159 μmol/L，UA 493μmol/L，BP 138/65mmHg，FBG 5.7mmol/L，eGFR 26.23ml/(min·1.73m²)，缺失 24h 尿蛋白定量的检测。舌质暗，苔黄白相间，舌下静脉增宽。属于阳气虚血瘀证。

给予通阳益气活血，通腑泄浊的中药：淡附片（先煎 2h）15g，川桂枝 30g，红参 9g，山萸肉 30g，鸡血藤 30g，首乌藤 30g，生大黄 3g，水蛭 6g，生黄芪 30g，泽兰 15g，泽泻 15g，每日 1 剂，28 日为 1 个疗程。

1 个月后复查，下肢抽搐消失，腿凉缓解不明显。辅助检查：BUN 16.5mmol/L，Cr 139μmol/L，UA 438μmol/L，eGFR 30.86ml/(min·1.73m²)。舌质偏暗，舌底瘀滞，脉弦硬涩。予淡附片（先煎 2h）30g，川桂枝 30g，红参 6g，山萸肉 15g，鸡血藤 30g，首乌藤 30g，生大黄 3g，水蛭 6g，生黄芪 30g，泽兰 15g，泽泻 15g，干姜 9g，怀山药 30g，芡实 15g，每日 1 剂，28 日为 1 个疗程。

2 个月后复查，BUN 10.1mmol/L，Cr 106μmol/L，UA 365μmol/L，eGFR 42.82ml/(min·1.73m²)。由于患者自行停药 1 个月，下肢出现轻度凹陷性水肿，予淡附片（先煎 2h）30g，川桂枝 30g，红参 15g，山萸肉 30g，鸡血藤 30g，首乌藤 30g，生大黄 3g，水蛭 9g，生黄芪 30g，泽兰 30g，泽泻 30g，以加大利水消肿的力量。

1 个月后患者血压升高 170/60mmHg，UA 512μmol/L，Cr 122μmol/L，eGFR 36.12ml/(min·1.73m²)，结合患者血压血尿酸的情况，考虑患者进入肾衰竭阶段。予天麻 15g，钩藤 30g，怀牛膝 30g，地龙 30g，生大黄 6g，淡附片 9g，红参 6g，怀山药 30g，泽泻 30g，水蛭粉 6g，威灵仙 30g，茺蔚子 30g。

经过 5 个月的治疗后，血压恢复到 145/60mmHg，BUN 6.4 mmol/L，Cr 83μmol/L，UA 480μmol/L，eGFR 57.56ml/(min·1.73m²)。

按时复查至今，规律服用中药汤剂，其方以生黄芪、丹参（或其他活血类药物）、酒大黄、水蛭为基础方，根据患者病情加减。期间患者的血肌酐、肾小球滤过率及 24h 尿蛋白定量的变化见图 3-1-5、图 3-1-6。血肌酐具有显著的下降趋势，肾小球滤过率 MDRD 法计算出的值均具有显著的上升趋势。

（三）讨论

糖尿病肾脏疾病是造成终末期肾病的主要原因之一，终末期肾病需依靠血液透析甚至肾脏移植进行治疗，然而糖尿病肾脏疾病的发病机制尚不明确，西医常规治疗糖尿病肾脏疾病主要以严格控制血压、血糖、血脂，改善血管微循环为主要治疗环节，但临床效果不尽如人意。而目前的研究成果证明，中医药治疗糖尿病肾病具有确切的疗效，特别是在症状改善、尿蛋白降低、肾功能保护、病情进展延缓及控制等方面优势显著，并且具有加减灵活、不良反应小、安全性高、适于长期应用等优点，特别是结合西药对症治疗，不仅可以明显提高疗效，而且还能降低不良反应。

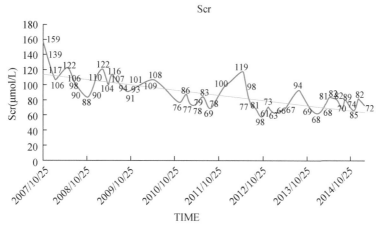

图 3-1-5 血肌酐变化曲线图

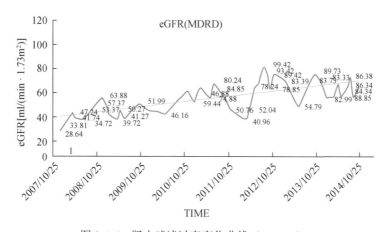

图 3-1-6 肾小球滤过率变化曲线（MDRD）

本次病例报告是体现中药治疗糖尿病肾脏疾病的疗效的一个缩影。本次病例中予通阳益气活血，通腑泄浊的中药配伍对患者进行治疗，其中以生黄芪、生大黄、水蛭及丹参等活血类药物药物为治疗糖尿病肾脏疾病的基础方（肾浊方）。此方是全小林教授根据 40 余年的临床经验，在中医理论的指导下，根据经方抵挡汤的组方思想化裁而成，门诊具有很好的疗效反馈。从中医的角度来讲，糖尿病肾脏疾病的病机可以归纳为阳气虚血瘀、精微外漏。生黄芪益气固涩，利水消肿为；生大黄逐瘀通经、泄浊通腑；水蛭补虚强体，去瘀血而不伤新血；丹参补血活血，共奏益气活血、通腑泄浊之功。本病例中，患者阳虚症状明显，故在肾浊方的基础之上加淡附片温补肾阳。现代药理研究表明，加减抵当汤具有降低 24h 尿蛋白定量、尿素氮,保护肾功能,延缓肾小球硬化的作用。其中,黄芪的主要成分含黄芪总黄酮(TFA)、黄芪总多糖(TPA)、黄芪总皂苷(TSA)及一些微量元素,可以改善机体对抗原的清除力,促进对肾小球基膜的修复,其中黄芪中富含多种微量元素,其中元素硒可以保护基膜的电荷屏障和机械屏障,从而减轻通透性尿蛋白,具有影响机体代谢、降血糖及对降低尿蛋白等多种药理活性,黄芪及其制剂已被广泛应用于肾脏病的治疗中。大黄的主要成分为大黄素、大黄酸、大黄酚、大黄素甲醚、芦荟大黄素等,可以改善肾功能,减少肠道中的氨基氮的重吸收,改善氮质血症;影响残余肾组织代偿性肥大;降低残余肾的高代谢状态;纠正脂代谢紊乱;减少蛋白尿,抑制肾小球系膜细胞增殖的功效,并且可以延缓肾小球硬化的进展,有研究表明大黄素通过下调 p38MAPK 途径和纤维连接蛋白的表达活化的抑制作用,有效改善糖尿病肾功能不全,对糖尿病肾病有潜在的治疗作用。水蛭主含蛋白质,此外还含 17 种氨基酸,包括人体必需的 8 种氨基酸,以及 Zn、Mn、Fe、Co、Cr、Se、Mo、Ni 等 14 种元素,具有保护肾功能、改善肾脏病理学改变的作用,延缓糖尿病肾脏疾病的进程,改善患者的生活质量,其作用机制可能与抑制 TGF-β1 过度表达及减少细胞外基质 CIV 合成有关。现代药理研究佐证了本病案中的中药治疗糖尿病肾病确有疗效。黄芪能消除水肿,大黄又能降压、消肿,可减缓 DKD 患者血压高、水肿的症状。在此基础之上,针对患者的其他症状进行加减,如患者水肿较重,可加泽兰、泽泻、益母草或者茺蔚子等;血压高者可加天麻、钩藤、怀牛膝等药;尿酸高者可加威灵仙等药。整个组方可以全面有效改善糖尿病肾脏疾病患者临床症状。我们治疗糖尿病肾脏疾病时,大黄的常用剂量为 30~60g,大黄为 3~15g(一般为酒大黄,如果患者便秘,可用生大黄,以大便 1~2 次/日为度),水蛭用水蛭粉温水冲服,不入汤剂煎煮,一般为 3~6g,附子可用到 6~30g,以阳虚程度定量。

此病案的独特之处是,患者规律治疗长达 7 年之久,且依从性良好,以中药治疗为主,肾脏功能基本恢复正常,延缓了疾病病程的发展。糖尿病肾脏疾病患者若无适当治疗,其肾小球滤过率将以每年 10~14ml/min 的速度下降,常在 5~10 年内发展至终末期肾衰竭,其进展速度约为其他类型肾病的 14 倍。本病例中,患者虽然在就诊 6 个月时已是肾衰竭阶段(考虑为病程自然进展,生活劳苦、彻夜不眠诱发所致),但是后续的规律治疗,5 个月后实验室指标得以逆转,血肌酐恢复正常,肾小球滤过率升高 37%,疗效显著,明显延缓了患者肾病的进程。

(四)结语

糖尿病肾脏疾病作为糖尿病微血管并发症之一,不仅给患者造成巨大的经济负担,而且严重影响着患者的生活质量,因此寻找新的治疗方案迫在眉睫。文献中鲜有以中药治疗糖尿病肾脏疾病的报道,本病例为临床应用中药治疗糖尿病肾脏疾病提供了具体思路和疗效参考。中药可以多靶点地作用于疾病,全面改善患者的症状,提高患者生活质量。目前,仝小林团队正在进行肾浊方治疗糖尿病肾脏疾病临床蛋白尿期的双盲双模拟、随机、对照临床试验,从循证医学角度寻求中医药治疗糖尿病肾脏疾病可行性与科学性的证据,以期为糖尿病肾脏疾病患者带来福音。

（五）点评

糖尿病肾脏疾病（DKD）的治疗是临床难点，DKD 肾衰竭期的治疗更是难中之难，现代医学除了透析及肾脏替代疗法，并无较好的治疗手段。本研究是一例中药长疗程干预糖尿病肾脏疾病的病例报道。患者为老年女性，就诊时已属于糖尿病肾脏疾病肾衰竭期期，肾小球滤过率降低，血肌酐高出正常上限，经过中药通阳益气、活血泄浊的治疗，在长达 7 年的随访中，患者血肌酐逐渐下降，肾小球滤过率逐渐升高，肾脏功能基本恢复正常，明显延缓了疾病的进展，在 DKD 晚期逆转了糖尿病肾脏疾病的自然病程，其经验非常值得临床借鉴和进一步的研究探索。

研究三、含乌头中药治疗糖尿病周围神经性疼痛的临床效果

（一）介绍

糖尿病患者常常患有频繁发生的慢性疾病，如糖尿病性周围神经病。这种周围神经病变的发病率在糖尿病患者中约为 20%。在这些患者中，13%～26%患有周围神经性疼痛。主要临床表现包括各种疼痛，如自发性、烧灼感、刺痛感和电击感。疼痛在四肢对称分布，夜间加重。这种疼痛通常可以影响夜间睡眠，并可伴随异常 EMG。

糖尿病周围神经性疼痛的治疗是一项具有挑战性的临床任务。常规治疗是使用镇痛药缓解疼痛，同时组合应用神经修复药物。常用的用于缓解疼痛的药物包括抗抑郁药、抗惊厥药和离子通道阻断剂。这些药物在严重病例的患者中不是非常有效，并且具有不良反应。

我们在这里介绍一个更有效的高剂量的中药用来治疗糖尿病周围神经性疼痛，乌头（包括川乌和草乌）结合黄芪桂枝五物汤，包含四种中草药：黄芪、桂枝、白芍和鸡血藤（国家药典委员会，2010）。为了达到更强的止痛效果，我们将乌头的临床剂量从 15g 增加到 120g。将乌头煮沸 6～8h，并在沸腾过程中与甘草一起使用以降低乌头的潜在毒性。用含乌头的中药治疗后，患者经历了明显的疼痛缓解和神经病变的减少。

（二）以下是四个代表性案例

案一：一名 58 岁的男子于 2009 年 2 月 23 日来到我们医院，抱怨他腿部疼痛和感冒 3 年。该患者在抱怨口干和口渴后于 2001 年被诊断患有糖尿病。他的 FBG 为 15.3mmol/L。患者服用口服降糖药，包括二甲双胍和中成药消渴丸。2005 年，他的 FBG 升高到 23.0mmol/L，他开始使用胰岛素（预混胰岛素 30R）。患者的血糖控制较差，然后切换到胰岛素（门冬胰岛素），其控糖效果较好。

在门诊时，患者早上接受门冬胰岛素 16U，中午 14U，晚上 14U，睡前注射 30U 甘精胰岛素（每天 74U 胰岛素）。患者还服用二甲双胍 500mg，每日 2 次和吡格列酮 15mg，每日 1 次。在 2006 年，患者的脚和下肢开始麻木。患者没有其他已知的极端神经病或疼痛的危险因素。患者的下肢肿胀，走路时感到痛苦。他于 2006 年 11 月入住我院时，除了升高的血糖水平外，血脂、下肢运动和血管超声检查是正常的。EMG 诊断是糖尿

病周围神经病变和神经脱髓鞘。除了控制血糖，患者还经历了将近 4 个月的静脉注射甲钴胺，针灸和物理治疗。在此期间，患者的脚和下肢麻木、肿胀和疼痛的症状有些改善。

来诊时，患者抱怨在他的小腿中有严重的刺痛和切割疼痛（0～10 点 Likert 量表得分为 10）。下肢凉，需要穿两条裤子才能舒适，大腿肌肉僵硬，脚麻木，走路有困难，需要坐轮椅。曲马多未能缓解疼痛，并且患者在夜间不能睡觉。该患者没有心脏病、高血压、心律失常或感染性疾病的病史。否认任何家族史的病史。该患者有近 20 年的饮酒和吸烟史，4 年前已戒烟戒酒。

初次治疗后，患者每月来诊 1 次，接受中药乌头和黄芪桂枝五物汤治疗。乌头剂量从最初的 60g 增加到 120g。连续治疗 8 个月后，腿部疼痛、感觉寒冷和足部麻木完全消失。疼痛分数为 0，恢复了正常行走的能力，每天可行走超过 2500m。在治疗的 9 个月期间，该患者的腿部症状的改善显示在图 3-1-7 中，并且下肢 EMG 的神经传导速度变化显示在图 3-1-8 中。为了监测安全性，治疗期间的实验室检测总结在表 3-1-6。在治疗期间，每月监测血清肌酐（Cr）、血清尿素氮（BUN）、微量白蛋白尿（UAER）、丙氨酸氨基转移酶（ALT）、天冬氨酸转氨酶（AST）和心电图（ECG）。没有发现实验室试验异常。观察到具有窦性心律的正常 ECG。

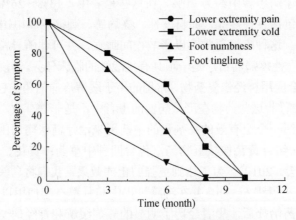

图 3-1-7　治疗后患者症状改善的情况

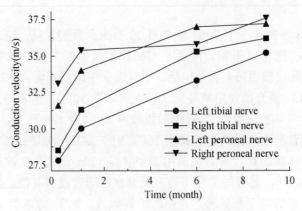

图 3-1-8　患者 EMG 下肢神经传导速度的变化

表 3-1-6　安全性评价

时间（Month）	Cr（μmol/L）	BUN（μmol/L）	UAER（ug/min）	ALT（U/L）	AST（U/L）	ECG
0	56.4	4.32	4.69	21	19	Normal
2	49.7	5.21	4.24	24	16	Normal
4	50.2	5.11	4.21	28	17	Normal
5	53.4	4.77	5.01	23	14	Normal
6	48.9	6.23	4.22	24	18	Normal
7	51.2	5.42	5.22	29	20	Normal
8	47.3	5.01	4.11	23	16	Normal
9	48.1	4.23	4.54	22	19	Normal
10	47.3	4.67	4.78	20	17	Normal

　　之后的 2 年 5 个月，患者每三个月来诊 1 次，均没有周围神经性疼痛的复发及不良反应的发生。

　　中药处方如下：乌头（川乌和草乌）60～120g，黄芪 45g，桂枝 30g，白芍 45g，鸡血藤 30g，炙甘草 15g。乌头的剂量从 60g 开始，由于在头几个月中没有观察到不良反应，因此剂量增加到 90g。在 95 剂后，乌头的剂量进一步增加至 120g。患者服用 350 剂。在制备过程中，将乌头单独煮沸 8h，然后与上述其他中药组合煮沸。每剂量制备的药汁为约 200ml，每天口服 3 次。

　　西药管理如下：中药治疗 3 个月后，胰岛素剂量从 75U 降至 66U。口服降糖药及其剂量保持不变。在治疗期间，患者没有服用甲钴胺或任何镇痛药。

　　案二：一名 48 岁的男性患者来诊，抱怨下肢疼痛，脚部感觉减轻 1 年。初始症状轻微，但疼痛恶化。EMG 诊断表明糖尿病周围神经病变。静脉注射甲钴胺治疗有效，但 3 个月后症状复发，下肢有持续的刺痛，疼痛评分为 6 分（0～10 分）。超声检查显示正常的下肢血管。予 100mg 阿卡波糖，每日 3 次治疗，血糖得到了控制。

　　予患者制川乌 30g，并联合其他草药：黄芪 30g，桂枝 15g，白芍 30g，鸡血藤 30g，炙甘草 15g。治疗 2 周后，疼痛发作的频率降至每周 2～3 天。疼痛程度降低约 30%，在棉花上的行走感亦有所减轻。连续治疗 3 个月后，下肢疼痛和在棉上行走的感觉完全消失。停止治疗后 1 年没有神经性疼痛的复发。

　　案三：一名 64 岁的女性患者诊，抱怨两个下肢疼痛、麻木。疼痛被描述为刺痛，并且在 0～10 评分上疼痛评分为 6。冠心病病史 8 年，并服用酒石酸美托洛尔，100mg，每日 2 次。予口服乌头，以每日 15g 开始给药，其他药材分别为黄芪 30g，桂枝 15g，白芍 15g，鸡血藤 30g，炙甘草 10g。服药后，未显示有心脏毒性。下肢疼痛减少了 15% 以上。连续治疗 3 个半月后，患者腿部疼痛症状完全消失。未观察到药物相关毒性。

　　案四：观察一名 50 岁的男性患者腿部疼痛 8 个月进行治疗。患者抱怨阵发性下肢疼痛，疼痛评分为 3 分（0～10 分）。每日用制川乌 15g，同时服用黄芪 20g，桂枝 10g，白芍 15g，鸡血藤 15g，炙甘草 10g。治疗 1 周后，疼痛减少了 40%。连续治疗 2 个月后，疼痛得以治愈。

（三）讨论

虽然糖尿病周围神经性疼痛的发病机制仍不清楚，但是代谢性疾病（多元醇、肌醇代谢、非酶蛋白糖基化、脂质代谢）、血管疾病（血管舒张、血管活性因子的变化）、自身免疫疾病和异常基因表达可能有助于这种周围神经病变。这种疾病的主流治疗包括控糖、对症治疗和神经修复治疗。甲钴胺用于促进神经修复。症状性治疗包括应用三环抗抑郁药、抗惊厥药、离子通道阻断剂或如果需要，使用阿片类药物缓解疼痛。目前可用的治疗仅能缓解 30%～50% 的疼痛。

控制血糖水平是治疗糖尿病周围神经病的基础。没有明确的临床证据表明控制血糖可以有效地改善相关的神经性疼痛，治疗仍然是症状性的。疼痛可以用度洛西汀和加巴喷丁治疗，然而，结果并不令人满意。大多数轻度疼痛的患者由于担心不良反应而不愿意接受治疗。

中医已经用于治疗糖尿病及其并发症。这种传统药物也被用于减轻疼痛，包括糖尿病性神经性疼痛。然而，迄今为止，含乌头的中药，特别是高剂量的，没有被用于治疗糖尿病性周围神经性疼痛。

我们报道了四个代表性的糖尿病周围神经病理性疼痛病例与中医治疗。临床症状在治疗 2～8 个月后消退，并且在随访期间没有复发。中药的止痛组分是乌头，并且据报道，二酯二萜类生物碱是其主要的化学成分，包括乌头碱、乌头碱-3,8,13,14,15-五醇和次乌头碱。乌头碱已显示具有良好的镇痛作用。使用化学和热板方法刺激的小鼠研究已经显示乌头碱可以增加疼痛阈值。有一些乌头碱的临床报告用于治疗癌症疼痛，取得了有益效果。

二酯二萜生物碱具有相关的心脏和神经毒性。在制备过程中，乌头煮沸 4～6h 或蒸 6～8h（国家药典委员会，2010）。二酯二萜类生物碱水解成单酯和醇胺二萜类生物碱，可大大降低其毒性。然而，镇痛活性也有所下降。乌头的混合形式通常用于减少潜在的不良反应。

根据《中国药典》，口服乌头的推荐剂量为 1.5～3g（国家药典委员会，2010）。在该剂量范围的乌头仅具有微弱的镇痛作用。我们观察到超过 15g 在人类中才具有有益的镇痛作用。疼痛的程度越高和持续时间越长，疼痛缓解所需的剂量就越高。需要高剂量的乌头以治疗周围神经性疼痛。

虽然制川乌具有较低的毒性，高剂量施用仍可导致较高的不良事件发生率。我们用两种策略来降低乌头碱毒性：①6～8h 的沸腾降解乌头碱；②在沸腾期间加入甘草。研究表明，乌头的最佳煮沸时间为 6h。镇痛作用仍然存在，但毒性大大降低。当乌头与甘草煮沸时，甘草中的甘草酸和甘草次酸与乌头碱反应以延迟或减少摄入后有毒物质的吸收。甘草次酸的吸收是有效的屏蔽。

乌头碱可诱发心律失常。甘草黄酮可以与乌头碱在煎剂中沉淀，减少有毒生物碱的吸收。因此，在治疗期间，有必要密切监测患者的心电图和心脏功能。因此，应谨慎使用乌头，特别是对于有心脏病史的患者。

总之，我们使用高剂量的乌头治疗糖尿病周围神经性疼痛患者。在其下肢无动脉硬化斑块的患者中，疼痛约在 3 个月内治愈。治疗的剂量和持续时间与疼痛和疾病阶段的程度相关。疼痛可以迅速缓解而无后续药物依赖。在治疗期间没有观察到不良反应。因此，该报告提供了治疗糖尿病周围神经性疼痛的新方法。将来可以进行使用含乌头的中药治疗糖尿病周围神经性疼痛的临床对照试验。

（四）点评

糖尿病周围神经病变是糖尿病常见的慢性微血管并发症，表现为四肢疼、麻、木、凉，尤其是严重病例的神经性疼痛，非常影响患者的生活质量，但现代医学的药物治疗并不是非常有效。本研究报道了 4 例采用乌头结合黄芪桂枝五物汤的中药复方治疗糖尿病周围神经性疼痛的病例，乌头用量最高用至 120g，有效缓解了患者严重的周围神经性疼痛，乌头通过严格的煎煮和配伍，并未观察到毒副作用，因此值得临床借鉴和推广研究。

第二章 循证研究阶段

研究一、肾浊方治疗糖尿病肾脏疾病的回顾性分析

（一）介绍

糖尿病肾脏疾病（DKD）是一种非常严重的糖尿病（DM）并发症。由于糖尿病的患者人数逐渐增多，DKD 的患病率也逐年攀升。DKD 是引起终末期肾病的首要因素。过高的 DM 和 DKD 发病率也造成了巨大的社会医疗经济负担。因此，提倡一些具有糖尿病及糖尿病肾脏疾病预防作用的疗法。

根据 DKD 的国际指南，血清肌酐（Scr）、内生肌酐清除率（Ccr）及蛋白尿的变化可作为 DKD 延缓进展的标志。事实上，大多数 DKD 患者不能实现这些目标。因此，寻找针对 DKD 患者的新药显得尤为重要。研究已经证实，严格降糖可以预防/延缓糖尿病，带来临床获益。联合降压、降脂治疗可以协助恢复肾脏功能，并可降低心血管事件风险。本回顾性研究针对 DKD 患者提供一种名为肾浊方的中草药，由大黄、水蛭、黄芪、丹参组成，我们通过肾小球滤过率（eGFR）来评价肾脏功能。

（二）材料和方法

1. 临床资料

选自 2007 年 7 月～2012 年 7 月在中国中医科学院广安门医院内分泌科仝小林教授门诊就诊的糖尿病患者。

2. 诊断标准

88 名受试者进入筛查。糖尿病诊断参照 1999 年 WHO 标准，DKD 诊断参照 2007年美国肾脏病基金会发布的《糖尿病和慢性肾脏疾病临床实践指南和推荐》。诊断标准为 Scr >106μmol/L 或 Ccr < 80ml/min 或 eGFR <90ml/(min·1.73 m^2)或尿蛋白 300～3500mg/24h。高血压诊断参照 2010 年中国和美国的高血压防治指南，高血脂异常诊断参照 2007 年中国成人血脂异常防治指南诊断标准。

3. 纳入标准

符合上述诊断标准中糖尿病肾病诊断标准的患者，每次检测均于本院检验科完成，随诊时间≥3 月且至少检测 Scr 2 次以上。

4. 排除标准

原发性肾病、药物性肾损害及其他继发性肾病所致蛋白尿者。近 1 个月内有糖尿病酮症、酮症酸中毒及严重感染者。合并心、脑血管、肝、肾及造血系统等严重原发性疾病、精神病患者。妊娠、准备妊娠或哺乳期妇女。过敏体质或有过敏史者。正在参加其他临床试验者。酗酒和（或）精神活性物质，药物滥用者和依赖者。

5. 治疗方法

（1）基础治疗：入选的 DKD 患者通过口服降糖药和（或）皮下注射胰岛素方式控制血糖。

（2）干预治疗：所有患者在此基础上加服肾浊方，每日 1 剂，水煎 200ml，于早晚餐前或后 30min 2 次服用，治疗持续 12 周以上。

6. 临床检测

血肌酐（Scr）、血尿素氮（BUN）、24h 尿蛋白、糖化血红蛋白（HbA1c）、血脂在广安门医院中心实验室完成检测。血压由医生在患者非惯用手臂心脏水平位置量取。Scr、BUN、HbA1c、胆固醇（TC）、三酰甘油（TG）采用酶法检测，24h 尿蛋白采用焦棓酸红色法检测，高密度脂蛋白（HDL-C）、低密度脂蛋白（LDL-C）由免疫抑制法检测。

肌酐、尿素氮、24h 尿蛋白、糖化血红蛋白、血压、血脂四项在治疗前和治疗后 1、3、6、9、12、18 个月检测，计算肾小球滤过率、内生肌酐清除率，不良事件通过生命体征、临床指标和临床症状监测。

7. 统计学方法

采用 SPSS15.0 统计软件，计量资料用均值±标准差表示，基线值与干预后的变化采用配对 t 检验，两样本间比较采用独立 t 检验，计数资料采用卡方分析，以 $P<0.05$ 被认为所检验的差别有统计意义。

（三）结果

1. 一般资料

本回顾性研究共纳入 88 名患者，其中 73 名患者同时合并高血压，64 名患者同时合并高脂血症，治疗前的基线值见表 3-2-1。

表 3-2-1　DKD 患者的基线比较

项目	均值（标准差）（范围或数量）
年龄	57.79 (13.59) (22～89)
男性人数	56 (63.78)
糖尿病患病时间（年）	11.64 (7.30) (1～40)

续表

项目	均值（标准差）（范围或数量）
糖尿病肾脏疾病患病时间（年）	3.22 (2.85) (1～15)
诊断糖尿病时的年龄（年）	47.14 (13.77) (17～76)
诊断糖尿病肾脏疾病时的年龄（年）	55.71 (13.50) (26～77)
口服降糖药治疗人数	42 (47.72)
胰岛素治疗人数	63 (71.59)
eGFR (ml/min)	41.76 (14.65) (6.77～67.36)
Ccr (ml/min)	43.65 (17.28) (8.57～88.31)
Scr (μmmol)	169.98 (87.95) (108～575.4)
BUN (mmol/L)	11.48 (3.20) (4.17～24.41)
Albuminuria (mg)	1066.79 (849.46) (300.2～3440.00)
HbA1C (%)	7.41 (1.30) (5.2～10.8)
TC (mmol/L)	6.44 (1.47) (4.21～12.31)
TG (mmol/L)	2.78 (1.39) (1.59～9.60)
HDLC(mmol/L)	1.06 (0.23) (0.62～1.79)
LDLC(mmol/L)	4.48 (0.78) (3.40～6.57)
SBP (mmHg)	141.90 (19.73) (105～190)
DBP (mmHg)	80.59 (12.44) (60～110)

2. 肾功能指标

与基线值比较，干预 1、3、6、9、12 个月后，肾小球滤过率分别增加了 5.45、7.66、8.67、9.84 及 9.93 ml/(min·1.73m^2)；干预 1、3、6、9、12、18 个月后，内生肌酐清除率分别增加 4.86、7.06、8.00、9.49、9.50、9.91 ml/min，血肌酐分别下降 7.48、11.81、16.65、15.23、14.5、17.76 μmol/L；干预 1、3、9、12 个月后，24h 尿蛋白定量分别减少 136.93、195.84、231.58、311.81 mg，所有上述结果表现出显著差异（$P<0.05$）（表 3-2-2、表 3-2-3）。

表 3-2-2　DKD 患者干预前后肾功能的变化（均值 ± 标准差）

变量	干预时长（月）	病例数	干预前	干预后	t	P
	1	88	170.0±88.0	162.6±97.1	−2.52	0.01[a]
	3	57	167.8±84.6	156.0±94.6	−3.01	0.00[b]
	6	51	159.9±76.2	143.4±78.3	−3.62	0.00[b]
Scr (μmol/L)	9	36	156.0±55.3	141.6±69.0	−2.30	0.03[a]
	12	32	153.3±52.5	138.8±71.2	−2.22	0.03[a]
	18	16	140.8±25.0	123.1±32.9	−2.37	0.03[a]

续表

变量	干预时长（月）	病例数	干预前	干预后	t	P
GFR [(ml/(min·1.73m²)]	1	88	41.8±14.7	47.2±20.4	5.00	0.00[b]
	3	57	42.5±14.1	50.2±21.5	4.53	0.00[b]
	6	51	42.3±13.1	51.0±19.0	5.15	0.00[b]
	9	36	42.5±13.9	52.3±22.4	4.16	0.00[b]
	12	32	43.7±13.3	53.6±21.9	3.40	0.00[b]
	18	16	44.4±12.5	54.7±23.9	2.10	0.05
Ccr (ml/min)	1	88	43.7±17.3	48.5±22.4	4.98	0.00[b]
	3	57	44.2±16.8	51.3±24.5	4.46	0.00[b]
	6	51	43.6±15.7	51.6±21.9	5.12	0.00[b]
	9	36	44.8±16.4	54.3±25.9	4.14	0.00[b]
	12	32	46.1±16.3	55.6±25.8	3.36	0.00[b]
	18	16	46.9±14.9	56.8±25.0	2.22	0.04[a]
尿蛋白 (mg/24 h)	1	71	1066.8±849.5	929.9±844.9	−2.24	0.03[a]
	3	43	1153.0±883.1	957.1±906.7	−2.30	0.03[a]
	6	39	1215.1±933.9	1064.7±1108.4	−1.56	0.13
	9	34	1229.5±864.5	997.9±841.3	−2.48	0.02[a]
	12	28	1326.8±914.5	1014.9±996.6	−2.63	0.01[a]
	18	13	1462.8±883.6	1083.1±887.6	1.94	0.08
BUN (mmol/L)	1	85	11.5±3.2	11.3±4.0	−0.58	0.56
	3	55	11.8±3.6	11.2±4.4	−1.65	0.10
	6	41	11.4±3.1	10.8±4.4	−1.15	0.26
	9	34	11.7±3.2	10.5±4.1	−2.03	0.05
	12	29	11.5±3.0	10.5±4.0	−1.62	0.12
	18	17	10.9±2.4	14.0±4.5	0.67	0.51

注：a $P < 0.05$，b $P < 0.01$。

表 3-2-3　DKD 患者干预后肾小球滤过率的减少值和血肌酐倒数值的斜率变化

干预时长（月）	病例数	肾小球滤过率减少值（ml/min，每 1.73 m²/y）	血肌酐倒数值的斜率 [×10⁶ L/(μmol·d)]
1	88	5.44	6.07
3	57	2.8	5.04
6	51	1.53	2.85
9	36	1.17	4.26
12	32	0.98	5.96
18	16	0.72	6.02

3. 血糖、血压、血脂

与基线值比较，干预 3、6、9、12、18 个月后，糖化血红蛋白值分别下降了 0.39%、0.36%、0.56%、0.59%、0.63%；干预 1、3、6 个月后，患者血压分别下降了 4.67、5.60、7.21 mmHg；干预 1、3、6、18 个月后，患者总胆固醇分别下降了 0.30、0.51、0.66、0.52 mmol/L；干预 1、3 个月后，患者三酰甘油分别下降了 0.34、0.54 mmol/L；干预 3 个月后，低密度脂蛋白下降了 0.33 mmol/L，所有上述结果表现出显著差异（$P<0.05$）（表 3-2-4）。

表 3-2-4　DKD 患者干预前后血糖、血压、血脂的变化（均值 ± 标准差）

变量	干预时长（月）	病例数	干预前	干预后	t	P
HbA1c (%)	3	73	7.41±1.30	7.03±1.17	−2.67	0.01[a]
	6	40	7.35±1.09	7.00±1.03	−2.19	0.03[a]
	9	30	7.54±1.14	6.99±1.12	−2.53	0.02[a]
	12	26	7.36±1.15	6.78±1.01	−2.67	0.01[a]
	18	23	7.64±1.26	7.01±1.48	−2.35	0.03[a]
SBP (mmHg)	1	86	141.90±19.73	136.42±17.88	−2.28	0.03[a]
	3	53	143.56±20.76	137.96±15.69	−2.56	0.01[a]
	6	48	142.35±18.97	135.15±18.90	−2.25	0.03[a]
	12	28	143.67±19.53	139.07±19.53	−1.17	0.25
	18	14	143.07±25.11	134.00±14.73	−1.40	0.18
DBP (mmHg)	1	86	80.59±12.44	78.22±10.09	−1.34	0.18
	3	53	80.73±12.21	78.32±11.95	−1.49	0.14
	6	48	81.68±14.10	78.56±10.96	−1.69	0.10
	12	28	81.07±13.63	76.96±9.26	−1.76	0.09
	18	14	80.00±14.14	76.79±8.46	−0.84	0.42
TC (mmol/L)	1	70	6.44±1.47	6.13±1.52	−2.15	0.04[a]
	3	40	6.51±1.61	6.00±1.52	−2.59	0.01[a]
	6	25	6.74±1.56	6.09±1.33	−2.65	0.01[a]
	12	22	6.57±1.63	6.05±1.85	−1.83	0.08
	18	15	6.63±0.89	6.11±1.12	−2.28	0.04[a]
TG (mmol/L)	1	70	2.78±1.39	2.44±1.14	−2.27	0.03[a]
	3	40	2.90±1.34	2.36±0.97	−2.82	0.01[a]
	6	25	3.20±1.88	2.87±2.13	−1.43	0.16
	12	22	3.43±2.01	3.01±1.67	−1.37	0.19
	18	15	3.28±1.66	2.85±1.53	−1.21	0.25

续表

变量	干预时长（月）	病例数	干预前	干预后	t	P
HDLC (mmol/L)	1	45	1.06±0.23	1.15±0.30	2.02	0.05
	3	32	1.03±0.23	1.13±0.26	1.67	0.10
	6	18	0.99±0.17	1.03±0.21	0.67	0.52
	12	13	0.97±0.19	1.06±0.14	1.39	0.18
	18	12	0.99±0.21	1.07±0.18	1.17	0.27
LDLC (mmol/L)	1	61	4.48±0.78	4.35±0.96	−1.38	0.17
	3	33	4.24±0.62	3.91±0.77	−2.54	0.02[a]
	6	19	4.34±0.79	4.08±1.13	−1.05	0.31
	12	18	4.20±0.67	4.02±1.05	−1.04	0.31
	18	13	4.24±0.51	4.17±0.87	−0.43	0.68

注：a $P < 0.05$。

4. 肾功能及相关指标

我们发现在 88 名 DKD 患者中，64 名具有改善/未恶化的肾功能和相关指标，同时 24 名患者肾功能和相关指标恶化。我们分析了一般数据，发现肾功能恶化的那些患者在诊断为 DM 和 DKD 时比肾功能改善/没有恶化的患者具有更长的持续时间和更年轻的年龄。DM 时间分别为（12.49±6.34）年和（11.61±8.63）年。DM 和 DKD 的诊断年龄分别为（48±13）岁、（47±13）岁，以及（58±12）岁、（53±15）岁。肾功能、年龄、DM 时间和诊断年龄之间的关系如图 3-2-1 所示。

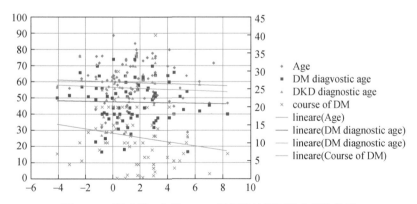

图 3-2-1　肾功能、年龄、DM 时间和诊断年龄之间的关系

与干预后改善/未恶化的患者相比，肾功能恶化的患者血清肌酐、血脂和血压在首次就诊时更高。与第一次就诊时相比，尿蛋白和 HbA1c 水平没有显著差异。第一次就诊时，肾功能损害的情况和血糖、血脂之间的关系如图 3-2-2 所示。相比于肾功能恶化的患者，肾功能改善/非恶化的患者末次就诊时肾小球滤过率更高。与肾功能恶化的患者相

比，肾功能未恶化的患者肾小球滤过率的减小率更低。改善的/未恶化肾功能的患者的尿蛋白、HbA1c、血压控制得更好（表 3-2-5）。在肾功能恶化的患者中，未控制的血糖的发生率高于改善的/未恶化的肾功能患者，而控制不佳的血脂和血压的发生率没有显著差异（表 3-2-6）。

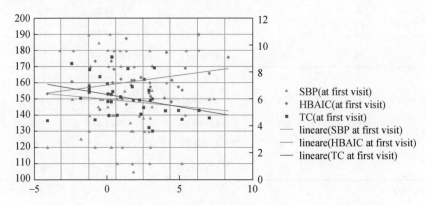

图 3-2-2　初诊时患者肾功能损害的情况和血糖、血脂之间的关系

表 3-2-5　干预后肾功能改善/未恶化患者与肾功能恶化患者相关因素分析

	Worsened		P, (baseline vs follow-up)	Improved/non-worsened		P		
	baseline	follow-up		baseline	follow-up	baseline vs follow-up	Baseline vs baseline	Follow-up vs follow-up
male/female (n)	18/6		—	42/22		—	—	—
duration of DM [n (%)]	12.49 (6.34)		—	11.61 (8.63)		0.656	—	—
Scr [n (%)]	197.64 (106.97)	188.70 (92.79)	0.250	171.52 (93.00)	149.20 (103.81)	0.000	0.263	0.106
eGFR [n (%)]	43.12 (15.66)	41.26 (14.34)	0.713	41.80 (25.38)	52.58 (20.99)	0.000	0.598	0.046
rate of GFR decrease	−0.26		—	2.37		0.000	—	—
Albuminuria [n (%)]	678.01 (820.49)	605.61 (909.01)	0.715	680.43 (838.32)	264.60 (425.13)	0.050	0.991	0.089
HbA1c [n (%)]	7.23 (1.50)	6.75 (0.77)	0.320	7.26 (1.38)	6.68 (1.31)	0.050	0.964	0.874
TC [n (%)]	6.62 (1.93)	5.83 (1.41)	0.199	5.89 (1.89)	5.99 (1.41)	0.815	0.232	0.740
SBP [n (%)]	149.76 (24.03)	140.47 (14.55)	0.078	145.33 (23.05)	136.90 (15.97)	0.020	0.501	0.421

表 3-2-6　干预后肾功能改善/未恶化患者与肾功能恶化患者糖化血红蛋白、血压、血脂分析

治疗结局	恶化	改善/未恶化	P
未达标的糖化血红蛋白	8 (60.0)	39 (51.9)	0.563
未达标的血压	4 (28.6)	10 (27.8)	0.607
未达标的血脂	10 (44.4)	30 (46.1)	0.619

5. 安全性分析

与基线相比，肾浊方干预后所有受试者的肝功能和血常规没有显著变化，亦无严重不良事件报告。

（四）讨论

一旦微量白蛋白尿形成，DKD 的逆转通常是非常困难的。当出现明显的蛋白尿时，肾小球滤过率逐渐下降。研究表明，肾小球滤过率通常降低 $2\sim10\text{ml/(min}\cdot1.73\text{m}^2)$。而在使用肾浊方治疗 DKD 的回顾性研究中，平均肾小球滤过率增加 $2.11\text{ml/(min}\cdot1.73\text{m}^2)$，rScr 呈现下降趋势（6 个月后为 4.71，12 个月后为 10.03）。肾浊方的治疗可以推迟开始透析的时间约为 5 年。这些结果表明，中医药可以为 DKD 提供一种新的替代治疗方法。

我们的数据表明，肾小球滤过率减少的速度，DKD 的更长病程，更年轻的诊断年龄，以及在初诊时更高水平的血肌酐、血脂、血压与肾功能恶化相关。已有报道 rScr 和尿蛋白的百分比变化影响肾损伤的进展。血糖、血脂、血压的良好控制将有益于肾脏的功能。然而，我们的结果受到较小的研究队列和较短随访时间的限制，但相似的结果已有报道。因此，我们的初步研究结果表明，肾浊方对 DKD 有效。

随着 DM 的进展，自由基的产生增加，同时自由基清除抗氧化酶（如超氧化物歧化酶）的水平降低，而脂质过氧化产物（如丙二醛）增加，会导致肾组织的损伤。研究表明，大黄可以清除各种活性氧。黄芪和丹参可增加超氧化物歧化酶的活性，降低丙二醛水平，抑制脂质过氧化反应，改善血管内皮细胞过氧化物诱导的损伤。这两种草药的组合还可以纠正氧化应激的不平衡，消除 DKD 的病理异常。水蛭可以通过降低内皮素的表达来保护肾脏。大黄酸可以逆转由转化生长因子（TGF）-β1 诱导的近端肾小管上皮细胞的肥大，抑制由 TGF-β1 刺激的细胞外基质的合成并推迟 PKD 的进展。相反，脂质代谢物表达的异常参与 PKD 进展，而氧化的低密度脂蛋白在该过程中起重要作用。另外，丹参酮可以通过抑制核因子 B 的信号通路来降低低密度脂蛋白受体的表达，这可以减少巨噬细胞泡沫细胞的产生。大黄也可以改善脂质代谢紊乱。

在另一项回顾性研究中，使用肾浊方治疗 63 例患有微量白蛋白尿的 DKD 患者，结果显示，干预 3 个月和 6 个月后，微量白蛋白尿分别下降 92.1% 和 90.5%。同时，HbA1c、SBP 和 TC 的水平显著降低。

本回顾性研究显示，肾浊方可以减缓 DKD 的进展，并在一定程度上控制血糖、血脂和血压。将来应该启动大规模的随机临床试验，以评估肾浊方对 DKD 的疗效。

（五）点评

本研究是针对糖尿病肾脏疾病Ⅳ、Ⅴ期的回顾性研究，共纳入临床门诊患者 88
例，中药复方肾浊方由大黄、水蛭、黄芪、丹参组成，具有补气泻浊、活血通络的
功效，患者经过 3 个月以上疗程的干预，肾小球滤过率上升、内生肌酐清除率增加、
血肌酐逐渐下降，24h 尿蛋白逐渐减少，血糖、血脂和血压也在一定程度上得到了控
制。DKD 终末期的治疗一直是临床的难点，而肾浊方的使用为临床提供了一种新的
治疗参考。

研究二、糖尿病胃轻瘫的回顾性研究

（一）介绍

胃轻瘫是胃的慢性运动障碍，其特征在于没有机械阻塞的情况下延迟胃排空。主要
症状包括餐后腹满（早饱）、恶心、呕吐和腹胀。胃轻瘫常见于糖尿病患者，可导致体
重减轻、营养状况不佳和血糖控制不良。胃轻瘫的常见治疗包括红霉素、甲氧氯普胺、
多潘立酮和西沙必利。一些患者有着严重的症状，因此对传统的治疗方式疗效欠佳。这
些患者不能保持足够的口服营养，并且需要频繁地去急诊或住院。恶心、呕吐是患者反
映的最焦急症状，这可以导致电解质失衡和脱水。伴有血糖难控和营养不良的糖尿病胃
轻瘫患者可以经历更为严重的恶心和呕吐。

当前用于严重症状的胃轻瘫的治疗选择是手术和胃电刺激（GES）。但这些选择都
需要住院，并且与高成本和高感染风险相关。因此，需要新的治疗选择以减轻严重的恶
心和呕吐。

在中国，中医药（TCM）已被广泛用于治疗糖尿病，并且常常提供良好的疗效。仝
小林教授是中医药领域的学术带头人之一，是中医药治疗严重胃轻瘫的专家。他在这个
领域工作了 30 多年，并且已经形成了他自己的关于糖尿病及其并发症的中医理论系统。

"症-证-病结合"是他用于治疗伴有严重恶心和呕吐的糖尿病性胃轻瘫（DGP）的
主要理念，并且具有良好的疗效。本研究的目的是评估他的 TCM 方法治疗严重的 DGP
的疗效，并通过分析他的临床电子医疗记录为临床医生引入一个新的治疗选择。

（二）方法

1. 受试者

以仝小林教授的临床电子病历作为本研究的数据库，病例来源时间为 2006 年 1 月 1
日至 2012 年 10 月 1 日。纳入标准如下：①记录的 DGP 的诊断时间超过 1 年；②不耐
受传统药物治疗，如止吐药和促动力药；③胃轻瘫主要症状指数（GCSI）恶心/呕吐子
量表严重程度得分≥3.5。排除没有随访的患者，包括那些在首次访问后没有返回仝教授

门诊的和不能通过电话联系的患者。排除具有另一计划的干预（例如放置胃电刺激器）或用于治疗严重胃轻瘫的新药物的患者。最后，包括反刍综合征、精神性呕吐和周期性呕吐综合征或活动性恶性肿瘤的原发性进食或吞咽障碍的患者也被排除。

2. 研究方案

一般信息（姓名，性别和年龄）和血糖水平回顾性地从临床电子病历中查阅，基线和治疗后症状从临床记录中获得，并通过从电话访问获得的信息补充。在 1、2、4、8、12 周回访时进行评价。

使用 GCSI 评估患者胃轻瘫的症状，GCSI 使用从无（0）到非常严重（5）的六点量表。

九种症状中的每一种严重性根据三个子量表（恶心/呕吐，餐后饱腹/严重饱腹感和腹胀）和总 GCSI 评分单独评价。胃轻瘫症状的严重程度是用于评估中医治疗的主要标准。

3. 中医治疗严重 DGP

仝小林教授根据"症-证-病结合"的思路撰写处方。首先，他根据病人的症状选方用药。严重 DGP 患者的主要症状是经常的呕吐和腹胀。小半夏汤（由半夏和生姜组成）和苏连饮（由紫苏叶和黄连组成）是中医传统的止吐药。枳术丸（枳实和白术组成）是用来缓解腹胀的主要处方。第二，他根据"证"选方用药。在中医理论中，"证"是疾病不同阶段和不同类型的病机概括。患者"脾胃热盛"（口臭口苦等症状）可用大黄黄连泻心（大黄和黄连组成）治疗。患者"上热下寒"（暴发性呕吐和胃痛）可用泻心汤（半夏、黄连、黄芩、干姜、人参和甘草组成）治疗。有"脾肾虚寒"（痰盛或流涎、腹泻、四肢不温或脉沉症状）的患者给予了附子理中汤（人参、白术、干姜、附子组成）。最后，作为监测糖尿病疾病过程的主要指标，我们还监测患者的血糖水平。并用黄连、知母、天花粉加以控制。

在 7 天内重新评估患有严重呕吐或腹胀的患者，患者通过口服中药（作为煎剂提供）来止吐。在严重症状缓解后，根据其症状的严重程度及对治疗的反应，将治疗期调整为 2、4、8 或 12 周。患者每天服用两次汤药，并定期进行门诊回访，直到症状消失。

4. 统计分析

患者身份信息、数据登记和数据输入由两位临床医生完成。第三位临床医生检查数据库中的输入错误。使用 SPSS 17.0 软件（SPSS Inc.，Chicago，IL，USA）分析所有数据。使用配对 t 检验比较治疗前和治疗后 1、2、4、8 和 12 周的症状严重性和血糖水平。所有数据以平均值±标准差表示，$P < 0.05$ 被认为具有统计学意义。

（三）结果

1. 研究人群

32 名女性（71.1%）和 13 名男性（28.9%）被纳入治疗，平均年龄（43.7±15.3）

岁（范围 26～83）：其中 24 例（54.3%）诊断为 1 型糖尿病，21 例（45.7%）为 2 型糖尿病。45 例患者的平均糖尿病持续时间为 11 年（范围：1～36），胃轻瘫的平均持续时间为（30.6±43.3）个月（范围：0.5～240）。10 名患者有慢性胃炎，8 名患有反流性食管炎，2 名患者有不完全肠梗阻的病史。此外，1 例患者进行胆囊切除术，1 例诊断为胆囊息肉。45 例患者的恶心/呕吐子量表严重程度评分为 4.21±0.67，餐后饱腹/早饱症状子量表严重程度评分为 2.7±0.97，腹胀子量表严重程度评分为 1.38±0.82，总 GCSI 评分为 2.77±0.63。

2. 结果

（1）症状严重程度的变化：在治疗 1、2、4、8 和 12 周之前和之后评价症状的严重性。由于这是一项基于仝教授临床实践的回顾性研究，根据症状的严重程度，患者可能有不同的随访期。此外，一旦严重症状缓解，患者的随访期可能变化，以限制这些患者的随访次数。因此，许多患者由于在一或两次随访之后的症状有了明显改善，在 12 周内没有返回诊所。他们的大多数治疗记录没有出现在记录中，直到 12 周观察期后。也就是说，本研究中的大多数患者没有代表五个随访时间点的治疗记录，因为临床随访的数量随时间减少。在 45 名患者中，7 名患者在每个时间点进行随访，5 名在 1、2、4 和 8 周进行随访，4 名在 1、2 和 4 周接受随访，5 名患者在 1 和 2 周随访，5 名患者随访在 1 周有随访预约。

1）恶心/呕吐子量表评分的变化：表 3-2-7 显示恶心/呕吐子量表评分的变化。治疗 1、2、4、8 和 12 周后的恶心/呕吐子量表评分与基线评分相比有显著改善（$P < 0.05$）。患者症状严重程度评分也随时间改善。在 45 名患者中，25 名在 12 周完全消除了呕吐。平均缓解时间为（37.9±27.3）天（范围：7～90）。

表 3-2-7　恶心/呕吐子量表的变化

随访周数	数量	治疗前	治疗后	治疗前-治疗后	P 值
1	33	4.18±0.71	3.02±1.04	1.16±0.86	0.000
2	30	4.16±0.73	2.32±1.25	1.83±1.33	0.000
4	27	4.12±0.73	2.12±1.26	2.00±1.27	0.000
8	22	4.24±0.77	1.79±1.09	2.45±1.26	0.000
12	12	4.25±0.70	0.69±0.92	3.56±1.22	0.000

2）餐后饱腹/早饱和和腹胀子量表评分的变化：在餐后饱腹/早饱和腹胀子量表评分中发现类似的改善（表 3-2-8）。患者报告的症状严重性得分也随时间改善。

表 3-2-8　餐后饱腹/早饱和腹胀子量表评分变化

随访周数	数量	症状	治疗前	治疗后	治疗前-治疗后	P 值
1	33	餐后饱腹/早饱	2.53±1.00	2.08±1.00	0.45±0.60	0.000
		腹胀	1.23±0.89	1.25±0.80	-0.02±0.59	0.882

续表

随访周数	数量	症状	治疗前	治疗后	治疗前-治疗后	P 值
2	30	餐后饱腹/早饱	2.48±0.98	1.62±0.95	0.86±0.82	0.000
		腹胀	1.30±0.89	1.03±0.78	0.27±0.77	0.069
4	27	餐后饱腹/早饱	2.64±0.95	1.70±1.18	2.00±1.27	0.000
		腹胀	1.44±0.84	1.06±0.76	0.39±0.66	0.005
8	22	餐后饱腹/早饱	2.82±0.97	1.57±1.09	1.25±0.67	0.000
		腹胀	1.57±0.81	0.91±0.78	0.66±0.66	0.000
12	12	餐后饱腹/早饱	2.81±0.72	0.90±0.77	1.92±1.16	0.000
		腹胀	1.25±0.92	0.33±0.49	0.92±0.76	0.002

3）总体症状的变化：表 3-2-9 显示在所有的随访时间点，总 GCSI 评分显著改善，治疗效果也随时间推移而增加。此外，我们评价患者的总体健康状况，包括睡眠状态、体力和心理状态。45 名患者中，43 名说他们"治疗后感觉更好"。从治疗开始到本报告的平均时间为（19.6±11.7）天（范围：2～56）。

表 3-2-9　总 GCSI 评分的变化

随访周数	数量	治疗前	治疗后	治疗前-治疗后值	P 值
1	33	2.66±0.65	2.13±0.74	0.52±0.48	0.000
2	30	2.64±0.64	1.66±0.76	0.99±0.72	0.000
4	27	2.74±0.65	1.63±0.87	1.11±0.69	0.000
8	22	2.88±0.63	1.42±0.81	1.45±0.5	0.000
12	12	2.77±0.51	0.64±0.61	2.13±0.74	0.000

（2）血糖水平的变化：被评估为 DGP 的患者患有严重的恶心或呕吐。由于患者的症状是主要焦点，他们的血糖水平不总是被评估。空腹血糖（FBG）水平用于评价血糖水平。如表 3-2-10 所示，血糖水平倾向于随治疗而改善。

表 3-2-10　空腹血糖（FBG）水平的变化

随访周数	数量	治疗前	治疗后	治疗前-治疗后	P 值
1	4	11.03±3.04	6.85±1.51	4.18±2.53	0.046
2	4	9.30±3.81	9.00±2.63	0.30±1.98	0.781
4	13	8.84±3.81	6.67±1.58	2.17±4.19	0.087
8	7	7.33±1.77	7.30±2.73	0.03±3.63	0.984
12	7	7.17±2.38	7.80±1.88	0.63±2.69	0.560

（四）讨论

解决难治性恶心和呕吐的 DGP 是一个艰难的临床问题。目前治疗严重胃轻瘫的选择是有限的，因为 DGP 的发病机制尚未完全清楚。中医作为补充和替代医学具有悠久的应用历史。许多有难治性疾病的患者，例如严重的 DGP，特别是在中国，建议去看中医。然而，几乎没有报道评估中医治疗的临床疗效。本研究是基于仝教授近 6 年的中医临床实践。25 例患者（54.3%）被诊断为 1 型糖尿病，21 例（45.7%）被诊断为 2 型糖尿病。这些百分比反映了两种类型的糖尿病对 DGP 的易感性之间缺乏关联。女性患者难治性恶心和呕吐多于男性（33 名女性，13 名男性），这表明女性更容易患有严重 DGP。这一发现与以前的报告一致，提出严重的 DGP 可能与妇女的高雌激素水平有关。

DGP 的发病机制尚不清楚，并且没有 DGP 的标准评价。因为胃轻瘫被定义为延迟胃排空，大多数研究评估胃排空时间。放射性核素法被认为是目前检测胃排空的"金标准"。该测试相对昂贵，并且与辐射暴露相关，因此在不同的医疗中心没有标准化应用。此外，在具有严重恶心和呕吐的 DGP 患者中完成胃排空试验是非常困难的。许多报告显示胃轻瘫症状改善与胃排空试验之间的相关性较低，还需要应用症状的严重程度和生活质量的结果，以更好地评估治疗的有效性。

患者报告的症状严重程度在评估 DGP 是非常重要的，是唯一直接反映患者症状严重程度、胃肠功能和生活质量的指标。在临床实践中，临床医生依靠患者的症状报告来管理 DGP 和监测治疗的有效性。GCSI 是胃轻瘫的研究中广泛使用的症状标准。此量表是基于医学文献、临床医生访谈和患者焦点小组的综述而建立的，并已在胃轻瘫患者中得到验证。总 GCSI 评分已被用作诊断胃轻瘫的标准。我们使用 GCSI 作为主要工具来评估患者的 DGP 和难治性的恶心、呕吐。由于血糖控制是 DGP 管理的重要部分，我们还监测患者在中医治疗期间的血糖水平。用 TCM 治疗可降低恶心/呕吐子量表评分、餐后饱腹/早饱子量表评分、腹胀子量表评分和总 GCSI 评分，且在治疗后有血糖水平改善的趋势。

对于严重 DGP，当前治疗的选择有限。报道中最广泛使用的治疗是电刺激（GES），虽然 GES 的治疗是有效的，但它的费用较高，且具有设备感染、意外的磁场钝化和电致胃穿孔风险。内镜下幽门注射肉毒杆菌毒素也被用于治疗严重胃轻瘫，但在以呕吐为主要症状的患者中，对这种治疗没有可预测的反应。相比之下，用 TCM 治疗是廉价和无创的。

中医在治疗的选择上首先考虑患者症状。由于呕吐通常是这些患者最困扰的症状，小半夏汤与苏连饮被用来缓解呕吐的症状。小半夏汤通过抑制 NK1 受体活性、拮抗胃动素活性和释放肠 5-羟色胺（5-HT）可有效减轻呕吐。苏连饮也已被用于治疗顽固性呕吐。使用这两个处方可以解释我们观察到的呕吐的快速改善。腹胀是 DGP 的一个突出症状，并且有报道已经显示单独的腹部气胀和饱胀感可能与 DGP 相关。积术丸用于通过增强胃肠蠕动来改善腹胀感。其他中药根据症状表现加入。这种联合治疗可以解释为什么症状随着治疗延长而改善，以及为什么治愈效应随时间增加。现代医学的发现也被应用于中医的治疗。使用已知有降糖疗效的中药，包括黄连和知母，来降低患者血糖。

有大量的 TCM 文献作为补充和替代医学的来源。由于其复杂的组成，鉴定中药的确切成分是困难的，但其作用活性不能被忽视。本研究的目的是评估 TCM 在难治性恶心和呕吐 DGP 患者中的疗效，为临床医生提供一种新的治疗选择。

这是一项对严重 DGP 患者的大型研究，但也有一些限制，如用回顾性和临床电子病历，辅以详细的电话访谈以识别患者的症状；患者在治疗期间没有进行胃排空放射性核素法来确定改善的胃排空和其症状缓解之间是否存在相关性；因为本研究使用患者的症状来确定临床随访期，患者的回访时间不一致，并且在每个随访时间点没有相等数量的患者。

尽管有上述限制，我们相信这项研究提供了一个针对 DGP 与难治性恶心和呕吐的有效的治疗选择，将来还需要进行前瞻性研究以更好地评估中医药的疗效。

（五）点评

有报道称，糖尿病患者当中，胃肠动力障碍的发病率为 25%～76%。作为糖尿病胃肠病变的主要组成部分，糖尿病胃轻瘫可出现剧烈呕吐、腹胀等症状，使降糖药物的应用受到干扰，血糖不易控制，易发生低血糖反应或酮症等危险状况。目前现代医学治疗糖尿病胃轻瘫最常见的治疗选择是手术和胃电刺激（GES），但是这些治疗需要住院治疗，并且与高成本和高感染风险相关。此回顾性研究纳入门诊收集病例 45 例，采用中药经验方干预，患者的症状得以明显改善，其中以恶心呕吐症状改善最为显著、迅速，同时对于血糖的治疗亦有一定的效果。可见，从中医药中寻找治疗糖尿病胃轻瘫的方法具有重要意义和广阔前景。

研究三、复方丹参滴丸治疗糖尿病性视网膜病变的随机、双盲、剂量平行对照、多中心临床试验

（一）介绍

糖尿病性视网膜病变（DR）是糖尿病严重的微血管并发症，已成为世界范围内成年人致盲的主要原因。有流行病学研究表明，糖尿病性视网膜病变在≥60 岁中国人群的患病率达到 15.38%～16.20%，发病率为每年 8.38/1000 人。糖尿病性视网膜病变治疗的主要方式包括基础治疗（控制血糖、血脂、血压），眼部治疗（激光光凝、玻璃体切制术），辅助药物治疗（曲安奈德、抗血管内皮生长因子药物等）及其他治疗方式（地塞米松玻璃体内缓释植入、玻璃体腔内注射透明质酸酶等）。目前糖尿病性视网膜病变的药物治疗依然处于探索明确有效药的实践阶段，而眼部手术及植入式治疗的应用范围也存在一定的局限性。因此，在 DR 治疗中，有很大的动力去探索其他策略，包括使用中草药。

丹参是一种非常常用的中草药。复方丹参滴丸（CDDP）是一种用于治疗心血管疾病的中草药，由丹参、三七、冰片三味药组成。这三种中药已经有一千多年的使用历史。CDDP 促进血液循环并缓解疼痛，根据中医理论，糖尿病视网膜病变的病因在于瘀血损

伤眼睛的侧支血管。在 DR 患者中，使用不同动物模型的动物实验和临床试验已表明，CDDP 可以改善 DR 的症状。此外，CDDP 已经在不同的身体系统中进行了研究，具有良好的安全记录。然而，到目前为止，还没有进行对照临床试验来评估 CDDP 对 DR 的影响。

本研究是一项多中心、双盲、随机对照临床试验。我们招募了血糖控制稳定的非增殖性糖尿病视网膜病变（NPDR）的 DR 患者。将这些受试者随机分为四组，分别接受安慰剂或三种不同剂量的 CDDP，以探索最佳治疗剂量。主要终点是 CDDP 治疗 24 周后荧光眼底血管造影（FFA）和眼底检查参数的变化。此外，在这些受试者中获得矫正视力、眼内压、糖化血红蛋白（HbA1c）和空腹血糖（FPG）的数据，还收集了 CDDP 在研究对象中的安全性数据。

（二）材料和方法

1. 研究项目

研究方案由中国当地医学伦理委员会批准，并按照"赫尔辛基宣言"的规定执行。

纳入标准如下：①受试者年龄 30-70 岁；②受试者被诊断为 NPDR；③受试者进行稳定的口服降糖治疗至少 3 个月；④签字书面知情同意书。

排除标准如下：①受试者的 HbA1c 水平>8%；②视网膜光凝术后患者、适宜光凝治疗患者、有一眼或两眼为糖尿病视网膜病变增殖期患者；③受试者服用 DR 药物；④有其他眼病合并者（如青光眼、明显影响眼底检查的白内障或白内障手术后 3 个月内、非糖尿病性视网膜病变、葡萄膜炎、视网膜脱离、视神经疾病及高度近视眼有眼底病变者等）；⑤合并有心血管、肝、肾和造血系统等严重原发性疾病；⑥精神病患者；⑦受试者糖尿病肾病发生肾衰（氮质血症期、尿毒症期）；⑧妊娠、准备妊娠或哺乳期妇女；⑨受试者对中草药过敏；⑩近一月内参加其他药物临床试验者。

2. 研究用药

研究草药，复方丹参滴丸（CDDP）由天津天士力制药股份有限公司生产。CDDP 含有丹参、三七和冰片的提取物。

3. 研究方案

经过初步筛查，中国 10 个临床研究中心招募了 223 名血糖控制稳定的 NPDR 患者。所有受试者接受标准治疗，无任何饮食干预。采用分层区组随机化方法，按中心进行分层。患者被随机分配到接受安慰剂（*n*=56）、低剂量 CDDP（*n*=56）、中剂量 CDDP（*n*=56）和高剂量 CDDP（*n*=55）四组（图 3-2-3）。

每粒复方丹参滴丸含有 27mg 草药。研究药物剂量为：复方丹参滴丸高剂量组，30 丸复方丹参滴丸 30 丸（810mg 草药），每日 3 次；复方丹参滴丸中剂量组，20 丸复方丹参滴丸+10 丸模拟滴丸（540mg 草药），每日 3 次；复方丹参滴丸低剂量组，10 丸复方丹参滴丸+20 丸模拟滴丸（270mg 草药），每日 3 次；安慰剂组，30 丸模拟滴丸，每日

3 次。含有无糖淀粉的模拟滴丸具有与 CDDP 相同的外观。每位受试者的整个研究过程持续 24 周。

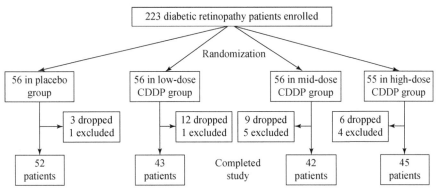

图 3-2-3　随机化试验流程图

4. 疗效评价指标

本研究的主要终点是 CDDP 治疗 24 周后荧光眼底血管造影（FFA）和眼底检查参数的变化。访视 0、12、24 周进行眼底荧光血管造影、眼底检查、HbA1c 和 FPG。每 4 周访视时检测视力、眼压及中医证候评分。访视 0、24 周进行视网膜病变严重度评估。

眼底荧光血管造影疗效判定标准根据记录视网膜总循环时间、视网膜毛细血管无灌注区的部位和范围以及血管渗漏范围的部位和范围的实测值进行分析。"优秀"表示以上三项其中之一提高 20% 以上，其余未恶化。"有效"表示以上三项其中之一提高 10% 至 20%，其余未恶化。"恶化"表示以上三项其中之一恶化超过 10%。"稳定"表示除"优秀""有效""恶化"之外的其他情况。

眼底改变采用彩色眼底照相，记录眼底改变，根据视网膜微血管病变程度及黄斑水肿程度变化情况判定。"优秀"表示视网膜微血管病变和黄斑水肿减轻。"有效"表示视网膜微血管病变缓解，而黄斑水肿并未恶化。"恶化"表示为视网膜微血管病变或黄斑水肿恶化或新生血管形成。"稳定"表示除"优秀""有效""恶化"之外的其他情况。

5. 安全性指标

在访视 0、12、24 周进行血常规、网织红细胞、尿常规、便常规+潜血、心电图、肝功能（ALT、AST）、肌酸激酶（CK）、肾功能（BUN、Cr）的检查，随时记录生命体征及不良事件。根据受试者不良事件报告、实验室检查及生命体征评估安全性。

6. 统计分析

统计分析采用 SAS 软件 V8.0 计算，由北京大学第一医院统计室完成，根据全分析集（FAS）原则分析所有接受随机分配治疗的受试者的数据。所有的统计检验均采用双侧检验，P 小于或等于 0.05 将被认为所检验的差别有统计学意义。计量资料采用平均值±SD 表示，计数资料采用频数（构成比）进行统计描述。计量指标的组间比较采用 F 检验或非参数 K-W 检验，对计数资料采用卡方检验/精确概率检验，对等级资料采用 K-W 检验。

（三）结果

本研究在中国的 10 个研究中心共入组 223 名受试者，受试者平均年龄为 59.3 岁，男性受试者占 41.7%，糖尿病视网膜病变的平均病程为 29.7 个月。4 组入选患者人口学资料和疾病情况比较（FAS 人群）差异无统计学意义（$P>0.05$），其中 182 名受试者完成了研究（表 3-2-11）。

表 3-2-11　各组受试者基线特征

	安慰剂组 （$n=56$）	低剂量组 （$n=56$）	中剂量组 （$n=56$）	高剂量组 （$n=55$）	P 值
年龄（岁）	58.9±7.6	59.9±6.0	58.9±8.1	59.5±8.7	0.86
性别（男/女）	27/29	18/38	25/31	23/32	0.35
身高（m）	1.6±0.1	1.6±0.1	1.7±0.1	1.6±0.1	0.30
体重（kg）	64.0±10.0	62.7±11.4	66.5±11.2	65.9±12.4	0.19
心率（次/分）	72.7±9.4	73.9±10.7	74.3±8.9	74.8±10.9	0.85
呼吸（次/分）	18.5±1.4	18.6±1.3	18.8±1.4	18.8±2.0	0.71
收缩压（mmHg）	127.0±12.4	127.4±13.7	128.5±11.2	129.1±11.3	0.65
舒张压（mmHg）	77.7±8.6	77.9±9.0	79.9±7.3	78.3±8.6	0.75
DM 病程（月）	119.0±61.7	129.3±65.0	117.5±67.4	131.4±71.3	0.65
DR 病程（月）	27.1±27.9	31.7±36.1	24.0±25.1	36.0±38.1	0.51
矫正视力	4.8±0.2	4.8±0.2	4.9±0.2	4.8±0.2	0.50
眼压（mmHg）	15.4±2.4	15.4±2.5	15.4±2.6	15.3±2.5	0.96
视网膜总循环时间（s）	8.5±4.1	8.1±2.5	9.36±3.6	8.9±3.2	0.33
视网膜毛细血管无灌注区范围（PD）	0.2±0.6	0.2±0.5	0.3±0.9	0.6±2.8	0.47
血管渗漏范围（PD）	0.2±0.7	0.7±1.7	0.1±0.3	0.5±1.8	0.20
眼底变化					
微血管瘤	9.0±7.9	9.0±6.6	12.5±9.6	13.4±10.2	0.17
硬性渗出	0.5±0.8	0.7±1.6	1.4±2.3	1.1±2.4	0.06
棉絮斑	0.1±0.6	0.1±0.5	0.1±0.5	0.1±0.83	0.75
出血	0.9±2.1	1.3±2.7	1.1±3.4	1.4±2.3	0.17
微血管异常，n（%）	2（3.6）	6（10.7）	4（7.1）	3（5.6）	0.54
静脉串珠样改变，n（%）	0（0.0）	1（1.8）	3（5.4）	0（0.0）	0.20
黄斑水肿，n（%）	4（7.4）	7（12.5）	5（9.1）	7（13.8）	0.70
新生血管，n（%）	1（1.8）	0（0.0）	2（3.6）	0（0.0）	0.52

注：数值表示为。均值±标准差。

1. 眼底荧光血管造影

与安慰剂相比，接受中、高剂量 CDDP 的受试者在 12 周和 24 周时 FFA 结果有显著改善（图 3-2-4）。24 周时，安慰剂、低剂量、中剂量和高剂量组 FFA "优秀" 级别受试者数量分别为 4、6、21 和 20。这四组的 "有效" 级别受试者数量分别为 9、9、12 和 12。这四组的 "恶化" 级别受试者数量分别为 15、13、13 和 1。高剂量、中剂量和低剂量 CDDP 组的 "优秀" 和 "有效" 百分比分别为 74.42%、76.75%和 37.50%，明显高于安慰剂组的 28.27%（P<0.001）。

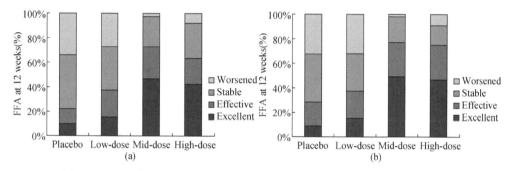

图 3-2-4 安慰剂，低、中、高剂量 CDDP 受试者 FFA 检查 "优秀" "有效"
"稳定" "恶化" 的分布

24 周时，与安慰剂组相比，复方丹参滴丸高剂量组和复方丹参滴丸中剂量组对视网膜总循环时间缩短、视网膜毛细血管无灌注区缩小、血管渗漏减轻比例明显升高（P<0.001）。低剂量组和安慰剂组差异无统计学意义（P = 0.444）。中剂量组和高剂量组的改善明显高于低剂量组（均 P<0.01）。中剂量组和高剂量组的改善差异无统计学意义（P = 0.557）。

表 3-2-12 显示 FFA 数据。24 周时，低剂量、中剂量和高剂量 CDDP 组的视网膜循环时间短于安慰剂组。与安慰剂组相比，中剂量（P<0.001）和高剂量组（P<0.001）时间缩短非常显著，低剂量组和安慰剂组差异无统计学意义（P = 0.569）。然而，CDDP 治疗和安慰剂组之间的毛细血管非灌注区域和血管渗漏值的差异无统计学意义。

表 3-2-12 FFA 检查数据

	安慰剂组	低剂量组	中剂量组	高剂量组	P 值
视网膜总循环时间（秒）					
12 周变化	0.62（3.02）	−0.29（1.81）	−1.60（2.23）	−1.32（2.15）	<0.001
24 周变化	0.22（2.27）	−0.10（2.08）	−1.71（2.37）	−1.39（1.97）	<0.001
视网膜毛细血管无灌注区 （PD）					
12 周变化	0.02（0.14）	0.13（0.61）	−0.00（0.02）	0.03（0.15）	0.158
24 周变化	0.04（0.19）	0.13（0.55）	−0.02（0.14）	0.03（0.19）	0.071
血管渗漏 （PD）					
12 周变化	0.05（0.20）	0.10（0.55）	−0.01（0.05）	−0.01（0.07）	<0.05
24 周变化	0.05（0.20）	0.12（0.63）	−0.01（0.05）	0.00（0.00）	<0.05

注：数值为较基线值的变化，表示为均值±标准差。

2. 眼底检查

与安慰剂组相比较，接受中剂量和高剂量 CDDP 治疗的患者在 12 周和 24 周时的眼底检查结果有显著改善（图 3-2-5）。在 24 周时，安慰剂、低剂量、中剂量和高剂量组眼底检查参数达到"优秀"级别受试者数量分别为 1、1、14 和 8。这四组的"有效"级别受试者数量分别为 5、6、15 和 13。这四组的"恶化"级别受试者数量分别为 23、13、2 和 4。高剂量、中剂量和低剂量 CDDP 组的"优秀"和"有效"百分比分别为 42.00%、59.18%和 13.46%，明显高于安慰剂组的 10.91%（$P < 0.001$）。

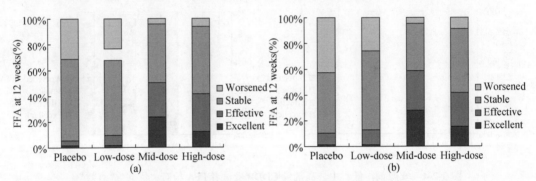

图 3-2-5　安慰剂，低、中、高剂量 CDDP 受试者眼底检查"优秀"、"有效"、
"稳定"和"恶化"的分布

24 周时，与安慰剂组相比，复方丹参滴丸高、中剂量组视网膜微血管病变程度及黄斑水肿程度减轻比例明显升高（$P < 0.001$）。低剂量组和安慰剂组差异无统计学意义（$P = 0.140$）。中剂量组和高剂量组的改善显著高于低剂量组（均 $P < 0.01$）。中剂量组和高剂量组的改善差异无统计学意义（$P = 0.311$）。

眼底检查数据见表 3-2-13。在 24 周时，CDDP 治疗组的受试者微血管瘤数明显少于安慰剂组（$P < 0.001$）。此外，CDDP 治疗组中的受试者在 24 周时硬性渗出较基线值均有减少，其中高剂量组和中剂量组的硬性渗出变化，与安慰剂组相比，差异具有统计学意义（均 $P < 0.01$），低剂量组与安慰剂组相比，差异无统计学意义（$P = 0.741$）。CDDP 治疗组的受试者在 24 周时视网膜出血较基线值均有减少，中、高剂量组的患者视网膜出血明显少于安慰剂组（均 $P < 0.001$）。然而，CDDP 治疗组棉絮斑、微血管异常、视网膜静脉串珠样改变、新生血管形成和黄斑水肿较基线值的变化，与安慰剂组相比，差异无统计学意义。

另外，三个 CDDP 治疗组和安慰剂组之间没有观察到视网膜病变严重程度分级的统计学差异（$P = 0.671$），以及矫正视力和眼内压的显著差异（分别为 $P = 0.767$ 和 $P = 0.760$）。

表 3-2-13 眼底检查数据

	安慰剂组	低剂量组	中剂量组	高剂量组	P 值
微血管瘤					
12 周变化	2.09（6.27）	-0.89（4.64）	-4.25（6.41）	-4.41（5.78）	<0.001
24 周变化	3.40（11.33）	-1.55（4.79）	-4.89（6.94）	-5.61（6.79）	<0.001
硬性渗出					
12 周变化	0.04（0.45）	0.02（0.53）	-0.33（0.78）	-0.13（1.30）	<0.01
24 周变化	0.08（0.48）	-0.04（0.97）	-0.31（0.91）	-0.08（1.25）	<0.01
出血					
12 周变化	0.12（0.52）	-0.15（0.83）	-0.49（0.96）	-0.30（0.97）	<0.001
24 周变化	0.22（1.03）	-0.12（1.08）	-0.56（0.99）	-0.24（1.18）	<0.001
棉絮斑					
12 周变化	0.02（0.14）	0.02（0.41）	-0.08（0.33）	-0.10（0.46）	0.093
24 周变化	0.02（0.14）	-0.07（0.51）	-0.06（0.30）	-0.12（0.59）	0.265
视网膜内微血管异常					
12 周变化	3（5.36）	7（12.50）	4（7.14）	2（3.64）	0.375
24 周变化	3（5.36）	7（12.50）	3（5.36）	3（5.45）	0.393
视网膜静脉串珠样改变					
12 周变化	0（0.00）	1（1.79）	3（5.36）	0（0.00）	0.197
24 周变化	0（0.00）	1（1.79）	3（5.36）	0（0.00）	0.197
视网膜静脉串珠样改变					
12 周变化	1（1.79）	2（3.57）	2（3.57）	0（0.00）	0.759
24 周变化	2（3.57）	2（3.57）	2（3.57）	0（0.00）	0.609
新生血管					
12 周变化	5（8.93）	7（12.50）	5（9.09）	7（13.73）	0.810
24 周变化	5（8.93）	8（14.29）	6（10.91）	7（13.73）	0.804

注：数值为较基线值的变化，表示为均值±标准差。

3. 对 HbA1c 和 FBG 的影响

在 12 周和 24 周评估 HbA1c 和 FBG 水平。安慰剂组和 CDDP 治疗组差异无统计学意义（24 周时，HbA1c $P = 0.768$，FBG $P = 0.411$）。

4. 不良事件

在研究期间，没有观察到任何组中具有临床意义的不良事件。在安慰剂、高剂量、中剂量和低剂量 CDDP 组中报告的轻微不良事件的数量分别为 2、3、1 和 4。各组间不良事件发生率差异无统计学意义（$P = 0.622$）。

（四）讨论

糖尿病是危及公共卫生的重要代谢障碍。DR 是糖尿病最常见的并发症之一。随着 DR 的进展，视网膜中脆性和质量差的新血管增长以及黄斑水肿最终可导致严重的视力丧失或失明。视网膜损伤是非老年人失明的最常见原因。由于西医在控制糖尿病及其并发症方面存在一定的局限性，现在已经开始寻求替代策略，包括使用中草药。

糖尿病视网膜病变发生发展的基础是微血管病变和毛细血管闭塞，可引起微血管中血液-视网膜屏障的渗漏和结构破坏，从而导致视网膜出血、渗出和水肿，严重者发展至黄斑水肿；此外，微血管阻塞和缺血可产生棉絮斑，毛细血管变化，动静脉分流和新生血管。临床上对非增生性糖尿病视网膜病变主要以严格控制血糖、血压来治疗。中草药复方丹参滴丸由三种草药：丹参、三七和冰片组成，前两种是用于心血管疾病的常用草药。动物实验结果显示，CDDP 增加视网膜中央动脉血流流速，降低搏动指数、阻力指数和血浆黏度，改善血液灌注。CDDP 在清除氧自由基，防止脂质过氧化和减少内皮细胞增生方面也起到了重要作用。

已有临床研究数据表明，应用复方丹参滴丸能够改善糖尿病视网膜病变患者的症状。然而这些研究大部分并不是很好的对照试验。在本研究中，我们纳入了来自 10 个临床研究中心的 223 例 NPDR 患者，使用 CDDP 连续 24 周治疗，获得了非常令人鼓舞的数据。在安慰剂、低剂量、中剂量和高剂量组中，FFA 检查评估为"优秀"和"有效"的受试者百分比分别为 28%、38%、77% 和 74%，眼底检查评估为"优秀"和"有效"的受试者百分比分别为 11%、13%、59% 和 42%。大剂量和中剂量 CDDP 组显著改善多种参数，包括微血管瘤、硬性渗出和出血。由于我们的研究患者处于早期 DR，所以研究组在视力、眼压和黄斑水肿的数量方面没有显著性差异。

FFA 在高剂量和中剂量 CDDP 治疗组 12 周（分别为 63% 和 73%）和 24 周（分别为 74% 和 77%）时分别观察到显著改善。另外，在 12 周（分别为 42% 和 50%）和 24 周（分别为 42% 和 59%）的高剂量和中剂量 CDDP 组中通过眼底检查也观察到显著改善。我们的研究结果表明，CDDP 在 NPDR 患者中的潜在疗效和对疾病进展的预防作用。

目前针对非增生性糖尿病视网膜病变多中心大规模临床研究中，联合阿司匹林和双嘧达莫可显著减慢微血管数量的变化和早期糖尿病视网膜病变的进展。CDDP 在改善血液循环方面也有类似的疗效，本次对照试验中 NPDR 受试者的数据支持了这种草药的有益效果。

探讨中医药的量效关系，包括用于治疗糖尿病的草药。在这个剂量范围研究中，我们使用三个 CDDP 剂量来评估其在 DR 中的有效性。我们的数据以剂量相关的方式显示 CDDP 对 NPDR 的显著影响。高剂量组和中剂量治疗组的效果明显优于低剂量组。有意思的是，高剂量组和中剂量组之间的效果没有差异，这表明 NPDR 的临床治疗剂量应该在高剂量和中剂量之间。此外，与以前的 CDDP 安全性一致，本试验没有报告严重的不良事件。

这项研究也有一定的限制性。我们研究中的临床观察时间在慢性疾病如 DR 中相对较短。尽管我们显示 CDDP 的中期剂量与高剂量一样有效，但 CDDP 在延长治疗期间是否具有这种剂量相关作用是未知的。因此未来需要进一步支持 CDDP 临床有效性的大规模对照试验，并延长观察时间，如长于 24 周。此外，血管内皮生长因子（VEGF）作为血管生成主要因子，其表达水平的增加是糖尿病视网膜病变发病机制之一，然而目前尚无复方丹参滴丸对 VEGF 影响的报道，因此需要更多的研究来阐释其对糖尿病视网膜病变的作用机制。

综上所述，使用 FFA 和眼底检查，我们观察到在这项随机、双盲、安慰剂对照、剂量变化的多中心试验中，复方丹参滴丸对 NPDR 有显著疗效。我们的数据表明，这种中草药在治疗 NPDR 和延缓 NPDR 进展为增殖性糖尿病视网膜病变中可起到重要作用。

（五）点评

糖尿病性视网膜病变（DR）是糖尿病的严重微血管并发症，并且是全世界成人失明的主要原因。本研究纳入了 223 例非增殖性糖尿病性视网膜病变（NPDR）患者，受试者每天接受口服研究药物 3 次，持续 24 周。四组分别为安慰剂组、低剂量（270mg）、中等剂量（540mg）和高剂量复方丹参滴丸（810mg）组。主要终点是荧光眼底血管造影（FFA）和眼底检查的参数变化。结果表明，在 24 周时，对于 FFA，高剂量和中等剂量 CDDP 组中"优"和"有效"的百分比分别为 74% 和 77%，显著高于安慰机组（28%）（$P<0.001$）。对于眼底检查，高剂量和中等剂量组中"优"和"有效"的百分比分别为 42% 和 59%，显著高于安慰机组（11%）（$P<0.001$）。而且没有观察到具有临床意义的不良事件。本研究表明，复方丹参滴丸对 DR 患者具有治疗价值和安全性，这扩大了复方丹参滴丸的使用适应证，也对 DR 患者的治疗提供了一种新的思路和选择。

研究四、糖肾方治疗 2 型糖尿病肾病的有效性和安全性：一项多中心随机双盲安慰剂对照试验

（一）介绍

糖尿病肾脏疾病（DKD）是糖尿病（DM）的常见并发症。它的特点是出现蛋白尿和肾功能损失。DKD 也是终末期肾病的主要原因（ESRD）。随着 DM 在世界范围内的盛行，DKD 的发病率也同时增加。中国的一项大型研究预测，糖尿病患者高达 1.139 亿人。一项横断面研究推断，微量或大量白蛋白尿影响到 60% 的亚洲患者，中国约有 6800 万糖尿病患者患有 DKD，这给医疗保健系统带来了巨大的负担。

目前，推荐的 DKD 治疗包括阻断肾素-血管紧张素-醛固酮系统、抗高血压药物、血糖控制和抗血脂药。血管紧张素转换酶抑制剂（ACEI）和血管紧张素 II 受体拮抗剂（ARB）通过阻止白蛋白尿的产生来延迟 DKD 的进展，降低微量白蛋白尿水平，以及延缓肾功能的缓慢恶化。但是，这些阳性结果被阴性结果冲击。例如，在应用氯沙坦（血

管紧张素Ⅱ拮抗剂，RENAAL）治疗 2 型糖尿病肾脏疾病的减少终点事件研究中，43.5%的氯沙坦（ARB）组受试者及安慰剂组中 47.1%的受试者经历了血清肌酐浓度的加倍、ESRD 或死亡。因此，氯沙坦对这些主要结果没有显著影响。此外，ACEI 和 ARB 的主要不良反应，如干咳、血清钾和血清肌酐的升高，限制了其应用，特别是在肾小球患者中过滤速率（GFR）<60ml/（min·1.73m^2）的情况下。在过去的十年里，几个临床试验研究了 DKD 的新药物，但大多数药物治疗由于效力差或严重不良事件而失败。因此，需要探索更有效的 DKD 治疗方法。

中医（TCM）是一种基于辨证论治的医学实践。中药（CHM）是中医药的主要治疗方式，植物，矿物质和动物部分的组合用于维持健康和治疗疾病。使用 CHM 治疗糖尿病和肾脏疾病的记录自古有之。在现代，在中国，CHM 被应用为治疗肾脏疾病的主要或补充疗法。多中心随机对照临床试验已显示，CHM 治疗可改善糖尿病肾脏疾病（CKD）Ⅲ期及特发性膜性肾病患者的肾小球滤过率（eGFR）。在中国，许多 CHM 制剂已被用于治疗 CKD，系统综述已经表明这其中的一些是有效的。应用 CHM 治疗 DKD 的研究已在中国开展。结果表明，在与安慰剂或 ACEI/ARB 对照组相比时，CHM 组可以更多地降低尿蛋白水平。然而，大多数 CHM 制剂的临床试验都是小样本量，不是很好随机，或缺乏质量控制。因此，设计精良，多中心、大样本量的随机对照临床试验来评价应用 CHM 治疗 DKD 的有效性和安全性是非常必要的。

糖肾方（TSF）是基于中医经验证据收集的应用 CHM 治疗 DKD 的补充疗法。其功效已在实验室进行了探索和临床观察研究。在这项前瞻的、多中心、随机双盲对照研究中，TSF 与 ACEI 或 ARB 一起使用，以评估 TSF 的治疗早期 DKD 的益处和安全性。

（二）方法

1. 伦理声明

此试验支持 CONSORT 检查表的协议可作为支持信息。本研究设计为六中心、随机、双盲，安慰剂对照临床试验。研究方案（No.2006-059）获中日友好医院伦理委员会批准，该方案已在中国临床试验注册中心注册（ChiCTR-TRC-10000843）。该研究依据赫尔辛基宣言（2004 年版）原则。所有纳入的患者均签署书面的知情同意书。

本研究在患者招募开始后但在数据完成之前登记分析作为资助机构不需要注册临床试验。作者证明该药物/干预的所有正在进行和相关的试验已经登记。

2. 受试者

于 2007 年 4 月～2009 年 12 月间招募分中心的住院患者和 DKD 门诊患者。六家分中心为在中国的六家医院的内分泌和肾脏病科，分别是：中日友谊医院，北京；上海中医药大学龙华医院，上海；北京中医药大学附属东直门医院，北京；河北联合大学医学院附属医院，唐山；开滦总医院，唐山；唐山工人医院，唐山。

3. 中医辨证论治

根据中国新药临床研究指南原则和 DKD 的特点，诊断标准为血瘀及气阴不足，症状如下：

（1）主要症状和体征：包括疲劳，腰部和膝盖的虚弱和酸痛，手足心热，口干，咽干，以及无精打采。

（2）继发性症状和体征：包括易感冒，肤色苍白，易怒，麻木，水肿，夜间频繁排尿，便秘和血尿。

表现出不少于两种主要症状的参与者，并且至少两种继发性症状将被诊断为气阴两虚血瘀证。

对每个症状和原发的值分配具有不同值的四个等级，主要症状比继发性症状分值高 2 倍。因此，每个主要症状记分为 0、2、4 或 6，而继发症状记分为 0、1、2 或 3，受试者的总分被指定为中医症状评分。

4. 纳入标准和排除标准

（1）入选标准：2 型糖尿病诊断标准根据美国糖尿病协会指南定义（ADA；2006）。糖尿病肾脏疾病诊断标准根据美国国家肾脏基金会肾脏疾病结局质量指南计划（NKF-KDOQI；2007）。所有受试者的尿白蛋白排泄率（UAER）>20μg/min，和（或）24h 尿蛋白（24h UP）在 0.5～2.0g/d，eGFR 估计由 Cockcroft-Grault 方程估算在 60～130ml/min。其他的纳入标准是 BP<140/90mmHg，空腹血糖（FBG）≥7.8mmol/L，HbA1c≥7.5%。中医辨证患者既有气虚、阴虚，也有瘀血。受试者的年龄在 25～75 岁。

（2）排除标准：具有以下病症的患者从试验中排除：原发性肾脏疾病或具有升高的尿蛋白的全身性疾病史；其他内分泌和（或）代谢疾病的历史；近 3 个月发生心肌梗死、心绞痛或其他心血管事件（包括脑血管事件）；丙氨酸转氨酶（ALT）和（或）天冬氨酸转氨酶（AST）为正常水平或以上的 2 倍；禁食后血清三酰甘油>10mmol/L（>886mg/dl）；中草药过敏；最近 4 周内感染；怀孕或哺乳期；精神障碍或不合作；使用糖皮质激素、噻嗪类利尿剂或烟酸在最近 3 个月内。

5. 干预

初步筛选后，所有参与者进入为期 2 周的筛查期，进行饮食控制和日常锻炼。根据 ADA 的建议，所有受试者均接受 ACEI 或 ARB 药物。抗高血压治疗、血糖控制和抗血脂作为常规治疗使用开放标记药物（如钙通道阻断剂、胰岛素、他汀类药物）。随后，符合条件的患者被随机分配接受 8g 安慰剂或 8g TSF 颗粒，溶于温水中口服，每日 2 次。干预期为 24 周。

制备 TSF 和安慰剂：TSF（批号 0606320）和安慰剂由一家公认的高质量控制标准制订和标准化的药厂生产：江阴天江药业有限公司。TSF 包括七种天然草药：黄芪、鬼箭羽、地黄、枳壳、山茱萸、大黄和三七。TSF 中的每种组分通过在蒸馏中浸泡制备 30min，在 10 体积水（v/w）中煮沸 1h，用水萃取 2 次，过滤并浓缩至浓度为 1g/ml，并加工成细粒状通过喷雾干燥。最终产品通过将单独的草药颗粒混合来制备其比例如表 3-2-14 所示。TSF 是其科学研究阶段的配方并且尚未在中国获得临床使用许可。

表 3-2-14 TSF 药物组成及占比

药物名称	草药颗粒占比（%）
黄芪	35.3
鬼箭羽	17.6
地黄	14.1
枳壳	11.8
山茱萸	10.6
大黄	7.1
三七	3.5

安慰剂的成分是乳糖（78.43%）、麦芽糖糊精（14.88%）、酒石黄（0.07%）、日落黄（0.026%）、焦糖（6.5%）、苦味酸（0.026%）和三氯蔗糖（0.07%）。由与 TSF 相同的公司制备。根据我们的知识，该剂量没有成分在安慰剂中已被报道具有生理作用。

TSF 的化学分析：根据中国药典，进行原料药和最终颗粒产物的质量控制，使用高效液相色谱/质谱（HPLC/MS）验证 TSF 的化学成分。鉴定出 TSF 中最具代表性的化合物，作为 TSF 的质量控制。

6. 结果措施

受试者由其医师每 4 周进行一次随访。主要结果是测量尿蛋白水平，由 UAER 评估患者微量白蛋白尿，24h UP 评估患者大量白蛋白尿。次要结局指标是肾功能，包括 eGFR、血清肌酐、血尿素氮、血脂，血脂包括总胆固醇（TC）、三酰甘油（TG）、低密度脂蛋白（LDL）、高密度脂蛋白（HDL）。生活质量调查使用世界卫生组织生存质量测定量表简表（WHOQOL-BREF）和糖尿病生活质量调查量表（DQOL）。此外，评估中医症状评分。血尿常规、心电图、ALT 和 AST 作为安全指标。所有结果在基线、12 周和 24 周时检测。

7. 随机化和盲法

使用 SPSS10 软件（Softonic International，Barcelona，Spain）生成随机数字。设 TSF 组和安慰剂组的比率为 2∶1。分中心的研究者按顺序招募患者，每个受试者被分配一个唯一的数字，它在整个试验中使用。

本研究采用双盲法。所有个人，包括参与者、医生、统计学家和结果评估者均不知道随机序列和药物分配，除非监督药物分配的人，但其不参与研究并负责监督，指导受试者如何服用药物及合规记录的药物。TSF 和安慰剂颗粒在包装外观、形状、尺寸和颜色上均相似。世界中医药学会联合会项目部实施编盲，除了在严重不良事件发生的情况下，无法排除与研究药物的因果关系。

8. 统计方法

样品量根据初步结果估计。UAER 的平均减少常规治疗组为 30.19μg/min；TSF 组 UAER 平均减少 81.67μg/min，结果效应大小为 51.48μg/min，用 90%功率检测，α 为 0.05。安慰剂组中的样本大小估计为 56，TSF 组中为 112。假设脱落率为 15%，样本量估计为 192。通过双重输入建立了 Epidata3.0 数据库。分析 ITT 人群，其中包括具有基线数据和至少一次治疗后评估的受试者，用于进行功效分析。所有随机分配的受试者均参与安全性分析。由于微量白蛋白尿中尿蛋白的不同测量方法和大量白蛋白尿阶段，因此在每个 DKD 阶段，在治疗和安慰剂之间比较不同组的差别。计算均值和标准差连续变量。频率和百分比用于计数资料。针对主要和次要结局指标，我们比较从基线到第 24 周（终点）每个治疗组前后的变化值，并比较每个治疗组之间的差异。通过 Shapiro 试验评估数据正态性。对于正态分布的数据，分析配对样本的配对 t 检验和独立样本的 t 检验。对于数据不正态分布，我们使用 Wilcoxon 秩和检验的非参数方法用于组之间的比较。每个均值采用 95%置信区间。对于安全性评价，使用卡方检验进行比较两组之间不良事件的发生率。$P < 0.05$ 具有统计意义。使用 SAS9.2 软件进行分析。

（三）结果

1. 纳入和研究人数

来自中国 6 个医疗中心的 191 名患者从 2007 年 4 月开始接受筛查。在 191 名患者中，3 名撤回同意；3 名 75 岁以上；2 名有 AMI 史和在签署知情同意书之前 3 个月内接受冠状动脉支架置入术。1 名患者出现心房颤动，并接受抗凝治疗；2 名的 A1C 高于 7.5%。最终入组人数为 180 人，其中 98 人有微量白蛋白尿，82 人有大量白蛋白尿；122 名参与者被随机分配接受 TSF，58 名参与者接受安慰剂。在干预期间，26 名参与者发生了违背协议，其中 7 名由于不受控制的高血压任意切换 ACEI 或 ARB 用药，16 名使用了禁止药物如其他 TCM 药物或专利药品或烟酸，3 名参加了其他的临床试验。8 名受试者撤回同意。2 名在第一次评估后失访。2 名参与者死亡。24 周后，仍有 81 名微量白蛋白尿患者，其中 TSF 组 56 名，安慰剂组 25 名；61 名大量白蛋白尿受试者，其中 TSF 组 42 名，在安慰剂组中 19 名。关于基线临床和人口统计学特征各组是无差异的。

2. 主要结果

尿白蛋白排泄率（UAER）：尿微量白蛋白：基线 TSF 组 ［（105.39±77.29）μg/min］ 和安慰剂组 ［（107.21±72.4）μg/min］ 相似（表 3-2-15）。在 24 周的治疗后，UAER 为 ［（88.37±108.46）μg/min］（TSF 组）和 ［（114.9±98.25）μg/min］（安慰剂组）。UAER 基线与治疗 24 周的变化：在 TSF 组为−19.53μg/min（95%CI，−52.47～13.41，$P=0.021$），安慰剂组为−7.01μg/min（95%CI，−47.33～33.73，$P=0.445$），两组间 UAER 的变化无统计学意义（−12.52μg/min，95%CI，−68.67～43.63，$P=0.696$）（表 3-2-16）。

表 3-2-15　DKD 患者基线值

	Microalbuminuuria			Macroalbuminuria		
	TSF（n=66）	Placebo（n=32）	P	TSF（n=56）	Placebo（n=26）	P
Age（yr）[a]	59.48±10.059	56.72±9.38	0.195[b]	58.88±8.96	60.81±9.91	0.402[b]
Male/Female	36/30	17/15	0.895[c]	33/23	14/12	0.665[c]
BMI（kg/m²）[a]	25.02±3.31	25.68±3.43	0.677[c]	25.98±3.54	25.76±2.85	0.765[c]
Blood pressure						
Systolic（mmHg）[a]	127.57±9.01	126.44±8.18	0.501[c]	130.02±14.1	130.19±7.28	0.72[c]
Diastolic（mmHg）[a]	77.49±7.38	78.19±6.77	0.59[c]	78.61±7.7	79.31±8.05	0.628[c]
Medical history						
Diabetes（yr）[a]	9.67±6.05	8.06±6.2	0.129[c]	11.88±6.95	1±7.41	0.408[c]
Hypertension（%）	41（62.1）	21（65.6）	0.736[c]	39（69.6）	17（65.4）	0.7[c]
CVD（%）	12（18.2）	5（15.6）	0.754[c]	11（19.6）	5（19.2）	0.965[c]
Stroke（%）	8（12.1）	3（9.4）	0.686[c]	2（3.6）	1（3.8）	0.951[c]
TCM score[a]	12.8±7.16	10.34±7.97	0.069[c]	13.89±7.96	12.73±6.81	0.499[c]
Laboratory variables[a]						
UAER（μg/min）	105.39±77.29	107.21±72.4	0.889[c]	—	—	—
24h UP（g）	—	—	—	1.12±0.75	0.84±0.64	0.188[c]
eGFR（ml/min）	89.44±29.77	107.12±50	0.2[c]	86.2±32.59	81.39±31.90	0.622[c]
Scr（μmol/L）	73.4±18.8	71.58±20.55	0.73[c]	85.57±27.23	94.38±43.07	0.821[c]
BUN（mmol/L）	5.91±1.91	6.03±1.95	0.78[c]	5.93±1.84	6.07±1.90	0.943[c]
TC（mmol/L）	5.11±1.30	5.20±1.71	0.786[c]	5.27±1.78	5.39±1.52	0.746[c]
TG（mmol/L）	1.81±1.15	1.99±1.49	0.796[c]	2.16±1.38	2.01±1.03	0.940[c]
HDL（mmol/L）	1.24±0.32	1.27±0.41	0.81[c]	1.27±0.45	1.34±0.37	0.187[c]
LDL（mmol/L）	3.23±1.02	3.17±1.04	0.789[b]	3.08±0.99	3.274±1.32	0.511[b]
HbA1c（%）	6.92±1.27	6.88±1.04	0.87[c]	6.94±1.11	7.56±2.61	0.38[c]

Abbreviations：A1C，hemoglobin A1c；BMI，body mass index；BP，blood pressure；BUN，urea nitrogen；CVD，cardiovascular disease；eGFR，estimated glomerular filtration rate；HDL，high-density lipoprotein；LDL，low-density lipoprotein；Scr，serum creatinine；TC，total cholesterol；TCM，traditional Chinese medicine；TG，triglycendes；UAER unnary albumin excretion rate；UP，unnary protein.

[a] Data are presented as mean±SD.

[b] Students t-test.

[c] Wilcoxon Rank-sum test.

表 3-2-16　TSF 和安慰剂对 DKD 微量蛋白尿的患者主要和次要结局指标的影响

Variable	TSF			Placebo			TSFvs.Placebo Estimate（95%CI）
	Baseline[a]（n=56）	24 weeks[a]（n=42）	Change（95%CI）	Baseline[a]（n=26）	24 weeks[a]（n=19）	Change（95%CI）	
24h UP（g）	1.12±0.75	0.91±0.90	-0.21[b]（-0.48，0.06）	0.84±0.64	1.20±1.10	0.36（-0.04，0.76）	-0.57[c]（-1.05，-0.09）
e GFR（ml/min）	86.2±32.59	90.34±44.38	1.96（-5.26，9.18）	81.39±31.90	75.63±23.25	-7.05（-12.98，-1.12）	9.01（-0.10，18.13）

续表

Variable	TSF			Placebo			TSFvs.Placebo Estimate (95%CI)
	Baseline[a] (n=56)	24 weeks[a] (n=42)	Change (95%CI)	Baseline[a] (n=26)	24 weeks[a] (n=19)	Change (95%CI)	
Scr（μmol/L）	85.57±27.23	87.27±33.22	3.91 (-2.98, 10.79)	94.38±43.07	93.77±34.51	9.14 (2.10, 16.18)	-5.24 (-16.18, 5.70)
BUN（mmol/L）	5.93±1.84	7.81±3.54	0.77 (-0.04, 1.58)	6.07±1.90	7.37±2.81	0.78 (0.05, 1.51)	-0.01 (-1.07, 1.06)
TC（mmol/L）	5.27±1.78	5.21±1.26	0.42 (-0.09, 0.93)	5.39±1.52	5.52±1.34	-0.16 (-0.83, 0.52)	0.57 (-0.25, 1.40)
TG（mmol/L）	2.16±1.38	1.74±0.80	-0.42 (-0.93, 0.10)	2.01±1.03	1.76±1.29	-0.24 (-1.03, 0.54)	-0.18 (-1.06, 0.70)
HDL（mmol/L）	1.27±0.45	1.31±0.41	0.00 (-0.11, 0.10)	1.34±0.37	1.33±0.36	0.02 (-0.11, 0.15)	-0.03 (-0.19, 0.14)
LDL（mmol/L）	3.08±0.99	2.91±0.76	-0.13 (-0.49, 0.24)	3.27±1.32	3.24±0.98	-0.08 (-0.66, 0.50)	-0.05 (-0.68, 0.59)
HbA1c（%）	6.94±1.11	7.11±1.44	0.14 (-0.20, 0.47)	7.56±2.61	6.87±0.68	-0.76 (-2.03, 0.56)	0.89 (-0.46, 2.25)
Systolic（mmHg）	130.02±14.1	128.66±12.01	-1.41 (-0.63, 3.56)	130.19±7.28	127.94±8.71	-3.17 (-5.77, -0.57)	1.75 (-3.77, 7.27)
Diastolic（mmHg）	78.61±7.7	78.17±7.12	0.24 (-2.39, 2.88)	79.31±8.05	80.22±6.49	-0.44 (-3.43, 2.54)	0.69 (-3.69, 5.06)

Abbreviations: A1C, hemoglobin A1c; BP, blood pressure; BUN, urea nitrogen; eGFR, estimated glomerular filtration rate; HDL, high-density lipoprotein; LDL, low-density lipoprotein; SCr, serum creatinine; TC, triglycerides; TG, total cholesterol; UP, urinary protein;

[a] Data presented as mean±SD.

[b] $P=0.017$.

[c] $P=0.024$.

24h 尿蛋白（24h UP）：对于具有大量白蛋白尿的受试者，采用 24h UP 的测量方法。24h UP 的基线值：TSF 组［（1.12±0.75）g］和安慰剂组的［（0.84±0.64）g］相似（表 3-2-17）。治疗 24 周后，24h UP 为（0.91±0.90）g（TSF 组）和（1.20±1.10）g（安慰剂组）。尿蛋白排泄基线与治疗 24 周的变化：在 TSF 组中为-0.21g（95%CI，-0.48～0.06，$P=0.017$），在安慰剂组为 0.36g（95%CI，-0.04～0.76，$P=0.134$）。两组间 24h UP 的变化具有统计学意义（-0.57g，95%CI，-1.05～-0.09，$P=0.024$）（表 3-2-17）。

表 3-2-17 TSF 和安慰剂对 DKD 大量蛋白尿的患者主要和次要结局指标的影响

Variable	TSF			Placebo			TSFvs.Placebo Estimate (95%CI)
	Baseline[a] (n=56)	24 weeks[a] (n=42)	Change (95%CI)	Baseline[a] (n=26)	24 weeks[a] (n=19)	Change (95%CI)	
24h UP（g）	1.12±0.75	0.91±0.90	-0.21[b] (-0.48, 0.06)	0.84±0.64	1.20±1.10	0.36 (-0.04, 0.76)	-0.57[c] (-1.05, -0.09)

续表

Variable	TSF			Placebo			TSF vs.Placebo Estimate (95%CI)
	Baseline[a] (n=56)	24 weeks[a] (n=42)	Change (95%CI)	Baseline[a] (n=26)	24 weeks[a] (n=19)	Change (95%CI)	
eGFR (ml/min)	86.2±32.59	90.34±44.38	1.96 (-5.26, 9.18)	81.39±31.90	75.63±23.25	-7.05 (-12.98, -1.12)	9.01 (-0.10, 18.13)
Scr (μmol/L)	85.57±27.23	87.27±33.22	3.91 (-2.98, 10.79)	94.38±43.07	93.77±34.51	9.14 (2.10, 16.18)	-5.24 (-16.18, 5.70)
BUN (mmol/L)	5.93±1.84	7.81±3.54	0.77 (-0.04, 1.58)	6.07±1.90	7.37±2.81	0.78 (0.05, 1.51)	-0.01 (-1.07, 1.06)
TC (mmol/L)	5.27±1.78	5.21±1.26	0.42 (-0.09, 0.93)	5.39±1.52	5.52±1.34	-0.16 (-0.83, 0.52)	0.57 (-0.25, 1.40)
TG (mmol/L)	2.16±1.38	1.74±0.80	-0.42 (-0.93, 0.10)	2.01±1.03	1.76±1.29	-0.24 (-1.03, 0.54)	-0.18 (-1.06, 0.70)
HDL (mmol/L)	1.27±0.45	1.31±0.41	0.00 (-0.11, 0.10)	1.34±0.37	1.33±0.36	0.02 (-0.11, 0.15)	-0.03 (-0.19, 0.14)
LDL (mmol/L)	3.08±0.99	2.91±0.76	-0.13 (-0.49, 0.24)	3.27±1.32	3.24±0.98	-0.08 (-0.66, 0.50)	-0.05 (-0.68, 0.59)
HbA1c (%)	6.94±1.11	7.11±1.44	0.14 (-0.20, 0.47)	7.56±2.61	6.87±0.68	-0.76 (-2.08, 0.56)	0.89 (-0.46, 2.25)
Systolic (mmHg)	130.02±14.1	128.66±12.01	-1.41 (-0.63, 3.56)	130.19±7.28	127.94±8.71	-3.17 (-5.77, -0.57)	1.75 (-3.77, 7.27)
Diastolic (mmHg)	78.61±7.7	78.17±7.12	0.24 (-2.39, 2.88)	79.31±8.05	80.22±6.49	-0.44 (-3.43, 2.54)	0.69 (-3.69, 5.06)

Abbreviations: A1C, hemoglobin A1c; BP, blood pressure; BUN, urea nitrogen; eGFR, estimated glomerular filtration rate; HDL, high-density lipoprotein; LDL, low-density lipoprotein; SCr, serum creatinine; TC, triglycerides; TG, total cholesterol; UP, urinary protein;

[a] Data presented as mean±SD.

[b] $P = 0.017$.

[c] $P = 0.024$.

3. 次要结果

估计的肾小球滤过率（eGFR）：对于微量白蛋白尿患者，基线 TSF 组的 eGFR 值 [（89.44±29.77）ml/（min·1.73m^2）] 和安慰剂组 [（107.12±50）ml/（min·1.73m^2）] 相似（表 3-2-15）。治疗 24 周后，eGFR TSF 组为（94.80±33.76）ml/（min·1.73m^2），安慰剂组为（105.34±43.71）ml/（min·1.73m^2）。TSF 组中的变化为 5.89ml/（min·1.73m^2）（95%CI，-0.43～12.21），安慰机组为-9.62ml/（min·1.73m^2）（95%CI，-20.70～1.46）。两组之间 eGFR 的平均变化差异为 15.51ml/（min·1.73m^2）（95%CI，3.71～27.31）（表 3-2-16）。对于大量白蛋白尿的患者，TSF 组的 eGFR 基线值 [（86.2±32.59）ml/（min·1.73m^2）] 和安慰剂组 [（81.39±31.90）ml/（min·1.73m^2）] 相似（表 3-2-15）。治疗 24 周后，eGFR 在 TSF 中为（90.34±44.38）ml/（min·1.73m^2），在安慰剂组中为（75.63±23.25）ml/

（min·1.73m²）。变化为 TSF 组 1.96ml/（min·1.73m²）（95%CI，−5.26～9.18）和安慰剂组−7.05ml/（min·1.73m²）（95%CI，−12.9～−1.12）。两组之间 eGFR 变化的平均差异为 9.01ml/（min·1.73m²）（95%CI，−0.10～18.13）（表 3-2-17）。

中医症状评分：中医症状评分基线值 TSF 组的为（13.44±7.7）和安慰剂组为（11.54±7.71）。治疗 12 周后，TSF 组的 TCM 评分降至（9.29±6.37），安慰剂组的 TCM 评分降至（8.47±6.01）。治疗 24 周后，TSF 组的中医症状评分为（7.76±5.29），安慰剂组为（7.52±6.33）。

使用线性混合效应检查在第 12 周和第 24 周结束时的得分改变模型。有显著的时间-组相互作用效应，因为在第 24 周，TSF 组的分数下降超过安慰剂组（P=0.0371）。

4. 其他次要结果

检测微量白蛋白尿的受试者中，TSF 组疗后低密度脂蛋白存在显著变化，其他的血脂水平无统计学差异（TG、TC、HDL）。A1C 和 BP 在 TSF 和安慰剂组之间的差异见表 3-2-16 和 3-2-17。此外，WHOQOL-BREF 或 DQOL 所有领域的得分在两组之间和整体没有显著差异。

5. 不良事件

在 180 名受试者中，报告了 17 个不良事件（表 3-2-18）。其中安慰剂组 8 例，TSF 组 9 例（P=0.169）。2 名受试者在研究期间死亡：TSF 组 1 名，为蛛网膜下腔出血（SAH）（1/122，0.82%）和安慰剂组 1 名，为急性心肌梗死（AMI）（1/56，1.72%）。发生肝酶升高的情况（ALT/AST<正常上限的 2 倍），TSF 组中的有 5 人（5/122，5.1%），而在安慰剂组有 4 人（4/58，9.09%）（P=0.47）。在这 9 名受试者中，5 名（TSF 组 4 例，安慰剂组 1 例）在第 12 周时 ALT/AST 升高，但在无肝保护治疗的情况下第 24 周 ALT/AST 恢复正常。在第 12 周 TSF 组的 1 名受试者有尿路感染（1/122，0.82%），第 12 周 1 名受试者在安慰剂组发生肺炎（1/56，1.72%），两者在抗生素治疗后恢复。2 名受试者在 TSF 组有轻度贫血（2/122，1.94%），1 名受试者在安慰剂组有中度性贫血（1/56，1.72%）。

表 3-2-18　TSF 和安慰剂组不良事件数量

	TSF（n=122）	Placebo（n=58）
Elevated ALT/AST[a]	5（5.1%）	4（9.09%）
Acute myocardial infarction	0	1（1.72%）
Death	1（0.82%）	1（1.72%）
Infection	1（0.82%）	1（1.72%）
Anemia	2（1.94%）	1（1.72%）
Total	9	8

Abbreviations：ALT，alanine transaminase；AST，aspartate aminotransferase

[a] 2-fold of higher than upper limit of normal.

（四）讨论

本研究表明，经过 24 周的干预，TSF 与 ACEI/ARB 治疗显著减少 DKD 患者 24h UP 和促进 GFR。因为蛋白尿的进展是 DKD 进展的替代结果，我们推断 TSF 可以通过减少大量蛋白尿延迟 DKD 患者到终末期肾衰竭的进展。在本研究中，TSF 对降低大量白蛋白尿水平有积极影响，但对微量白蛋白尿水平没有显著影响。有几个可能的原因解释此现象。一个主要原因可能是 ACEI 或 ARB 在两者中使用作为常规治疗，在 DKD 患者中这些药物可以减少微量白蛋白尿。因此，TSF 对微量白蛋白尿的影响不能完全在 ACEI 和 ARB 的干预下表达。此外，可能是在 DKD 患者微量白蛋白尿阶段 UAER（20～200μg/min）具有宽大范围，这可能在两组中产生较大的标准偏差，导致阴性统计意义。

虽然 TSF 治疗 DKD 的机制仍然在人类中进行研究，我们也使用糖尿病大鼠模型进行了研究。一项研究显示 TSF 可降低 UAER 并减少肾小球硬化指数和间质纤维化指数。在另一项研究中，TSF 通过改善脂质代谢表现出肾保护作用，进行校正异常血液流变学参数，抑制 TGF-β1 在肾组织中的表达，增强 MMP-9 的表达，降低 IV 型胶原蛋白的表达。一些包含 TSF 的单个草药对 DKD 的作用已经在临床和实验室中进行了研究。一项 Meta 分析表明，DKDⅢ～Ⅳ阶段患者，其接受黄芪注射，每日剂量为 20～60ml，持续 2～6 周，可改善肾脏功能，减少蛋白尿和增加血清白蛋白。TSF 的单个草药的研究已在糖尿病动物模型上进行。对 DKD 动物的各种研究已经证明，黄芪能够减少白蛋白尿，改善肾功能及肾脏病理变化。鬼箭羽在治疗 DKD 大鼠 12 周后显示出肾损伤的保护作用。地黄煎剂在体外能够抑制炎症诱导的晚期糖基化终末产物。从地黄中提取的化学成分梓醇，能够改善肾功能，减少 2 型 DKD 大鼠细胞外基质积累。从枳壳提取的化学成分香叶木苷，可以增加抗氧化糖尿病大鼠肾脏中的应激标记。环烯醚萜在 DKD 大鼠中发现可以有效降低肾纤维化的表达标记转化生长因子 β1 及其基质。大黄中的活性成分大黄酸被发现可以减少肾脏损伤和改善糖尿病大鼠的血脂异常。作为三七的主要活性成分，三七总皂苷有抗糖尿病作用，三七结合黄芪可抑制培养的增殖肾小球系膜细胞。

ACEI/ARB 试剂已广泛用于 DKD 治疗。它们可以有效减少或预防微量白蛋白尿的产生。但是大量的 DKD 患者，服用 ACEI/ARB 药物仍不可避免地发生 24 小时尿蛋白增加，最终进展为 ESRD。新药物的研究没有产生令人印象深刻的结果。Pyridorin 是一种糖糖基化终产物抑制剂的新药，在经过 1 年的治疗后并没有减少蛋白尿。Benfotiamine，一种亲脂性硫胺素衍生物，12 周治疗后没有减少 UAER。在 Sun-MACRO 试验中，Sulodexide 没有显示出减少大量白蛋白尿的功效。其他新药物如 avosentan 和 aliskiren 有严重的副作用。甚至一些较成熟的药物，如噻唑烷二酮类，可以减少微量白蛋白尿和大量白蛋白尿，但可能增加心力衰竭和膀胱癌的风险。因此，为患者寻找 DKD 新的治疗策略是迫切的。

我们的研究结果似乎表明，相较于单独使用 ACEI/ARB，ACEI/ARB 合并 TSF 使用可以减少 24h UP 升高水平。此外，因为 eGFR 是肾功能的标志物，TSF 的肾保护性能通过改善 DKD 患者的 eGFR 水平。与非糖尿病人群相比，糖尿病成人 eGFR 的最大下降为每年 $2.1 \sim 2.7 ml/(min \cdot 1.73 m^2)$，这可导致在几年内发生终末期肾病。Barnett 等研究报道，分别用替米沙坦和依那普利治疗 5 年，eGFR 仍然下降了 17.9 和 $14.9 ml/(min \cdot 1.73 m^2)$。此外，在 6 个月的 AVOID 试验中，在 $1 \sim 3$ 阶段的 CKD 患者中，aliskiren 与 losartan 联合治疗和 losartan 单独使用，两组患者均表现出不同程度的 eGFR 下降。尽管我们的试验的干预期只有 24 周，结果显示 eGFR 在 TSF 组中升高，而 eGFR 在安慰剂组降低。

在我们的研究中，TSF 和安慰剂组不良事件的比例没有显示出显著性差异。每组只有一个严重不良事件：TSF 组 1 名受试者死于 SAF，安慰剂组 1 名受试者死于 AMI。这些不良事件不被认为与研究药物相关。因此，TSF 似乎是 DKD 患者的安全治疗，但需要进一步评估。

我们的研究的局限性是只有 24 周的干预期。这项研究不是设计用于观察 DKD 的硬终点，如基线血清肌酐增加一倍浓度，ESRD 和死亡。本研究的目的是评价 TSF 治疗微量白蛋白尿或大量白蛋白尿的 DKD 患者的功效。样本大小估计是基于在微量白蛋白尿中以前 UAER 变化的结果，从而导致每个阶段中样品量的减少。此外，为保证充分评估 TSF 的肾脏保护作用和安全性，长期随访是必要的。

总之，针对 2 型 DKD 患者出现大量白蛋白尿的情况，TSF 似乎可以降低 24 周期蛋白水平和增加 eGFR，虽然在微量白蛋白尿的 DKD 患者中 TSF 没有显著性改变 UAER。TSF 具有良好的安全性和有效性，可以作为用于治疗患有大量白蛋白尿的 DKD 患者的辅助疗法。

（五）点评

本研究为中日友好医院李平教授团队所作。研究为六中心随机、双盲、安慰剂对照的临床试验，在 ACEI 或 ARB 的常规治疗上，122 名受试者接受糖肾方治疗，58 名为安慰剂组。结果表明，治疗 24 周后，糖肾方的作用明显优于单独使用 ACEI/ARB 类药物，使治疗显性蛋白尿有效率提高了 30%，治疗肾小球滤过率有效率提高了 11%，突破了糖尿病肾病显性蛋白尿期的治疗瓶颈，是中医药治疗糖尿病肾病高级别的循证医学证据。

研究五、芪明颗粒对糖尿病性视网膜病变中视网膜血液循环的影响：多中心临床试验

（一）介绍

糖尿病性视网膜病变（DR）是一种糖尿病微血管并发症（DM），并且也是导致失明主要的眼病。近年来，随着 DR 预防和治疗的发展，芪明颗粒改善眼底基底损伤的疗效已在 DR 预防和治疗的临床研究中进行了初步评估。本研究通过分析 360 名 DR 患者视网膜血液循环荧光眼底血管造影（FFA）结果，旨在评估芪明颗粒的临床有效性。

（二）方法

1. 诊断标准

2 型糖尿病的诊断参照 WHO 在 1998 年的标准。以下三个条件可以诊断任何患者具有 DM：①具有 DM 的症状，随机血糖≥11.1mmol/L；②在至少 8h 禁食后空腹血浆葡萄糖（FBG）≥7.0mmol/L；③口服葡萄糖耐量试验（OGTT）后 2h 血糖监测≥11.1mmol/L。

DR 的诊断标准和分期标准：采用由全球糖尿病性视网膜病变提出的 DR 的国际疾病严重程度量表 2002 年项目组。根据调查结果基于扩大的眼底镜检查和疾病严重程度分级，五级规范如下：第一级是"无明显视网膜病变"，无异常。第二级是"温和非增殖性 DR（NPDR）"，仅微动脉瘤。第三个层次是"中度 NPDR"，不仅仅是微动脉瘤，但少于严重 NPDR。第四级是"严重 NPDR"，以下任何一种：4 个象限的任一象限发生超过 20 次的视网膜内出血，在两个或更多的象限出现确定的静脉串珠，或在一个或多个象限中出现明显的视网膜内微血管的异常，但没有增殖性视网膜病变的迹象。第五级是"增殖性 DR（PDR）"，以下的一种或多种项目：新血管形成，玻璃体或视网膜前积血。

中医证候标准建立参照中医药临床诊断和治疗术语（GB/T16751.2-1997）和国家食品和药物管理局修订的中药新药临床研究指导原则：气阴两虚、肝肾不足及眼络瘀阻。主要症状包括视物模糊、干眼。次要症状包括五组：乏力和疲劳、自汗；五心烦热、口渴、盗汗、便秘；腰膝酸痛、头晕耳鸣；舌红少津、舌暗有瘀斑；脉细数、虚弱、弦小。当有 1 个主症，以及 1 个次症时可诊断。

2. 纳入标准

当满足以下各项有资格参加研究：①2 型糖尿病且血糖控制在正常范围内；②DR 从Ⅱ～Ⅴ；③证属气阴两虚、肝肾不足，眼络瘀阻；④男性或女性患者，年龄 18～70 岁；⑤前述知情同意书。

3. 排除标准

当符合以下任何标准将患者从研究中排除：①妊娠或哺乳期妇女，同时血糖控制不佳（FBG>7.0mmol/L）；②肝功能明显受损，定义为 ALT 高于正常上限的 1.5 倍水平；③过敏体质；④近 3 个月接受其他临床试验的患者；⑤严重的原发性疾病如心血管、肝或肾疾病或精神病；⑥有其他眼部并发症如青光眼、严重白内障与视力低下、视网膜脱离、视神经疾病、葡萄膜炎和视网膜病变相关的 DM。

4. 一般数据

2 型糖尿病患者从 8 个临床研究医院招募，利用眼底照相观察眼底病变。全部 534 例患者根据诊断标准登记并随机分配到试验组或对照组（比例为 2：1），其中 529 例受试者根据方案接受药物治疗。最后，视网膜血循环时间 360 例（146 名男性和 214 名女性，试验组 238 例和对照组 122 例）按 FFA 变化分析。

5. 基线比较

在基线时，测试组由 94 名男性和 144 名女性组成，对照组由 52 名男性和 70 名女性组成，试验组和对照组 DR 平均持续时间分别为（10.137±5.284）年和（10.622±5.315）年，年龄分别从 51～68 岁和 49～68 岁。性别、年龄和疾病持续时间两组间比较差异无统计学意义。

本研究经伦理委员会批准，患者签署知情同意书。体格检查，安全指标和眼睛测试在治疗前后。视网膜循环时间通过视频荧光素血管造影术记录，收集所有图像。

选择羟苯磺酸钙胶囊作为阳性对照药物。试验组患者口服服用芪明颗粒 4.5g，每日 3 次，处方为黄芪、葛根、地黄、枸杞等。它具有益气生津、滋补肝肾、通络的作用，用于治疗气阴两虚、肝肾不足、眼络瘀阻所致的糖尿病性视网膜病变。药物由浙江万马药业有限公司提供。对照组受试者口服羟苯磺酸钙胶囊 0.5g，每日 2 次，该药物由奥地利 Ebewe Pharma 生产。保证合格的受试者，接受常规随访（每 4 周一次）持续 3 个月的治疗过程。

6. 观察项目

由眼底照片评估眼底变化，FFA 作为诊断和有效指数的标准。主要疗效指标为臂-视网膜循环时间（ARCT）和视网膜动静脉循环时间（AVCT）。血糖、血压、血脂、肝肾功能在药物使用之前和试验结束时检测。

7. 患者的依从性

患者依从性通过药物数量并返回以下公式：受试者顺应性=实际药物剂量消耗/药物剂量消耗量×100%。

8. 数据管理和统计分析

病例报告表（CRF）的数据将被检查，由统计技术人员建立研究数据库。当数据检查或纠正和评估完成时，数据库被锁定用于统计分析。结果用 SPSS12.0 软件分析，并使用配对 t 检验来比较每组治疗前后的差别。t 检验用于评估治疗前和治疗后两组的变化值有无差别。两组间的差别用协方差比较。P 通过 Fisher 精确检验直接计算。

（三）结果

1. 患者依从性

经过 3 个月的用药，顺应性结果表明分别在两种情况下，小于 80% 的值注意到试验组 2 例，对照组 1 例。观察到试验组 351 例（80%～120%），175 例（99.4%）在对照组。

2. ARCT 和 AVCT 之间的两组比较

在治疗后，与基线值比较，实验组的 ARCT 具有显著差异（$P<0.01$）。疗后两组间差异有统计学意义（$P<0.05$，表 3-2-19），试验组优于对照组。

用药后，两组均有较短的 AVCT 值，与基线值比较差异有统计学意义（$P<0.01$，$P<0.05$），但两组间无差异（$P>0.05$，表 3-2-20）。

表 3-2-19 两组间 ARCT 比较 (均值±标准差)

组别	病例数	ARCT		组间比较	
		用药前	用药后	t	P
试验组	238	17.867±3.872	15.643±4.648	5.664	0.000
对照组	122	17.217±3.833	16.312±3.613	1.883	0.0613
组内比较 t		1.482	1.912		
组内比较 P		0.139	0.045		

表 3-2-20 两组间 AVCT 比较 (均值±标准差)

组别	病例数	AVCT		组间比较	
		用药前	用药后	t	P
试验组	236	7.635±3.149	5.165±3.382	3.815	0.000
对照组	120	7.737±3.413	5.313±3.472	2.245	0.032
组内比较 t		0.478	0.597		
组内比较 P		0.634	0.552		

3. 不良反应

试验组中有一名患者有胃不适，对照组有 5 例患者有不良反应，如头晕、皮疹、胃不适和恶心。

（四）讨论

糖尿病性视网膜病变定义为典型的视网膜微血管损伤。当前研究已经确定了诸多因素的生物化学发病机制，其中长期高血糖导致视网膜微循环障碍，视网膜缺氧。其他研究指出，高血黏度可以影响 DR 的发展并且是微血管疾病的关键因素。

中医理论认为"气为身体之本"，气行推动血液和津液运行，气滞则血瘀。气虚和气滞导致血瘀，血瘀加剧气虚。

DR 目前缺乏有效的药物治疗。几项研究显示，羟苯磺酸钙胶囊可能增加微血管阻力，降低渗透性，降低血小板聚集和血液黏度。因此，自 20 世纪 70 年代以来已经应用于 DR 的临床治疗，但由于其高价格未得到广泛使用。几个 DR 预防和治疗的国内临床研究证实，中草药在总疗效和改善视力上优于化学药物，但那些评价标准不够客观。FFA

可以清楚地观察到视网膜血管形态学变化和血流动力学循环，被认为是评估眼底的病理变化的黄金标准。因此，本研究利用 FFA 检查，旨在多中心随机对照临床试验中评估芪明颗粒对视网膜血循环的影响。

芪明颗粒的主要成分是提取自中草药，包括黄芪、葛根、地黄、枸杞等，这种复杂的草药成分中，葛根、地黄被认为有补充重要精华、改善眼睛视觉和促进气血运行的作用。黄芪、枸杞有补气养阴的作用。诸药相合，益气滋阴养血，从而促进正常血液循环和改善视网膜循环。

药理研究表明，黄芪可以保护并有利于来自变形的红细胞，地黄可以抑制血小板或纤维蛋白血栓形成，葛根可以改善外周循环，抑制血小板和红血细胞聚集，降低血糖水平，并在动物实验中预防视网膜血管损伤。

该试验的结果显示，芪明颗粒可以减少 ARCT 和 AVCT。其机制可能是通过促进视网膜微血管循环，增加局部血液流动，改善视网膜缺血的状况和缺氧，减轻病变，保护血液视网膜屏障，防止视网膜病的发生或进展。作为一个复方中药治疗，芪明颗粒可以改善视网膜血液循环和局部低氧缺血，尤其是早期 DR。这些变化可能有助于治疗 DM 的微血管并发症。

（五）点评

本研究为成都中医药大学附属医院段俊国团队所作。在多中心、随机、平行对照临床试验中，糖尿病性视网膜病变（DR）受试者随机分配到对照组（导升明）122 例和试验组（芪明颗粒）238 例，疗程 3 个月，以眼底荧光造影（FFA）评价疗效。结果表明，两组患者的视网膜动静脉循环时间（AVCT）均明显下降，试验组另可降低臂-视网膜循环记录时间（ARCT），说明作为中药复方制剂，芪明颗粒可以通过增加视网膜血流量和改善血液循环来缓解视网膜的缺氧和缺血，为 DR 患者的治疗提供了更多的选择。

参 考 文 献

安莉. 2004. 吕仁和治疗糖尿病及其并发症常用的"三件宝". 北京中医，2:82-84.

毕桂芝，仝小林. 2005. 络病研究及治疗进展. 首都医药杂志，16:46-47.

曹昭，张璐. 2012. 中西医结合治疗糖尿病足30例临床体会. 卫生职业教育，6:126-127.

缠双鸾，白克昌. 2009. 八味顾步汤合芷黄十味生肌膏治疗缺血性糖尿病足108例. 河北中医，3:393.

常健菲，郭力，黄吉峰，等. 2013. 李显筑教授治疗糖尿病阳痿经验. 中医药学报，2:63-65.

陈弘东. 2016.21例临床蛋白尿期糖尿病肾脏病的回顾性分析及仝小林教授"态靶因果"思想浅析. 北京：中国中医科学院.

陈慧，赵进喜. 2011. 赵进喜治疗DKD经验. 中医杂志，52(4):344-345.

陈吉生，郑聪. 2011. 中药治疗糖尿病及其并发症的应用分析. 中国实验方剂学杂志，23:276-278.

陈龙云，钟鹏飞. 2010. 糖尿病足的中医病因病机探讨. 中国医学创新，26:179-181.

陈世波，倪青. 2006. 林兰辨治糖尿病心肌病的遣药组方思路. 辽宁中医杂志，33(8):919-920.

陈思兰，林兰. 2013. 生脉散在糖尿病治疗中的应用. 长春中医药大学学报，29(4):623-625.

陈玉强，汪年松. 2015. DKD的鉴别诊断与治疗. 中国中西医结合学会，肾脏疾病专业委员会2015年学术年会.

陈筑红，夏城东，胡国庆. 2009. 糖尿病神经源性膀胱病案. 中医杂志，2:157-158.

程晓雯，郑清华，李小玲，等. 2012. 血管活性肠肽与某些胃肠动力紊乱性疾病的内在关联研究进展. 中国全科医学，15:237-241.

储全根，李赛美，莫伟，等. 2006. 加味桃核承气汤及其不同提取物对糖尿病大鼠心肌细胞钙转运的影响. 中国中医药信息杂志，13(6):43-45.

崔云龙. 2011. 中医辨证外治糖尿病足溃疡的临床观察. 北京：北京中医药大学.

单宝霞. 2012. 中医药治疗糖尿病足临床研究近况. 山西中医，7:56-58.

邓烨，李赛美，朱章志. 2012. 熊曼琪教授治疗糖尿病学术经验述. 中华中医药杂志，27(8):2110-2113.

丁光迪. 1991. 诸病源候论校注. 北京：人民卫生出版社：213.

董彬. 2013. 苏叶黄连汤合大黄附子汤加减治疗慢性肾衰竭108例. 实用中医药杂志，29(10):823-824.

董哲毅，邱强，陈香美，等. 2015. 糖尿病合并肾脏损害患者肾活检的临床意义. 中华肾病研究电子杂志，(2):92-96.

董振华，季元. 1997. 祝谌予治疗糖尿病慢性并发症的经验. 中医杂志，38(1):12-14.

董振华. 1999. 祝谌予经验集. 北京：人民卫生出版社：42-43.

杜萌萌，李静静，马立人. 2016. 糖尿病足发病高危因素的中医临床研究. 光明中医，12:1719-1720.

杜廷海，吕小红，吕靖中. 2001. 消渴安胶囊治疗糖尿病性冠心病150例临床观察. 中国中医药科技，8(2):117-118.

段俊国，金明，接传红，等. 2011. 糖尿病视网膜病变中医诊疗标准. 世界中西医结合杂志，7:632-637.

方飞群. 2006. 糖尿病足汤配合双黄散治疗糖尿病足46例. 河南中医，9:46-47.

方丽云. 2008. 湿润烧伤膏配合中药足浴在2型糖尿病足治疗中的应用. 临床护理杂志，1:32-33.

付享征，金玲，沈洁. 2006. 急性脑梗死与糖尿病临床关系. 中国临床保健杂志，8(4):359-360.

高辉. 2014. 刘怀栋治疗糖尿病视网膜病变经验. 河北中医，2:268-270.

高利，刘萍，罗玉敏. 2011. 舌苔的研究进展. 中西医结合心脑血管病杂志，9(9):1102 1103.

高利，王宁群，李宁. 2007. 不同证型脑梗死患者 SF 36 生存质量比较研究. 北京中医药大学学报，30(4):268-270.

高利，许长敏，赵芳芳，等. 2012. 国人脑血管病与胃肠道疾病相关性探讨. 中西医结合心脑血管病杂志，10(7):814-816.

高书平. 2015. 清热解毒法治疗早期糖尿病足的临床分析. 糖尿病新世界，4:96.

高彦彬，赵慧玲. 2009. DKD的中医诊治. 北京中医药大学学报（中医临床版），16(5):36-37.

耿树军，齐霁. 2011. 缺血性糖尿病足溃疡的中医证候研究. 中华中医药学会周围血管病分会第四届学术大会暨中华中医药学会周围血管病分会25年会庆论文集. 中华中医药学会：2.

龚煜山. 2009. 干细胞因子和P物质在糖尿病胃肠动力障碍大鼠结肠组织中的表达及中药大黄对其的干预影响. 江西医药，44:879-881.

关晔. 2005. 临床康复学. 北京：华夏出版社：109-110.

郭敬，陈弘东，周强，等. 2016. 仝小林运用淫羊藿经验. 山东中医杂志，4:336-338.

郭敬，陈弘东. 2016. 中药治疗 DKD7 年的病例报告.

郭蕾，李振中，丁学屏，等. 2009. 糖尿病血管病变的中医病机理论诠释. 中华中医药杂志，24(7):885-888.

郭勇英，孙颖，位庚，等. 2015. 中西医结合干细胞移植治疗糖尿病足的临床研究进展. 时珍国医国药，6:1454-1457.

郭勇英，位庚，李红蓉，等. 2016. 以脉络学说指导糖尿病足的治疗. 中医杂志，3:204-207.

国际血管联盟中国分会糖尿病足专业委员会. 2013. 糖尿病足诊治指南. 介入放射学杂志，9:705-708.

韩飞，杨海英，韩新玲，等. 2010. 益气养血、温经通络法治疗糖尿病足55例临床观察. 临床合理用药杂志，3:58-59.

韩艳茹，朱晓男. 2014. 朱晓男分期辨治湿热毒盛糖尿病足. 实用中医内科杂志，9:8-11.

韩焱福，徐光，周京志，等. 2012. 负压创面治疗结合植皮术修复糖尿病足溃疡的临床研究. 中国美容医学，14:88-90.

韩阳，张兴坤，刘亚燊，等. 2014. 张宗礼辨治糖尿病勃起功能障碍经验. 中国中医基础医学杂志，2:196-197,224.

韩振启. 2012. 六味地黄汤加味治疗糖尿病性阳痿病案拾穗. 中医药临床杂志，9:897-898.

何剑华，宋子贤，黄彬. 2015. 大黄在脑血管病治疗中的作用观察及分析中医临床研究，1674-7860.

何金波，王超. 2012. 通心络胶囊对2型糖尿病合并冠心病患者血管内皮功能的影响. 河北中医，34(6):812-815.

何泽. 2016. 名老中医南征教授治疗消渴病学术思想及临证经验. 光明中医，31(3):331-334.

胡东鹏，倪青. 2000. 巧定病性明标本，中医合参论治疗——林兰辨治糖尿病心脏病的经验. 辽宁中医杂志，27(7):289-291.

胡章学. 2014. 糖尿病肾脏疾病理诊断及分期进展. 临床肾脏病杂志，14(5):260-263.

黄江荣，黄蔚. 2012. 黄祥武主任医师治疗糖尿病足临床经验介绍. 新中医，2:139-140.

黄仕任，代波，冯婧，等. 2012. 蚕食清创法在糖尿病足溃疡中的临床应用研究. 中医药信息，1:47-50.

季聚良，陈大舜，武西芳. 2007. 中药灌肠治疗 DKD 氮质血症的临床观察. 湖南中医药大学学报，27(5): 69-70.

季欣星，徐军建，唐晓. 2014. 系统评价百令胶囊对 DKD 患者肾功能水平的影响. 湖北中医杂志，36(12): 3-5.

冀明，史本康. 2010. 糖尿病神经源性膀胱尿道功能障碍的发病机制及治疗进展. 山东医药，50(46):112-113.

贾冕，赵进喜，董超，等. 2015. 三黄益肾颗粒干预糖尿病肾病Ⅳ期的临床研究. 世界中医药，10(6): 845-848.

贾铁东，吕延伟. 2014. 吕延伟教授分期治疗糖尿病足经验总结. 中医外治杂志，6:63-64.

贾晓林，刘晨峰，蔡文就. 2004. 拂痛外洗方治疗糖尿病足 56 例疗效观察. 新中医，11:44-45.

蒋工伟. 1990. 大黄对体外肾小球系膜细胞生长的影响. 中华肾脏病杂志，6(3):133.

金波，刘志红，葛永纯，等. 2009. 肾活检患者中 DKD 流行病学特点的变迁. 肾脏病与透析肾移植杂志，18(2):133-137.

郎江明，魏爱生. 2014. 糖尿病足临床研究图解 2014. 广州:广东科技出版社.

黎磊石，刘志红，张景红，等. 1991. 大黄延缓慢性肾衰竭的临床和实验研究. 中西医结合杂志，11(7):392-396.

李炳辉，谷涌泉，王鹏华. 2011. 糖尿病足及下肢慢性创面修复 2011. 北京：人民军医出版社.

李波，李传课. 2015. 李传课治疗糖尿病视网膜病变经验. 中国中医眼科杂志，4:284-286.

李刚，吴连峰，王薇. 2009. 中西医结合治疗重症糖尿病足临床观察. 中国中医急症，7:1070-1071.

李光荣，康永，程霞，等. 1989. 注射用黄芪多糖药理作用的研究. 中成药，11(9):32-33.

李广智，陈灏珠. 2006. 糖尿病性心脏病——陈灏珠院士. 老年医学与保健，1:64-65.

李辉，金萌，唐乾利，等. 2015. 糖尿病足溃疡的中医外治研究进展. 中国烧伤创疡杂志，2:108-111.

李建鹏，王峥. 2015. 八宝生肌膏治疗糖尿病足 60 例临床研究. 糖尿病新世界，12:42-43.

李建卿. 2005. 非肥胖型糖尿病中医证型分布与相关因素的临床研究. 中国中医科学院.

李经纬，余瀛鳌，区永欣，等. 2004. 中医大辞典. 北京：人民卫生出版社：1-205,1057,1226,1284.

李晶晶，范冠杰，罗广波，等. 2006. 糖足方治疗糖尿病足临床疗效观察. 辽宁中医杂志，8:958-959.

李君玲，刘文科，郭允. 2012. 仝小林辨治糖尿病合并冠心病经验. 吉林中医药，32(8):768-769.

李俊红，徐进，梁丽，等. 2015. 清热养阴活血组方治疗早期 DKD 临床研究. 河北中医，37(3): 374-375.

李丽娜，李敬会，蔡莉莉. 2014. 生物反馈联合酒石酸托特罗定治疗老年尿失禁效果观察. 实用老年医学，28(10): 842-844.

李平，严美花，文玉敏. 2014. 中西医结合治疗 DKD 的"病证方效"研究. 中国中西医结合肾病杂志，15(5):377-378.

李平. 2016. 糖肾方治疗 DKD 疗效被证实. 健康报，005.

李萍，李艳英. 2009. 糖尿病心血管病变诊治进展. 山东医药，37:105-106.

李启华. 2015. 中西医结合治疗中老年糖尿病足 39 例临床观察. 内蒙古中医药，7:71-72.

李赛美，储全根，莫伟，等. 2005. 加味桃核承气汤及不同提取物对糖尿病大鼠心肌纤维化的影响. 南京中医药大学学报，21(4):236-239.

李赛美，储全根，莫伟，等. 2005. 加味桃核承气汤及其提取物对糖尿病大鼠主动脉弓超微结构的影响. 广州中医药大学学报，22(2):134-137.

李赛美，吴玲霓，储全根，等. 2005. 加味桃核承气汤及其不同提取物对糖尿病大鼠心肌细胞超微结构的影响. 北京中医药大学学报，28(3):48-51.

李赛美，熊曼琪，林安钟，等. 1996. 老年期糖尿病心血管功能特点初步探讨（附191例临床分析）. 实用医学杂志，12(5):283-284.

李赛美，熊曼琪，林安钟，等. 1999. 不同治法对糖尿病大鼠心脏病变影响的实验研究. 新中医，31(10):39-41.

李世征，吕延伟. 2012. 吕延伟中医外治糖尿病足经验. 辽宁中医杂志，10:1920-1921.

李仕明. 2002. 糖尿病足与相关并发症的诊治 2002. 北京：人民卫生出版社.

李团生. 2010. 复方玄驹胶囊治疗糖尿病性阳痿50例. 中国中医药现代远程教育，(10):89-90.

李薇. 2013. 蠲白汤直肠滴注治疗早期DKD疗效观察. 中国中医药信息杂志，20(1): 76-77.

李晓艳. 2008. 葶苈大枣泻肺汤加味配合西药治疗慢性肾功能衰竭并发慢性充血性心力衰竭临床观察. 中国中医药信息杂志，15(7):75.

李云平，矫浩然，王刚，等. 2012. 关于糖尿病足溃疡中医证候疗效评价体系探讨. 天津中医药，3:251-253.

李云平，矫浩然. 2013. 张庚扬教授从瘀、热论治糖尿病足坏疽经验述要. 天津中医药，6:323-324.

李志. 2007. 解发良主任医师治疗内科杂病经验. 湖南中医杂志，5:25-26.

李治. 2014. 四妙活血汤对糖尿病足患者中医证候的影响. 四川中医，11:57-59.

连凤梅，仝小林，白煜，等. 2008. 中药降糖复方与二甲双胍对照治疗2型糖尿病临床研究. 中国临床药理学杂志，24(6):501-504.

林爱国，陈浩. 2012. 地奥心血康辅治糖尿病合并心肌缺血疗效观察. 临床合理用药杂志，7:56-57.

林兰，张润云，倪青，等. 2000. 糖心平治疗糖尿病冠心病的临床研究. 中国中医药信息杂志，7(8):46-48.

林兰. 1999. 中西医结合糖尿病学. 北京：人民卫生出版社：338-366.

林兰. 2000. 中西医结合糖尿病研究进展. 北京：海洋出版社：358-361.

林素财，林琳，廖芳莲. 2009. 糖尿病足中医病因梳理. 光明中医，3:525-526.

刘芳，陈宝元. 2012. 陈宝元教授治疗糖尿病足外治法的学术思想. 四川中医，5:9-10.

刘红，秦平. 2013. 玻璃体腔内注射Avastin联合睫状体光凝治疗新生血管性青光眼. 新乡医学院学报，30(3):216-217，220.

刘红，孙伟，顾刘宝，等. 2015. 黄葵胶囊联合ACEI或ARB类药物治疗DKD的Meta分析. 中华中医药杂志，30(5): 1712-1718.

刘欢，杨婧，雷晓琴，等. 2015 通络驻景丸对糖尿病视网膜病变的临床疗效. 中国中医眼科杂志，6:392-395.

刘辉，张宏亮. 2011. 补阳还五汤加味治疗前期糖尿病足临床研究. 河南中医，5:493-495.

刘建平. 2010. 袁占盈辨治糖尿病足经验. 中国中医基础医学杂志，3:236-253.

刘如俊，赵文志，张路，等. 2014. 表皮生长因子在糖尿病足溃疡创面愈合过程中的作用观察及其机制探讨. 大连医科大学学报，4:322-327.

刘文科, 周强, 甄仲, 等. 2010. 糖尿病终末期肾病辨治经验举隅. 中医杂志, 51(8):691-693.

刘希德. 2010. 糖尿病足中药外用方整理研究. 中国中医药现代远程教育, 20:180.

刘喜明. 2009. 构建2型糖尿病中医辨证论治体系的思路与方法. 中华中医药杂志, 24(8):1050-1051.

刘小燕, 王远征, 韩玉. 2012. 麝香保心丸对糖尿病大鼠心肌纤维化的影响. 中药药理与临床, 1:28-31.

刘岩, 韩易言, 郑曲. 2014. 参松养心胶囊治疗糖尿病心脏自主神经病变随机平行对照研究. 实用中医内科杂志, 28(3):50-58.

刘岩, 韩易言, 郑曲. 2014. 稳心颗粒治疗糖尿病心脏自主神经病变随机平行对照研究. 实用中医内科杂志 2012, 3:41-43.

刘艳萍, 柳国斌, 张磊, 等. 2010. 糖尿病足中医内治法研究进展. 上海中医药杂志, 4:80-82.

刘耀文, 刘耀武. 2014. 中医泻下法在糖尿病足的临床应用分析. 大家健康 (学术版), 21:18-19.

刘宇彪. 2009. 中西医结合治疗糖尿病周围血管病变179例临床分析. 北京: 北京中医药大学.

刘志广. 2014. 复方丹参滴丸治疗糖尿病合并无症状性心肌缺血的效果及机制探讨. 山东医药, 54(28):77-78.

刘志红, 黎磊石. 1999. DKD发病机理. 中华肾脏病杂志, 15(2):120-123.

柳国斌, 张磊, 闫少庆, 等. 2009. 清筋术治疗糖尿病足疗效观察. 上海中医药大学学报, 6:22-24.

陆萍. 2007. 邹菊生和营清热养阴活血法治疗糖尿病视网膜病变经验. 中国中医眼科杂志, 6:322-323.

陆姿赢, 王丽翔, 柳国斌. 2014. 中医外科特色技术治疗糖尿病足临床综述. 浙江中医药大学学报, 5:664-666.

吕靖中, 杜廷海, 吕晓红. 1992. 黄连调心汤治疗糖尿病并发心律失常24例. 河南中医, 12(2):82.

吕仁和, 高彦彬, 易京红, 等. 1996. 止消通脉饮治疗糖尿病微血管病变的临床研究. 北京中医药大学学报, 19(5):25-28.

吕仁和, 赵进喜, 王世东. 2001. 糖尿病及其并发症的临床研究. 新中医, 3:3-5.

吕亚林, 王向阳. 2011. 2型糖尿病合并心脑血管疾病的临床分析与探讨. 中国社区医师 (医学专业), 13(5):22.

罗旭升, 高健生, 朱旭华. 2005. 交泰丸防治糖尿病视网膜病变研究的思路探讨. 中国中医眼科杂志, 15(2):103-104.

罗艳, 汤秀珍. 2008. 《内经》脾瘅与糖调节受损. 中国中医基础医学杂志, 14(12):892-893.

马金平, 吴深涛, 郭立平. 2009. 基于《内经》糖尿病前期的论述考辨其防治措施. 中华中医药学刊, 27(6):1211-1212.

美国眼科学会编, 中华医学会眼科学分会编译. 眼科临床指南. 北京: 人民卫生出版社: 365-395.

莫爵飞, 姜山, 倪青. 2012. 糖尿病足中医治疗研究进展. 环球中医药, 12:947-951.

莫小文. 2014. 活血通脉汤治疗糖尿病足22例临床观察. 中医药导报, 9:98-100.

南征. 2001. 消渴病研究. 长春: 吉林科技出版社: 5.

倪青, 姜山, 肖月星. 2013. 芪药消渴胶囊治疗早期DKD多中心、随机、双盲、安慰剂对照临床观察. 中华中医药杂志, 28(8):2479-2482.

倪青. 2001. 著名中医学家林兰教授学术经验之十三 尿频急痛皆属淋 肾虚湿热是主因——治疗糖尿病神经源性膀胱的经验. 辽宁中医杂志, 9:515-516.

倪青. 2015. 糖尿病中医循证治疗学. 北京: 科学技术文献出版社.

潘秋. 2008. 糖尿病络脉病变的理论总结. 北京：北京中医药大学.

庞博. 2012. 施今墨学派名老中医诊治糖尿病学术思想与经验传承研究. 北京：北京中医药大学.

庞健丽, 林兰, 倪青, 等. 2009. 糖尿病性冠心病中医用药特点及思路. 中华中医药学刊, 3:494-496.

庞宗然, 苏晓慧, 刘祖涵, 等. 2011. 微循环障碍与糖尿病及其并发症关系. 时珍国医国药, 22(4):988-989.

逄冰, 赵锡艳, 彭智平, 等. 2012. 仝小林教授糖尿病心脏病诊治验案一则. 第十四次全国中医糖尿病大会论文集. 中华中医药学会糖尿病分会：3.

彭清华. 2011. 中西医结合眼底病学. 北京：人民军医出版社：253-258.

彭小兵. 2015. 糖尿病足流行病学及糖尿病足截肢的临床分析. 糖尿病新世界, 11:152-153.

戚沁园, 彭万年. 2008. 彭万年教授治疗内分泌疾病验案 3 则. 新中医, 2:115-116.

钱明平. 2010. 糖尿病遗传的研究进展. 同济大学学报（医学版）, 31(4):106-108.

秦海洸, 唐汉钧, 张宝华, 等. 2003. 唐汉钧教授中西结合治疗糖尿病足溃疡经验. 陕西中医, 9:823-824.

邱波, 张梅芳. 2011. 全国名老中医张梅芳教授论治糖尿病性视网膜病变的经验总结. 世界中医药学会联合会、中华中医药学会. 世界中医药学会联合会第二届眼科年会中华中医药学会第十次中医中西医结合眼科学术大会论文汇编. 世界中医药学会联合会、中华中医药学会：4.

邱世翠, 李波清, 刘金荣, 等. 2000. 黄芪对小鼠免疫功能的影响. 时珍国医国药, 11(5):389-390.

阙华发. 2010. 糖尿病性足溃疡的中西医结合治疗. 中国现代普通外科进展, 11:911-913.

冉小娅, 陈秋. 2008. DKD 的发病机制与治疗进展. 医学综述, 14(6):885-886.

饶祖华, 余颖, 李小青. 2008. 芪蛭降糖胶囊治疗早期 DKD34 例临床观察. 浙江临床医学, 10(7):909-910.

戎健, 杨诗球, 李飞娥. 2001. 甲基维生素 B_{12} 治疗糖尿病神经病变的临床疗效观察. 第三军医大学学报, 23(10):1219-1221.

石小霄, 王艳滨, 王瑞雪, 等. 2015. 糖尿病膀胱病的发病机制及诊断. 中国综合临床, (4):368-369.

宋冰. 2003. 魏执真诊治糖尿病并发心律失常经验. 中国医药学报, 3:165-168.

宋珏娴, 蒲秀玲, 高利. 2009. 缺血性脑卒中患者气虚证的旁证探讨. 中西医结合心脑血管病杂志, 7(2):153-154.

宋茹. 2013. 明目地黄丸对糖尿病视网膜病变的疗效. 中医临床研究, 11:36-37.

宋瑞捧, 沈珂珂, 马豪莉, 等. 2014. 表皮生长因子联合银离子敷料治疗糖尿病足感染的临床研究. 中华医院感染学杂志, 16:4033-4035.

宋银枝, 宋诵文, 吴新民. 2008. 益气养阴祛瘀通络法治疗 DKD46 例临床观察. 新中医, 40(3):30-31.

苏克雷, 朱垚, 贾晓玮, 等. 2012. DKD 病名探源及病机述评. 辽宁中医药大学学报, 14(1):88-90.

孙文亮. 2010. 糖尿病足分期分级与中医辨证分型. 中国中西医结合外科杂志, 1:119-120.

陶少平, 陈学峰, 孙艳, 等. 2006. 黄芪注射液对 DKD 患者血转化生长因子-β1 及Ⅳ型胶原水平的影响及其意义. 中国中西医结合肾病杂志, 7(3):156-157.

田佳星, 赵静波, 李敏, 等. 2015. 糖胃安方对链脲佐菌素诱导的 1 型糖尿病大鼠小肠生物力学重构的影响. 中国糖尿病杂志, 7:637-643.

田佳星, 赵林华, 周强, 等. 2012. 抵当汤加减治疗 DKD 微量蛋白尿的回顾性分析. 北京中医药大学学报, 19(6):7-10.

田磊. 2013. 2 型糖尿病患者合并冠心病的危险因素的 Meta 分析. 中国药物经济学, 4:33-38.

仝小林, 毕桂芝, 甄仲, 等. 2008. 2518 例肥胖 2 型糖尿病中医证型分类研究. 世界中西医结合杂志,

3(1):26-28.

仝小林, 柳红芳. 2007. 糖尿病早期"六郁"病机探讨. 北京中医药大学学报, 30(7) : 447-449.

仝小林, 柳红芳. 糖尿病早期"六郁"病机探讨 [J]. 北京中医药大学学报, 2007, 30(7): 447-449.

仝小林, 倪青, 连凤梅, 等. 2009. 糖敏灵丸治疗 2 型糖尿病随机双盲平行对照多中心临床试验. 中国临床药理学杂志, 25(2):104-108.

仝小林, 张志远, 李宁, 等. 1998. DKD 的中医治疗. 中国医药学报, 13(4):50-53.

仝小林, 赵昱, 毕桂芝, 等. 2007. 试论中医"治未病"及"络病"理论在糖尿病微血管并发症治疗中的应用. 中医杂志, 48(6):485-486.

仝小林, 赵昱, 陈良. 2015. DKD 水肿的中医辨证治疗. 中国临床医生, 33(10):44-46.

仝小林, 周强, 赵林华, 等. 2014. DKD 的中医辨治经验. 中华中医药杂, 29(1):144-146.

仝小林, 周水平, 李爱国, 等. 2002. 水蛭对糖尿病大鼠肾脏病变的防治作用及机理探讨. 中国中医药信息杂志, 9(6):21-23.

仝小林. 2009. 糖络杂病论. 北京：科学出版社：129-134.

仝小林. 2011. 糖络杂病论. 北京：科学出版社：41.

仝小林. 2014. 糖络杂病论. 第 2 版. 北京：科学出版社：9-13.

仝小林. 2016. 糖尿病中医药临床循证实践指南（2016）. 北京：科学出版社.

涂静. 2013. 糖尿病周围血管病变及糖尿病足的危险因素分析. 武汉：华中科技大学.

万方, 仝小林. 2011. 仝小林从络辨治阳痿验案 1 则. 上海中医药杂志, 11:37-38.

汪玉芳, 项磊, 胡四平. 2010. 糖尿病足从瘀论治的探讨. 江苏中医药, 10:9-10.

王安宇, 乔艺杰, 魏良纲. 2011. 丹黄散外敷治疗糖尿病足的临床疗效观察. 贵州医药, 6:505-507.

王晨云, 杨传华. 2015. 中医药治疗糖尿病心肌病验案举隅. 中国民族民间医药, 8:172-173.

王聘红, 邓悦, 南征, 等. 2008. 生脉解毒通络胶囊对实验性糖尿病大鼠心肌超微结构的保护作用. 中国老年学杂志, 28(10):1983-1985.

王道瑞. 2006. 中国百年百名中医临床家丛书——祝谌予. 北京：中国中医药出版社.

王东, 张冕, 李敬林. 2015. 从消渴并阳痿论治糖尿病性勃起功能障碍. 辽宁中医药大学学报, 9:16-18.

王广宇, 朱旅云, 马利成, 等. 2013. 干细胞移植治疗糖尿病足. 中国组织工程研究, 1:173-180.

王国强. 2013. 辨证分型治疗 0 级糖尿病足 60 例. 中医研究, 4:34-36.

王洪武, 倪青. 2009. 林兰治疗糖尿病合并冠心病的辨治思路. 中华中医药杂志, 24(3):334-337.

王佳, 仝小林. 2006. 浅谈糖尿病神经源性膀胱的中西医诊治. 第九次全国中医糖尿病学术大会论文汇编. 中华中医药学会糖尿病分会, 4.

王建春, 白爽, 黄学阳, 等. 2014. 重症糖尿病足筋疽型 34 例中医外治回顾性分析. 中国老年学杂志, 6:1641-1642.

王娟, 杨朝武. 2015. 近年糖尿病足中医治疗进展. 中国中医药现代远程教育, 9:150-154.

王军, 徐阳. 2015. 糖尿病足溃疡中医循证临床实践指南. 中国中西医结合外科杂志, 5:540-543.

王乃东, 阎胜利. 2011. 糖尿病与脑梗死的关系研究进展. 药品评价, 8(1):37-41.

王臬, 陈诗吟. 2014. 著名流派陈氏外科治疗糖尿病足经验拾粹. 新中医, 10:242-243.

王琦, 杨吉相, 李国信, 等. 2004. 疏肝益阳胶囊治疗勃起功能障碍多中心随机对照试验. 北京中医药大学学报, (4):72-75.

王清，任明，辛宇波，等. 2009. 高压氧治疗糖尿病足的疗效评价. 中国热带医学，8:1459-1461.

王尚珍，刘鹏，周杨，等. 2012. 芪苈强心胶囊辅治糖尿病性心功能不全的疗效观察. 疑难病杂志，11(2):125-126.

王世东，肖永华，傅强，等. 2016. 吕仁和教授辨治糖尿病神经源性膀胱经验. 现代中医临床，3:4-8.

王文英，胡柳萍. 2006. 中药灌肠治疗 DKD 慢性肾衰的疗效观察. 江西中医药，37(8): 24-25.

王旭东. 2006. 2 型塘尿病相关基因研究进展. 中国优生遗传杂志，14(1):4-5.

王学良，朱章志，熊曼琪，等. 2009. 从心胃相关论治糖尿病心脏病. 新中医，41(2):5-6.

王营. 2009. 通心络胶囊治疗糖尿病性勃起功能障碍疗效观察. 现代中西医结合杂志，(22):26-67.

王越. 1998. 吕仁和用"六对论治"诊治糖尿病及其并发症的经验. 中国医药学报，13(4):46-49.

王云飞. 2010. 阙华发治疗糖尿病足坏疽经验. 上海中医药杂志，6:23-25.

王智慧，张洪品，赵红心，等. 2010. 龟象膏治疗糖尿病足溃疡 20 例. 中国中医急症，5:863-864.

卫燕文，柳国斌. 2011. 糖尿病足的中医证型分析. 辽宁中医杂志，1:27-29.

魏军平，刘芳，周丽波，等. 2010. 北京市糖耐量异常和糖尿病危险因素及中医证候流行病学调查. 北京中医药，29(10):731-737.

魏良洲，杨林，孔心娟，等. 2008. 糖尿病胃轻瘫患者胃黏膜 Ghrelin 表达与血糖水平、胃排空的关系. 中华消化杂志，28:3-6.

魏艿. 2009. 糖尿病足的中医治疗探讨. 陕西中医，4:450-451.

翁建平. 2010. 对糖尿病流行病学、循证医学及基础研究的探索. 中山大学学报（医学科学版），2:166-171，178.

吴义春，刘文科，仝小林. 2009. 仝小林辨治糖尿病合并心脏病验案举隅. 上海中医药杂志，43(8):5-7.

伍梅芳，廖昆山. 2011. 象皮生肌膏治疗糖尿病足 41 例. 中国中医药现代远程教育，2:45-46.

武俊华，晏英. 2012. 参芪降糖颗粒对老年 2 型糖尿病患者心率变异性的影响. 现代中西医结合杂志，22:2428-2429.

武珊珊，潘从清. 2015. 糖尿病难愈性溃疡中医内治法研究进展. 四川中医，2:180-184.

西冈五夫. 1986. 大黄的生物活性及其成份. 国外医学·中医药分册，3(8):27.

奚九一，李真，范冠杰，等. 2011. 糖尿病中医防治指南糖尿病足. 中国中医药现代远程教育，19:140-143.

夏城东. 2001.《内经》消渴论述的探讨. 四川中医，19(8):15-16.

肖黎，吴石白，关小宏. 2014. 敷料在糖尿病足治疗中的应用现状及展望. 医学综述，20:3762-3765.

谢敏崇. 2011. 中西医结合治疗糖尿病足 2 级的临床分析. 现代医院，9:51-52.

谢瑜，周国英，郭芳. 2007. 益气养阴活血法治疗早期 DKD60 例临床观察. 光明中医，12,22(12):72-74.

邢伯威，武海阔，徐阳，等. 2015. 丹黄消炎液治疗糖尿病足溃疡 30 例疗效观察. 湖南中医杂志，12:6-8.

邢鹏超，曹烨民，奚九一. 2013. 奚氏清消方及祛腐清筋术治疗糖尿病足筋疽重症 90 例临床观察. 北京中医药大学学报（中医临床版），3:16-20.

熊继柏. 1997. 析《内经》消瘅的病因与证治. 吉林中医药，1:3-4.

熊曼琪，梁柳文，林安钟，等. 1992. 加味桃核承气汤治疗 2 型糖尿病的临床与实验研究. 中西医结合杂志，12(2):74-76.

熊曼琪，林安钟，朱章志，等. 1997. 加味桃核承气汤对 2 型糖尿病大鼠胰岛素抵抗的影响. 中国中西医结合杂志，17(3):165-168.

熊曼琪. 1988. 加味桃核承气汤（片）治疗糖尿病的临床疗效观察. 新中医, 20(4):53-55.

熊曼琪. 1994. 非胰岛素依赖型糖尿病辨证分型与老化度关系探讨. 中国医药学报, 9(3):11.

修丽梅, 罗毅文, 王振萍, 等. 2011. 糖尿病足的中医研究进展. 中医药学报, 5:91-93.

徐洪涛, 曹烨民, 奚九一. 2009. 糖尿病足的临床分类法探讨. 甘肃中医, 1:21-23.

徐虹, 王旭. 2012. 糖尿病足中医治疗研究探要. 吉林中医药, 12:1216-1217.

徐黄杰, 杨薇, 宋剑涛, 等. 2015. 高健生主任治疗黄斑水肿临床经验. 南京中医药大学学报, 5:483-484.

徐敏, 高利, 宋珏娴. 2010. 脑血管狭窄介入检查治疗后血管损伤及中药痰火方的干预研究. 中西医结合心脑血管病杂志, 8(12):1449-1450.

徐泽杰. 2014. 百令胶囊治疗糖尿病阳痿 68 例. 中国药师, (2):271-273.

许华颖. 2015. 中西医结合治疗糖尿病足病临床研究. 中医学报, 1:38-39.

许辉, 于静, 叶茂. 2014. 健阳胶囊治疗 2 型糖尿病勃起功能障碍效果分析. 中国医药导报, 7:38-40.

许家骏, 梅冰逸, 张南. 2012. 复方血栓通对早期糖尿病视网膜病变的疗效观察. 中华中医药杂志, 12:3247-3249.

许樟荣, 冉兴无. 2015. 糖尿病足病规范化诊疗手册 2015. 北京: 人民军医出版社.

许樟荣. 2007. 糖尿病足病的流行病学及诊治现状. 内科理论与实践, 3:150-152.

严志登, 李建明, 陈海生, 等. 2012. 中药溻渍法结合蚕食法清创治疗糖尿病足 34 例. 河北中医, 2:207-208.

杨关林, 张哲, 张会永, 等. 2007. 血脉病探要. 辽宁中医杂志, 34(11):1528-1529.

杨焕杰, 吕培文, 丁毅, 等. 2008. 中医辨证外治 5 法治疗糖尿病足溃疡. 北京中医药, 9:717-719.

杨家荣. 2007. 中医药治疗糖尿病足研究近况. 河北中医, 10:949-951.

杨俊伟, 黎磊石, 张真. 1993. 大黄治疗 DKD 的实验研究. 中华内分泌代谢杂志, 9(4):222-224.

杨俊伟, 黎磊石. 1993. 大黄延缓慢性肾衰竭进展的实验研究. 中华肾脏病杂志, 9(2):65.

杨立芸. 2013. 糖尿病足发病机制、分级及治疗. 社区医学杂志, 15:11-13.

杨敏, 张丽芬, 赵进喜, 等. 2007. 黄芪卫矛合剂对 DKD 大鼠血清 LN 和 IV 型胶原含量影响. 辽宁中医杂志, 34(3):373-374.

杨晓晖, 吕仁和, 戴京璋, 等. 2001. 止消通脉宁对糖尿病微血管合并症患者心功能影响的临床研究. 北京中医药大学学报, 24(5):45-47.

杨晓晖, 吕仁和. 2005. 试论络脉病变是早期糖尿病心脏病的病理基础. 北京中医药大学学报, 28(3):85-87.

杨晓晖, 吕仁和. 2006. 糖尿病心脏病的中医分期辨证探讨. 北京中医, 25(7):403-405.

杨晓晖, 钟柳娜, 吕仁和. 2003. 糖尿病心脏病中医药临床研究述评. 中国医药学, 18(7):430-434.

杨晓晖. 1995. 吕仁和教授运用加味四逆散治疗消渴病并发症经验. 中医函授通通讯, 1(4):32-34.

杨鑫, 李平, 张韬, 等. 2010. DKD 发病机制研究进展. 第十一届全国中西医结合肾脏病学术会议.

易京红. 2014. 运用吕仁和教授“六对论治”思路诊治糖尿病心脏病. 世界中医药, 9(3):340-342.

易滢洁, 王连洁, 于秀辰. 2016. 感染性糖尿病足中医内治法概述. 现代中医临床, 4:55-57.

于慧玲, 冯长顺, 李雪梅. 2008. 代谢综合征与脑梗死患病率的相关分析. 中华老年心脑血管病杂志, 10(5):356-357.

于江苏, 王颜刚. 2011. 糖尿病足的发病机制及干细胞移植治疗. 中国组织工程研究与临床康复,

40:7560-7564.

于淼，朴春丽，南红梅，等. 2007. 南征应用辛味药治疗 DKD 经验. 山东中医杂志，26(3):197-199.

于鑫，李西林，柳国斌，等. 2013. 中药治疗糖尿病足的实验研究进展. 世界中医药，10:1261-1263.

余伟军. 2011. 步长脑心通治疗 DKD 的疗效观察. 医学信息，24(9):5792.

袁群. 2010. 糖尿病足的诊断与鉴别诊断. 中国社区医师（医学专业），15:6-7.

岳红军. 2011. DKD 的诊断与鉴别诊断. 中国社区医师. 医学专业，13(4):159-162.

岳仁宋，陈源，王帅，等. 2010. 糖尿病足的中医分期论治探微. 中医杂志，10:885-886.

曾铃俨，黎育庭，范丽君，等. 2016. 中医治未病防治糖尿病足的可行性分析. 齐齐哈尔医学院学报，
16:2041-2043.

曾庆明，刘春招. 2015. 中西医诊疗糖尿病足概况. 中医学报，5:652-654.

张春霞，李杰辉，黄许森，等. 2015. 湿润烧伤膏换药配合中医辨证治疗糖尿病足溃疡的疗效观察. 广
西医学，12:1712-1714.

张姐，杜昕，关小宏，等. 2011. 新型敷料 Kerraboot 治疗糖尿病足溃疡的疗效观察. 中国全科医学，
15:1635-1637.

张凤俊，易敬林，李晶明，等. 2016. 糖尿病视网膜病变发病机制研究进展. 眼科新进展，6:584-587.

张光明. 2000. 糖尿病的心血管疾患：流行病学与危险因子. 国外医学·社会医学分册，2:84-85.

张健. 2005. 张庚扬教授中西医结合治疗糖尿病足坏疽经验. 天津中医药，4:279-280.

张景红. 1993. 大黄对慢性肾衰竭病人脂质代谢的影响. 中华肾脏病杂志，9(3):133.

张来平. 2015. 中西医结合治疗糖尿病足的进展. 陇东学院学报，1:71-74.

张丽芬，赵进喜. 2005. 中药鬼箭羽研究近况. 中国中药杂志，30(24):1895-1898.

张荔群，张鸣青. 2009. 糖尿病足的发病机制与治疗. 现代中西医结合杂志，4:461-463.

张明珠，俞光荣. 2009. 干细胞移植治疗糖尿病足的基础研究与临床应用进展. 中国修复重建外科杂志，
3:358-361.

张睿. 2015. 南征教授治疗糖尿病性心肌病临床经验介绍. 中西医结合心血管病杂志，3(10):122-123.

张润云，倪青，孟凤仙，等. 2006. 糖尿病心脏病中医诊疗思路与方法. 中国中医药信息杂志，13(1):90-91.

张武宁，彭雪梅，高晓东，等. 2012. 麝香保心丸对 2 型糖尿病合并慢性收缩性心力衰竭患者心功能及
BNP 的影响. 中国循证心血管医学杂志，3:234-236.

张喜芬，赵保礼，杨立波，等. 2013. 糖网康胶囊治疗糖尿病视网膜病变 II 期研究. 实用药物与临床，
9:818-820.

张喜芬，赵保礼，杨立波，等. 2013. 通络明目胶囊治疗糖尿病视网膜病变的随机双盲对照研究. 西部
中医药，11:88-90.

张先闻. 2008. 陈以平辨治 DKD 经验撷要. 上海中医药杂志，42(6):6-7.

张筱玲，冯建华. 2009. 糖尿病足中医药治疗的研究进展. 辽宁中医药大学学报，2:71-74.

张焱. 2004. 吕延伟教授运用中西医结合疗法治疗糖尿病足的临床经验总结. 大连：辽宁中医学院.

张煜敏，杨丽萍，沈波. 2012. 金水宝胶囊治疗 DKD 的系统评价. 现代中西医结合杂志，21(23):
2509-2512.

赵进喜，王世东，张丽芬. 2005. 糖尿病相关中医病名考辩. 辽宁中医杂志，32(9):889-890.

赵进喜，肖永华. 2009. 吕仁和临床经验集. 第一辑. 北京：人民军医出版社：81-82.

赵晓晖，赵斌. 2011. 赵斌主任医师运用中医综合疗法辨治糖尿病足经验举隅. 中医临床研究，9:79-80.

郑柳涛，武曦蔼，李平. 2009. 益气养阴活血法治疗 DKD 初探. 中医药学报，37(3):6-8.

郑曙琴，梁茂新，高天舒. 2009. 古代消渴相关病名异同性考察分析. 中华中医药杂志，24(8)999-1001.

郑薇薇，衡先培. 2004. 糖尿病心脏自主神经病变的检查与中医药治疗近况. 中医药信息，4:9-11.

郑恂，镇奋，段跃. 2013. α-硫辛酸联合莫沙比利治疗糖尿病神经源性膀胱的临床研究. 中国基础医药，20 (11) : 1620-1621.

《中国糖尿病防治指南》编写组. 2010. 中国糖尿病防治指南. 北京：北京大学医学出版社：29-32.

中国心脏调查组. 2006. 中国住院冠心病患者糖代谢异常研究. 中华内分泌代谢杂志，22(1):7-10.

中国医学会糖尿病学分会. 2012. 中国型糖尿病防治指南（2010 年版）. 中国糖尿病杂志，20(1):S1-S37.

中国医学会糖尿病学分会.中国型糖尿病防治指南（2010 年版）.中国糖尿病杂志，2012，20（1）：S1-S37.

中华人民共和国卫生部，中华人民共和国科学技术部，中华人民共和国国家统计局. 2004. 中国居民营养与健康状况. 中国心血管病研究杂志，2(12):919-922.

中华医学会内分泌学分会. 2015. 中国成人糖尿病肾脏病临床诊断的专家共识. 中华内分泌代谢杂志，31(5):379-385.

中华医学会糖尿病学分会. 2014. 中国 2 型糖尿病防治指南（2013 年版）. 中华内分泌代谢杂志，8:2-42.

中华中医药学会糖尿病分会. 2007. 糖尿病中医防治指南. 北京：中国中医药出版社：47-52.

钟舒阳，周尚昆. 2010. 国医大师唐由之教授治疗糖尿病性视网膜病变经验简介. 新中医，9:130-131.

周承姝. 2009. 糖尿病性脑血管病 204 例临床分析. 现代中西医结合杂志，18(10):1120-1121.

周富明. 1998. 溺毒证治心得. 浙江中医杂志，10(15):452.

周观彦，张伟开. 2015. 中医和西医治疗糖尿病足疗效的初步比较. 微循环学杂志，1:34-36.

周晖，高彦彬. 2009. 高彦彬诊治 DKD 的临床经验. 辽宁中医杂志，36(7):1078-1079.

周妮，杨誉，赵安奎. 2011. 双黄足浴方治疗 I 级糖尿病足 106 例. 光明中医，10:2025-2026.

周强，逢冰，彭智平，等. 2013. 当归芍药散加减治疗水肿二则. 山东中医杂志，32(5):366-367.

周强，仝小林. 2011. 经方在 DKD 治疗中的运用. 中医杂志，52(17):1459-1462.

周水平，仝小林，徐远. 2002. 络病的基本概念与病理特点探析. 中医药学刊，20(6):724-726.

周志怀. 2002. 黄芪降低 2 型糖尿病患者微量清蛋白尿的临床观察. 医学理论与实践，15(5):510-511.

周智广，李霞. 2003. 成人隐匿性自身免疫糖尿病的研究进展. 中国医学科学院学报，25(5):630-634.

朱凌云，孙侃，李晓军. 2008. 糖尿病合并脑梗死的临床特点与机制研究进展. 医学综述，14(7):1075-1077.

朱凌云，孙侃，李晓军. 糖尿病合并脑梗死的临床特点与机制研究进展[A]. 医学综述，2008，14（7）：1075-1077.

朱晓娟，张娣娣，姚静，等. 2013. 复方生肌玉红膏外敷治疗糖尿病足湿热毒盛证的效果观察. 护理学报，11:61-63.

朱艳萍. 2014. 吕培文治疗下肢慢性溃疡经验总结. 北京中医药，9:660-662.

祝勇. 2007. 名老中医传略、学术、传人——祝谌予. 北京：人民军医出版社.

2003. 七味消渴胶囊治疗糖尿病并发 ED 的研究. 医药世界，(1):52.

Abell T L, Bernstein R K, Cutts T, et al. 2006. Treatment of gastroparesis: amultidisciplinary clinical review. Neurogastroenterol Motil , 18(4):263.

Aiello L P, Davis M D, Girach A, et al. 2006. Effect of ruboxistaurin on visual loss in patients with diabetic retinopathy. Ophthalmology, 113(12): 2221-2230.

Aiello L P. 2014. DCCT/EDIC Research Group. Diabetic retinopathy and other ocular findings in the diabetes control and complications trial/epidemiology of diabetes interventions and complications study. Diabetes Care,37(1):17-23.

Al-Qahtani S, Heath A, Quenby S, et al. 2012. Diabetes is associated with im -pairment of uterine contractility and high Caesarean section rate. Dia-betologia, 55(2):489-498.

Amarenco P, Bogousslavsky J, Callahan A 3rd, et al. 2006. High-doseatorvastatin after stroke or transient is chemic attack. N Engl J Med, 355(6):549-559.

AmoriRE　LauJ, PittasAJ. 2007. Efficacy and safety of incretin therapy in type 2 diabetes systematic review and meta-analysis. AMA, 298(2):194-206.

Andrassy K M. 2013. Comments on 'KDIGO 2012 Clinical Practice Guideline for theEvaluation and Management of Chronic Kidney Disease'. Kidney international, 84(3):622-623.

Anguiano L, Riera M,Pascual J, et al. 2015. Endothelin Blockade in Diabetic Kidney Disease. J Clin Med, 4:1171-1192.

Antonino Tuttolomondo,Carlo Maida,Antonio Pinto. 2015. Diabetic foot syndrome:Immune-inflammatory features as possible cardiovascular markers in diabetes. World Journal of Orthopedics, 1:62-76.

APFEL S C. 1999. Neurotrophic factors and diabetic peripheral neu-ropathy. Eur Neurol, 41(1) : 27-31.

Arboix A, Rivas A,Garcia-Eroles L, et al. 2006. Cerebral infarction indiabetes:Clinical pattern. stroke subtypes, and predictors of in hespitalmortality. BMCN eurology, 5(1):9.

Arboix A, Massons J, Garcia-Eroles L, et al. 2006. Diabetesis An independent risk factor for in-hospital mortality from Acute spontaneous intracerebral hemorrhage. Diabetes Care, 23(10):1527-1532.

Arboix A, Milian M, Oliveres M, et al. 2006. Impact of female gender on prognosis is in type2 diabetic patients with　ischemia stroke. Eur Neuro l, 56(1):6-12.

Armstrong D G, Lavery L A, Harkless L B. 1998. Validation of a diabetic wound classification system. The contribution of depth, infection, and ischemia to risk of amputation. Diabetes CARE, 21:855.

Arquizan C. 2006. Cerebral vascular pathology in diabetes. ArchMalCoeur Vaiss, 97(3):29-32.

Barker JM. 2006. Type 1 diabetes-associated autoimmunity: natural history, genetic associations,and Screening. J Clin Endocrinol Metab, 91(4):1210-1217.

Batu D D , CooperME. 2016. New strategies to tackle diabetic kidney disease. Curr Opin Nephrol Hypertens, 25:348-354.

Birder LA, de Groat WC. 2007. Mechanisms of disease: involvementof the urothelium in bladder dysfunc-tion. Nat Clin Pract Urol, 4(1) : 46-54.

Birder LA. 2011. Urothelial signaling. Handb Exp Pharmacol, (202):207-231.

Bodi N, Talapka P, Poles M Z, et al. 2012. Gut region-specific diabetic damage to the capillary endothelium adjacent to the myenteric plexus. Microcirculation, 19:316-326.

Brenner B M, Cooper M E, de Zeeuw D, et al. 2001 Effects of losartan on renal and cardiovascular outcomes in patients with type 2 diabetes and nephropathy. N Engl J Med, 345(12):861-869.

Brown JS, Wessells H, ChancellorMB, et al. 2005. Urologic complications ofdiabetes. Diabetes Care, 28(1)：177-185.

Brownlco M. 2005. Biochemistry and molecular cell biology of diabetic complications. Nature, 414(6865):813-820.

Bulc M, Gonkowski S, Całka J. 2015. Expression of Cocaine and Amphetamine Regulated Transcript (CART) in the Porcine Intramural Neurons of Stomach in the Course of Experimentally Induced Diabetes Mellitus. J Mol Neurosci, 57(3):376-385.

Callanan D G, Gupta S, Boyer D S, et al. 2013. Dexamethasone intravitreal implant in combination with laser photocoagulation for the treatment of diffusediabetic macular edema. Ophthalmology, 120(9): 1843-1851.

Camilleri M, Acosta A. 2015. Emerging treatments in Neurogastroenterology: relamorelin: a novel gastrocolokinetic synthetic ghrelin agonist. Neurogastroenterol Motil, 27(3):324-332.

Canda AE. 2011. Diabetes might adversely affect expression and functionof interstitial cells in the urinary bladder and urethra in humans:a new mechanism in the development of diabetic lower urinary dys-function. Med Hypotheses, 76(5)：632-634.

Chang S, Hypolite J A, Mohanan S, et al. 2009. Alteration of the PKC mediated signaling pathway for smooth muscle con-traction in obstruction induced hypertrophy of the urinary bladder. Lab Invest, 89(7)：823-832.

Chew E Y, Davis M D, Danis R P, et al. 2014. The effects of medical management on the progression of diabetic retinopathy in persons with type 2 diabetes: the Action to Control Cardiovascular Risk in Diabetes (ACCORD) Eye Study. Ophthalmology,121(12):2443-2451.

Chistiakov D A. 2011. Diabetic retinopathy:pathogenic mechanisms and current treatments. Diabetes Metab Synd, 5(3):165-172.

Choi K M, Gibbons S J, Sha L, et al. 2016. Interleukin 10 Restores Gastric Emptying, Electrical Activity, and Interstitial Cells of Cajal Networks in Diabetic Mice. Cell Mol Gastroenterol Hepatol, 23;2(4):454-467.

Clark, Fox KM, Grandy. 2001. Symptoms of diabetes and their association with the risk and presence of diabetes:findings from the Study to Help lmprove Early evaluation and management of risk factors Leading to Diabetes(SHIELD). Diabetes Care, 30:2868-2873.

Cui W, Zhang Y, Lu D, et al. 2016. Upregulation of p-Akt by glial cell line-derived neurotrophic factor ameliorates cell apoptosis in the hippocampus of rats with streptozotocin-induced diabetic encephalopathy. Mol Med Rep, 13(1):543-549.

Daneshgari F, Liu G, Birder L, et al. 2009. Diabetic bladderdysfunction: current translational knowledge. J Urol, 182(6)：S18-S26.

Daousi, IF Casson, GV Gill. 2006. Prevalence of obesity in type 2 diabetes in secondary care: association with cardiovascular risk factors. [J]Postgrad Med J, 82:280-284.

de Boer I H, Rue T C, Hall Y N, et al. 2011. Temporal trends in the prevalence of diabetic kidney disease in the United States. JAMA, 305:2532-2539.

Defeudis G, Giaufriui D, Di E C, et al. 2015. Erectile dysfunction and its management in patients with diabetes mellitus. Rev Endocr Metab Disord, 16(3):1-19.

Ding C,He Q, Li P A. 2007. Diabetes increases expression of ICAM after a brief period of cerebroischemia.

J Neuroimmunol,161(12):61-67.

Do D V, Nguyen Q D, Boyer D, et al. 2012. One-year outcomes of the da Vinci Study of VEGF Trap-Eye in eyes with diabetic macular edema. Ophthalmology, 19(8): 1658-1665.

DPP Group. 2007. The prevalence of retinopathy in impaired glucose tolerance and recent-onset diabetes in the Diabetes Prevention Program. Diabet Med,24:137-144.

Du F, Liu S. 2015. Electroacupuncture with high frequency at acupoint ST-36 induces regeneration of lost enteric neurons in diabetic rats via GDNF and PI3K/AKT signal pathway. Am J Physiol Regul Integr Comp Physiol, 15;309(2):R109-118.

Dumitrascu D L, Weinbeck M. 2000. Domperidone versus metoclopramide in the treatment of diabetic gastroparesis. Am J Gastroenterol, 95:316-317.

Ejaz S, Chekarova I, Ejaz A, et al. 2008 Importance of pericytes and mechanisms of perieyte loss during diabetes retinopathy. Diabetes Obes Metab, 10(1):53-63.

Ejskjaer N, Dimcevski G, Wo J, et al. 2010. Safety and efficacy of ghrelin agonist TZP-101 in relieving symptoms in patients with diabetic gastroparesis:a randomized, placebo-controlled study. Neurogastroenterol Motil, 22:1069.

Fayyad A M, Hill SR, Jones G. 2009. Prevalence and risk fac-tors for bothersome lower urinary tract symptoms in women withdiabetes mellitus from hospital-based diabetes clinic IntUrogynecol J Pelvic Floor Dysfunct, 20(11) : 1339-1344.

Feldmann E, Broderick J P, Kernan W N, et al. 2005. Major risk factors for intracerebral hemorrhage in the young are modifiable. Stroke, 36(9):1881-1885.

Feng L, Liu WK, Deng L, et al. 2014. Clinical efficacy of aconitum-containing traditional Chinese medicine for diabetic peripheral neuropathic pain. Am J Chin Med, 42(1):109-117.

Field A E, Coakley E H, Must A, et al. 2001. Impact of overweight on the risk of developing common chronic diseases during a 10-year period. [J]Arch Intern Med,161:1581-1586.

Fioretto P, Bruseghin M, Berto I, et al. 2006. Renal protection in diabetes: role of glycemic control. J Am Soc Nephrol, 17(4 Suppl 2):S86-89.

Fisher D E, Jonasson F, Klein R, et al. 2016. Mortality in Older Persons with Retinopathy and Concomitant Health Conditions: The Age, Gene/Environment Susceptibility-Reykjavik Study. Ophthalmology, 123(7):1570-1580.

González V H, Giuliari G P, Banda R M, et al. 2009. Intravitreal injection of pegaptanib sodium for proliferative diabetic retinopathy. Br J Ophthalmol, 93(11): 1474-1478.

Goyal R K, Hirano I. 1996. The enteric nervous system. N Engl J Med, 334:1106-1115.

Hallas J, Dall M, Andries A, et al. 2006. Use of single and Combine antithrombotic therapy and risk of serious supper gastrointestinal bleeding: population based case-control study. BMJ, 333(7571):726.

Hanna-Mitchell AT , Ruiz GW , Daneshgari F , et al. 2013. Impact of diabetesmellitus on bladder uroepithelial cells. Am J Physiol Regul Integr CompPhysiol, 304(2):84-93.

He J,Whelton P K,Vu B,et al. 1998. Aspirinandriskofhemorrhagicstroke:ameta-analysisofrandomizedcontrolledtrials. JAMA, 280(22):1930-1935.

He W Q, Peng Y J, Zhang W C, et al. 2008. Myosin light chain kinase is central to smooth muscle contraction and required for gastrointestinal motility in mice. Gastroenterology, 135:610-620.

HeJ，WheltonPK，VuB，etal.Aspirinandriskofhemorrhagicstroke：ameta-analysisofrandomizedcontrolledtrials[J]. JAMA，1998，280（22）：1930-1935.

Herzig R, Vlachov I, Mares J, et al. 2007. Occurrence of diabetes mellitus inspontaneous intracerebral hemorrhage. Acta Diabetol, 44(4):201-207.

Hill S R, Fayyad A M, Jones G R. 2008. Diabetes mellitus andfemale lower urinary tract symptoms: a review. NeurourolUrodyn, 27: 362-367.

Honore S M, Zelarayan L C, Genta S B, et al. 2011. Neuronal loss and abnormal BMP/Smad signaling in the myenteric plexus of diabetic rats. Auton Neurosci, 164:51-61.

Horvath V J, Vittal H, Lorincz A, et al. 2006. Reduced stem cell factor links smooth myopathy and loss of interstitial cells of cajal in murine diabetic gastroparesis. Gastroenterology, 130:759-770.

Hotta N, Kakuta H,Fukasawa H, et al. 1995. Effect of a potentnewaldose reductase inhibitor,(5-3-thienyltetrazol-1-yl) acetic acid(TAT), ondiabetic neuropathy in rats. DiabetesRes Clin Pract, 27:107-117.

Hotta N. 1997. New concepts and insights on pathogenesis and treat-ment of diabetic complications: polyol pathway and itsinhibition. Nagoya J Med Sci, 60:89-100.

Huth C,Heid I M,Vollmert C,et al. 2006. IL-6 gene promoter polymorphisms and type 2 diabetes:joint analysis of individual participants data from 21 studies. Diabetes, 55(10):2915-2921.

Johansson A, Ahren B, Nasman B, et al. 2009. Cortisol axis sbnormalitiesearly after stroke relationships to cytokines and leptin. J Intern Med, 2(47):179.

Kaarisalo M M, Raihal, Siwvius J,et al. 2006. Diabetes worsens the outcome of acute ischemia stroke. Diabetes Res CIin Pract, 69(3):293-298.

Kamenov Z A. 2015. A comprehensive review of erectile dysfunction in men with diabetes. Exp Clin Endocrinol Diabetes, 123(3): p141-158.

Kaneto H, Nakatani Y,Miyat suka T, et al. 2008. Possible novel therapy for diabetes with cell-permeable JNK-inhibitory peptide. Nat Med, 10:1128-1132.

Kanika N D, Chang J, Tong Y, et al. 2011. Oxidative stress sta-tus accompanying diabetic bladdercystopathy results in the àc-tivation of protein degradation pathways. BJU Int, 107(10) : 1676-1684.

Kase C S,Greenberg S M,Mohr J P,et al. 2011. Intracerebral hemorrhage//Mohr J P, Wolf P A, Grotta J C,et al. Stroke. 5th ed. Saunders:Elsevier:531-615.

Kavitha K V, Tiwari S, Purandare V B, et al. Choice of wound care in diabetic foot ulcer: A practical approach. World Journal of Diabetes, 4:546-556.

Kazui S, Naritomi H,Yamamoto H,et al. 1996. Enlargement of spontaneous intracerebral hemorrhage. Incidence and time course. Stroke, 27:1783-1787.

Kempen J H, O'Colmain B J, Leske M C, et al. 2004. The prevalence of diabetic retinopathy among adults in the United Ststes. Arch Ophthalmol,122: 552-563.

Khealani B A,Syed N A,Maken S,et al. 2005. Predictorsofischemicversushemorrhagicstrokesinhypertensivepatients. J Coll Physicians Surg Pak, 15(1):22-25.

Khoo J, Rayner C K, Jones K L, et al. 2009. Pathophysiology andmanagement of gastroparesis. Expert Rev Gastroenterol Hepatol, 3:167-181.

KinW,Egan JM. 2008. The role of incretins in glucose homeostasis and diabetes treatment. Pharmacol Rev, 60(4):470-512.

Klein R, Klein B E,Moss S E,et al. 1984. The wisconsin Epidemiologic STUDY of Diabeyic Retinopathy. II. prevalence and risk of diabetic retinopathy when age at diagnosis is less than 30 yeas. Arch Ophthalmol, 102:520-532.

Kootte RS, Vrieze A, Holleman F,et al. 2012. The therapeutic potential of manipulating gut microbiota in obesity and type 2 diabetes mellitus. Diabetes, Obesity and Metabolism, RE，14(2):112-120.

Kotani K, Kawabe J, Kawamura E, et al. 2014. Clinical assessment of delayed gastric emptying and diabetic complications using gastric emptying scintigraphy: involvement of vascular disorder. Clin Physiol Funct Imaging, 34(2):151-158.

Ksiazek P, Bednarek-Skublewska A, Buraczynska M. 2006. The C677T met hylenetet rahydrofolate reductase gene mutation and nephropathy in type 2 diabetes mellitus. Med SciMonit, 10:BR47-BR51.

Kyari F, Tafida A, Sivasubramaniam S, et al. 2014. Prevalence and risk factors for diabetes and diabetic retinopathy: results from the Nigeria national blindness and visual impairment survey. BMC Public Health,14:1299.

Lang G E, Berta A, Eldem B M, et al. 2013. Two-year safety and efficacy of ranibizumab 0. 5 mg in diabetic macular edema: interim analysis of the RESTORE extension study. Ophthalmology, 120(10): 2004-2012.

Larsen, Vogensen FK, van den Berg FWJ ,et al. 2010. Gut microbiota in human adults with type 2 diabetes differs from non-diabetic adults. Plos One, 5(2),e9085:1-10.

LeCaire T J, Palta M. 2013. Assessing Progress in Retinopathy Outcomes in Type 1 Diabetes: Comparing findings from the Wisconsin Diabetes Registry Study and the Wisconsin Epidemiologic Study of Diabetic Retinopathy. Diabetes Care, 36(3): 631-637.

Lee T, Andersson K E, Streng T, et al. 2008. Simultaneousregistration of intraabdominal and intravesical pressures duringcystometry in conscious rats-effects of bladder outlet obstruc-tion and intravesical PGE2. Neurourol Urodyn, 27:88-95.

Lee W C, Wu H P, Tai T Y, et al. 2009. Investigation of urodynam-ic characteristics and bladder sensory function in the early sta-ges of diabetic bladder dysfunction in women with type 2 dia-betes. J Urol, 181(1) : 198-203.

Lei MR, Yong JZ, Zhang SH, et al. 2013. Berberine improves neurogenic contractile response of bladder detrusor Muscle in streptozotocin-in-duced diabetic rats. Journal of Ethnopharmacology. 150(3):1128-1136.

Leila Yazdanpanah,Morteza Nasiri, Sara Adarvishi. 2015. Literature review on the management of diabetic foot ulcer. World Journal of Diabetes, 1:37-53.

Leinninger G M, Backus C, Uhler M D, et al. 2004. Phosphatidylinositol 3-kinase and Akt effectors mediate insulin-like growth factor-I neuroprotection in dorsal root ganglia neurons. FASEB J, 18:1544-1546.

Leiria L O, Monica F Z, Carvalho F D, et al. 2011. Functional, morphological and molecular characterization of bladder dysfunction in streptozotocin-induced diabetic mice: evidence of a role for L-type voltage-operated

Ca^{2+} channels. Br JPharmacol, 163(6) : 1276-1288.

Lewis E J, Hunsicker L G, Clarke W R, et al. 2001. Renoprotective effect of the angiotensin-receptor antagonist irbesartan in patients with nephropathy due to type 2 diabetes. N Engl J Med,345(12):851-860.

Li H, Chen Y, Liu S, et al. 2016. Long-pulse gastric electrical stimulation protects interstitial cells of Cajal in diabetic rats via IGF-1 signaling pathway. World J Gastroenterol, 22(23):5353-5363.

Li J L, Li M, Pang B, et al. 2014. Combination of symptoms, syndrome and disease: treatment of refractory diabetic gastroparesis. World J Gastroenterol, 20(26):8674-8680.

Li P, Chen Y, Liu J, et al. 2015. Efficacy and safety of tangshen formula on patients with type 2 diabetic kidney disease: a multicenter double-blinded randomized placebo-controlled trial . PLoS One, 10(5):e0126027.

Li Y, Shi B, Wang D, et al. 2011. Nerve growth factor and substance P:expression in a rat model of diabetic bladder. Int Urol Neph-rol, 43(1) : 109-116.

Lian F, Wu L, Tian J, et al. 2015. The effectiveness and safety of a danshen-containing Chinese herbal medicine for diabetic retinopathy: a randomized, double-blind, placebo-controlled multicenter clinical trial. J Ethnopharmacol, 164:71-77.

Lin Xiao-xia, Xu Xu-yuan, Shangguan Bin-bin, et al. 2014. Chinese Herbal Foot Bath plus Acupoint Massage Beneficial to the Improvement of Grade 0 Diabetic Foot. Journal of Acupuncture and Tuina Science, 5:290-294.

Listed N. 2013. Executive summary:standards of medical care in diabetes—2013. Diabetes Care, 36 Suppl 1:S11-66.

Liu G , Daneshgari F. 2006. Temporal diabetes- and diuresis-induced remode-ling of the urinary bladder in the rat. Am J Physiol Regul Integr CompPhysiol, 291(3):837-843.

Liu G, Li M, Vasanji A, et al. 2011. Temporal diabetes and diure-sis-induced alteration of nerves and vasculature of the urinarybladder in the rat. BJU Int, 107(12) : 1988-1993.

Liu R T, Chung M S, Lee W C, et al. 2011. Prevalence of overac-tive bladder and associated risk factors in 1359 patients withtype 2 diabetes. Urology, 78(5) : 1040-1045.

Loftus J V, Sultan M B, Pleil A M,et al. 2011. Changes in vision- and healthrelated quality of life in patients with diabetic macular edema treated with pegaptanib sodium or sham. Invest Ophthalmol Vis Sci,52(10): 7498-7505.

Luo XX, Duan JG, Liao PZ, et al. 2009. Effect of qiming granule on retinal blood circulation of diabetic retinopathy: a multicenter clinical trial. Chin J Integr Med, 15(5):384-388.

Marco Meloni, Valentina Izzo, Erika Vainieri, et al. 2015. Management of negative pressure wound therapy in the treatment of diabetic foot ulcers. World Journal of Orthopedics, 4:387-393.

Martínez-Herrero S, Martínez A. 2016. Adrenomedullin regulates intestinal physiology and pathophysiology. Domest Anim Endocrinol, 56 Suppl:S66-83.

Matthews D R, Stratton I M, Aldington S J, et al. 2004. Risks of progression of retinopathy and vision loss related to tight blood pressure control in type 2 diabetes mellitus: UKPDS 69. Arch Ophthalmol, 2006. 122(11):1631-1640.

Mayer-Davis E. 2001. Low-fat diets for diabetes prevention. Diabetes Care, 24:613-614.

McCallum R W, Cynshi O, Investigative Team. 2007. Clinical trial: effectof mitemcinal (a motilin agonist) on gastric emptying in patients with gastroparesis - a randomized, multicentre, placebo-controlled study. Aliment Pharmacol Ther, 26:1121-1130.

Mcsorley P T, Young I S, McEneny J, et al. 2006. Susceptibility of low-density lipoprotein to oxidation and circulating cell adhesion molecules in young healthy adult offspring of patents with type2 diabetes. Metabolism, 53(6):755-759.

Megherbi S E, Milan C, Minier D, et al. 2007. For the European BIOMED study of stroke care group association between diabetes and stroke subtype on survival and functional outcome 3 months after stroke data from the European BIOMED stroke project. Stroke, 34(3):688-694.

Mehrotra R, Chiu Y W, Kalantar-Zadeh K, et al. 2011. Similaroutcomes with hemodialysis and peritoneal dialysis in patients with endstagerenal disease. Arch Intern Med, 2013. 171(2):110-118.

Mehtap Evran, Murat Sert, Tamer Tetiker, et al. 2016. Spontaneous calcaneal fracture in patients with diabetic foot ulcer:Four cases report and review of literature. World Journal of Clinical Cases, 7:181-186.

McigsJB, WilsonPWF, FoxCS,et al. 2006. Body mass index, metabolic syndrome, and risk of type 2 diabetes or cardiovascular disease. J Clin Endocrinol Metab, 91(8):2906-2912.

Messer C. 2008. Impact of impaired glucose tolerance and type 2 diabetes on cognitive aging. Neurobiol Aging, 26(Suppll):26-30.

Metcalfe W. 2007. How does early chronic kidney disease progress? A backgroundpaper prepared for the UK consensus conference on early chronic kidneydisease. Nephrol Dial Transplant, 22(Suppl 9):ix26-ix30.

Michael E. Edmonds, Alethea V. M. Foster, Lee J. Sanders. 2006. A Practical Manual of Diabetic Foot Care. 于德民,王鹏华译. 天津：天津科技翻译出版公司.

Middlemas A, Delcroix J D, Sayers N M, et al. 2003. Enhanced activation of axonally transported stress-activated protein kinases in peripheral nerve in diabetic neuropathy is prevented by neurotrophin-3. Brain, 126:1671-1682.

Min Li, Baohong Wang, Menghui Zhang,et al. 2008. Symbiotic gut microbes modulate human metabolic phenotypes. PNAS, 5(6):2117-2122.

Mitchell P, Bressler N, Tolley K, et al. 2013. Patientreported visual function outcomes improve after ranibizumab treatment in patients with vision impairment due to diabetic macular edema: randomized clinical trial. JAMA Ophthalmol, 131 (10): 1339-1347.

Mokdad A H, Ford E S, Bowman B A,et al. 2003. Prevalence of obesity, diabetes, and obesity-related health risk factors. [J]JAMA, 289:76-79.

Moore-Olufemi S D, Olsen A B, Hook-Dufresne D M, et al. 2015. Transforming growth factor-beta 3 alters intestinal smooth muscle function: implications for gastroschisis-related intestinal dysfunction. Dig Dis Sci, 60(5):1206-1214.

Moradi A, Sepah Y J, Sadiq M A, et al. 2013. Vascular endothelial growth factor trap-eye (Aflibercept) for the management of diabetic macular edema. World J Diabetes, 4(6): 303-309.

Mustafa S. 2013. Effect of diabetes on the ion pumps of the bladder. Urology, 81(1):211-221.

Nakai S, Hanafusa N, Masakane I, et al. 2014. Anoverview of regular dialysis treatment in Japan (as of 31

December 2012). Ther Apher Dial,18(6):535-602.

Nathan D M, Bayless M, Cleary P, et al. 2013. Diabetes control and complications trial/epidemiology of diabetes interventions and complications study at 30 years: advances and contributions. Diabetes, 62(12):3976-3986.

Nebbioso M,Federici M, Rusciano D, et al. 2012. Oxidative stress in preretinopathic diabetes subjects and antioxidants. Diabetes   Technol Ther,14(3): 257-263.

NIRMAL J, TYAGI P, CHUANG Y C, et al. 2014. Functional andmolecular characterization of hyposensitive underactive blad-der tissue and urine in streptozotocin- induced diabetic rat. PLo S One, 9(7) : 1026-1044.

Noha Amin, John Doupis. 2016. Diabetic foot disease:From the evaluation of the "foot at risk" to the novel diabetic ulcer treatment modalities. World Journal of Diabetes,7:153-164.

Park C, Yan W, Ward S M, et al. 2011. MicroRNAs dynamically remodel gastrointestinal smooth muscle cells. PLoS One, 6:e18628.

Parkman H P, Hasler W L, Fisher R S, et al. 2004. American Gastroenterological Association technicalreview on the diagnosis and treatment of gastroparesis. Gastroenterology, 127:1592-1622.

Parving H H, Lehnert H, Brochner-Mortensen J, et al. 2001. The effect of irbesartan on the development of diabetic nephropathy in patients with type 2 diabetes. N Engl J Med, 345(12):870-878.

Pelikánová T. 2016. Diabetic retinopathy: pathogenesis and therapeutic implications. Vnitr Lek, 62:620-628.

Phe V, Roupret M. 2012. Erectile dysfunction and diabetes: a review of the current evidence-based medicine and a synthesis of the main available therapies. Diabetes Metab, 38(1): p1-13.

Pi-Sunyer FX. 1999. Comorbidities of overweight and obesity: current evidence and research issues. Med Sci Sports Exerc, 31:S602-608.

PopkinBM. 2001. The Nutrition Transition and Obesity in the Developing World. [J]J. Nutr. 131: 871S-873S.

Prakash J. 2013. Non-diabetic renal disease (NDRD) in patients with type 2 diabetesmellitus (type 2 DM). The Journal of the Association of Physicians of India,61(3):194-199.

Raman R, Gella L, Srinivasan S, et al. 2016. Diabetic retinopathy: An epidemic at home and around the world. Indian J Ophthalmol, 64(1):69-75.

Ribisl P M, Lang W, Jaramillo S A, et al. 2007. Exercise capacity and cardiovascular/metabolic characteristics of overweight and obese individuals with type 2 diabetes: the Look AHEAD clinical trial. Diabetes Care, 30(10): 2679-2684.

Rodriguez N M, Aguilar S. 2016. Prevalence of Diabetic Retinopathy in a Clinic Population from Puerto Rico. Optom Vis Sci,93(7):750-753.

Rourke L O, Yeaman S J,Shepherd P R. 2007. Insulin and leptin acute lyregu late cholesterol ester metabolism in macrophages by novel signaling pathways. Diabetes,50:955.

Ruggenenti P, Fassi A, Ilieva AP, et al. 2004. Preventing microalbuminuria in type 2 diabetes. N Engl J Med,351(19):1941-1951.

S. Goya Wannamethee, A. Gerald Shaper. 1999. Weight Change and Duration of Overweight and Obesity in the Incidence of type 2 diabetes. Diabetes Care, 22(8):1266-1272.

Sacco R L, Adams R, Albers G,et al. 2006. Guidelines fo rpre Guidelines for prevention of stroke in patients with ischemic stroke or transient is chemic attack: A statement for health care professionals from the American Heart Association/American Stroke Association Council on Stroke: co-sponsored by the Council on Cardiovascular Radiology and Intervention: the American Academy of Neurology affirms the value of this guideline. Stroke, 37(2):577-617.

Saito M, Nakamura I, Miyagawa I. 1997. Autoradiographic localization of mus-carinic receptors in diabetic ratbladder. Nihon Hinyokika GakkaiZasshi, 88(10) : 858-867.

Salmeron J, Hu F, Manson J,et al. 2001. Dietary fat intake and risk of type 2 diabetes in women. Am J Clin Nutr, 73:1019-1026.

Sanders K M, Koh S D, Ro S, et al. 2012. Regulation of gastrointestinal motility—insights from smooth muscle biology. Nat Rev Gastroenterol Hepatol, 9:633-645.

Sanders K M, Koh S D, Ward S M. 2006. Interstitial cells of cajal as pacemakers in the gastrointestinal tract. Annu Rev Physiol, 68:307-343.

Sanger G J, Westaway S M, Barnes A A, et al. 2009. GSK962040: a small molecule, selective motilin receptor agonist, effective as a stimulant of human and rabbit gastrointestinal motility. Neurogastroenterol Motil, 21:657-664.

Schievink B, Kröpelin T, Mulder S. et al. 2016. Early renin-angiotensin system intervention is more beneficial than late intervention in delaying end-stage renal disease in patients with type 2 diabetes. Diabetes, Obesity and Metabolism,18: 64-71.

Slatter DA, Bolton CH, Bailey AJ, et al. 2000. The importance of lipid-derived malondialdehyde in diabetes mellitus. Diabetologia, 43(5) : 550-557.

Soda T, Nakayafu H, Maeda M,et al. 2007. stroke recurrence with in the first year following cerebral infarction: Totturi University lacunar infarction prognosis study(TULIPS). Acta Neurol Scand, 110(7):343-349.

Srinivasan S, Anitha M, Mwangi S, et al. 2005. Enteric neuroblasts require the phosphatidylinositol 3-kinase/Akt/Forkhead pathway for GDNF-stimulated survival. Mol Cell Neurosci, 29:107-119.

Steigerwalt R, Nebbioso M, Appendino G, et al. 2012. Meriva, a lecithinized curcumin delivery system, in diabetic microangiopathy and retinopathy. Panminerva Med, 54(S4): 1116.

Stenkamp-Strahm C M, Nyavor Y E, Kappmeyer A J, et al. 2015. Prolonged high fat diet ingestion, obesity, and type 2 diabetes symptoms correlate with phenotypic plasticity in myenteric neurons and nerve damage in the mouse duodenum. Cell Tissue Res, 361(2):411-426.

Stöllberger C, Exner I, Finsterer J, et al. 2005. Stroke in diabetic And non-diabetic patients: course and prognostic value of admission serum glucose. Ann Med, 37(5):357-364.

Surendran S. 2009. Upregulation of N-acetylaspartic acid alters inflammation, transcription and contractile associated protein levels in the stomach and smooth muscle contractility. Mol Biol Rep, 36:201-206.

Symptoms of diabetes and their association with the risk and presence of diabeted: findings from the Study to Help lmprove Early evaluation and management of risk factors Leading to Diabetes (SHIELD).

Tack J, Janssen P. 2011. Emerging drugs for functional dyspepsia. Expert Opin Emerg Drugs, 16:283-292.

Tang N P,Li H,Qiu Y L,et al. 2009. Tea consumption and risk of endometrial cancer:a metaanalysis. Am J Obstet Gynecol,201(6):605-608.

Tian J, Zhao L, Zhou Q, et al. 2015. Efficacy of Shenzhuo formula on diabetic kidney disease: a retrospective study. J Tradit Chin Med, 35(5):528-536.

Toklu HZ, Ha Kan T, Celik H, et al. 2010. Neuroprotective effects ofalpha-lopoic acid in experimental spinal cord injury in rats. JSpinal Cord Med, 33(4) : 401-409.

Tonini M, Cipollina L, Poluzzi E, et al. 2004. Review article: clinicalimplications of enteric and central D2 receptorblockade by antidopaminergic gastrointestinal prokinetics. Aliment Pharmacol Ther, 19:379-390.

Touw K, Chakraborty S, Zhang W, et al. 2012. Altered calcium signaling in colonic smooth muscle of type 1 diabetic mice. Am J Physiol Gastrointest Liver Physiol, 302:G66-G76.

UK Prospective Diabetes Study Group. 1998. Tight blood pressure control and risk of macrovascular and micro vascular Complications in type2 diabetes:UKPDS38. BMJ, 317(7160):703-713.

VADT Study Group. 2016. Association of Blood Glucose Control and Lipids With Diabetic Retinopathy in the Veterans Affairs Diabetes Trial (VADT). Diabetes Care, 39(5):816-822.

Van K, Vahabi B, Andersson K E, et al. 2011. Detrusor under-activity: a plea for new approaches to a common bladder dys-function. Neurourol Urodyn, 30(5) : 723-728.

Varma R, Wen G, Jiang X, et al. 2016. Prevalence of Diabetic Retinopathy in Adult Chinese American Individuals: The Chinese American Eye Study. JAMA Ophthalmol, 134(5) : 563-569.

Vinik A I, Erbas T. 2013. Diabetic autonomic neuropathy. Handb Clin Neurol, 117:279-294.

Wang F H, Liang Y B, Zhang F, et al. 2009. Prevalence of diabetic retinopathy in rural China: the Handan Eye Study. Ophthalmology, 116(3):461-467.

Wang N, Zheng Z, Jin H Y,et al. 2012. Treatment effects of captopril on nonproliferative diabetic retinopathy. Chin Med J(Engl), 125(2): 287-292.

Ward S M, McLaren G J, Sanders K M. 2006. Interstitial cells of Cajal in the deep muscular plexus mediate enteric motor neurotransmission in the mouse small intestine. J Physiol, 573:147-159.

Waring JV, Wendt IR. 2000. Effects ofstreptozotocin-induced diabetesmellitus on intracellular calcium andcontraction of longitudinal smooth muscle from rat urinary bladder. J Urol, 163(1) : 323-330.

Whiting D, Guariguata L, Weil C, et al . 2011. IDF diabetes atlas:global estimates of the prevalence of diabetes for 2011 and 2030. Diabetes Research and Clinical Practice, 94(2):311-320.

Wilkinson CP, Ferris FL3rd, Klein R E, et al. 2003. Proposed international clinical diabetic retinopathy and diabetic macular edema disease severity scales. Ophthalmology, 110:1680.

Wilson PW, D'Agostino RB,Sullivan L,et al. 2002. Over-weight and obesity as determinants of cardiovascular risk: the Framingham experience. Arch Intern Med, 162:1867-1872.

Xiaokang W,Chaofeng M,Lei Han,et al. 2010. Molecular characterisation of the faecal microbiota in patients with type II diabetes. Curr Microbiol , 61:69-78.

Yang W, Lu J, Weng J, et al. 2010. Prevalence of diabetes among menand women in China. N Engl J Med, 362 (12) : 1090-1101.

Youfa Wang, Eric B Rimm, Meir J Stampfer. 2005. Comparison of abdominal adiposity and overall obesity in predicting risk of type 2 diabetes among men. American Journal of Clinical Nutrition, 81(3):555-563.

Young M J. 2003. Foot problems in diabetes. // William G, Pickup J (eds). Textbook of Diabetes. Blackwell

Science Ltd, Oxford, UK, 57:1-18.

Yunfang Liu, Ning Li, Zhenhua Jia, et al. 2014. Chinese Medicine Shensongyangxin Is Effective for Patients with Bradycardia:Results of a Randomized, Double-Blind, Placebo-Controlled Multicenter Trial. Evidence-Based Complementary and Alternative Medicine: 6.

Zhang G Q, Yang S, Li X S, et al. 2014. Expression and possible role of IGF-IR in the mouse gastric myenteric plexus and smooth muscles. Acta Histochem, 116(5):788-794.

Zhang H, Qiu X, Shindel A W, et al. 2012. Adipose tissue-de-rived stem cells ameliorate diabetic bladder dysfunction in atype Ⅱ diabetic rat model. Stem Cells Dev, 21(9):1391-1340.

Ziegler D, Ametov A, Barinov A, et al. 2006. Oral treatment with alpha-lipoicacid improves symptomatic diabeticpolyneuropathy: the SYDNEY 2 trial. Diabetes Care, 29(11):2365-2370.

Zivin J A. 2012. Hemorrhagic cerebrovascular disease. //Goldman L, Schafer A I. Cecil Medicine. 24th ed. New York:Elsevier:2320-2326.

ZodpeyS P, TiwariR R. 2005. Ariskscoring system for prediction of haemorrhagic stroke. Indian J Public Hcalth, 49(4):218-222.

Zunker P, Schick A, Baschmann H G, et al. 1996. Hyperin sulinism and cere-bral microangiopathy. Stroke，27:219-223.